国医大师
传承研究精粹

王国强　主编

中国中医药出版社
·北　京·

图书在版编目（CIP）数据

国医大师传承研究精粹/王国强主编.—北京：中国中医药出版社，2010.10

ISBN 978-7-80231-698-0

Ⅰ. 国… Ⅱ. 国… Ⅲ. ①中医师—简介—中国—现代 ②中医学临床—经验—中国—现代 Ⅳ. K826.2 R249.7

中国版本图书馆CIP数据核字（2009）第131695号

中国中医药出版社出版

北京市朝阳区北三环东路 28 号易亨大厦 16 层

邮政编码 100013

传真 010 64405750

北京联兴盛业印刷股份有限公司印刷

各地新华书店经销

*

开本 880×1230 1/16 印张 31 字数 713 千字

2010 年 10 月第 1 版 2010 年 10 月第 1 次印刷

ISBN 978-7-80231-698-0

*

定价 188.00 元

网址 www.cptcm.com

前 言

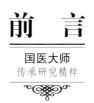

国医大师
传承研究精粹

名老中医是当今中医药学术与临床发展最高水平的杰出代表，是将古老而又博大精深的中医理论与当今医学实践相结合、解决临床疑难问题的典范，也是中医学术研究和传承发展的源泉。

从2004年开始，国家中医药管理局在"十五"国家科技攻关计划和"十一五"国家科技支撑计划中，先后组织实施了"名老中医学术思想、经验传承研究"课题和"名老中医临床经验、学术思想研究"项目。以国家科技计划立项的形式，对全国210位名老中医的临床经验和学术思想开展了全新"研究型继承"工作，目的是全面继承名老中医临床经验，挖掘整理学术思想，创新研究方法，提高师承效率，加速名医培养速度，提高中医临床队伍的素质和水平，为中医药事业的可持续发展奠定学术基础。名老中医传承研究的深入开展，是推动中医药学术经验继承与创新的重要内容，是探索符合中医药特点的人才培养机制、加强中医药人才队伍建设的重要途径，也是弘扬大医精诚医德医风的重要载体，对中医药事业发展具有重要的现实意义和历史意义。

2009年4月，人力资源和社会保障部、卫生部、国家中医药管理局决定授予王玉川等30位同志"国医大师"荣誉称号。这些德高望重、医术精湛的国医大师们，除了临床、带教实践多年，也都亲历过各类科技计划项目课题的研究。特别是绝大多数被纳入了国家科技支撑(攻关)计划名老中医传承研究项目。为了使国医大师的学术经验和治学精神影响更多的人，也为了进一步推广应用"十五"、"十一五"名老中医传承研究的成果，由国家中医药管理局科技司组织"十五"、"十一五"名老中医传承研究项目办公室和各相关课题组承担单位，进一步梳理了国医大师独到的诊疗经验、学术思想、思辨特点、典型医案和各具特色的成才之路等，汇集成册，以飨读者。

2010年8月

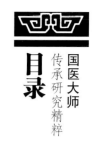

国医大师

传承研究精粹

目录

1

目 录

目　录

目　录

目　录

目　录

国医大师 王 玉 川

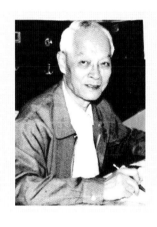

王玉川（1923~ ），男，汉族，上海市奉贤县人。北京中医药大学教授，著名中医学家和中医教育家，《内经》和中医基础理论专家。曾任北京中医学院（现更名为北京中医药大学）副院长，现任北京中医药大学顾问。享受政府特殊津贴。先生长期从事中医教育和研究工作，在中医基础理论，尤其是《内经》的研究中，诸如阴阳学说的演变、气血循环理论、五行学说、运气学说、河图洛书等研究方面，均有突出成就和重要贡献。

一、生平概述

王玉川教授，1923年9月30日出生于上海市奉贤县。1936年9月至1937年11月，就读于奉贤县立中学。1941~1943年，师从当时的中医名家戴云龙先生，并得到著名医家陆渊雷先生的指导，学成后在当地行医。1954年开始在江苏省松江县卫生局中医进修班和江苏省中医进修学校深入学习中医相关知识，此后在南京中医学校从事相关的教学和临床工作。1957年奉卫生部调令来北京中医学院工作，一直潜心于《黄帝内经》的教学和研究。1959~1963年，在他的主持下，当时的北京中医学院主编了全国中医院校教材《内经讲义》的第一、二版。此外，他还编撰了《中医养生学》、《运气探秘》等多部著作，撰写了上百篇论文。

王玉川教授历任北京中医学院内经教研室主任、中医系主任、学院副院长等职。曾先后担任中华医学会理事、中国中医药学会第一届常务理事、中国科协第二届委员、中国教育国际交流协会第一届理事、国务院学位委员会学科评议组成员、全国政协第五、六、七、八届委员会委员、北京中医药大学学术委员会副主任、高级职称评定委员会主任、北京市高等教育自学考试委员会委员、北京市高等学校教师职务评审委员会委员、中国中西医结合研究会名誉理事等职。现任北京中医药大学顾问，兼任北京市高等教育自学考试委员会委员、北京市高等学校教师职务评审委员会委员兼中医学科组组长、中国中西医结合学会名誉理事。2009年4月，被人力资源和社会保障部、卫生部、国家中医药管理局评为首届"国医大师"。

二、学术思想和思辨特点

（一）承古而不泥于古，立足于创新

王玉川教授在中医基础理论方面的研究有很深的造诣，治学严谨，作了大量的笔记，发表了几十篇文章，字里行间都反映出"承古而不泥于古，立足于创新"的学术思想。

1999年，先生提出："创新是硬道理，是科学技术的生命线。"先生认为，任何一门科学，如果满足不了社会发展的需要，就只能走上日趋消亡的道路。正如王永炎院士所说："囿于原有的医学模式，恪守固有的理论体系和具体的治疗措施，顺其自然地进行，这已不能适应时代的发展和人类卫生保健的需要，必须站在原有体系之上，洞察医学发展的趋势……把继承、发展、创新统一起来，只有这样，才能使中医学永远立于不败之地。"

以先生对"三阴三阳"的研究为例。20世纪80年代，先生对《内经》"三阴三阳"理论作了深入的研究。先生认为，在中医古籍中，阴阳学说不但在应用方面存在着对象和方法上的差异，而且由于古代医家的学术流派不同，在具体表述上也呈现出极为复杂的状况，尤其在阴阳与五行学说相互结合之后，这种情况更为明显。比如五脏的阴阳属性，《内经》各个篇章里说法就不尽相同。先生指出，从《周易》的一分为二、二分为四，到中医学中的三阴三阳，都是古代医家为了适应医疗的需要，对《周易》时代阴阳分太少的专业标准的一种改进。用三阴三阳能更精确地区分阴阳能量的盛衰多少，以利于分析自然界的种种气象变化、人体的诸多生理和病理变化，以及人与自然界之间的关系。三阴三阳思想的确立，在中医学发展史上，是一次了不起的重大改革，对于中医理论的建设和医疗技术的进步，有着巨大的促进作用和深远的影响。为了证明此观点，先生洋洋洒洒写下3万多字，引用大量的文献资料加以论证；并且指出，"三阴三阳"的问题，也在随着研究的推进、医学的发展而发展。那种把三阴三阳的性质和次序认为是不能变动的"死板的规定"的说法是不符合实际的，那种以为研究和发扬中医必须倒退到《周易》那里去的认识是站不住脚的，因此，提出我们应该把故步自封、墨守成规的思想抛掉，把古代医家那种勇于改革、善于创新、富有开拓精神的老传统传承下来，发扬光大。

承古而不泥于古，注重创新，是贯穿先生研究中医理论过程的一条主线。比如在对"同证异方"的研究中，先生指出，"有是证用是方"的原则是不对的。虽然"有是证用是方"的方证对应关系都可以得到解释，但是这些解释无一不是建立在"以方测证"，即根据方药性味功能推测出病理状态这一方法的基础之上的。在方药功能固定的前提下，以方测证的结果当然百分之百符合方证相对的原则。然而，现代研究告诉我们，任何一味中药都含有多种有效成分，因而它们的药理作用也往往是多方面的，在机体不同状态下会呈现不同的功能；单味药如此，二味以上组成的复方，则更为复杂。所以，"以方测证"本身，就不是什么正确可靠的唯一的科学方法。如果我们停留在"方证相对"和"以方测证"的水平上，就永远也不会有所发现、有所前进，方证之间相互关系

的谜团也就永无解开之日，中国医药学的现代化也将遥遥无期。

在对中医理论体系的研究中，先生质疑把"辨证论治"作为最具中医特色的不可改变的东西的作法。辨证论治多年来被众多学者视为"中医特色"的重要标志，但先生认为，这样的提法是不合适的。首先，辨证论治的统治地位是在牺牲了"同方异治"的宝贵经验，扼杀了寻找广谱有效方药的热情之后才取得的；其次，辨证论治的辉煌成就使人们的思维陷入永恒不变的公式之中，从而在"坚持突出中医特色"口号下的中医理论教育和临床实践以及科研工作，也只能在辨证论治的圈子里打转，与创新的客观要求越来越远。因此先生认为，那种认为辨证论治可解决一切问题，只要遵照这个体系去做，问题就都会迎刃而解，如果解决不了，那只能怨自己没有掌握好，这种认知"是一种现代迷信"。将一个完备的体系作为特色而一心加以突出的做法，实际上是一个只求稳定而不求上进的表现。因此，将辨证论治作为中医特色的做法，是背离唯物辩证法的形而上学，是个套在中医工作者头上的紧箍咒，对中医学术的发展有百害而无一利，必须予以废除。只有突破这种保守思想的束缚，按照辩证唯物主义的立场、观点和方法去研究中医，中医学才能有所发展，才有可能摆脱陷于消亡的困境。

先生指出辨证论治不是中医的专利。传统中医学与现代西医学的理论和技术之间有着很大的差别，这是公认的事，但是，也有不少相似或相同的东西。比如，西医在急救时常用的心肺复苏术的口对口人工呼吸和心脏体外按摩，与东汉时期张仲景《金匮要略》收载的缢死急救术有着惊人的一致；而古希腊的希波克拉底的学说，在辨证上强调地区、气候、生活方式、职业、年龄、言谈举止、沉默、思想、睡眠、做梦特点和时间、胆量、搔痕、涂画、哭泣……大便、小便、吐痰、呕吐……出汗、寒战、畏寒、咳嗽、喷嚏、打嗝、呼吸、腹胀、安静或喧闹、出血及痔疮等多方面的信息，在论治上采取"寒则热之、热则寒之、以偏救偏"等治法，亦与中医学辨证论治十分相似。此外，现代医学里的"鉴别诊断"以及对同一个病人必须视情况不同而选用不同的治疗措施，在给药方面要考虑服药的时期（时效关系）、剂量的大小（量效关系）等原则，亦是辨证论治的体现。因此，把"辨证论治"当作中医学独有的特色是不对的。

（二）创新而不废古，继承中求发展

先生常说，作为一个学者，既然著书立说成一家之言，就不能没有一点可取之处，有价值的材料并不妨碍他作出荒唐的结论；反之，一篇文章作出了荒唐的结论，也不等于其中没有一点有价值的材料。因此，对于古代的文化遗产，应该采取审慎的态度，既要批判其唯心主义的虚构，又要吸取其合理的内核。这体现了大师创新而不废古的学术境界。

比如在对五行学说的研究中，先生甄别经学五行与医学五行，认为今文五脏五行学说来源于中医学的五脏五行学说。先生给中医学五脏五行说以高度的评价，认为五脏五行说引入中医学后，无论内容上还是形式上都发生了巨大的变化，不再艰涩难懂，实用价值亦较高。虽然由于历史条件的限制，难免存在着这样那样的缺陷和不足，却毫无疑问地蕴含着丰富的医疗经验，应当运用现代科学知识和方法，加以研究、发掘和提高。

在对体质学说的研究中，先生高度评价《内经》"阴阳二十五人"的体质学说在医学科学上的重大意义。先生认为，虽然由于历史的局限，"阴阳二十五人"体质类型学说的某些具体内容，还有不够恰当、不够完备的地方，需要进一步改进。但是，迄今为止，在中外医学史上的一切体质类型学说中，从古希腊的希波克拉底的气质学说，到苏联生理学家巴甫洛夫的神经类型学说，都没能达到像"阴阳二十五人"体质学说那样细致而全面的水平。同时，先生指出，作为"阴阳二十五人"体质理论基础的"五行互藏"理论，在科学研究和临床实践中，都有着十分重要的意义。

在对"五行数"的研究中，先生指出，用五行数来描述标记万物元素论中五色、五味、五畜、五谷等与五脏的五行配属关系，未必跟实际相符，但是，这种力图运用五行数的方法来揭示包括人体在内的世界万物的统一性和规律性的思想，是难能可贵的，对于中医学理论建设来说，具有重大的意义和深远的影响。

他长期从事《内经》的理论研究，是《内经》重点学科的创建者和学科带头人之一，为北京中医药大学内经专业的发展奠定了基础。该校内经专业成为国家中医药管理局第一批重点学科，《内经》理论体系的研究一直处于全国前列。

（三）以史为鉴，巧用古方

在临床传承教学中，先生凭借自己扎实的文献功底，常常从古典医籍中总结大量临床用药知识以示后人。比如，先生从"同方异证"的学术角度研究仲景五苓散的应用，运用深厚的理论分析对比了《医宗金鉴》、《医方集解》、《千金要方》和仲景原书的治证，指出"有是证用是方"思想的局限性。他说，五苓散在《医宗金鉴》中治证有二："一治水逆，水入则吐；一治消渴，水入则消。"在《医方集解》中"通治诸湿腹满，水饮水肿，呕吐泄泻，水寒射肺，或喘或咳，中暑烦渴，身热头痛，膀胱积热，便秘而渴，霍乱吐泻，痰饮湿疟，身痛身重"，是取其利水渗湿之功。而仲景书却在五苓散方后说"多饮暖水，汗出愈"。《千金要方》中，五苓散亦"主时行热病，但狂言烦躁不安，精采（目光）言语不与人相主当者……水服方寸匕，日三，多饮水，汗出即愈"，其取效之由，亦是"发汗"。而北宋开宝年间高继冲进献的《伤寒论》在"伤寒叙论"一章里说："若得伤寒病无热，但狂言烦躁不安，精气言语与人不相主，勿以火迫，但以五苓散三二钱服之，可与新汲水一升或一升半可至二升，强饮之，指刺喉中吐之，随手便愈。"取效则由于涌吐。同一个五苓散，既可用来利水渗湿，又可用来发汗，还可用作涌吐剂，而《外台秘要方》收载的"深师茯苓术散"，其方所用药物与五苓散全同，其主治证为"发白及秃落"，更是与仲景《伤寒论》五苓散的主治证全不相干，这决不是"有是证用是方"的方证相对说可以讲清楚的。

再如肾气丸。《金匮要略》既有以之利小便的，如云："虚劳腰痛，少腹拘急，小便不利者，八味肾气丸主之。""妇人病……转胞不得溺……但利小便则愈，宜肾气丸主之。"又云："男子消渴，小便反多，以饮一斗，小便一斗，肾气丸主之。"在这里，"虚劳腰痛"、"转胞"与"男子消渴"病种不同，"小便不利"、"不得溺"与

"小便反多"表现亦恰好相反。而肾气丸的现代研究报告，则有治高血压的，有治前列腺肥大的，有治慢性肾炎的，有治白内障的，有治神经衰弱的，有治脑出血后遗症的，有治糖尿病的；动物实验有说可以降血糖的，也有说可见血糖升高的。所有这些，都说明"有是证用是方"的思想是不合适的。

（四）强调实践，不离理论

先生强调临床，尝言："学习中医必须早临床、多临床，在临床实践中不断提高和发展这些能力。除此之外，直到现在还没有发现别的手段。"但先生亦不忽视理论，而是强调理论与实践相结合。先生常总结临床经验，将之提高，上升为理论，或以之反馈于理论，而后再应用于临床，每每取得良效。

先生总结临床经验，认为"有是证用是方"的思维是不合适的，而辨证论治亦非中医诊疗的全貌。他举例说，《千金要方·卷九上》治伤寒太阳病发热无汗而喘的麻黄汤，与同书"卷二十五"的还魂汤，都是由麻黄、桂心、杏仁、甘草四味药物组成的，方名虽异而用药相同，实际上是同一个方剂。然而，还魂汤的主治证是"卒忤鬼击飞尸，诸奄忽气绝，无复觉，或已无脉，口噤不开"，与伤寒无汗的表实证毫无共同之处，其病因病机亦截然不同。何以能用药物组成完全相同的方剂来治疗？《肘后方》"疗年少气充，面生包疮"，与《和剂局方》主治"感冒风邪，鼻塞声重，语音不出，或伤风伤冷，头痛目眩，四肢拘倦，咳嗽多痰，胸满气短"的三拗汤，都是由麻黄、杏仁、甘草三药物组成，何以主治证如此迥异？脾约麻仁丸，在现代方剂学里均依《伤寒论》所说，把它视作"润下剂"，说其功效为"润肠通便"，临床习用于"虚人及老人肠燥便秘，以及习惯性便秘"。然而，以治学严谨著称的宋代名医严用和，把它列在"水肿门"中，并说："脾约麻仁丸，虽不言治肿，然水肿人，肾囊水光，不可行走者，三服神验。"又说："此是古法今治，肾囊水光，只一二服，以退为度，不必利也。"这些方组成用量皆相同，而作用迥异，试之临床，又皆有大效，但其取效之机理，决非方证相对所能解释。

先生认为，临床不应为方证相对所束缚，而应该勇于尝试，探索能治多病的方剂。他认为，这种方剂并非不可能，为此，他举"耆婆丸"和"芫花散"两药加以说明。"耆婆丸"方后所列主治病证有二十余条，并说"服药不过三剂，万病悉除，说无穷尽"；而"芫花散"的主治多达三十余种病证，药王孙思邈在"芫花散"方后注云：此方"始吾得之于静智道人，将三纪（十二年为一纪）于兹矣。时俗名医未之许也……其用药殊不伦次"。他对该方赞赏有加，说："然比行之，极有神验……至于救急，其验特异。方知神物效灵，不拘常制，至理关感，智不能知……此其不知所然而然，虽圣人莫之辨也。故述之篇末，以贻后嗣好学君子详之。"孙氏按照传统理论研究了36年，仍无法解释其方组成原理的芫花散，在临床上却多次取得神奇的效验，因而感慨不已，并产生了将解开该方取效之谜的任务寄希望于后人的殷切心情。可见突破方证相对的束缚，勇于找寻一方多治的方剂，对于中医学的进步大有裨益。先生还指出：在那些沉湎于辨证论治的医家那里，对古代方书中许许多多同方治异病的例子往往视而不见。尤其将用单味方治多种病症视作江湖医生的伎俩、骗人的把戏而一笑了之。然而，单味方的疗效又往往出人意料，故民间有"单方一味，气死名医"之说。与其投入大量人力物力研究辨证论治规律，最后搞出许多令人眼花缭乱、莫衷一是的辨证分型，倒不如研究同方治异证的机制，对实现中医现代化更有意义，更能取得真正称得上创造性的成果。这是因为辨证论治并不是中医学的全部，而且它经过千百年众多医家的分析研究之后，发展的余地已十分有限，而"同方治异证"却是一块有待开垦的处女地。

三、传人培养

王玉川教授与程士德教授一起培养了4名硕士研究生（陶广正、雷顺群、王祖谟、杨嘉进），与印会河教授共同培养了1名硕士研究生（辛瑛）。

陶广正，1943年1月出生，现为中国中医科学院教授、研究员、博士生导师。享受国务院特殊津贴。早年毕业于北京中医学院。1982年师从王玉川、程士德教授，获医学硕士学位。陶广正教授在中医中药治疗风湿免疫类疾病方面有着丰富的临床经验，医、教、研各项工作表现突出。多年来研究探讨中医学术理论及临床实践，并结合现代医学理论及科研方法，重点探讨中医痹病、风湿免疫类疾病及神经系统疾病的病因病机及其临床辨证施治规律，以中医"免疫双向调节疗法"理论为指导，提出了一整套治疗风湿免疫类疾病的方案。擅长诊治红斑狼疮、硬皮病、皮肌炎、白塞病、风湿性关节炎、类风湿性关节炎、强直性脊柱炎、痛风、干燥综合征等疾病。

雷顺群，男，1944年生，北京中医药大学教授、研究员、主任医师，硕士研究生导师。1978年师从王玉川、程士德教授，成为我国第一批中医研究生，1981年获医学硕士学位。雷顺群教授在长期的中医教学、科研和临床工作中，经验丰富，成果卓著。他是北京中医药大学七年制中医教育的倡导者，撰写、制定了七年制中医教育的指导思想、培养模式、教学大纲和教学计划，为中医专业长学制教育的发展奠定了基础，为海内外培养了多名研究生。在中医基础理论研究，尤其在《内经》的研究中颇多建树，提出《内经》学术思想的核心在于建立"人体-自然-社会-心理"医学模式。通过现代对比方法研究，确认包含12大板块的新的《内经》理论体系框架。

四、医德医风

（一）教育至上，治学严谨

先生自调入北京中医学院以来，一直担任中医学的基础教学工作，在他的带领和主持下，当时的内经教研室编出了第一套教材。在教材的编写中，先生亲自撰写书稿，目前还保留着当年的手稿和油印稿，隽秀的字体令人感慨。他时时要求年轻教师要做到言之有理，强调"文以载道"，不仅自己做到言辞严谨，对《中医养生学》逐字逐句地进行审阅，对学生的论文也是精心批阅。

先生向来学风十分正派，比如他在研究张子和有关三阴三阳六气学说的学术观点时指出，张子和企图把《难经》阴阳六气说，与《素问》运气主时六气说合而为一，把两个不同学派在不同观点、不同方法支配下所作出的貌似相同而实际并不一致的六气的命名，如"厥阴风木"之与"少阳"，"少阴君火"之与"阳明"，"少阳相火"之与"太阳"，以及"太阳寒水"之与"厥阴"、"阳明燥金"之与"少阴"等等，按它们的时间座位，一一对应起来，并提出了一套对号入座的理由。粗看起来，似乎达到融会贯通、统一理论的理想境界。但是，这并不是什么理论上的统一，而是把原来还比较清楚的概念，搞得面目全非，混乱不堪。读之使人如坠云里雾里，辨不出东西南北。中医的许多理论都出现这样的怪现象，即灵活性越来越大，原则性越来越小，对同一个问题可以这样解释，又可以那样解释，尽管这两种解释是多么的矛盾，却都能言之成理。学习时不易理解，临床上又不好掌握使用，大大降低了理论对实践的指导作用。"读书十年，天下无不治之症；治病十年，天下无可读之书"的感叹，虽不免失之过激，却也正好是对理论上的紊乱状况的真实反映。因此，中医学的整理工作，应该从澄清这些被搞乱了的理论入手，如果仅仅满足于校勘、训诂、注释等传统的老方法，是远远不够的。应该把两者很好地结合起来。同时，我们应认真汲取这个历史教训，不论在整理中医各种不同学说的时候，还是在中西医结合工作中，都不能采用"对号入座"的办法，而必须在弄清实质的基础上进行，否则非徒无益，而且有害。古今中外科学发展的历史表明，不同学派的理论，往往是对事物不同方面的不同客观规律的反映，不能人为地强行调和。况且，现代科学实验证明，不但太阳物理、地球物理的物质运动是多种多样的，即使以生物体内的生理活动节律而论，也是五花八门、错综复杂的，它们的盛衰周期也多不尽相同。因此，对于上述两种不同的三阴三阳六气学说，既然找不到足够的支持合而为一或否定其中之一的客观依据，怎么就不能设想为本来就是名同实异、同时并存的两种生理活动节律呢？王玉川教授这种实事求是的作风深深地影响着后学之辈。

（二）甘为人梯，大爱无私

在学术上，先生素以严谨出名。从他在研究中汇集的资料手稿可窥见一斑，但他对后辈学人，又是那样的宽容豁达，传授着他的经验和体会。我校第一届中医专业毕业生，现在也已成为中医基础理论界元老的刘燕池教授，谈起自己1962年毕业分配到内蒙古医学院中医系，当时要讲内经课，为了讲好此课，他返回母校，寻求帮助。当时先生就把在自己主持下历经一年写成，刚刚誊写完稿，尚未出版的《内经讲义》交给年青的毕业生作为编写讲稿的参考之用。当刘燕池老师拿到这份原稿时，心情十分激动。现在回想起来还常说"师恩难忘"。为了中医事业的发展，先生不仅自己呕心沥血，还甘为人梯。事隔30年之后，先生又把自己出版的专著《运气探秘》签好名，整齐包装，放入信箱，送给普通的内经教员郭霞珍老师。该老师回忆当时从信箱里取出来，打开看到是先生亲自签名的专著《运气探秘》时，眼睛都湿润了，想想当时自己仅仅是一个普通老师，居然得到自己敬重的德高望重的老前辈王玉川教授的专著，令人感慨万端。虽然列在先生名下的学生不多，但是先生将自己的知识，自己的研究积累毫无保留地交给年轻的中医工作者，无私地传授给下一代的做法，足以彰显先生甘为人梯，大爱无私的一代国医大师风范！

有学生这样评价他："为人淡泊，不慕虚名。师出名门，有真才实学；学富五车，而无头角夸诞。虽非博导，而众多博导皆曾受教；未登讲堂，而授课讲稿竟出其手。著述不多，却不乏真知灼见；临床虽少，却每能一丝不苟。审查论文，从不敷衍；撰写书评，必中肯綮。尊为国医大师，谁敢谓曰不然！"

国医大师 王 绵 之

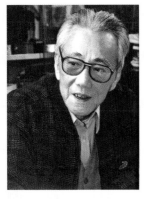

王绵之 (1923～2009)，男，汉族，江苏南通人。1923年出生，北京中医药大学教授、主任医师。王绵之教授是中医方剂学科创建人，曾任第六、七、八届全国政协委员，并先后兼任国家自然基金会生物部医学学科委员、卫生部药品评审委员会委员暨中药分委员会主任、国家中医药管理局中医药科技成果评审委员会委员、中华中医药学会副会长、中药学会会长等职。1994年被人事部、中医药管理局确定为继承名老中医学术经验的指导老师。国家非物质文化遗产项目（中医生命与疾病认知和方法）代表性传承人。2009年1月获得北京市授予的"首都国医名师"称号。

一、生平概述

　　王绵之教授，1923年出生于江苏南通，为中医世家第十九代传人。王老原名祖泽，"绵之"是其正式行医之初，其父赐给的"字"，取其"绵延祖业，不坠家声"之意。1942年正式悬壶乡里，1947年通过南京国民政府考试，取得"中医师合格证书"（1953年中华人民共和国卫生部换发05742号"中医师证书"）。1955年以优异的成绩考入江苏省中医进修学校并留校任教。1957年奉调至北京中医学院，成为高等中医药院校第一批教师。从此，投身于弘扬中医药学的伟大事业中。王绵之教授是中医方剂学科创建人，曾任第六、七、八届全国政协委员，并先后兼任国家自然基金会生物部医学学科委员、卫生部药品评审委员会委员暨中药分委员会主任、国家中医药管理局中医药科技成果评审委员会委员、中华中医药学会副会长、中药学会会长等职。1978年中医第一次评定职称，即由卫生部定为教授，1984年又定为终身教授。1990年被批准为享受国务院特殊津贴专家，王绵之教授是中医界首次获此殊荣者之一。1994年被人事部、中医药管理局确定为继承名老中医学术经验的指导老师。国家非物质文化遗产项目（中医生命与疾病认知和方法）代表性传承人。2009年1月获得北京市授予的"首都国医名师"称号。2009年4月，被人力资源和社会保障部、卫生部、国家中医药管理局评为首届"国医大师"。

二、学术思想和思辨特点

（一）精通医理，圆机活法

中医药理论来源于临床实践，许多在实践中总结出的理论也只有通过实践才能加深理解，所以要"早临床，多临床"。在"读书—实践—再读书—再实践"的反复过程中，不仅可以提高对中医药理论的理解和掌握，灵活而准确地用理论指导临床实践，而且可以萌发新的思路和方法。

王教授以《内经》、《难经》及仲景学说为本，博采各家学说，不拘一格，择其善者而从之，不仅广涉内、妇、儿科及时疫、热病，而且重视自然条件与社会因素对具体病人的影响，经其所治的病人，除非绝症，鲜有不效。

（二）注重四诊，尽见癥结

中医诊治疾病，习称"看病"。所谓"看"，即通过"四诊"（望、闻、问、切），对病人进行周密的观察和全面的了解，辨明病因、病机，再进行辨证论治。"四诊"作为一个整体，在运用中必须"四诊合参"，但应用中又要各有侧重。王绵之教授在总结前人经验和结合自己多年实践的基础上，针对病人的具体情况，尤其擅长望、切二诊，并以此为重点，结合有目的的问诊，作为探究癥结的主要手段，形成自己的独到之处。

（三）洞悉药性，运用随心

药物只有通过合理的配伍，才能调其偏性，制其毒性，增强或改变其原来的功用，清除或缓解其对人体的不利因素，发挥其相辅相成或相反相成的综合作用，使各具特性的群药联结成一个新的有机整体，以符合辨证论治的要求，更充分地发挥药物的作用，适应比较复杂的病证的治疗。药物性能的认定，是医者在长期的医疗实践中，对众多药物的各种治疗作用加以归纳、总结，并以中医学的基本理论为理论基础发展而来的。王绵之教授精于医理，洞悉药性，临证应用，遣药组方，形成自己独特的风格。

（四）参融西学，体用有序

中医学与西医学，由于在理论体系、认识论、方法论诸方面存在不一致，因此，在参融西学，为我所用的过程中，要有一个实事求是的态度：既不片面，也不盲目。王绵之教授主张根据病情的需要，中西医配合，有条件地中药、西药共同运用会产生意想不到的效果。但王绵之教授还指出，中药运用应该以中医基本理论为指导，同样，西药运用应该以西医的理论为指导，故重点是中西医配合，而非单纯的中西药共用。

（五）见微知著，寓防于治

王绵之教授主张："防治老年病，当从中青年着手。否则，无异于渴而掘井，斗而铸锥。"强调"寓防于治"的重要意义，在临床实践中时时可见。例如，由于饮食条件的改善，生活、工作节奏的改变，高血脂、高血压、心血管疾病的发病人群，有明显中青年化的趋势。王教授在治疗这些患者时，根据中医"心主血脉"、"脾主运化，为后天之本"、"肾藏精、主骨生髓"以及"脑为髓海"的理论，对中青年患者的辨证论治，十分注意对心、脾、肾的保护，并强调不能仅凭检验指标的正常与否，而要以中医整体观念为指导，充分发挥中药的优势，进一步调治，不留隐患，有效地制止了一些可能向心血管病、糖尿病、脑萎缩、脑软化、脑中风等病症发展的趋向。

（六）纠偏救误，旨在活人

王绵之教授以擅长治疗疑难病症闻名，求医者，有许多是久治不效辗转而来。其中，确属难治者有之，陷于误治者亦为数不少。王教授运用自己丰富的临床经验，纠偏救误，转翻巧剔，常收事半功倍之效。

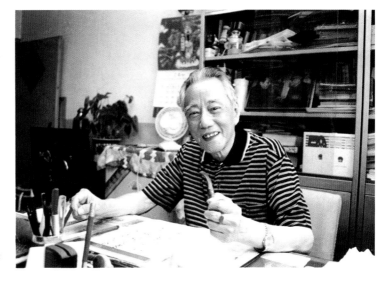

（七）谆谆医嘱，以收全功

"医嘱"，是整个医疗过程中的一项医事内容，是直接影响医疗效果的重要因素之一，中医医嘱，更是中医学的特色之一。王绵之教授在临床工作中，十分重视医嘱，谆谆叮嘱，不厌其烦，以求全功。其主要包括如何煎煮中药、服药时间、生活起居、饮食宜忌等。

（八）临证思辨，善用药对

1. 当归和桂枝配伍

[**功用**] 当归和桂枝配伍是气血配对的典型。当归和桂枝配伍，补中有行，行中有补，既可补血温经，又能通阳行血，血虚寒凝所宜。王绵之教授认为，当归虽主入血，然其味甘、气轻、质重，集补血、行血、温阳于一体，故血虚者能用，血瘀者亦能用；桂枝虽入气分，然其味辛甘而气厚，味辛通阳，气厚助热，甘则补虚，故阳遏者能用，阳虚者亦能用。且归桂合用，即属气血配对，内涵动静相兼，寓补于行，寓行于补。

[**主治**] 本组对药广泛适用于具有血虚寒凝的多种病症。王绵之教授十分重视此二药在《伤寒论》当归四逆汤中的配伍作用，临证常以二药为主，配合其他药物，治疗妇科疾病、血栓闭塞性脉管炎、小儿麻痹症、雷诺病等，收到良好效果。

2. 桂枝和白芍配伍

[**功用**] 桂枝伍白芍，从阳而扶卫，走阴而益营，解表邪，和里气，营卫自调。体现了"动静配对"的思想。桂枝配芍药，具有良好的调和营卫气血的作用，对其配对的作用机制，王绵之教授阐述得十分精辟。他说："桂枝辛甘而温，气薄升浮，能解肌表、通阳气而入

卫祛邪。芍药味酸而寒,性涩收敛,能敛阴液、养营血而入营和里。二药合用,一气一血、一收一散、一动一静,开合相济,使表邪得解,里气和而营卫自调,融'汗'、'补'二药于调和营卫一法。"

王绵之教授对此二药配对的相互为用、相互监制关系,分析得更是令人叹服,他说:"桂枝主辛散,芍药主酸敛,芍药从桂枝则桂枝不峻,桂枝从芍药则芍药不寒;二者同用,还具有使桂枝辛散而不致伤阴,芍药酸寒而不致恋邪的相互制约作用。"

[主治] 王绵之教授将此组对药灵活加减化裁,既用于发热汗出、恶风、脉缓的外感风寒、太阳中风证,也广泛运用于各种气血不和、自汗恶风的内伤杂病。

3.芍药和甘草配伍

[功用] 芍药伍甘草是酸甘配对的典型。芍药伍甘草,酸甘化阴,有缓肝和脾、益气养阴、缓急止痛等功效。白芍与甘草同用,乃《伤寒论》芍药甘草汤,亦是伤寒家推为群方之魁的桂枝汤基本组成方剂之一。该方是仲景为治疗伤寒脉浮、自汗出、小便数、心烦、微恶寒、脚挛急者所设。在《伤寒论》112方中,有31方用芍药,70方用甘草,24方芍药和甘草同用,用芍药而不配甘草的只有5方。王绵之教授极为推崇此二药的协同作用及其在方剂学中的地位,称赞芍药甘草汤起到"开酸甘化阴之先河,标调和肝脾之楷模"的作用。

[主治] 白芍酸收苦泻,性寒阴柔,与甘缓性平冲和之甘草合用所具有的敛营气、泻肝木、和逆气、补脾土之功,是治疗肝脾不和、气血失调所引起的胸胁不适、腹中拘痛、手足挛急等多种病症的有效基础。临床只要辨证准确,诚然不乏其用。王绵之教授临证时,把握法度,知常达变,常将二药配伍广泛用于具有肝脾不和、气血失调等见证的各科病症,取效甚众。

4.黄连和肉桂配伍

[功用] 黄连、肉桂相伍同用,首出于《韩氏医通》,后冠名为交泰丸。属于寒热配对。黄连伍肉桂,泻心火,制阳亢,降心中之阳下归于肾,而不独盛于上。王绵之教授对该二药的配伍关系独具见解,认为:"黄连味苦性寒,寒可清火,苦能降泻,故能泻心火、降心中之阳下归于肾而不独盛于上;肉桂辛甘大热,能温肾阳,引火归元,致肾中之阴得以气化而上济于心。如是,一寒一热,一阴一阳,相反相成,可使肾水与心火升降协调,彼此交通。"

[主治] 王绵之教授将此二药配伍同用于因肾水不能上升涵心、心阳不能下降温肾,症见心悸怔忡、失眠多梦、心烦不安等的心肾不交证。

5.升麻和生地黄配伍

[功用] 升麻辛散升发,性主上行,量大耗气、动血而有碍于止血。因此,王绵之教授强调升麻虽需用但剂量宜轻,且佐之以微量黄连以坚阴降火,方能相济而成功。升麻助生地黄清肺胃之热而凉血止血,体现了"升降配对"的思想。《本草新编》云:"夫吐血出于胃,衄血出于肺,止血必须地黄,非升麻不可止……"王绵之教授对此段经文深思敏悟,颇具见解,且更有发挥。他说,《本草新编》之所以云生地黄非配升麻不效,是因为生地黄虽甘苦而寒,能清热凉血止血,然性主沉降,属下焦肝肾经药,升麻性主升举上行,伍以生地黄,可引载生地黄甘苦寒凉之药性上达肺胃而清肺胃之热,

以达凉血止血之功。

[主治] 升麻和生地黄共用可以清肺胃之热，凉血止血，治疗吐血、衄血。

6. 浙贝母和连翘配伍

[功用] 浙贝母合连翘，清热毒、化痰浊、开郁滞，有散结消肿之功。浙贝母味苦性寒，有清热化痰、开郁下气的作用;连翘味苦性凉，具清热泻火、消肿散结之功效。《药品化义》谓其"总治三焦诸经之火，一切血结气聚，无不调达而通畅也"。

浙贝母和连翘配伍是相使配对的典型。临床习将其相使配对，且加大剂量，掺揉于治疗痰火郁结而致的瘰疬、瘿瘤等方药之中，因药力专宏，屡治屡验。

[主治] 王绵之教授对此二药配对所形成的清热毒、化痰浊、开郁闭、散结肿之功能尤为赏识，常用于治疗痰火郁结而致的瘰疬、瘿瘤等

王绵之教授立法遣药重视疏导气机升降出入，主张顺应脏腑之间相互的生理关系而调治。用药除味少量轻外，剂量亦很讲究，根据药物性质的不同剂量也有灵活的变化。相对而言，补气药用量大，行气药用量小;补血药用量大，行血药用量小。药虽平淡，配伍精巧，常能出奇制胜。以上从药对角度对王绵之教授用药规律进行了总结。

三、典型医案

1. 当归配伍桂枝治疗痛经

贺某，女，21岁。1981年12月20日初诊。

痛经数载。

初诊：经前2天即出现心烦易怒，胸胁胀满，乳房胀痛;月经来潮的第1～2天，经行不畅，腹痛难忍，经色暗红有块，痛剧则伴呕吐，腹泻，并伴腰痛，每次均需服用止痛片方能略缓解。曾服用中药汤剂治疗，效不显。舌质淡红、苔薄白，脉细而弦。诊断为肝郁血虚型痛经，治宜养血疏肝，调经止痛。

处方：柴胡3g、炒白芍18g、当归18g、制香附12g、桑寄生18g、怀牛膝10g、川断6g、杜仲9g、茺蔚子12g、川楝子9g、制半夏12g、生姜5片，7剂，水煎服，每日1剂;于经前5天开始服用，并忌生冷、辛辣。

二诊：患者服药第6天，月经来潮，经行通畅，未见腹痛。届时，正值王老外出，遂按原方又开5剂，嘱患者继续服用至经期结束。患者自此以后，痛经消失，随访至今未复发。

2. 桂枝配伍白芍治疗不孕

某女，32岁。1987年12月1日初诊。

结婚6年不孕。

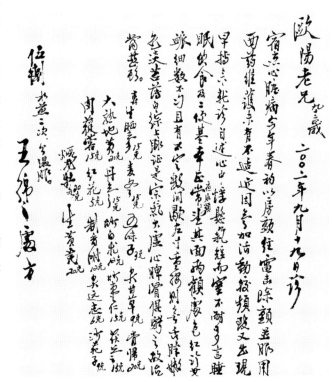

初诊：因左侧小腹痛，曾在某医院做B超示：盆腔左侧囊性病变，不排除巧克力囊肿，炎症可能性大。诊断为子宫后壁脓肿，曾多方医治无效。现经期腹痛，小腹凉，怕冷，月经量偏多，色红有块，伴腰冷痛，舌淡、苔白腻，脉沉细。经期以温经治血调经为主。

处方：桂枝5g、丹皮9g、赤白芍各9g、制乳没各3g、桃仁9g、党参25g、炒苍术12g、当归18g、陈皮10g、红花9g、茯苓18g、制香附12g、生姜5片，水煎服。另予处方：熟地18g、仙灵脾9g、炒小茴香5g、制狗脊9g、杜仲12g、炒苍术12g、党参18g、制香附12g、丹皮9g、当归18g、炒白芍18g、红花9g、炙远志6g，水煎服，每日1剂，此方在非经期服用。

复诊：经治疗半年，患者受孕，于1989年3月生一子，母子健康。

3. 芍药配甘草治疗顽固性呃逆

某男，32岁。1983年7月14日初诊。

顽固性呃逆1个月。

初诊：患顽固性呃逆，诸药治疗不效，至今一个月之久。症见呃声频频而急促、洪亮，大便不干但不爽，睡眠不佳，梦多而浅，口干舌燥，舌红苔薄少，脉细数。据其呃声急促，伴有口干舌燥、舌红脉细数等特征，辨为肝阴不足，中虚热邪上逆所致。治以酸甘化阴，益胃清热之法。施以芍药甘草汤合益胃汤化裁治疗。

处方：生白芍15g、炙甘草10g、黄连15g、北沙参15g、玉竹15g、麦冬10g、绿萼梅（后下）6g、佛手花（后下）6g，10剂，水煎服，日1剂。

复诊：服药10剂后，呃逆即止，口干舌燥亦渐除。

按语：顽固性呃逆，呃声急促，呃声频频，呃声洪亮，大便不干但不爽，睡眠不好，梦多而浅，口干舌燥、舌红苔薄少，脉细数，一派肝胃阴伤之象，诸药不效达一个月之久，缘前期治法尽为苦寒沉降，辛香走窜之品。

四、成才之路

王绵之教授，出生于中医世家，为第十九代传人。据家谱记载，其先祖曾为明代武将，因不满监军之宦官，遂辞官归田，于耕读课子之余，以素擅创伤外科行医乡里，此后世代相传，遂广涉内、妇、儿科。

王绵之教授幼承庭训，耳濡目染，即酷爱中医，有志继承家学。1937年秋，侵华日军南犯上海之初，南通城即遭日机轰炸，学校停办，他随家人避难于南通市郊，被迫辍学。在此期间，自学《汤头歌诀》、《药性赋》、《医学心悟》等医书。1938年初日军占领了南通城。复学无望，于是正式从其父受业学医，时年15岁。

其父王公蕴宽天资聪颖，幼承家学，13岁即从其祖胪卿公习医，精心敬业，16岁时当地时疫流行，遂正式悬壶，救人甚多。从此即驰名乡里。19岁时，乡贤张謇创建南通医科专门学校，设中、西医班各一，于是报考中医班深造，以优异成绩被录取。入学不久，即受知于南通地区享有盛名的老中医师余汝传、刘叔敏等人，尽得其心传。同时还结交了一些西医朋友，并在此后的会诊中，学到了许多西医知识。因此他以医术精湛，博学多闻，擅治内、妇、儿科与时病，享誉苏中地区，一生活人无数。尤其是坚持"贫病免费，赤贫施药"的惠民措施，深受当地平民的爱戴。他深明"庸医杀人"之害，每以"学医必精，为医必仁"自律，故教子甚严，几近于苛。王教授在父亲严格要求下，刻苦攻读了《医经原旨》、《本草从新》、《医方集解》、《温病条辨》、《伤寒论》、《金匮要略》、《内经》、《医宗金鉴》、《济阴纲目》等医书，继而侍诊、襄诊、试诊。其父经常结合典型病例，联系所学内容进行串讲，并提出要点让其解答。有时还要求默写出复诊病人前次的病案及方药，对病人的舌质、舌苔、面色，以及服药前后的变化，诘问尤详。如此严格而活泼的教学方法，使王教授从开始学医之时，就培养起专心致志、认真读书、理论联系实际的作风，这为他后来的业医生涯打下了坚实的基础，并贯彻于始终。许多中医经典著作的重要段落，王教授都能信口诵来，令同道、后学者折服，足见其中医理论功底之深厚。此外，他对中医药学的经典理论，以及前人的经验，在理解和运用上，多有独到之处。

1942年春，王教授正式行医，悬壶故里。擅治时疫、热病及内、妇、儿科疾病。1947年通过南京政府的考试，取得"中医师合格证书"。开业之初，因在当地世代为医，承其祖荫，求诊者日皆一二十人。1943年春，当地天花流行，经救治二名危重病人后，声名大振，诊务遂日益繁忙。

王教授临床以《内经》、《难经》及仲景学说为本，博采各家学说，不拘一格，择其善者而从之，并尝言："中医之学，博大精深。各家之说，自有其长。但拘于一家，难免有偏，必须综合参悟，方得其全。验之临床，自然胸有圆机活法，方能临危不乱，处惊不变。"王绵之教授广涉内、妇、儿科及时疫、热病，而且重视自然条件与社会因素对具体病人的影响，所以经治病人，除非绝症，鲜有不效者。

五、传人培养

1978年，王教授任全国首批中医硕士研究生导师，全国中医院校首家博士点博导，先后培养多名硕、博士，现分别在各自的岗位上为继承、发扬中医药事业工作。

1991年，王教授被评为全国首批老中医药专家指导老师，带徒三人，其中一人为国家特批台湾地区中医师黄秋阳，另两人为北京中医药大学国家重点学科方剂教研室教师刘淑清、王煦，均顺利满师结业，其中医理论和临床水平明显提高，并获职称晋升。

2007年10月，成立"北京中医药薪火传承'3+3'工程建设单位王绵之名老中医工作室"。制定了切实可行的"收集、整理、继承、发扬"学术经验和进一步发挥老中医药专家培养学术传承人的作用的三年工作计划，由学术继承人及历届博士毕业生（部分）

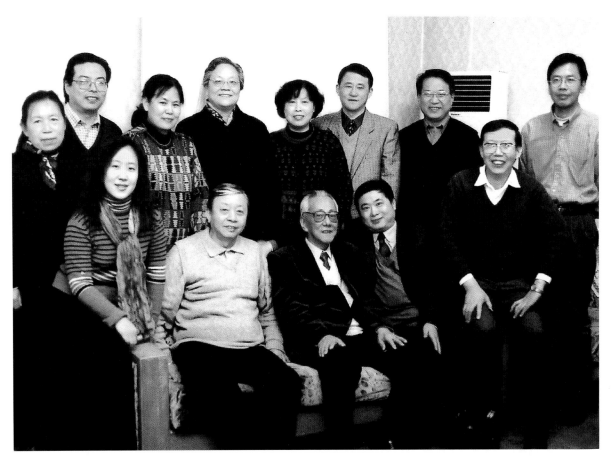

王绵之教授（前排左三）创建的方剂学专业教研室的大部分教师合影，其中王煦（后排右三）是其重要传人

主持具体工作。

六、对中医事业的执着与热爱

王绵之教授酷爱中医药事业，20世纪50年代中期，党的教育方针和中医政策得到大力贯彻，创立了高、中级中医院校，形成了正规的中医教育制度。北京中医药大学建校初期，尚无比较成熟的办学方案、教学计划、教学大纲和教科书，更没有系统的办学、教学经验。一切都要白手起家，要办好学、教好书，创业之艰辛是可想而知的。尤其王老作为中医方剂学科的创建人，以饱满的政治热情、忘我的工作精神、严谨的治学态度，全身心地投入到建校初期的各项工作之中。从制定教学方案、教学计划，到字斟句酌地编写教学大纲和方剂学教科书，多少个日日夜夜，王老焚膏继晷，不以为劳，为我国的中医教育事业呕心沥血，无私奉献。王绵之教授还要求自己的子孙学习中医，如长子从事中医，次子从事中药，孙女王坦于2007年考入北京中医药大学攻读硕士学位，中医药事业在家中也得以传承，王老深感欣慰。这些都表明了王绵之教授热爱中医药事业的赤子之心。

七、文化修养

王绵之教授自幼酷爱书法，自学成才，自成一体，其字刚毅遒劲，苍劲挺拔，同时又透着南方人特有的灵秀和洒脱。王绵之教授还常作诗以抒志，如他在其八十大寿的时候曾作诗："幼承家学读岐黄，天生傲骨气不狂。禅参三指终有得，风雨十年幸无伤。辨证论治融新说，圆机活法有奇方。悬壶济世乃天职，我愿人人寿而康。"表达了其晚年对中医的执着热爱和乐观生活的良好心态。

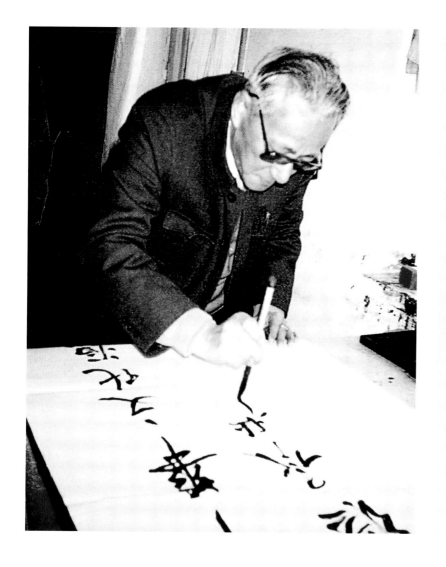

八、医德医风

"医者，仁术也"，王绵之教授宅心仁厚，志远胸宽，为人治病，从不计报酬，继承和发扬了中医先贤和祖辈"济世活人"的高尚医德、医风。急病人之所急、痛病人之所痛，时时事事为病人着想，待病人如亲人。无论是对党和国家领导人，还是普通的人民群众，以及海外来的患者，都一视同仁，认真负责。利用业余时间免费为群众诊疗疾病，深受广大患者爱戴。为此《光明日报》1986年6月14日曾于头版头条以"王绵之教授二十九年如一日义务为群众看病"为题进行了专题报道。并配以"医者，仁术也"的专评。另外，《人民日报》、《中国日报》、《中国民航画刊》等均曾有专文介绍。其高尚的医德医风，堪称后学者的楷模。

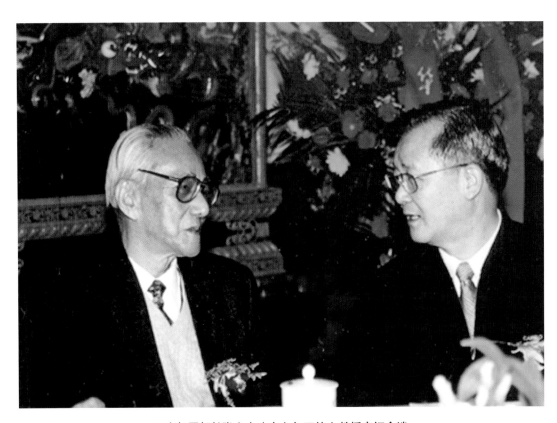

卫生部原部长张文康（右）与王绵之教授亲切会谈

国医大师 方 和 谦

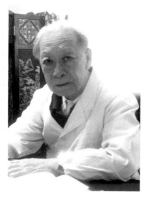

方和谦（1923~2009），男，汉族，山东烟台人。全国著名中医学家，首都医科大学附属北京朝阳医院主任医师、教授。1948年8月起从事中医临床工作，是全国名老中医药专家学术经验继承工作指导老师，获"首都国医名师"等荣誉称号。先生从事中医内科临床工作六十余年，积累了丰富的诊疗经验，尤其擅长治疗咳嗽、中风、心悸、眩晕、发热等内科杂病。在长期的临床实践中，总结和创制了"和肝汤"、"滋补汤"等有效方剂，广泛应用于临床诊治内、外、妇等各科杂病，取得了显著的临床疗效。先生以其卓越的临证思辨能力和勤求博采的广阔胸怀，形成了独特的学术思想与诊疗思路。

一、生平概述

先生1923年出生在山东烟台莱州的中医家庭，自幼随父习医。19岁（1942年）考取医师资格，开"方和谦诊所"行医。1952年参加卫生部举办的"中医学习西医学习班"学习西医知识两年。1954~1958年在北京市卫生局中医科任科员，主管中医师资格的审批，参与北京市中医医院及综合医院中医科的组建工作。1958年调往北京中医医院任内科医师、教研组组长，兼任北京中医进修学校伤寒教研室组长，教授《伤寒论》课程。其间曾带第一、二届西学中医班学员的实习，在乙脑流行期间到第一、二传染病院查房，参与乙脑的救治工作。1968年到北京朝阳医院中医科任科主任、主任医师，兼任首都医科大学教授。1993年批准享受国务院颁发的政府特殊津贴。1991年至2004年先后担任三批全国名老中医学术经验继承人导师。从1978年起历任中华中医药学会理事、中华中医药学会内科专业委员会委员、中国红十字会理事、北京中医药学会会长、北京市科协常务委员、北京中医杂志常务编委、北京中医学院顾问等职。2009年1月被选为"首都国医名师"，2009年4月被人力资源和社会保障部、卫生部、国家中医药管理局评选为首届"国医大师"。

二、学术思想和思辨特点

先生勤于实践，善于思考，在其六十余载的行医生涯中，不仅积累了丰富的临床经验，而且成就了他独到的学术见解，不断有所创新。

（一）"燮调阴阳，以平为期"的生理观

先生受哲理医学的影响，对阴阳学说有着深刻的理解和认识。"阴阳者，天地之道也"，先生认为阴阳既是天地变化的共同规律，也是人体内在的基本规律。先生认为治病的根本目的，主要是调整人体阴阳的偏盛偏衰，促成"阴平阳秘"，以恢复和保持阴阳的相对平衡。先生在临证施治时，特别注重用"调和阴阳"、"以平为期"为基本法则来指导临床实践，形成了自己的治疗思想。如他提出和解法，即"和为扶正，解为散邪"的观点，就是通过和解、调和，使表里寒热虚实的复杂证候、脏腑阴阳的偏盛偏衰归于平复，以达到祛除病邪恢复健康的目的。他创制的"和肝汤"、"滋补汤"等经验方，均是在《内经》"谨察阴阳所在而调之，以平为期"的思想指导下，重在调整阴阳形成的有效方剂。

（二）"正气为本，扶正以祛邪"的治疗观

先生认为邪正斗争是影响阴阳平衡的关键，故临床辨证立法，以邪正斗争为中心，着眼于扶正以祛邪，以恢复人体正常的生理状态，从而形成了正气为本，扶正以祛邪的治疗观。

在邪正斗争方面，先生强调应以正气为本，而尤为重视脾肾在脏腑活动中作为先后天之本的重要作用。在长期的医疗实践中，他善于应用"扶正培本"法顾护人体正气，他曾明确指出："治病之关键在于扶正培本，扶正就是扶助正气、补益气血阴阳；培本就是培补脾肾，恢复脏腑正常的生理功能。"先生应用扶正培本法治疗疾病要点有三，即益气血重在补脾胃、补阴阳应当益肾、补脏腑注意五行相生。

1. 益气血重在补脾胃

先生认为补益气血，必须从补脾和胃、培补后天之本入手，故临证总以"调补脾胃之气"为准则，达到补益气血，扶助正气的目的。研究伤寒之治，其制方用药概括起来，"保胃气，存津液"是其特点。因此先生治病用药极为重视"顾护胃气"，提出"大病体虚，重在培中"，"大病必顾脾胃"的观点。在他治病的方剂中经常见有炒谷芽、香稻芽、焦神曲、炒莱菔子、砂仁、鸡内金、百合、麦冬、玉竹、石斛、大枣、甘草等和中养阴益气之品。对于久病虚证及老年人感受外邪的治疗，先生更强调"虚人病表建其中"，顾护胃气即可扶正祛邪。但用药需循序渐进，药性平和，用量宜轻，不温不燥，不滞不腻，不攻不泻。他认为通过保胃气，可使脾胃健运，肺气调畅，肝气和解，肾气充盈，五脏安康。先生治热病，遵吴氏"存得一分津液，便有一分生机"的思想，视养阴保津为其重要原则。提出"治伤寒注意存津，治温病重在养阴"，在解表透热或清热解毒剂中，常加入花粉、玉竹、麦冬、百合、石斛等药以顾护津液，皆是重视脾胃的具体体现。

2. 补阴阳应当益肾

治疗阴阳虚衰之证，先生认为应当注意益肾。凡阳虚之证，无论卫阳、心阳、脾

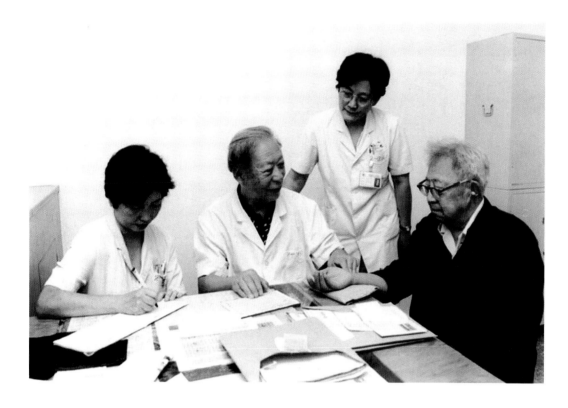

阳，均与肾阳有关，治疗均应适当温肾之阳；凡阴虚之证，无论心、肺、肝、胃之阴，均易涉及肾阴，治疗中当据证滋肾之阴。且应注意阴阳互根的关系，所谓"善补阳者，必于阴中求阳，则阳得阴助而生化无穷；善补阴者，必于阳中求阴，则阴得阳升而泉源不竭"。先生对于五脏虚衰之证自制"滋补汤"，乃以四君、四物加肉桂等，脾肾两补，而经过加减用于各种虚证治疗，反映了先生重视脾肾的学术见解。

3. 补脏腑注意五行相生

在各脏腑的相互滋生中，先生认为最重要莫过于先后天之本的作用。因为脏腑之生机在肾，补养在脾。故先生临证诊病，必先察脾胃是否健旺，继思气化是否正常。脾胃不和则先调脾胃，方能为进一步治疗创造条件，在后期则多考虑益肾。一般脏腑失调，脾肾俱虚时，先生先补脾以滋化源，后益肾以固根本。基于以上认识，先生遵扶正培本之大法，将脾肾阴阳气血融为一体，创制"滋补汤"，以益气养血，补益脾肾，顾护阴阳为宗旨，为补法之基本方剂，广泛应用于气血两虚、阴阳失调的病证，治疗各种疾患，屡见奇效。

4. 应用补法注意事项

先生临证以补益脾肾、调和阴阳、扶助正气见长，善用补法治疗虚证和虚实夹杂证，对补法的应用提出几点注意事项。

（1）明辨虚实：注意所谓"大实有赢状，至虚有盛候"，不要为假象所迷惑，勿犯虚虚实实之戒。

（2）根据病情选择补法：如病势急迫，气血暴脱，宜选择峻补，且宜补足，使药效持续，方能挽救于万一。否则药性一过，元气复脱，则功亏一篑。先生在诊治虚损重症时，常以独参汤单煎顿服。而对于慢性久病，则宜用缓补之法，须日积月累，至一定时日，始建功效，切不可急于求成，一见罔效则半途而废。

（3）防治补药之弊：壮阳之剂，久用易生虚火，用时宜少佐柔润之品；滋阴之品，多用腻膈碍胃，应酌加理气和胃之药。务使补气不壅中，养阴不碍胃。

（4）注意虚不受补：有些病人，纵属虚衰当补，然个人体质，特别是脾胃甚虚，或有虚火滋生，虽虚而不受补，当缓缓图之，或少佐清解之品，慢慢收功，总要注意顾护胃气。

（5）食养结合：先生认为，扶正培本不可专恃药饵。《素问·脏气法时论》曰："毒药攻邪，五谷为养，五果为助，五畜为益，五菜为充，气味和合而服之，以补精益气。"主张服药与饮食配合得当，则可补益精气。故先生对慢性病人投药每每嘱其服两剂或四剂停一天，以调养为主，有利于胃气的恢复。而常有患者向其咨询如何服补药，先生多以饮食多样，顺其自然，以"食补"不以"药补"告之。

5.扶正培本，创制"滋补汤"

［方源］先生在《金匮要略·血痹虚劳篇》补法九方的基础上，加以概括总结，自拟"滋补汤"作为补虚扶正的基本方剂。本方由四君子汤合四物汤化裁而来，在两方的基础上，减川芎，加官桂、陈皮、木香、大枣四味，集补脾肾之气于一身，又具疏通之性，有阴阳双补、气血两滋之功。

［组成］党参9g，白术9g，茯苓9g，甘草6g，熟地黄12g，白芍9g，当归9g，官桂3g，陈皮9g，木香5g，大枣4个。

方中用四君子汤之党参、茯苓、白术、炙甘草补脾益气，培后天之本；四物汤之当归、熟地、白芍滋阴补肾，养血和肝固先天之本；佐官桂、陈皮、木香、大枣温补调气，纳气归元。全方既有四君四物之气血双补之功，又有温纳疏利之力，使全方补而不滞，滋而不腻，补气养血，调和阴阳，养心健脾，柔肝和胃，益肺补肾面面俱到，又以顾护先后天之本为先，更以调补中焦为主，所用之药看似平常，实则配伍严谨、立法有度，其专为虚证而设，不管临床表现如何，但见气血不足，五脏虚损之候，即可灵活加减应用，恢复脏腑功能、改善临床症状。

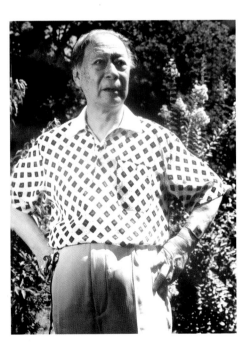

［主治］气血不足，五脏虚损，各种贫血症、中风后遗症、肾功能衰竭、心功能不全、癌症术后或放化疗后等虚损重症。

［加减原则］以脏气虚损，气血不足为主证，根据兼证的寒热虚实加减用药。

（三）善用和法，提出"和为扶正，解为散邪"的精辟见解

先生受少阳病用和解法的启发，将这一认识"扩展到脏腑之间、上下之间、气血之间、阴阳之间，凡是有邪气侵袭，正气不足，邪正交错的状态，均可运用和解法来治疗"。自创的"和肝汤"即是这方面的代表方剂。

1."和解法"的作用基础

先生认为无论脏腑气血失调，还是邪正相互影响，总是引

起阴阳失调。故调和阴阳乃是治疗的基本出发点，而"和解法"则是调和阴阳的重要治疗方法。先生认为气血既是脏腑生理活动的物质基础，亦是病理变化的依据，故历来把调养气血作为摄生之首务，论治之中心。他还认为，脏腑功能之正常，不仅在于气血充盛，而且贵在气血通调。

2. "和解法"的临床意义

和解法是指和解表里，疏通气血，协调上下，调整全身脏腑功能的一种治法。应用和解法，一则使失调之脏腑功能得以恢复，二则使入侵的寒热之邪能够透达，逆乱的气机恢复正常之升降出入。故和法的应用十分广泛，凡伤寒邪在少阳，瘟疫邪伏膜原，温热病邪留三焦，以及肝胃不和、肝脾不和、气血不和等，都可以用之。因此，其用法很多，常用的如和解少阳、开达膜原、分消上下、调和寒热、两和肝脾、疏肝和胃等等，皆属于和解法范畴。

3. 对"和解法"的深入认识及创新

先生对"和解法"之应用极为重视，亦十分广泛，经多年潜心研究和临床实践，提出"和为扶正，解为散邪"的精辟见解。扶正，即为调理脏腑功能之正气，散邪实际是针对外来寒热之邪和失调之气机而言，这一观点是先生对"和解法"的深入认识及创新，反映了先生重视扶正培本的治疗原则以及气机升降出入在病机变化中重要地位的学术思想。

对"和解"的理解，先生认为："和，如一加二等于三，三加二等于五，是大小二数之和。解，为解开、解放、解散。所以这个和解二字只能作为加加减减，改善人体的体质和疾病的不良状态，而不能够认为是正气与邪气和解了，二者是敌我矛盾，邪正之间不可能和解。"并认为"药无和解之药，方有和解之方"，因为"药具一性之偏，热者寒之，寒者热之，虚则补之，实则泻之，不虚不实，以经取之。如人们常用的生姜、草、枣这是补药，可以调和营卫，而不是和解药"，"而和解之方都是调其寒热，适其寒温，以达其所，通过和解调理，扶正以祛邪，达到一个共同的目的"。如和解剂之主方小柴胡汤，功为和解少阳，实可调理脏腑，方中柴胡透达少阳半表之邪，黄芩清泻少阳半里之热，合姜夏以和胃降逆，伍人参、甘草、大枣以扶正达邪，其严谨科学的配伍体现了小柴胡汤和解少阳，调理气机，扶正以祛邪的内涵。其他的和解剂，皆师其法而加减化裁得来，如调和肝脾的四逆散、逍遥散、痛泻要方，调和肠胃的半夏泻心汤、黄连汤，调和肝胆的蒿芩清胆汤等等。故先生认为，和解之法其组方均属补泻兼施，苦辛分消，寒热并用以调理气机为宗旨，郁结者疏之，滞窒者调之，横恣者柔之，蕴热者清之，从而达到扶正散邪调和阴阳之目的。这也就是先生把和解法概括为"和为扶正，解为散邪"的真正含义。

4. "和解法"重在调理血气

"血气者人之神，不可不谨养"，而血气贵在疏通，所谓"血气不和，百病乃变化而生"。正如朱丹溪所说"气血冲和，百病不生，一有怫郁，百病生焉"，故气血失和是疾病的基本病理变化。而在气血调达中，又以调畅气机为要。气机的升降出入，是人体维持正常生理功能的保证。先生在深入理解《内经》气机升降思想的基础上，以和解法调理脏腑的气机升降，使之通畅顺遂，达到扶正祛邪、平衡阴阳的目的。和为扶助正气，有调补气血的作用，解为散邪，不仅解除外邪，且使郁滞之气血疏通调畅，起到祛邪的作用。故和解法重视调理气机是其重要的作用机制之一。

5.调和气血，重在调理肝脾

在脏腑气血的调达中，先生特别强调肝脾二脏的调和通达。

调和肝脾，当以条畅气机为要。凡肝气失和者，先生常用"和肝汤"治疗，是在逍遥散的基础上，不仅加补气之党参，且加用行气之香附、苏梗；而其常用的"滋补汤"则在八珍汤基础上加用官桂、木香、陈皮，亦是调理气机之用。

调和肝脾，有气血之辨。有偏气分者，有偏血分者，气分有虚有郁，血分有瘀有虚，均当辨析。气血之中又有阴阳，且有在脾在胃的不同，故肝脾不和之证须具体分析。偏于血分者宜用逍遥散或和肝汤加减；偏于气分者，则多为肝胃不和，宜用柴胡疏肝散或和肝汤加陈皮、半夏、砂仁、豆蔻之属。肝火伤及胃阴，加用沙参、生地、麦冬等。先生认为内伤杂病多有肝脾气血失调之变，虽然六淫七情夹杂为患，病情错综复杂，必须密切注意肝脾不和这个常见的病机变化。

6.善用和法，创制"和肝汤"

"和肝汤"为方和谦教授自创的经验方，来源于《和剂局方》"逍遥散"化裁。先生在此方的基础上加用党参、香附、苏梗、大枣四味药，使其和中有补，补而不滞，既保留了逍遥散疏肝解郁、健脾合营之内涵，又加重了培补疏利之特色，从而拓宽了逍遥散的用途。其方药组成为：

当归12g，白芍12g，白术9g，柴胡9g，茯苓9g，生姜3g，薄荷（后下）3g，炙甘草6g，党参9g，苏梗9g，香附9g，大枣4枚。

"和肝汤"的组成有三个特点：其一，本方以当归、白芍为君药，养血柔肝。肝为刚脏，体阴而用阳，以归芍阴柔之品涵其本。其二，本方以柴胡、薄荷、苏梗、香附为臣药，柴胡、薄荷疏肝以解郁，加入苏梗、香附不仅降肝之逆，且能调达上、中、下三焦之气，四药合用有疏肝解郁、行气宽中之功，此所谓"肝欲散，急食辛以散之"，以辛散之剂遂其性。其三，本方以参、苓、术、草四君为佐药，甘温益气，健脾和胃。既遵仲景"见肝之病，知肝传脾，当先实脾"之旨，又收"肝苦急，急食甘以缓之"之用，达到以甘温缓急杜其变的目的。上述特点使"和肝汤"成为一个调和气血，疏理肝脾，体用结合，补泻适宜的方剂，在临床上广泛应用于肝脾失和的病证。

"和肝汤"用于肝郁血虚，脾胃失和之证，症见两胁作痛，胸胁满闷，头晕目眩，神疲乏力，腹胀食少，心烦失眠，月经不调，乳房胀痛，脉弦而虚者，并根据兼证的寒热虚实加减用药。

三、典型医案

1.滋补汤加减治疗直肠癌根治术后放疗腹泻

张某，男，40岁。2005年3月10日初诊。

患者2月2日在肿瘤医院做直肠癌根治术，病理报告为高分化腺癌。2月22日开始放、化疗，遂出现腹泻，前来就诊。患者10天来乏力口干，气短懒言，恶心纳差，大便次数多，量少，4～7次/日。查血常规：白细胞3.0×10⁹/L。舌红苔薄白，脉细缓。诊为肠癌泄泻（直肠癌术后放疗副反应）：脾虚证。治以益气养血，健脾和胃。方拟滋补汤加减。

党参9g，茯苓9g，白术9g，炙甘草6g，当归9g，熟地9g，白芍9g，官桂3g，陈皮9g，木香3g，大枣4个，生黄芪15g，枸杞子10g，麦冬10g，焦曲6g。14剂，水煎服，日1剂。

二诊：药后腹泻次数减少，2～3次/日，仍感乏力、盗汗，食量稍有增加。查血常规：白细胞3.5×10⁹/L。原方有效，继服前方14剂，水煎服，日1剂。

三诊：大便已正常，偏软；食欲差，纳少；舌洁，脉细缓。血常规：白细胞3.2×10⁹/L。仍以滋补汤调理，加生薏苡仁、浮小麦各15g。15剂，水煎服，日1剂。服3天停1天。

按语：患者因直肠癌术后，气血亏虚，放疗为热邪损伤，耗气伤阴，脾气虚则脾失健运，水谷混杂而下，以致发生泄泻。"脾胃为后天之本"，泄泻造成水谷精微不能吸收，而致后天失养，故乏力气短；脾主运化、胃主受纳，脾胃受损，津液化生不足，不能上承故口干；胃气上逆则恶心；气血亏虚，故见白细胞减少。病位在中焦，病性属气血亏虚之虚证。

癌症的放、化疗，不可避免地给机体正常组织带来损伤，白细胞下降是最常见的症状之一。放、化疗后，机体出现的症状，多属于"热毒伤阴"所致，因此治疗上多以清热解毒，益气养阴为主。脾胃为后天之本，气血生化之源，大病术后气血受损，继而放、化疗，更伤津耗气，损伤脾胃。该患者已进行放化疗5次，腹泻、气短、懒言为气虚之象，面色失华白细胞

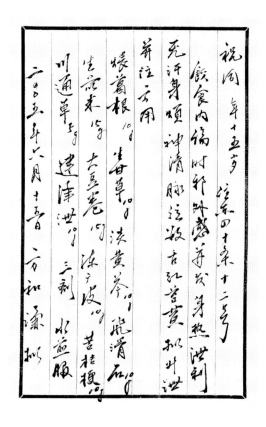

减少为血虚之征。先生用滋补汤治之，寓在气血双补，脾胃同调。方中四君子汤合生黄芪健脾益气；四物汤合枸杞子、大枣补血；以陈皮、木香、焦曲行气消食和胃，因此可见患者药后腹泻止。患者在放、化疗过程中，通过中药配合治疗，改善机体气血失衡的状态，使血细胞维持在正常水平，使放、化疗得以继续进行。先生在临证中非常重视保胃气，提出"大病必顾护脾胃"，此病例就是一个很好的例子。

2. "和肝汤"应用举例

张某，女，56岁。2005年12月22日初诊。

主诉：左上腹隐痛3个月，常因饮食不调而发作。

患者3个月来，一旦饮食稍有不适，即出现左上腹隐痛，到北京朝阳医院消化科作胃镜检查，结果：慢性浅表性胃炎。腹部B超：脂肪肝，肝多发囊肿。甘油三酯370mg/dl。服西药效果不佳。患者现腹痛，口苦，纳可，厌油腻，二便调；舌质红，苔略厚，脉弦平。诊为胃脘痛（慢性浅表性胃炎）：肝胃不和证。治法：舒肝和胃。方拟和肝汤加减。

当归9g，白芍9g，党参9g，北柴胡5g，茯苓9g，陈皮10g，香附6g，炒白术9g，法半

夏6g，焦神曲6g，苏梗6g，大枣4个，佛手6g，砂仁5g，白豆蔻3g，炙甘草6g，薄荷（后下）5g。12剂，水煎服，日1剂。

患者药后腹痛缓解。食纳可，二便调。刻下自觉脐周不适，恶心，时头晕；舌苔白，脉平缓。继用和肝汤调理。

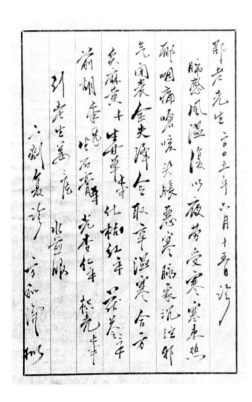

当归6g，白芍6g，陈皮10g，法半夏5g，茯苓12g，薄荷（后下）5g，香附6g，炙甘草5g，干姜2g，焦神曲6g，苏梗6g，大枣4个，莱菔子6g，郁金6g，炒谷芽15g。12剂，水煎服，日1剂。

按语：肝主疏泄，肝气郁滞不疏，气机阻滞，逆乘脾胃，胃失和降，则见上腹隐痛。肝胆互为表里，肝气郁滞，久郁化火，肝火上炎则口苦。舌质红，苔略厚，脉弦平均为肝胃不和，久郁化火之征。方老认为止痛离不开芳香行气类药如藿香、佩兰、菖蒲、焦曲麦等，急性疼痛用承气汤，一般痛可用郁金、香附、苏梗、薄荷、吴茱萸等。上法可加焦曲麦以健脾消食。

此案因饮食不调引起胃脘痛，用和肝汤舒肝和胃治之。方中柴胡、薄荷、香附、佛手、郁金疏肝解郁，理气止痛；芍药、甘草和中缓急止痛；当归、大枣养血和血调中；党参、茯苓、白术健脾培中；砂仁、白豆蔻、陈皮、枳壳、苏梗温中化湿，行气止痛；焦神曲、炒谷芽健胃消食。全方理气和胃止痛，对肝胃不和型慢性浅表性胃炎确有良效。

四、成才之路

1. 幼承家训，熟读经典

先生祖籍山东掖县西北郊头村人，家境贫寒，父亲方伯屏因原籍不能维生，年幼流落京中，拜太医院太医赵云卿为师，约1915年在京行医。父亲十分重视对先生的文化教育，在私塾学了两年《三字经》、《论语》、《春秋》、《左传》、《古文观止》等书，可以诵读《陈情表》、《兰亭序》等文章，并进行了较好的书法训练。随后读小学五年，初中三年接受了新学教育，初中毕业后，考入中央日本语学院日语系学习日语四年。在中医家庭的熏陶下，从初中起，先生就参加了父亲在家办的中医讲习班三期，学习了《医学三字经》、《药性赋》、《汤头歌诀》、《医学心悟》、《内经》、《伤寒论》、《金匮要略》等医学专著，从不理解的背诵起步，到渐渐理解其中医理的深奥，在反复的诵读学习中，先生从少年之时起就打下了坚实的中医理论基础。后随父抄方侍诊，边干边学。父亲除在家办学，还授徒于北京国医学院、华北国医学院，以讲授古典医籍著称，在京行医三十年，对先生的影响很大。先生少年时期学医的动机，一是继承家学，二是行医济世，求职谋生。

1942年先生19岁，在随父学医数年后，其兄方鸣谦已取得正式行医资格，在兄长

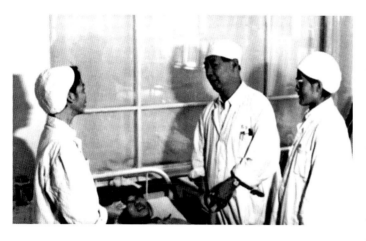

的启发下，报名参加了北京市卫生局中医考询考试。面试答辩时，主考官杨淑澄老师向他提问："中药为何能治病？"此题听来颇有难度，先生略加思索，回答，"天食人以五气，地食人以五味"，"夫五味入胃各归所喜，故酸先入肝，苦先入心，甘先入脾，辛先入肺，咸先入肾，久而增气，物化而常也"。将《内经·六节藏象论》和《素问·至真要大论》的经文脱口背出，以说明药物的性味各有所偏，药物之所以能够治病，就是取用药物性味的偏胜，以纠正与调和人体脏腑不协调的状态。对其简捷精辟的回答，老师给予了100分。笔试的题目是寒厥、热厥病的治疗，先生很快给出了附子汤治疗寒厥、白虎汤治疗热厥的答案，显现出他有着扎实的中医功底。

1956～1962年调到北京中医医院工作，并兼任北京中医学校伤寒教研组组长。担任中医学校伤寒论及医案的教学任务。此时他对《伤寒论》、《金匮要略》的内容逐条研读，逐段逐句剖析，伤寒论397节，篇篇有自己撰写的讲稿。讲内科医案学，他翻阅了《王旭高医案》、《薛立斋医案》、《名医类案》、《续名医类案》等大量的医案，将有名的医案作深入分析讲解。他的讲课深入浅出，理论结合临床，使深奥的理论在示例中得到解释和应用，让学生有茅塞顿开之感。他认为，教学相长，教学一定要实事求是，"知之为知之，不知为不知"，决不能强不知以为知。经过这一阶段的教学工作，他对经典著作的理论认识有了更大的提高。

2. 明师指点，善于总结

方老自幼随父学习，抄方侍诊。后又拜涿州名医谭镜仁为师。谭师熟读各家学说，偏重于周慎斋所著《慎斋遗书》，擅长滋补，对方老影响很大。凡遇临证疑难，十分注意向各医求教，并很好总结。1955年流行性乙型脑炎暴发，暑热当令，石家庄郭克明老中医提出此属阳明温病，用白虎汤治疗，取得很好的疗效，作为中医治疗乙脑的经验向全国推广。1956年夏季，乙脑肆虐北京，北京市卫生局倡导用石家庄经验采用清瘟败毒法治疗。结果病况未得控制，死亡率居高不降，达200多例。此事惊动了

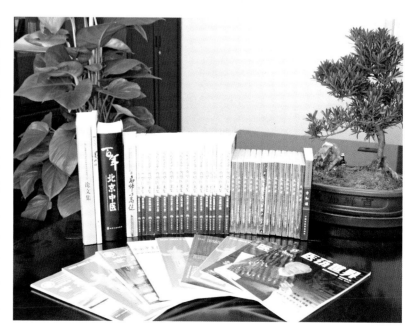

方和谦论著论文

周总理，总理请中医研究院蒲辅周老先生偕同岳美中老先生会诊，蒲老认为："必先岁气，勿伐天和"，1955年为燥火当令，阳明内热，患者见高热惊厥，谵语，舌苔黄厚，是温毒为患，用清瘟败毒法白虎汤加减治疗得当有效。而1956年，雨水多，湿气重，患者虽也为高热惊厥，但观其舌脉，舌苔薄腻湿润，脉象濡缓，是湿温为病，应用芳香化浊，透表散邪法治疗，应用藿香正气散加减。乙脑之病的诊治经过，作为先生行医中的经验教训给他留下了深刻的印象，使他体会到，中医诊病的疗效是靠正确的辨证论治。名医的点拨，促使他重温《温病条辨》、《温热经纬》，加深对六淫致病特点的认识，1957年他主编了《北京市1956年流行性乙型脑炎治疗总结》手册，书中收集了200多个验案，由卫生局印发各医院。先生撰写的《参加流行性乙型脑炎工作的点滴体会》一文，作为晋升主任医师的评审论文，被关幼波、赵炳南二位专家给予了充分的肯定，论文评语为："对乙脑的中医治疗，自1955年石家庄经验被介绍以后，各地应用较多，类似报道亦较多，唯本文在中医分型上，除偏湿偏热的不同以外，又提出'表邪郁闭'这一类型，在治疗上采用透表为主，而获得较好疗效。在辨证上，强调温病的卫、气、营、血，三焦辨证和伤寒的六经辨证密切结合，不能偏废。以上两点有独特见解。"先生在乙脑事件上所获的经验，对其以后治疗传染病是有益的借鉴，在2003年SARS暴发流行时，先生对后学给予了及时正确的指导。

3. 中西合作，取长补短

1949年，北京市举办中医学习西医学习班，通过此次学习，他认为"歪打正着"不仅学到了西医知识，还有了西医执业资格，为他今后在综合医院工作及中西医结合方面的发展打下了基础。1965年7月，他调到北京朝阳医院任中医科主任。与中医医院相比，综合医院中医科不分科，内、外、妇、儿科各科疾病全有，先生很好地发挥其擅长治内科病，其他各科亦有所长的优势，许多危重病人治疗无效，常请先生会诊。在同西医同道的会诊中，他抱着边治边学的态度，学到了许多新知识。如与翁心植院士会诊，见到了狼疮病的肺浸润、高热不退的类风湿病肝浸润、肝豆状核变性脑病等疑难病，相互切磋，救患者于危难之中。如本院职工亲属因腹痛住院，请先生会诊，先生诊其脉滑，认为滑脉反映有痰、有宿食、有实邪或为妊娠之脉，此患者是有实邪，请西医进一步检查有无占位病变，结果查出患膀胱癌，此案使西医认识到中医治病的神奇。又如与西医同治一食用白胡椒面过量中毒患者，病人因关节炎疼痛，听信吃白胡椒面一两加葡萄汁，服后达眩晕方可有效的偏方，服后神昏，出气、出汗、排尿均为白胡椒味，正值三九寒天，全身起痱疹，西医进行抢救，先生会诊投以生石膏、银翘等清热解毒药，患者渐渐清醒。

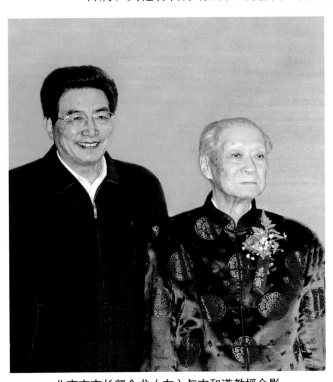

北京市市长郭金龙（左）与方和谦教授合影

4. 兼容"寒温"，注重实践

先生的成名主要是有很好的临床疗效，每日门诊慕名前来求治的患者络绎不绝。他认为医生成功的途径是临床实践，方法是"勤于临证，潜心钻研"。他珍惜出诊时间，定了的出诊时间不轻易改动，即使在十一、春节长假，他也不停诊，为的是不失信于病人。先生83岁高龄之时，每周仍出6个半天门诊，每次要接待病人30个左右，其精神为年青人所不及。他临证仔细问诊、把脉、配合必要的理化检查，明确诊断。处方用药，药少力专，绝无大处方，很少用犀、羚、麝等贵重药，力求简、便、廉解决问题。治疗从病情需要出发，辨证合理，君臣佐使配伍明确，他推崇方剂的灵活应用，认为中药汤剂最能反映中医辨证用药的特点，成药不能完全替代汤剂，必需根据病情的需求而合理用之。

先生精通伤寒，但从不自诩为经方派。主张经方、时方都要会用且要合用。他认为仲景之经方，用之得当，效如桴鼓，是经过历代众多医家临床验证的。而温病之时方，可以以方求证，辨证准确，用之灵验。经方适应证有限，满足不了疾病谱发展的需要，要靠时方来补充。如张某，男，73岁，初秋突发高热伴腹泻，日泻十余次，服中西药罔效，病情危重，求诊于先生。见其精神恍惚，烦躁气促，身炽热有汗，泻下褐色水液而恶臭，腹痛不著，纳呆不吐，尿少色深，舌质红，苔黄腻，脉弦滑数。先生按太阳阳明合病，协热下利之表里证论治，投以葛根芩连汤治之，一剂泻止热退，三剂而病瘥。先生临证，有是证用是方，辨证论治，随证治之，每获良效。先生认为，囿于经方一隅，不能解决所有外感热病，必须与温病辨证同时方合用才能取得疗效。以治乙脑为例，仅以六经辨证，受到阳明经证的局限，何况邪气有异，临床有暑热及湿热的不同证型。外感热病，表现复杂，其证候不是六经辨证所能涵盖的，也不是单用经方所能解决的。温病学说羽翼伤寒，由伤寒发展而来，其中也沿用了一些伤寒的方剂。因此，伤寒和温病是外感热病的两大类型，彼此既有所区别，又有所联系，各有特点，其理论核心都是要落实到脏腑经络之上。故先生倡导六经、三焦、卫气营血辨证密切结合，根据具体病情，灵活掌握，经方时方统一运用的观点，是临床取得疗效的基础。

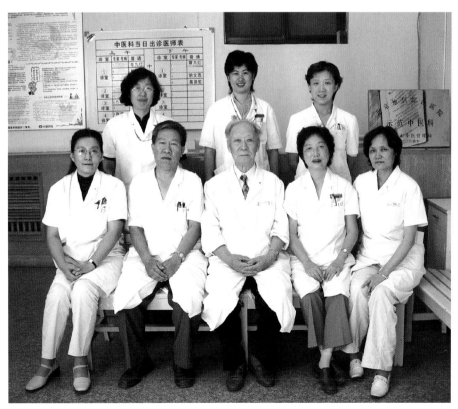

方和谦教授与一、二、三批徒弟合影

五、传人培养

先生作为北京市和国家级名老中医药专家学术经验继承工作指导老师，坚持在临床及教学工作一线。他培养的中专生、大学生、进修生和西学中医生，遍布京城内外，已培养三批国家级及市级继承人8名，现又收了第四批国家级徒弟2名。2007年获"全国名老中医学术经验继承工作优秀指导老师"荣誉称号，2009年又获北京市"首都国医名师"、全国"国医大师"荣誉称号。

已经出师的8位继承人中，有3位为主任医师，5位为副主任医师，均成为科室医疗教学科研的骨干力量；2位继承人崔筱莉、方剑虹被评为优秀继承人，方剑虹、权红的结业论文被评为优秀论文，首批继承人李文泉主任医师荣获中华中医药学会颁发的"高徒奖"；3位继承人李文泉、范春琦、崔筱莉先后担任中医科和中药房主任职务。多数继承人作为课题负责人及主要研究人员，承担了国家和局级课题。

六、对中医事业的执着与热爱

方和谦教授出生于中医世家，幼承家训，13岁随父学医，19岁考取中医师资格悬壶京城。他勤于治学，融会贯通诸家而精于仲景之学，探索《伤寒论》之精髓颇多心得。从医五十余年，在治疗内科疑难杂症方面积累了丰富的临床经验，在中医临床及科研教学的工作中取得了丰硕的成果。20世纪50年代，他先后任职于北京市卫生局中医科及北京中医学校，担任《伤寒论》教研组组长。20世纪60年代，先生担任朝阳医院中医科主任，为医院的中医和中西医结合事业作出了不可磨灭的贡献。

几十年来，先生为振兴中医事业呕心沥血，孜孜不倦。他医术精湛，治学严谨，为人热情谦和，团结尊重同道，对病人不论职位高低，贫富亲疏，一视同仁。

方和谦教授是全国和北京市著名的老专家，曾任北京中医学会的理事长；是国家级导师，参加三批继承带教工作，已带继承人8名（6名国家级，2名市级）。耄耋之年仍坚持临床出门

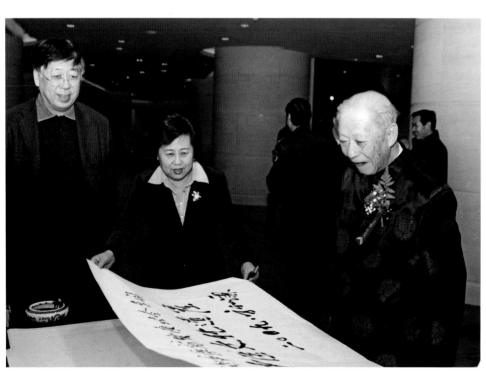

北京市卫生局方来英局长（左）、北京市中医局赵静局长（中）在中医药发展大会上接受方和谦教授题词

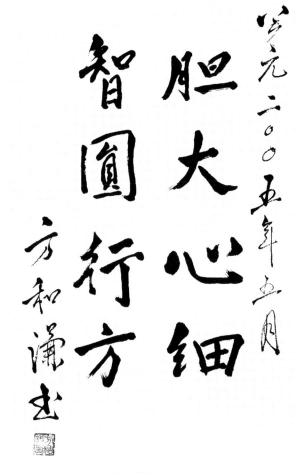

诊每周3~4次，每次半日门诊20人次左右。先生临床经验丰富，医德高尚，医术精湛，深受患者的欢迎。从带教第一批徒弟起，已经连续带教十余年，特别是带教第四批徒弟时，先生已是84岁高龄。在2004年又承担了北京市科委和国家科委十五攻关课题"名老中医学术思想、经验传承研究"的科研工作。在评为国医大师后，坚持在北京市"名医大讲坐"系统讲授《伤寒论》，为首都中医界留下了宝贵的财富。他奋斗在医教研的岗位上，为中医事业培养了生力军，是继承人的恩师和楷模，为祖国的中医工作作出了突出的贡献。

2007年11月，首都医科大学附属北京朝阳医院获得北京市中医管理局批准颁发的"方和谦名老中医工作室建设单位"的铜牌，为启发后学，为"名医工作室"建设摸索经验，先生不顾年高，主动请缨，给学生们再一次（曾经于20世纪80年代，用早晨7点到8点的宝贵时间，历时约一年，给中医科的各级医师系统讲解《伤寒论》）全文讲解《伤寒论》，用先生的话讲，中医经典著作百学不厌，活到老，学到老，每次学习都有新的启迪和收获。先生不但经常告诫学生，而且身体力行读活书、活读书、读书活。

在抗击SARS的斗争中，作为继承工作的指导老师，先生积极请战到抗击SARS的一线，为救治SARS病人出谋划策，发挥中医中药抗瘟疫、抗病毒的优势。指导中医科拟定了中药处方，在短短两天的时间里，与中药制剂中心合作将"抗病毒口服液"制成，发放给全院职工服用，起到了疾病预防和心理预防双重作用。在抗击SARS的日子里，先生始终坦然坚守在门诊一线，一如既往地为广大患者细致地诊治疾病，他的镇静自若、大无畏的精神鼓舞了中医科的全体医护人员，在抗击SARS的战役中，中医科圆满完成了医院交给的各项任务。

公元二〇〇五年五月

胆大心细

智圆行方

方和谦书

方和谦教授座右铭

七、文化修养

方老出生在老北京城内的一个医学世家，父亲方伯屏在20世纪40年代时曾是京城十大名医之一。方老的启蒙教育是处在辛亥革命成功新旧制度变迁的时代，私塾与新学并存。父亲十分重视对他的文化教育，两年中他在私塾学习了《三字经》、《论语》、《春秋》、《左传》、《古文观止》等书，可以诵读《陈情表》、《兰亭序》等文章，同时还打下了扎实的书法功底。几十年来，方老一直都保留了读书、撰写书法的爱好。方老初中毕业后，考入中央日本语学院日语系学习日语四年，其间读青年会英文学校

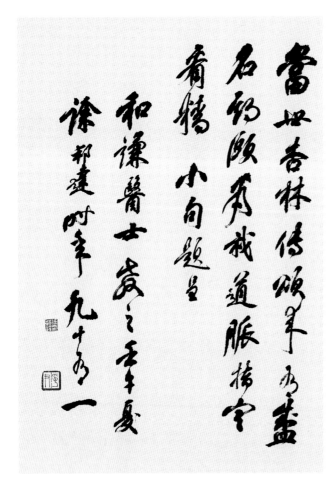

当如杏林传颂羊乃盦
名弱颐秀栽道脉揣字
肴稍小句题
和谦医士岁之牛夏
谢邦建叶年九十有一

原故宫博物院院长徐邦达给方和谦教授的题词

初、中、高级班一年半，掌握了日、英两门外语技能。至今仍然能用日语流利交谈。方老生活俭朴，不吸烟，不饮酒。但对具有中国文化特色的饮食菜肴很有研究，这对他在诊疗中向病人传授养生知识很有帮助。

八、医德医风

先生带教认真，以身作则，以其高尚的医德、高明的医术，耳濡目染于学生，每次专家门诊，均早早来到诊室，做好充分的准备，接待来诊的每一位患者。对待患者不论老幼、尊卑、贫富，一视同仁，和蔼可亲，仔细倾听患者及其家属的叙述，认真诊察，并结合现代医学检查化验的先进手段，辨病与辨证相结合，临床疗效显著，展现出"大医"的风范。方和谦教授作为知名专家，挂号费为每人次300元，但为减轻患者的经济负担，在北京朝阳医院出特需门诊时，一直坚持挂号费100元，十分令人钦佩。

先生对待学生平易近人、和蔼可亲，耐心教导、循循善诱，有问必答、有求必应。对学生从学习、工作到生活、家庭等，都关怀备至。学生们都体会到了跟他学习，不仅能学习到老师的思想和临床经验，更能学到对待病人的高尚医德和培养学生的蜡烛精神。

先生认真批改学生们的作业，整篇文章的立意、病案的分析理解均给予评语点评，包括错别字也予以标出。学生们感到，先生的批改，对他们中医学术文章的撰写水平和文学水平的提高都大有裨益。

国医大师 邓 铁 涛

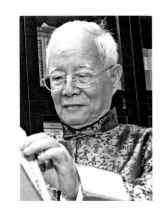

邓铁涛（1916~），男，汉族，广东开平县人。现代著名中医学家，广州中医药大学终身教授，中医内科学专业博士研究生导师。邓铁涛教授临床长于对内科杂病的诊治，并善于运用其"五脏相关"理论治疗西医多个系统的疾病以及疑难杂症。1990年被遴选为全国继承老中医药专家学术经验指导教师，此后两度被广东省政府授予"广东省名老中医"称号。

一、生平概述

邓铁涛，1916年10月出生，广东省开平县人，毕业于广东中医药专门学校。历任中华全国中医学会常务理事，中华全国中医学会中医理论整理委员会副主任委员。邓铁涛教授临床长于对内科杂病的诊治。并善于运用中医脾胃学说论治西医多个系统的疾病以及疑难杂症，如重症肌无力、萎缩性胃炎等，积累了丰富的临床经验。其著述、主编及编写的论著8部，发表论文80多篇。现任中国中医药学会常务理事，中国中医药学会中医理论整理研究委员会副主任委员，中国中西医结合学会第二、三届理事会名誉理事，广东省卫生厅药品评审委员会委员，广州市科学技术委员会顾问，中国中医研究院客座教授，辽宁中医学院名誉教授，广东省第四、五届政协委员。1990年被遴选为全国继承老中医药专家学术经验指导教师，此后两度被广东省政府授予"广东省名老中医"称号，2009年4月被人力资源和社会保障部、卫生部、国家中医药管理局评为首届"国医大师"。

二、学术思想和思辨特点

（一）五脏相关理论是五行学说的发展

五行学说属于中国古代哲学范畴，是在总结自然气候变化规律，和自然界万事万物的生化和气候变化相互关联的规律的基础上抽象形成的，它体现了古人在观察、揭示自然规律方面所取得的巨大成就。

邓老认为，中医的五行虽然带着古代哲学的"胎记"，但它与医学结合之后，已成为医学上的五行，它通过五行的分类方法，把人体的脏腑组织以及它们之间复杂的生理病理联系，和人体与外界环境之间的相互关系进行了归纳，五行学说是中医理论体系的核心内容之一。

邓铁涛教授提出的五脏相关学说，仍以五脏为核心，同样保持五脏统属六腑、五体、九窍、五华等内容，其特点是整体、平衡和恒动，是在中医五行学说基础上的发展。

（二）五脏相关理论的提出是中医学术发展以及时代的需要

在指导临床的过程中，五行学说逐步表现出了它的局限性，如它有机械僵化的一面以及与哲学上的五行概念混淆，不易理解，所以，需要有一个新的概念，以充分体现出中医运用五行学说的实质及其辩证因素，又能修正其局限性，更好地指导临床。

邓老指出古人虽然已经认识到五行的中心实体是五脏，但今天如仍沿用五行理论，受其框架的束缚，临床上难免存在着名实不符、内容与形式不统一的缺陷。他认为，应该把人体的功能归纳为五大系统（五脏），内外环境都与这五大系统联系起来，生理、病理、诊断、治疗、预防等方面，都可概括于五者之中，并在医疗实践中起到指导作用。因此，从临床角度出发，用"五脏相关"这个学术名词较为合适。

邓老强调，中医的五行学说，主要落实于脏象学说，脏腑配五行这一概念，是经历无数医疗实践而提炼出来的。至于名字是否仍用金、木、水、火、土则可考虑，直接用肝、心、脾、肺、肾称之，或改名为"五脏相关"更为恰当。因为五行不能离开五脏，五脏又不能单独存在，而"五脏相关"能较好地从理论上解决这一难题，指导临床实践提高疗效。

从"五行学说"到"五脏相关理论"的提出，体现了邓铁涛教授中医理论的深厚底蕴与理论创新的过人胆略。

（三）五脏相关理论较五行学说之优势

1. 表述科学

五脏相关理论采用了医学上的"脏腑"概念代替"五行"，在语言表述上更清晰，在概念的定义上更加明确和专门化。改变了以往哲学、医学术语相互交叉、易于混淆的局面。

2. 更方便涵盖新的脏腑关系

在规律表述上摒弃了机械的五行生克乘侮论，避免了五行关系对脏腑关系描述的制约，开拓了医学思维，并且使五脏相关理论具有开放的、动态发展的特点，更方便融合对脏腑关系的新认识。

（四）"脾为枢"在五脏相关理论中的核心地位

《素问·刺禁论》："脾者为土，以资四脏，故为之使也；胃纳水谷，无物不受，故为市也。心肺之阳降，肝肾之阴升，脾胃为枢纽。"气机升降出入构成五脏之气相通。另外，邓老推崇李东垣的《脾胃论》，重视脾作为枢机对其他脏腑的运转、沟通作用。

（五）心脾相关

总结心脾两脏的关系有三：其一，经脉关系：脾胃居于中焦，心脏居于上焦，从形体上看，以膈为界，互不相连，但二者之间以脾胃之支脉、大络、经筋紧密联系，经气互通，相互影响。其二，五行关系：脾胃属土，心属火，心之于脾胃乃母子关系，若子病及母或子盗母气，均可因脾胃之失调而波及心脏。再者，心火下交于肾，使肾水不寒，肾精上济于心，使心火不亢，而呈心肾交泰之常。脾胃居于中焦，为气机升降之枢纽，脾胃枢机不利，亦可导致心肾不能相交，致心肾俱病。其三，气化关系：脾胃主受纳、运化水谷，乃多气多血之脏腑，为气血生化之源。心脏血脉中气血之盈亏，实由脾之盛衰来决定。综上所述，脾胃与心的联系是全方位的，而且十分紧密。脾胃失调可影响心脏，导致心脏的病变。

（六）脾肾相关

脾之健运，化生精微，须借助肾中元阳的推动，故有"脾阳根于肾阳"之说。肾气旺，助脾健运，脾胃纳化有权，四肢肌肉不断得到气血精津的充养，则健壮有力。若肾气亏虚，无力助脾健运，脾胃纳化失职，气血精津化生乏源，则其一，脾不主四肢肌肉，四肢肌肉失养而痿弱无力；其二，先天肾气得不到后天脾胃气血精津的充养，肾精血亏虚，精虚不能灌溉诸末，血虚不能荣养筋骨肌肉，出现四肢肌肉痿弱无力。

（七）肝脾肾相关

肝为风木之脏，体阴用阳。其主动主升之性为肾水所涵之、血液濡之、肺金平之以及土气培之，而得柔和条畅。否则肝风、肝阳亢于上发为眩晕。同时，《难经》有言"见肝之病，则知肝当传之于脾，故先实其脾气"，肝木与脾土之间存在乘侮关系。

（八）沉疴久疾重调脾胃

久病患者，由于病证复杂，迁延日久，所以常致正虚邪恋，攻之不可，补之不受。邓老主张调理脾胃，一方面在于培补后天之本，滋养脏真之源。"土为物母，心肝肺肾若四子焉，子虚尚可仰给母气，苟土母倾颓，中无砥柱矣。"另一方面在于脾胃健旺，可有效传送药力，提高治疗效果。他强调"人以胃气为本，久病服药，必究脾胃"，"病久正亏，全仗饮食扶持，胃气不旺，药难奏效"。如邓老在对重症肌无力治疗中，认为本病之病机，不论西医所述之各种类型（眼肌型、延髓肌型、脊髓肌型、全身型），都以相关的肌肉无力为突出的表现。肌肉在五脏属脾所主，脾为生化之源，脾虚则生化无权，气血不足，致肌肉无力。因此认为本病之根在于脾胃。但国内学者近年对

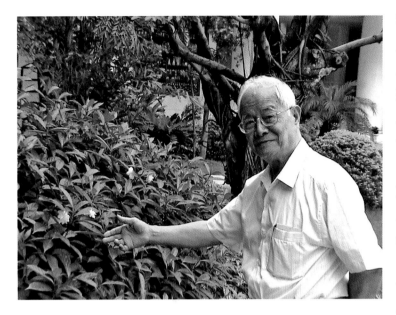

本病之分型，主张分脾气虚、脾肾阳虚、脾肾阴虚、肝血不足等，邓师则认为"治病必求其本"，必须抓住疾病的主要矛盾，兼顾其他次要矛盾，才能取得理想的效果。他指导课题组成员首先从重症肌无力的中医证候特点研究入手，分析了233例重症肌无力患者58个症状的出现率后发现，其中眼睑下垂，四肢无力，纳差，便溏，舌淡红、胖、边有齿印、苔薄白，脉细弱等出现率显著高于其他症状。经统计学处理，脾气虚型与其他三型的差异非常显著（P<0.001），从而提供了较详细可靠的四诊资料，说明重症肌无力以脾胃气虚表现为主。课题组成员还对31例本病患者和20例正常人进行了唾液淀粉酶活性负荷试验和木糖吸收试验的同步观察，结果表明重症肌无力患者的脾虚证是有确切病理学基础的，进而支持了本病以脾胃气虚为主的认识。结合长期的临床体会，邓老认为在本病的形成与发展中，脾胃的病变是主要矛盾，亦是矛盾的主要方面。

因此在用药治疗上，邓师认为，应抓住脾胃虚损这个主要矛盾，顾及五脏兼证，旨在打破脾胃虚损这一中心病理环节，使其他次要矛盾迎刃而解。故立"重补脾胃，益气升陷，兼治五脏"为治疗大法。并以强肌健力饮一方统治，随证加减。强肌健力饮为邓师自拟方，由黄芪、五爪龙、党参、白术、当归、升麻、柴胡、陈皮、甘草组成。功能补脾益气，强肌健力。方中重用黄芪，甘温大补脾气，以作君药；五爪龙，粤人称之为南芪，与黄芪南北呼应，功能补脾益肺，生气而不助火，与党参、白术同助黄芪，加强补气之功；因血为气母，故用当归以养血生气，与上3药共助黄芪以为臣。脾虚气陷，故用升麻、柴胡司升阳举陷之职；脾虚失运，且重用补气之品；须防气滞，故用陈皮以反佐，达理气消滞之的，与升、柴共为佐药；甘草和中，调和诸药，任使药之职。本方源于李东垣之补中益气汤，但又有异于原方，东垣用药偏轻，意在升发脾阳，以补益中气，健运脾胃。邓老之强肌健力饮中参、芪、术之用量较大，针对脾胃虚损而设，虽只增五爪龙一味，其益气强肌之力倍增。

总之，邓老治疗久病注重脾胃的学术观点及调理脾胃不拘一法一方、药味不杂、针对病本的治疗经验，值得效法。

（九）外感辨证，主张"寒"、"温"统一，强主为务

长期以来，外感发热病的论治，有伤寒与温病之分，在历史上发生过数百年的争论。如何看待"寒"、"温"之争？邓铁涛在20世纪50年代便开始对此进行研究探讨。他运用唯物史观及唯物辩证法对温病学说的产生与发展进行了较全面的剖析，认为伤寒

学派以东汉张仲景为宗师，以《伤寒论》为典范。宋元明清时期，经吴又可、叶天士、薛生白、吴鞠通、王孟英等医家的探索研究，温病学说日臻成熟，从而形成了温病学派。从发展的观点来看，温病学派是在伤寒派的基础上向前发展了的，可以看成是伤寒派发展。但假如认为既然是发展了，便可取代伤寒派，取消伤寒派的宝贵经验——法与方，那是错误的。

同样，认为温病派微不足道，杀人多于救人，而一笔抹杀温病派数百年来的学术经验，也是不对的。他主张：伤寒与温病的学说和方法同样是我国医学宝贵的遗产，应该以科学的方法通过临床实践进行研究与实验，加以扬弃，使之达到理论上的完整与统一。并于1955年8月在《中医杂志》发表了题为"温病学说的发生与成长"一文，阐明了自己的学术观点。当时在中医界引起了较大反响，这一观点受到医家时逸人先生的赞同（时逸人编著《中医伤寒与温病》，上海卫生出版社1956年5月第1版，第13页），并得到了《温病学新编》（江苏省中医学校温病教研组编著，江苏人民出版社1958年4月第1版，第8页）的肯定。此文后来被日本神户中医学研究会翻译，刊于《中医临床》1980年第3期，在日本中医学界也产生了一定的影响。

寒温两派应如何合流？邓铁涛认为，理论之重要在于能指导实践，寒温之争主要矛盾在辨证，故合流的关键应在辨证上。从而提出了"外感发热病辨证之统一"的学术观点。在20世纪60~70年代，邓老对医著文献进行了大量研究，并以临床实践为依据，认为伤寒派与温病派有一脉相承的关系，所研究的对象又同是外感发热病，所以辨证的统一是可能的，亦是完全必要的。他先后发表了《外感发热病辨证刍议》、《外感发热病的辨证论治》等文，从历史发展、病因、病机、辨证、实践等方面阐述了外感发热病辨证可以统一，而且是能够统一的观点，提出了一套较完整的辨证提纲与论治方法。

20世纪80年代，邓铁涛在其主编的《实用中医诊断学》（1988年由上海科学技术出版社出版）中，将"外感发热病辨证之统一"的学术观点，更加系统化、理论化地融汇到"辨证方法在临床上的综合应用"的章节中去，成为指导临床实践的理论依据。

外感病是常见的多发病证，在邓老的医案当中，一共收集到此类病案88例，占全案的24.4%，其中以伤寒、暑证为多见。邓老治疗这类病证，深受景岳影响，认为邪虽由外而入，然"正气存内，邪不可干"，"邪之所凑，其气必虚"。临证多注重正虚一面，强调辅正托邪。邓老临证以"温中即所以散邪、强主正所以逐寇"之旨为指导，治以培补元气，强中托邪。

三、典型医案

1. 痿病，证属脾肾亏虚、痰瘀痹阻证者，以健脾补肾，化痰活血通络为法予口服汤药，同时佐以益气活血通络之中药煎汤沐足，内外合治，配合艾灸、运动疗法，疗效显著

伍某，男，75岁。2006年4月28日初诊。

反复双下肢乏力伴腰酸5月余。

初诊： 患者5个月前散步时出现双下肢沉重、乏力，腰酸，可行走，无下肢疼痛、放

射痛，无肌肉震颤与抽搐，无偏侧肢体感觉障碍，无晕厥，当时在香港医院就诊，行双下肢血管造影、腰部X片、胸片等检查未见异常，考虑与年老运动不利有关，未予治疗。后患者腰酸不适、双下肢乏力、沉重感等症状反复，尤以左下肢明显，步行时加重，休息可缓解，予按摩、推拿治疗，症状可缓解。现为进一步治疗来诊。时感腰酸不适，伴双下肢乏力、沉重感，左下肢明显，夜尿2～3次。纳、眠可；舌暗，苔浊，舌下脉络迂曲，右脉中取弦，关脉浮，尺脉弱，左脉中取弦，关脉重按则消失，偶有结脉。诊为：痿病。证属脾肾亏虚、痰瘀痹阻证。患者以双下肢乏力为主诉，西医已排除相关器质性疾病，从其脉象来看，右尺脉弱，左关脉重按则消失，脾肾俱有虚象，印堂晦暗无泽，亦为肾虚之象。但总体观之，病情尚轻。其人苔浊，偶有结脉，舌下脉络迂曲，痰瘀之象亦存。当补虚泻实。同时佐以益气活血通络之中药煎汤沐足。治法：健脾补肾，化痰活血通络。

处方： 口服方：北芪60g，党参30g，五爪龙50g，淫羊藿12g，巴戟天12g，田七片12g，牛膝15g，云苓12g，法夏10g，当归头15g，白术15g，川芎10g，枸杞12g。水煎服，早晚各1次。沐足方：北芪50g，桂枝15g，赤、白芍各10g，生姜10g，大枣5枚，艾叶12g，五爪龙50g，地龙10g，红花6g，桃仁15g，甘草6g。水煎成1000ml，倒于桶中，加温水稀释至没膝，浸泡30分钟。

艾灸足三里，每天1次。每日行八段锦或散步等活动，20分钟为宜。

患者就诊后即返港，电话随诊得知，上法治疗1月后双下肢乏力明显好转。

按语： 本病以健脾补肾、化痰活血通络为法，予口服汤药治疗痿证同时，佐以益气活血通络之中药煎汤沐足，内外合治，配合艾灸、运动疗法，疗效更显。

2. 痿病，从脾肾肝三脏论治。治疗后期予补气健脾温阳之法，加用四逆汤，取防其传变之意

李某，女，46岁。2006年3月1日初诊。

进行性四肢乏力半年。

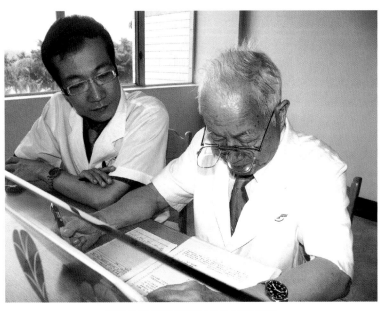

邓铁涛教授与弟子吴焕林查阅病例

初诊： 患者2005年10月始，无明显诱因，出现双上肢乏力、僵硬，以左上肢明显，持物困难，精细活动不能，左手掌骨间肌、大小鱼际肌肌肉萎缩，未就诊，其后发展至左下肢乏力，行走困难，2005年11月在香港医院就诊，做头颅核磁共振、肌电图、肌肉活检等检查，诊断为"肌萎缩侧索硬化症"，予营养神经、肌肉等治疗，效果不明显。近两个月来逐渐出现右侧肢体乏力，需辅助拐杖方可缓慢行走，右手掌骨间肌、大小鱼际肌肌肉亦出现萎缩，伴偶有饮水呛咳。现为求中医药治疗来诊。患者2005年10月至今体重减

轻5kg。1994年行剖宫产及输血，否认肝炎、肺结核等传染病病史，否认肾病、胃病、冠心病、糖尿病等内科病史。现症见：疲倦，眼眶黑，准头尚有光泽，四肢乏力，双手不能持物，精细活动不能，需辅助拐杖方可缓慢行走，双手掌骨间肌、大小鱼际肌肌肉萎缩，偶见双上肢、双足背肌束震颤，双上肢肩关节、颈部关节疼痛。胸椎左侧弯，左侧背肌轻度萎缩。纳眠一般，大便素干结，需服蜂蜜后可每日一解，小便可。察其：舌胖暗，苔薄白，舌中肌肉跳动，脉沉细。诊其为：脾肾虚损、瘀血痹阻，治以健脾补肾养肝活血。方拟强肌灵汤加减治之。

处方：北芪190g，党参30g，全蝎6g，当归15g，升麻10g，柴胡10g，菟丝子15g，法夏12g，陈皮3g，白术25g，云苓15g，肉苁蓉20g，田七片10g，川芎10g，甘草5g。7剂。水煎服，日1剂。

复诊：服药后，乏力较前好转，肌肉跳动明显减轻，但双下肢肌肉仍时有跳动，故予加用沐足方沐足。

处方：黄精60g，北芪100g，防风10g，菊花15g，当归20g，川芎20g，五爪龙40g，艾叶30g，枸杞30g，陈皮10g，橘红10g，僵蚕10g。水煎汤1000ml，温开水冲成适量，每日晚沐足30分钟。

并给予按摩辅助治疗：①捏脊疗法：每月第1周治疗，治疗期间每天行捏脊治疗，每次3遍。②邓氏四肢挤压健肌法：每天进行，每个肢体行手法挤压3遍。

遵前法治疗1月余，患者精神有所好转，但感四肢肌力有轻微下降，肢体关节疼痛明显，动则尤甚，予加用喘可治（含淫羊藿、巴戟天等的中药针剂）肌注加强补肾。并加用炖品口服。患者局部关节疼痛，局部标实明显，因针法属泻，予加用腹针治疗，并加大甘草、白芍用量以养阴止痛。

炖服方：鹿茸5g，蛤蚧1对，红参（另炖）12g，田七10g。炖服，每周1次。

腹针选穴：中脘、下脘、气海、关元、商曲（双）、下脘下、滑肉门（双）、上风湿点（双）、上风湿外点（双）、大横（双）、气旁（双）、外陵（双）、下风湿点（双）、下风湿下点（双）、气穴（双）。隔日1次，每次针后留针20分钟。

续治疗2个月，患者肌肉震颤跳动较治疗前明显减少，但力量改善不明显，出现声音嘶哑，发音欠清，考虑为气虚所致，气虚声带松懈故声音嘶哑，考虑患者气虚之渐可发展为阳虚，予补气健脾温阳之法，加用四逆汤，取防其传变之意。原方北芪逐渐加量至150g，加用红参（先煎）10g，熟附子（先煎）10g，生姜片3片。

经治疗4个月，患者肌肉震颤跳动明显减少，四肢力量能维持就诊时水平，未有明显下降。

按语：运动神经元疾病可归属"痿病"范畴。临床以虚证为主，或虚实夹杂，与脾关系最密切，本病三大临床表现肌肉萎缩、肢体乏力、肌束震颤，主要从脾肾肝三脏考虑。健脾补肾养肝是本病治疗的主要方法，常以自拟强肌灵汤为治疗的主要方药进行加减治之。

3. 心衰属气阴两虚、痰瘀内阻证者，予生脉散加减治之

陈某，男，73岁。2006年3月12日初诊。

气促2个月，肢肿1个月。

初诊：患者2月前，自觉体力下降，较强活动后气促，休息后可缓解，未至医院就诊。1个月前，患者出现双下肢浮肿，上6楼后气促明显，无胸闷痛，无心悸，无夜间阵发性呼吸困难，无腹胀尿少，两次至我院门诊就诊，给予中药口服及健脾渗湿颗粒口服后，双下肢浮肿可消退，现为求进一步治疗，收入我区。患者于去年在当地诊所多次测血压升高，波动在170～210/80～90mmHg，当时患者无头晕头痛，无胸闷心悸，未引起重视，未服药及监测血压。患者于十余年前单位体检时查心电图发现"心律不齐"，当时患者无心悸、胸闷等不适，未系统检查及治疗。本次入院前在我院门诊查心电图提示Ⅲ度房室传导阻滞。无吸烟史，有饮酒史三十余年，每日2两。入院诊断为：中医：心衰（气阴两虚，痰瘀内阻证）。西医：1.高血压病3级，极高危组；2.高血压性心脏病，心功能Ⅱ级。现症见：活动后气促，口干口苦，唇干暗红，舌淡嫩暗，苔薄白。实验室报告为：心脏彩超示：EF 77%，室间隔14mm，左房42mm，右心房47mm×49mm，心脏符合高血压改变，轻度二尖瓣关闭不全。动态心电图示：1.窦性心动过缓；2.Ⅱ度房室传导阻滞；3.发作性ST-T改变。邓老认为此为气阴两虚，痰瘀内阻证，治以益气养阴，化痰活血。方拟生脉散加减治之。

处方：太子参25g，麦冬15g，五味子6g，法夏15g，茯苓皮30g，泽泻15g，猪苓15g，白术15g，桂枝6g，桃仁10g，红花6g，甘草6g，7剂。水煎服，日1剂。

复诊：服7剂后患者气促、口干口苦均有所改善。予续服生脉散调理。

按语：本证为气阴两虚，痰瘀内阻，故在生脉散益气养阴的基础上加桃仁、红花、法夏以化痰活血化瘀。

4. 胸痹属气虚血瘀证而气虚较重者，予补中益气汤加强补气之力

叶某，女，65岁。2006年3月12日初诊。

反复胸闷、心慌23年，加重2周。

初诊：患者1983年开始，出现胸闷、心慌，多在劳累或天气变冷时出现，有时休息时也出现，无胸痛、气促、汗出等，每次持续时间15分钟至2个小时不等，含服硝酸甘油、速效救心丸等可缓解。曾在市红会医院、广州中医药大学第一附属医院、省人民医院及我院门诊多次治疗，多次查心电图提示"心肌劳损"或"正常"，诊断为"冠心病"。1999年8月在中山医科大学附属第二医院查心脏ECT（静态+运动）示：前壁、前间壁局部血供轻度降低；动态心电图示：MV5出现3次ST段水平型下移0.13～0.14mm伴T波低平，每次持续3～15分钟。2000年在中山二院行冠脉造影示正常。此后胸闷、心慌症状鲜有发作。2周前胸闷、心慌再次发作，且较前加重，发作频繁，于今日凌晨来我院急诊，给予静滴丹参针后症状稍缓解，拟"胸闷查因：冠心病？"收入我科进一步治疗。现症见：面色㿠白，出汗多，肢体发冷，乏力，胸闷痛，痛有定处。察其：舌质淡暗，有瘀点，舌苔薄白，左脉细，右脉细滑。诊其为：胸痹（气虚血瘀证）。年老体衰，脏腑精气亏虚，正气渐衰，气为血之帅，心主血脉，心气不足则行血无力，血行迟滞成瘀，胸脉痹阻，发为"胸痹"，故见胸闷。治法：益气活血。方拟补中益气汤合血府逐瘀汤加减。

处方：五爪龙30g，党参15g，白术10g，陈皮5g，炙甘草10g，当归10g，升麻5g，柴胡5g，桃仁10g，红花10g，枳壳10g，牛膝10g。水煎服，日1剂。

复诊：服药7剂，精神好转，胸闷痛消失。予改桃仁、红花为田七片10g，嘱可长期服用。

按语：患者气虚较重，予补中益气汤加强补气之力。痛有定处，为血瘀之象，故合血府逐瘀汤治之。

四、成才之路

（一）知行相成业始专

邓铁涛教授出生于广东省的一个中医世家，父亲邓梦觉，近代岭南地区一位有名的温病医家，毕生业医。幼受熏陶，目睹中医药能救大众于疾苦之中，因而有志继承家学，走中医之路。1932年9月，16岁的邓铁涛考入广东中医药专门学校，系统学习中医理论，当时的二十余门讲义，四大经典和其父所习的著作（《温病条辨》、《温热经纬》、《医学衷中参西录》和《中西汇通》）成为他的启蒙教材。他的授业老师是擅长温病及中医内科的陈任枚校长。在学习期间，遵照家父之吩咐"早临证，跟名师"，先后跟随陈月樵、郭耀卿、谢赓平等各有专长的广州名家学习。当时，最能为他解惑的书籍为《经方实验录》和《伤寒来苏集》。从上四年级开始，即每天上午跟师门诊，五年级时则在省中医院自找老师，侍诊于左右。1937年8月，邓铁涛完成学业。五年的学习，使他增长了见识，开阔了视野，深深感到中医药学财富甚丰，博大精深。他决心为继承发扬中医药学而贡献毕生精力。他认为学好中医的关键在于勤奋好学，熟读经典，再者要理论结合实践，在名师指点下，勤于临证，潜心钻研，并且还要虚心求教，勇于创新。

1938年，日本侵略军狂炸广州，邓铁涛避难于香港，与同学四人在文威东街南北药材行会址，合办南国新中医学院（夜校），并于九龙芝兰堂药店坐堂应诊，悬壶济世。这段开业后的实践使他认识到教学相长、知行相长的作用，他对中医学的认识也有了进一步的提高。他认为行医不应一味沉溺于临证遣药之中，这样会无所用心，无所提高，还应抽时间读书学习，在为学生释疑解难中，也促使自己的学术水平不断提高。1949年10月，中国人民解放军进驻广州，翌年他到广东中医专科学校工作。中华人民共和国成立之初，中医学从奄奄一息中苏醒过来，但未能迅速恢复。1956年，邓铁涛得以到国家早期兴办的四所中医院校之一——广州中医学院工作，其所学与抱负才得以发挥。"文革"期间，他虽备受冲击，但始终未放弃钻研中医。党的十一届三中全会以来，卫生部先后召开了衡阳会议、石家庄会议、西安会议，中医事业的形势逐步好转。1982年五届全国人大通过的新宪法规定了要在发展现代医药的同时发展传统医药，特别是1986年12月20日成立了国家中医药管理局，成为我国中医史上的一座里程碑。邓铁涛为中医事业迎来了真正的春天而高兴，更激励他投身到振兴中医事业的工作中去。

邓铁涛既重视理论又着力于临床，学术上能理论与实践紧密结合，这完全得益于"早临证，跟名师"。他亲见父亲运用仲景的"枳实芍药散"治疗一例注射吗啡才能止痛几小时而过后又剧痛的产妇，取得了意想不到的效果，按当时他的认识，"枳实芍药散"只不过是一个平淡的方剂，但经过他父亲的实践，"经方"之效力竟如此非凡。在五十多年的医疗教学实践中，他更深地体会到中医理论来自实践，必须在长期的临床体验中，不断验证探讨，才能探求到中医理论的真谛，从而掌握其要领，加以发扬。同时，邓老重视临床，但并不赞同单纯的临床，主张教学相长、读书临证相结合。

（二）不惧疑难成大家

在邓老医术的进步过程中，对急危重症的治疗给了他很大的影响。邓老曾带教一个西学中班，于1959～1960年两年间到解放军157医院进行脾胃学说的研究，参与急危重症的抢救治疗，其中运用中医内科治法抢救3例肠梗阻患者，均获得了成功，而且是在1天之内好转的。"这一段对我学术与科研的提高很重要……要勇于摸爬滚打，不能老要借用西医的东西，跟着西医跑"，邓老点评说。

在邓老手中，中医药成了他攻克重大、疑难疾病的利器。邓老对重症肌无力的中医辨证论治、冠心病的治疗等均有深入的研究。

重症肌无力是一种神经肌肉疾病，发病率为万分之一。近十几年来，发病率有增加趋势。西医治疗重症肌无力，主要采取抗胆碱酯酶药物、激素及免疫抑制剂和手术切除胸腺治疗，但疾病容易复发的问题仍未得到解决。20世纪80年代，邓铁涛以"重症肌无力疾病脾虚型的临床和实验研究，探讨其辨证论治规律及发生机理"为科研题目，组织课题组上报卫生部，于1986年10月经卫生部中医司批准，定为国家科委"七五"重点攻关项目。经过四年努力，提出了重症肌无力的病因病机为脾胃虚损且与五脏相关的学术观点，总结出其辨证论治规律，使重症肌无力的辨证论治系统化、规律化。用这些辨证论治规律指导临床实践，治疗252例，取得了总有效率98.8%的疗效，并与激素治疗进行对照（共94例），两组疗效无差异，但无激素之不良副作用。该项研究成果于1991年1月通过国家级技术鉴定，认为这一研究达到国内外先进水平。

早在20世纪70年代，邓铁涛即开始对心血管系统疾病展开了研究，对疾病发生发展中痰浊的因素有独到的认识。对冠心病、高血压、心律失常、风湿性心脏病等，多采用益气除痰的治疗方法，这是经过对痰瘀理论的探讨摸索总结出来的。以治冠心病为例，现代许多医家都认为血瘀为患，采用活血祛瘀治法，这也不错；但在南方，邓铁涛却发现临床中属血瘀证的并不多见，而属气虚痰浊型的往往屡见不鲜，运用祛瘀法取效不大，而用益气除痰法多能应验。他未囿于别人的认识与经验，提出：痰与瘀之间的关系如何？活血祛瘀对南方冠心病人能否普遍适用？为了解决这些难题，他一再研究《金匮要略·胸痹篇》，并从1975年起参加冠心病专科门诊，对数百例冠

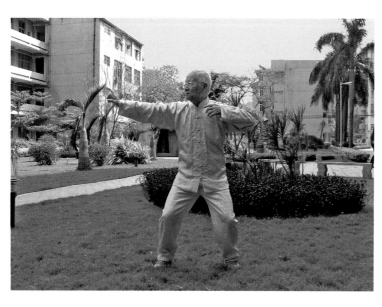

心病人作临床调查与治疗。认为广东人身体素质较之北方人略有不同，岭南土卑地薄，气候潮湿，故冠心病患者以气虚痰浊型多见。气虚的表现是：舌质胖嫩，舌边有齿印，脉细或虚大，心悸气短，胸闷、善太息，精神差。痰浊的表现有：舌苔浊（尤以舌根部苔浊），脉滑或弦，肢体困倦，胸膺痛或有压迫感。邓铁涛基于多年的临床体会，提出了"痰瘀相关"的见解，认为痰是瘀的初期阶段，瘀是痰浊的进一步发展，冠心病属本虚标实之证。这一理论在临床应用取得疗效之后，他又指导研究生从血流动力学的角度进行探索，初步得到了证实。他拟定"益气除痰"的治疗方法，"益气"他喜用广东草药五指毛桃根，又名南芪，益气而不伤阴，为首选佳品；痰瘀相关，配以鸡血藤行血养血；除痰基本方为竹茹、枳壳、橘红、胆星、党参、茯苓、甘草；气阴不足者再合生脉散；确有血瘀者用丹参、田七，应用于临床，取得了一定的疗效。邓铁涛对冠心病的研究，提出了新的见解，丰富了中医对冠心病的认识和治法。

中医理论源自临床、高于临床而又指导临床实践。中医理论的创新是中医创新中的关键和难点。邓老数十年来坚持中医理论的研究。对寒温一统论、五行学说等有深入的研究。其中，对五行学说之研究始于20世纪60年代初，其时有学者在哲学领域上对古代的五行学说持否定态度，认为是简单的循环论和机械论，这些观点亦直接影响中医的教学界，有人主张在教学上废弃中医的五行学说。如何看待这一学术争鸣？邓铁涛以唯物史观和唯物辩证法为准绳，涉猎《周易》、《尚书·洪范》以及先秦诸子有关学说，结合历代医家理论及自己的体会，认为中医五行学说来源于古代哲学，但又不是古代哲学，因为它与中医临床相结合，经过历代医家的发挥，已成为中医理论体系不可缺少的核心之一。先后发表多篇文章提出自己的看法。1988年，他在《广州中医学院学报》第2期发表了《略论五脏相关取代五行学说》一文，指出五行学说的精髓是强调以五脏为中心的脏腑组织之间、人与外环境之间相互促进、相互抑制关系，主要是五脏相关关系。并提出用五脏相关说取代五行学说，指出五脏相关说提取、继承了五行学说之精华，并赋予它现代系统论内容，是五行学说的发展方向。五脏相关理论提出后用于指导重症肌无力、冠心病等疾病的治疗，均取得了良好的临床疗效，经受了实践的考验。

五、传人培养

邓铁涛教授更是一位出色的中医教育家，他培育英才，桃李满天下。1993年被广东省政府授予"南粤杰出教师特等奖"。邓铁涛教授也是"全国老中医药专家学术经验继承工作"选定的第一批导师。邓铁涛教授在广州中医药大学还设立了"邓铁涛奖学金"，奖励各级优秀学生，扶掖后学。邓铁涛教授中医学术传承，横跨中医内科、中西医结合、医史文献、中医基础、中医诊断学等领

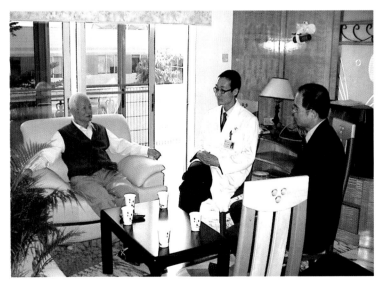

邓铁涛教授与弟子吴焕林（中）、邹旭（右）

域。从教70年来，共培养硕士27人、博士16人、博士后1人，学术继承人（含弟子）13人。名医薪火相传，师从邓老者，有直接入室弟子，如研究生、学术继承人等，更多的是私淑门人，虽未能当面拜邓老为师，但以邓老学术思想指导实践同样取得了丰硕成果。

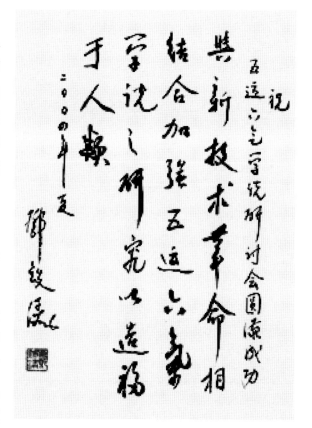

六、对中医事业的执着与热爱

邓铁涛将个人命运与中医事业紧密相连，年逾古稀，还日夜思虑中医药问题，为振兴中医，弘扬祖国医学大声疾呼，情深意切。1984年3月18日，他以一个中共党员的名义，写信给中央领导同志。在信中，他指出中医药学是中华民族优秀文化遗产之一，不愧是一个伟大的宝库。由于某些历史原因，中医药事业在相当长的时间里未得到应有的重视，造成了中医后继乏人乏术的严重局面。中医药这一条短线，要使之根本好转，实在不那么容易，非下大本钱不可。发展传统医药已明文写入宪法，但我们失去的时间太多了，必须采取果断的措施，使之早日复兴。邓铁涛的信反映了整个中医界的心声，受到了党中央的重视。

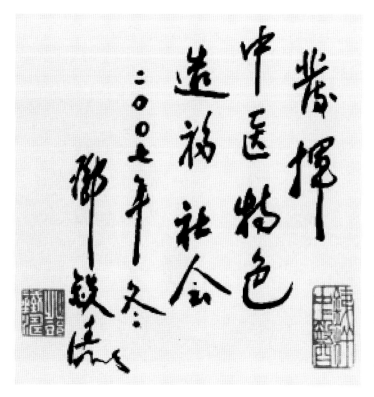

中医学的前途如何？新形势下中医药学往哪里发展？这是邓铁涛时常思考的大事，先后撰写了《中医学之前途》、《试论中医学之发展》、《新技术革命与中医》等论文，提出了"发展中医事业，人才是根本、医院是关键、中医特色是方向"、"处理好继承与发扬的关系，要与自然科学相结合，以发展中医辨证论治，运用中医综合疗法为宗旨"、"中医……必须以辩证唯物主义、历史唯物主义作指导思想，抢救与发掘老中医之学术与经验，临床上中医辨证论治的理论要有所突破，要同现代自然科学各个有关学科相结合"、"中医之振兴，有赖于新技术革命，中医之飞跃发展，反过来将推动世界新技术革命"等重要论点。

1990年10月20日，在北京召开了全国"继承老中医药专家学术经验拜师大会"，这是党和政府为尽快摆脱中医事业后继乏人乏术的局面，抢救老中医药专家的宝贵经验的重大决策，亦是振兴中医的一项战略部署。邓铁涛在大会上代表全国的老中医药专家发言，表示要毫无保留地将自己之所有教给自己的学生，并提出"学我者必须超过我"的口号，表达了对继承人的热切期望，并身体力行培育中医接班人的教育工作。他对中医人才，首先要求其热爱中医，医德高尚，其次才是医术的精湛。他对中医院校教育有着丰富的经验和深刻的理论思想，提出了"早临床，多临床，反复临床"的建议，并且对于中医院校教学中西医先后及比重的问题，邓老明确地指出，要先将学生培养成为真正的中医，再兼顾现代医学，才有可能培养出中医人才。同时，主张"基础要宽，专长要尖"，首先打好本专业的基础，然后再涉猎各方面的，形成金字塔样的知识结构，有宽方能致尖。这些教育思想被贯彻到教学中，取得了明显的效果。

邓铁涛教授现今已93岁高龄，但仍坚持临证、教学和科研。1999年至今，邓老每周四上午均到广东省中医院二沙岛分院心脏一科查房。并参与指导广州中医药大学总体规划两项重大课题"五脏相关学说的应用基础研究"、"中西医结合疗法提高冠状动脉搭桥手术成功率的临床研究"工作，任两课题组的课题指导人。

2005年，邓铁涛教授被科技部聘为国家"973"计划首席科学家，担任"中医基础理论整理与创新研究"项目主持人。这是广东首位中医获此殊荣。在"973"计划中设立中医理论基础研究专项，国家将投入5200万元用于专项研究，这是历史上国家资助中医基础理论研究金额最多的一次。一般"973"项目的首席科学家都不超过65岁，此次邓铁涛以90岁高龄出任纯中医研究项目的首席科学家，可以充分发挥自身影响，促进中医发展。

邓老尤喜书法，每逢中医药事业中的重大举措，邓老每每欣然挥毫，字里行间充满着对中医药事业的热爱和自豪。如为中医师带徒所题"后继有人，腾飞有日"、"铁杆中医的黄埔军校"，为建设中医药强省所题"振兴中医是解决群众看病难、治病贵的良方"等墨宝，字字苍劲，正气盎然。反映了邓老对中医药事业的热情与期望。

七、医德医风

"仁心仁术"是邓老行医的信条。在数十年的临证经历中，邓老始终努力以最低费用的手段治愈患者，并对能用简单、廉价的办法治愈病人的医生推崇备至。到基层去，到农村去为农民服务，为缺医少药没钱看病的群众服务，是中医的优良传统，也是邓老的心愿。邓老曾到农村去了一年，巡回医疗。因为农村缺医少药，所以邓老以中医简、便、效、廉的办法抢救了很多危重病人，如灯火灸法治疗婴幼儿破伤风；针四缝治疗肠梗阻；肝吸虫方治疗肝吸虫等。

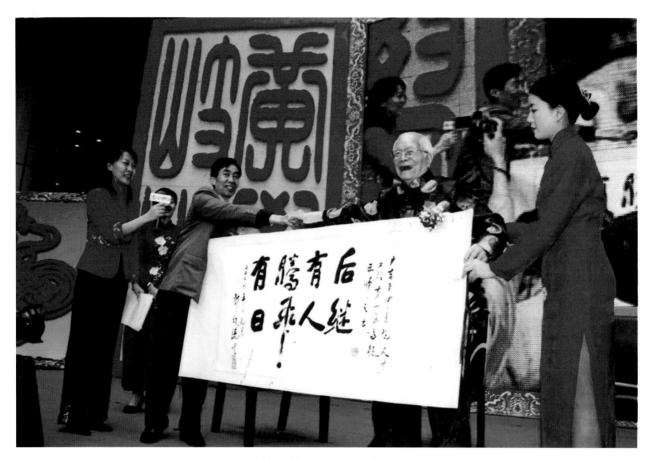

邓铁涛教授为中医师带徒题词

国医大师 朱 良 春

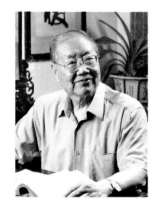

朱良春（1917~），男，汉族，江苏镇江人。南通市中医院主任医师、教授。1939年1月起从事中医临床工作，对急性热病、痹证、肝病、肾病等多种疾病的治疗有其独到之处。先后被评为江苏省名中医、全国老中医药专家学术经验继承工作优秀指导老师。

一、生平概述

朱良春，1917年8月20日出生，南通市中医院首席技术顾问，主任医师，中华中医药学会终身理事。朱老生于江苏省镇江市丹徒县。现任南京中医药大学教授、博士生导师、同济大学特聘教授、国家中医药管理局厦门国际培训交流中心客座教授、中国中医科学院学术委员会委员、中华中医风湿病学会顾问、全国首批老中医学术经验继承工作指导老师、国家优秀中医临床人才研修项目专家指导委员会副主任委员、国家中医药管理局中西医结合治疗非典临床研究特别专项顾问组成员、长春中医药大学客座教授、广东省及河南省中医院客座教授、南通市良春中医药临床研究所董事长，并获卫生部1987年全国卫生文明建设工作先进工作者及国务院"杰出高级专家"称号，1991年起享受国务院政府特殊津贴。2009年4月被人力资源和社会保障部、卫生部、国家中医药管理局评为首届"国医大师"。

二、学术思想和思辨特点

（一）急性热病之"先发制病"论

朱老对急性热病的治疗，提出了"先发制病"的论点。"先发制病"是从各种热病独特的个性出发，见微知著，发于机先，采用汗、下、清诸法，从而控制病情发展，达到缩短疗程、提高疗效的目的。热病起病急骤，变化迅速，其传变大多由表入里，由卫气到营血，治疗在于早期正确辨证，"先发制病"，使邪去病解。朱老对通利疗法在温热病的应用尤有体会。温热病是多种热性病的总称，许多急性传染性热性病都包括在内，也包括了卫、气、营、血证中不属于急性传染病的感染性疾病，如败血症等。

温热病之应用下法，作用主要是逐邪热，下燥屎、除积滞则在其次。但不能妄用、滥用下法，要下得其时，下得其法，根据缓急虚实斟酌适度，才能发挥下法特有的作用。朱老认为温邪在气不从外解，必致里结阳明，邪热蕴结，最易化燥伤阴，所以及早应用下法，最为合拍。通下岂止夺实，更重要的是邪热去而阴津存。通下疗法在于迅速排泻邪热毒素，促使机体早日康复，可以缩短疗程，提高疗效。这是清热祛邪的一个重要作用，无论邪之在气、在营或在表里之间，只要体质壮实，或无脾虚溏泻之象，或有可下之征，或热极生风，躁狂痉厥者，均可通下逐秽，泻热解毒，可选用承气、升降散之类，或于辨证论治之中加用硝黄，达到釜底抽薪之效。既能泻无形之邪热，又能除有形之秽滞，一举数得，诚治本之道。但纯属卫分表证，恶寒较著而热势不甚，或年老体弱、孕妇或妇女经期，则宜慎用。朱老把通下疗法用于治疗乙脑，正、副伤寒，肺炎，菌痢等温热病。乙脑极期，多出现痰浊阻塞气机，蒙蔽心窍，高热稽缠，神昏惊厥，痰鸣如嘶，舌苔厚腻，便秘或便通而不泄泻者，均可使用"夺痰定惊散"，药后往往一泻而解，痰消神清，热亦下挫。而朱老采用杨氏《寒温条辨》之"升降散"（生大黄、蝉衣、僵蚕、姜黄）为主而制订的"表里和解丹"和"葛苦三黄丹"治疗伤寒、流感等温热病，收效显著。疗程多在3~10天之间，剂量小，服用便，无任何副作用。治疗肺炎时，在辨证论治的方药中，加用大黄，肠腑疏通，上焦壅遏之邪热、痰浊自有出路。凡痢疾初起，因宿有积滞，里热较甚，通下疗法的应用可缩短疗程，提高疗效。常用生熟大黄为主药的"痢泻散"治疗痢疾及泄泻，服用方便，价格低廉，效果显著。

（二）临证倡辨证辨病，中西融汇

早在1962年朱老就提出了辨证与辨病相结合的主张。他认为辨证论治是祖国医学理论和体系的精髓，是针对机体各个部分以及整体的主要功能状态与病理活动，给予综合性评定，提出恰当的处理。也就是根据病情，运用四诊八纲，结合病因，加以归纳、分析，区别证候的属性，辨识邪正的盛衰，推测疾病的转归，从而确定治疗原则与具体治疗措施。辨证论治的优点，是不论如何复杂的病情，都可依据症状，从阴阳消长，五行生克制化的规律中，运用四诊八纲来归纳分析，提出综合治疗的措施。但也存在一些不足之处，如微观、定量、静态方面的研究不够，对微观的"病"组织，有时失于笼统。而西医的"辨病论治"则是在寻找病源，明确诊断的基础上，针对病源用药的。朱老强调辨证与辨病相结合，主要指的是辨中医的证与辨西医的病相结合。随着科学技术的发展，学习现代医学知识，借助各种先进的仪器和检测手段，把疾病的症结真正搞清楚，有利于疾病的早期发现、早期诊断，防止误诊与漏诊，从而提高医疗质量。这与中医的辨证论治也不冲突。如直肠癌的症状，早期往往与痢疾、痔疮的表现差不多，如果不运用现代医学检查手段早期确诊，就可能延误病情。而一些隐匿性肾炎、慢性肝炎、冠心病、糖尿病及肿瘤等，都不仅仅是靠望、闻、问、切四诊所能确诊的。必须借助现代的检测手段。再如反胃，也有功能性与器质性的本质差异，若不结合辨病，以同样的方药治疗，可以取得效果，但对病的症结毕竟心中无数。辨证与辨病相结合是病人的要求，也是观察疗效的需要。不仅要看病状是否消失，还要看各种检查数据是否正常，从医学发展过程来看，这是时代的要求，也反映出朱老提出的"辨证"、"辨病"相结合的临证思辨方式是具有远见和临证指导意义的。仅是辨病不辨证，就要走上"对号入座"的狭路，把中医灵活思辨的精髓变成僵死的教条。中医辨证，西医辨病，各有所长，证病紧密结合，才能发挥中西医诊治疾病的集合优势，探索临床诊治规律，提高治疗效果。

辨证与辨病如何相结合，朱老认为宏观辨证用药与微观辨病不应该是机械的相加，而应当是有机的结合，必须全面掌握阴阳消长的情况，有分寸、有选择地使用。

（三）在中医诊法上的创见

朱老认为，中医学有许多理论、方法是前人摸索出来的。如何进一步探索新规律，更好地提高辨证察病的水平，是当代中医的职责。他躬身实践，善于继承前人的经验，结合自己的临床实践，加以提高升华，颇多创见。朱老以"肝开窍于目"为理论基础，肝脏的病理变化可以通过眼结膜血管观察。同时又受到《本草纲目》秦艽条下引崔无亮《海上方》用秦艽治黄疸，述其症状"目有赤脉"的启示而提出的。朱老曾系统地观察肝炎病人眼血管的变化，进行综合分析，结果发现随着肝炎病情的加剧、好转或恢复，眼血管的色泽、扩张、弯曲按一定的规律变化，凡肝炎患者，其球结膜血管不仅充血，而且还有如锯齿状的弯曲出现。病症向愈的患者，眼血管变化亦随之消失。又如根据《灵枢·五色》"面王以下者，膀胱子处也"之启示，朱老认为，子处不仅指子宫，且包括男性生殖系统，创"观人中的色泽与同身寸长度之差距"来诊察男女生殖系统病变的方法，并经300例临床观察，发现正常人"人中"长度与中指同身寸基本相等。凡是不相等的，无论男女生殖系统均有病变，且差距越大，症状愈明显。"人中"短于同身寸者较为多见，在男子往往有阳痿、早泄、不育、不射精、子痈、狐疝等病，在女子则有经、带、胎、产诸多病变。"人中"长于同身寸者常为子宫下垂。若兼人中沟深者，常为子宫后位，浅者多为前倾，宽阔者多为子宫肌瘤。人中部位的色泽亦有诊断价值，凡色黧黑者，多为肾阳亏虚，色青者多见腹痛有寒，色赤者内有郁热。"人中"诊法对临床辨证论治具有一定的指导意义。朱老的探索，丰富了诊断学的内容。

（四）顽痹从肾论治

痹证是一种以关节、肌肉疼痛、肿胀、麻木为主要症状的疾病。与现代医学的风湿病中大多数疾病相类似，与自身免疫有关的结缔组织病，如类风湿关节炎、系统性红斑狼疮、皮肌炎、硬皮病、干燥综合征、结节性动脉炎、强直性脊柱炎、骨性关节炎、痛风等。近数十年来，有发病率日益增高之趋势。顽痹是指慢性风湿关节炎、类风湿关节炎、强直性脊柱炎及骨性关节炎等病程较长、症情顽缠、久治不愈的病例。朱老认为顽痹具有久痛多瘀、久病入络、久痛多虚及久必及肾的特点。此类患者多有正气先虚的因素，若肾督亏虚，则卫阳空疏，屏障失固，病邪遂乘虚袭踞经隧，气血为邪所阻，壅滞经脉，留滞于内，深入骨骱，附着不去。肝肾精亏，肾督阳虚，使筋挛骨弱而留

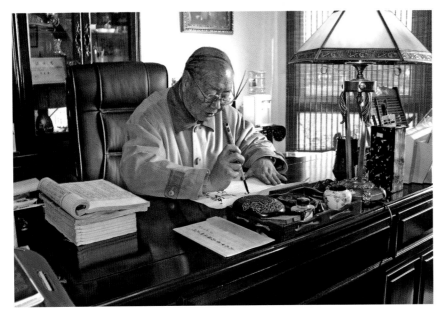

邪不去，痰浊瘀血渐生，痰瘀交阻，凝涩不通，邪正混淆，如油入面，肿痛以作，关节变形，活动受限，顽痹成矣。治疗颇为棘手，非一般祛风、燥湿、散寒、通络之品所能奏效。朱老通过长期实践认识到，此证久治不愈者，既有正虚的一面，又有邪实的一面，且其病变在骨，骨为肾所主，故朱老确定并倡导顽痹的治疗法则，益肾壮督治其本，蠲痹通络以治其标。益肾壮督是治本之道，可以增强机体免疫功能，调整骨质代谢，使正胜邪却，对根治本病起着决定性的作用。益肾壮督，包括滋养肝肾精血和温壮肾督阳气两个方面。朱老临床常常选用熟地、当归、仙灵脾、肉苁蓉、巴戟天，有时用鹿角胶、补骨脂、紫河车、鹿衔草、骨碎补等药，温柔通补。益肾壮督法，不仅适用顽痹的稳定期、恢复期的治疗，即使在起病期、发展期也可适量参用。临床应用，贵在灵活。根据益肾壮督法为主治疗顽痹而研制的"益肾蠲痹丸"临床应用，取得良好效果。

（五）慢性杂病培补肾阳论

1. 肾中真阳是人体生命活动的原动力

中医所称的慢性杂病包括多种病程较长、体气偏虚的疾患。这些疾病在辨证论治上虽涉及的脏腑较多，但在久治不愈、缠绵难愈的情况下，有不少患者每多出现肾阳虚衰的征象，经采用"培补肾阳"法后往往取得显著的效果。朱老强调"肾中真阳"是人体生命活动的原动力，人身生化之源，命门真火的盛衰，对机体发病、痊愈及生殖、发育、成长、衰老等过程，都具有重要的作用与密切的关系。"命门学说"在中医体系中成为一个重要的组成部分。命门之名，始见于《内经》："命门者，目也。"与后世所说之命门，不是同一个概念。其学说始于《难经》，而完善于明代。《难经·三十六难》谓："命门者，诸神精之所舍，元气之所系也。故男子以藏精，女子以系胞。"基本上指出命门的作用及其重要性。迨至明代，名医辈出，对命门学说大加阐发，如赵养葵认为命门是"人身真宰"；张景岳以其"为元阳、元阴所自出"；孙一奎指为"造化之枢纽"，都以命门作为十二经之经主，其作用是十分重要的。清·陈士铎《石室秘录》更具体地指出："命门者，先天之火也，心得命门而神有主，始可应物；肝得命门而谋虑；胆得命门而决断；胃得命门而能受纳；脾得命门而能转输；肺得命门而治节；大肠得命门而传导；小肠得命门而布化；肾得命门而作强；三焦得命门而决渎；膀胱得命门而收藏；无不借命门之火以温养之。"由此可以看出，命门的真阳是人体一切机能活动的动力，五脏六腑的功能得以正常运转，都有赖于命门真阳的温养煦缩。倘若命门火衰，真阳不振，不仅将出现一系列阳虚征象，还会影响整体病变。因此，"肾中真阳"是人身生化之源，机体生命的根本动力，对生命和健康的维护是非常重要的。现代研究初步表明：它与现代医学的肾上腺、性腺、肾脏和一些内分泌器官等的功能有关。对于肾阳虚的病人，采用培补肾阳的药物，不仅有调整肾上腺皮质代谢的作用，同时也有调整能量代谢的作用，从而说明它是有一定的物质基础的，不是抽象的假设，中西医学理论是有其内在的联系的。特别是近几年来，用分子生物学来研究中医的阴阳，对它又有了进一步的阐明。

但同时应该强调，人之所以生，生命之所以能持续，健康之所以得以维护，实质上基源于水火之相济，阴阳之和合。倘若真阳没有真阴，就失去了物质基础，真阴没有真阳，就消亡了一切动力。所谓"孤阴不生，独阳不长"，"阴阳互根"乃是生命发展变化的客观规律。脏腑百骸的生化之源，正是由于肾脏中的真阴（水）、真阳（火）矛盾运动而产生的。这两种力量，相互制约、相互依存，既对立又统一地保持着相对的平衡状态，如此健康才得以维护。倘若某一方面出现了偏盛、偏衰的现象，疾病就会立即发生，甚至某一方面遭到完全破坏，生命也就随之终结。因此，在重视"肾中真阳"的同时，也不能忽视"肾中真阴"，二者是辩证的统一。这才符合辨证论治、整体观念原则的精神。

2. "培补肾阳"在慢性杂病治疗上的作用

肾为先天之本，受五脏六腑之精而藏之，所以它是调节各个脏器功能的中心，平衡维系机体矛盾统一的主宰；而肾中真阳，更是生命活动的生化之源，它能温养脏腑，煦缩百骸，肾阳振，肾气足，则精神充沛，百病不生。倘肾阳衰，肾气虚，就必然神气衰惫，倦怠无力，百病丛生。同时慢性久病，体气亏虚，传变及肾，也必然耗损肾之阴阳，所谓"穷必及肾"、"久必及肾"。因此，许多慢性久病在治疗上，都与肾阴阳亏损有关，而培补肾之阴阳，往往能起到比较显著的作用，这是事实。但后人片面地理解了朱丹溪的"阳常有余"，妄动之相火，实际上是病理的火，即邪火，并不是指人体的阳气。张景岳在《景岳全书·传忠录·阳不足再辨》已言之甚明。并进一步强调："夫胃为五脏六腑之海，而关则在肾，关之为义，操北门锁匙之柄，凡一身之气消长约束攸赖。故许知可云'补脾不如补肾，谓救本之义莫先乎此也'，诚万古不易之良法。"（《类经》）综上所述，结合临床体会，在许多慢性久病处理上，如果"从肾论治"，特别是肾阳不振，使用"培补肾阳"这一法则，往往可以收到满意的效果，就是这个道理。在临床上我们遇到不少劳倦内伤之证，从辨证上来说有阴虚的一面，如专事滋阴补肾，则恢复甚慢；倘以培补肾阳为主，佐以滋肾，则阳生阴长，奏效殊速。所以"培补肾阳"法在某些慢性疾病的治疗上，是有比较显著的作用的。

（六）痛风之"浊瘀痹"论

痛风是一种以发作性的关节红肿疼痛为特征的疾患，根源在于嘌呤代谢紊乱，有原发性和继发性之分。古代亦有痛风之病名，金元时期著名医家朱丹溪就明确提出痛风之病名，其多部著作中均有痛风的论述，影响深远。《丹溪心法·痛风》篇中说，"痛风而痛有常处，其痛处赤肿灼热，或浑身壮热"，"骨节疼痛，昼静夜剧，如虎啮之状"。是包括痛风在内，广义的以剧烈疼痛为主的痹证。朱老对痛风的研究颇为深入，曾对经典及诸学百家对痛风的论述，详加分析，并在长期的临床实践中，探索思考而提出了"浊瘀痹"的病名。他认为，中医之痛风是广义的痹证，其病名与现代西医的痛风相同，但概念有异，所指的疾病不一定是现代医学的痛风。如以此诊断，易于中西混淆。他认为痛风性关节炎多见于中老年人，形体丰腴，或有饮酒史，喜进膏粱肥甘之人，关节疼痛以突发、红肿、夜半为甚为特征，且有结节，或溃破溢流脂液。受寒受湿是诱因之一，但不是主因，湿浊瘀滞内阻，才是其主要病机，且此湿浊之物，不受之于外，而生之于内。因为患者多为形体丰腴之痰湿之体，并有嗜酒、喜啖之好，久则导致脏腑功能失调，升清降浊无权，因之痰湿阻滞于血脉之中，难以泄化，与血相结而为浊瘀，闭留于经脉，则见骨节肿痛，结节畸形，甚则溃破，渗溢脂膏。或郁闭化热，聚而成毒，损及脾肾，初则腰痛、尿血，久则壅塞三焦，见恶心呕吐、头昏、心悸、尿少、肤痒、衄血等症，甚至"关格"危候，即"痛风性肾病"而致肾功能衰竭。凡此种种，皆因浊瘀内阻使然，并非外风所为，故称"浊瘀痹"。朱师的"浊瘀痹"理论，形成于80年代，此与我国改革开放，人民生活水平不断提高，饮食结构逐渐改变有关，痛风发病率亦有所增加。此理论和病名的提出，是对痛风学说的创新，是在继承中的发展，为本病的临床研究提供了依据，指导着临床痛风性关节炎的治疗。依此理论、病因，创立痛风的治则，那就是"泄化浊瘀"，审证加减。以便浊瘀逐渐泄化，而血尿酸亦随之下降，从而使分清泌浊之功能恢复，而趋健康。所用"痛风方"中土茯苓、萆薢、薏苡仁、威灵仙、泽兰、泽泻、秦艽是泄浊解毒之良药，伍以赤芍、地鳖虫、桃仁、地龙等活血化瘀之品，则可促进湿浊泄化，溶解瘀结，推陈致新，增强疗效，能明显改善症状，降低血尿酸浓度。而以上方制成的"痛风冲剂"，经十年来系统观察，大多数病例在服药2~3天后，症状有显著改善。经中国中医科学院基础研究所实验证明，用痛风冲剂治疗因微结晶尿酸钠所致大鼠实验性痛风，观察给药组2小时后大鼠的足踝肿胀的消退，与秋水仙碱组比较，在消肿方面，痛风冲剂并不逊于秋水仙碱组。而毒性试验证明，痛风冲剂对机体是安全可靠的。"浊瘀痹"理论是朱老在古代中医痹证理论基础上进一步发挥引申，使痛风理论和实践更符合当代临床实际。"浊瘀痹"已为中华中医药学会确定为中医痛风病之法定病名，以免与古代所称之痛风混淆。

（七）在虫类药研究方面的贡献

朱老潜心研究虫类药数十年，为国内较早系统研究虫类药的佼佼者。在深入研究历代虫类药功效后，结合自己的应用体会，把虫类药的功用主治，并因其配伍不同，概括为如下10个方面：

1. 攻坚破积

机体的脏器发生病理变化，形成坚痞肿块，如内脏肿瘤、肝脾大等，宜用此法治疗。如大黄䗪虫丸治慢性肝炎、宫颈癌、子宫肌瘤等；近人用全蝎、蜈蚣、壁虎治疗癌肿等。

2. 活血祛瘀

机体的循环淤滞或代谢障碍，出现血瘀征象，使用此法推陈致新。如抵当汤（丸）治疗热性病瘀热在里、其人如狂（精神错乱）的蓄血证；下瘀血汤治产后干血内结、腹痛或有瘀块、血瘀经闭。

3. 息风定惊

肝风内动，出现昏倒、抽搐等一系列的神经系统症状，常用此法治疗。如止惊散治疗乙脑、流脑的昏迷抽搐等。

4. 宣风泻热

热性病早期，邪热郁于肌表，症见发热、疹发不透等，宜用此法清热、化毒、透邪。如升降散治疗温热病；消风散治风热隐疹。

5. 搜风解毒

所谓大风、历节诸证，即麻风病、类风湿关节炎之类，可用此法治疗。如苦参丸、搜风散治疗麻风病；麝香圆治疗白虎历节等。

6. 行气和血

气郁血滞，出现脘腹胀痛诸症，可用此法治疗。如乌龙丸治疗肝胃气痛；王孟英用蜣螂虫治吐粪症等。

7. 壮阳益肾

肾阳虚衰症见怯冷、阳痿不举、遗尿、小便失禁等，宜用此法治疗。如蜘蜂丸治阳痿；海马健肾丸治慢性肾炎等。

8. 消痈散肿

毒邪壅结，导致痈肿、恶疽顽疮等，多用此法治疗。如《救急方》用蜒蚰治足胫烂疮；壁虎治淋巴结核；海马生肌拔毒散治顽疮久不收口等。

9. 收敛生肌

痈疽溃疡，久而不愈，需用收敛生肌之品。如《普济方》治诸疮，屡用五倍子等；各种金疮或跌仆外伤出血，常用虫白蜡，朱丹溪盛赞其为"外科圣药"。

10. 补益培本

肺肾两虚之虚喘，宜用"参蛤散"以温肾纳气，而治其本。肾阳虚衰之阳痿、遗尿或小便失禁，尝用桑螵蛸、海马；肾功能不全之用冬虫夏草等。

朱老认为，虫类药的应用具有十分广泛的前景。要通过不断的实践探索，去发掘新药，开辟应用的新天地；要注重剂型改革，做到既方便运用，又提高疗效。努力拓宽虫类药应用之新途径。

三、典型医案

1. 类风湿关节炎气虚络脉痹阻，痰瘀互结，以补气益肾壮督，化痰祛瘀通络法调治有效

仇某，女，61岁。2005年10月17日初诊。

手指关节肿痛1年余。

初诊： 去年冬季起感双手指近端指关节肿胀疼痛，畸形伴晨僵，未曾检查治疗，无腕肩膝关节疼痛等，纳眠正常，二便调。舌质淡红，苔薄白，脉细。诊为：气虚络痹证。此为气虚络脉痹阻，痰瘀互结。治法：补气益肾壮督，化痰祛瘀通络。

处方： 穿山龙50g，生黄芪30g，全当归10g，蜂房10g，地鳖虫10g，独活20g，炒延胡索30g，鸡血藤30g，甘草6g。7剂，日1剂，水煎服。

复诊： 药后症情同前，手指关节变形，晨僵明显，舌质淡红，苔薄白，脉细。查IgG 13.37g/L、IgA 4.82g/L、IgM 0.74g/L、ASO 157IU/L、RF 23.2IU/L、MP 34g/L。顽痹之治疗，非短期所能速效，非矢不中的，乃力不及鹄也，守方调治。

处方： 穿山龙50g，全当归10g，鸡血藤30g，地鳖虫10g，僵蚕10g，蜂房10g，海风藤30g，甘草6g。7剂，日1剂，水煎服。

三诊： 服药后疼痛减轻，手指关节仍变形，晨僵，舌质淡红，苔薄白，脉细。守前调治，加大益肾之力。

处方： 穿山龙50g，全当归10g，鸡血藤30g，地鳖虫10g，僵蚕10g，蜂房10g，海风藤30g，骨碎补30g，补骨脂15g，甘草6g。14剂。

四诊： 症状基本稳定，夜寐欠佳，舌质偏红，苔薄白，脉细。前法治之，上方加木蝴蝶6g、女贞子10g。14剂。

按语： 类风湿关节炎属"顽痹"范畴，始由人体营、卫、气、血失调，或气血亏损、腠理疏豁，以致风、寒、湿、热之邪乘虚袭入，壅塞经络，深入骨骱，久而为痹。张介宾曾说："痹证大抵因虚者多，因寒者多，唯气不足，故风寒得以入之；唯阴邪留

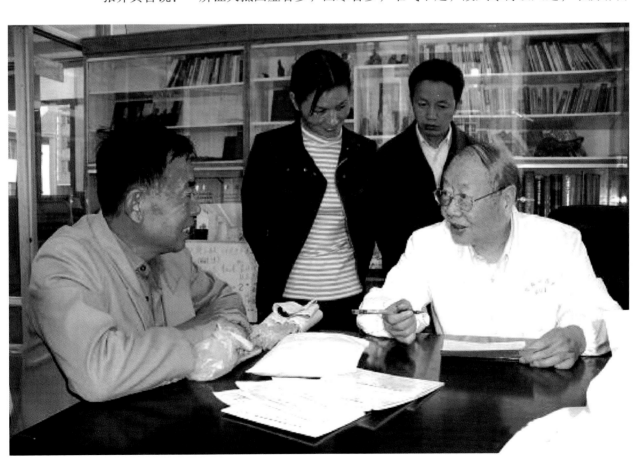

滞，故筋脉为之不利，此痹之大端也。"而顽痹具有久痛多瘀，久痛入络，久病多虚及久必及肾的特点。故益肾壮督是治本之道。此例以益气补肾壮督、蠲痹化痰通络为主调治。方中黄芪、当归、鸡血藤、独活益气补血、扶正通络；地鳖虫搜剔通络；蜂房补肾壮督，穿山龙祛风活血利湿通络，因关节变形、晨僵明显，此痰瘀互结之候，故以僵蚕化痰散结，又以骨碎补、补骨脂加强益肾壮督之力，则肾虚渐复、络脉渐得通利、关节疼痛减轻，病情趋于好转稳定。

四、成才之路

朱老曾入私塾读书六年，中学读书三年，读中学时因病辍学，甚感病痛之苦，乃立志学医。1935年2月经亲戚介绍，至孟河名医马惠卿处学医，良师的入门引导，自己的刻苦努力，以及后来学校的正规教育和名师章次公先生的亲炙，使朱老逐渐走上了一条悬壶济世、普救苍生的中医之路。

（一）名师指导，步正心明

1934年朱老一面服药治病，一面阅读中医书籍，自学中医。为后来学习中医打下良好基础。1935年赴江苏武进孟河学医，师从马惠卿先生，马惠卿先生为御医马培之之裔孙，家学渊源，根基深厚，他先命朝夕诵读医经，为以后升堂入室打下基础。朱老跟随马惠卿先生侍诊抄方一年，获益匪浅，获得了丰富的实践知识，也掌握了一些基本理论，为学好中医奠定了基础。求治于马惠卿先生的病员很多，他用药颇有独到之处，临诊常用对子药，便于记忆和应用。武进孟河，在清代名医辈出，费伯雄、马培之、巢崇山、丁甘仁先生蜚声医坛，名噪大江南北。马师珍藏马培之先生的日记《记恩录》和《春霭堂丸散膏丹集》、《柳溪别墅医案》等，朱老得拜读并抄录之。耳濡目染，启迪良多。1936年2月，朱老考入苏州国医专科学校，抗战开始后转入上海中国医学院学习，临毕业前，其时除在章次公先生处侍诊外，还在上海世界红十字会医院门诊工作半天。在这段时间里，既受章先生之亲炙，又在医院独立实践，学乃大进。朱老认为章师学识渊博，理论精深，所倡导的"发皇古义，融会新知"的革新精神，求实的治学主张，精切的辨证功夫，独到的用药经验，对他影响很大。章次公先生是他终身难忘的恩师，他在实习阶段就拜章先生为师，跟随临证抄方，关键之时，章师每每提醒一下，启迪深刻，获益良深。朱老后来之所以能兼收并蓄，重视民间单方，走中西医结合的道路，都是章师正确引导的结果。在毕业时，章次公先生赠送一枚印章给朱老："儿女性情，英雄肝胆，神仙手眼，菩萨心肠。"他对爱徒说："这四句话是做一个好医生必具的原则，要遵而行之。"朱老努力实践着恩师的教导。

（二）熟读经典，打好基础

朱老初学医时，就在老师指导下，熟读经典。其启蒙教材为《素问灵枢类纂》、《伤寒杂病论》、《本草从新》等，由于有着良好的古文基础，朱老学习时并不太费力。朱老勤学苦读，白天侍诊、抄方，一有空闲或夜间就专心读书。有时累了困了，冷水洗洗脸，继续捧起书本再读。生病的苦痛使他矢志不渝、勤学不悔。朱老认识到，熟读经典医籍对于学好中医的意义非凡，对于以后临证的作用很大。学好中医，非要打好熟读经典这一基础不可。不懂的地方，上课时就专心聆听，认真记录，课后认真分析、揣摩、领会。朱老的记忆力惊人，对于古典医籍的内容，至今记忆犹新。《内经》、《伤寒论》的某些条文，仍能倒背如流，令人慨叹不已。朱老常说："四大经典乃中医的基础，必须精读、常读，温故知新。"

（三）勤求古训，博采众方

朱老一生好学，他博览群书，深研经典，旁通诸家。他每晨或晚必阅读有关著作，片刻寸晷，每日必有一得。上自《内经》、《难经》、《伤寒杂病论》等典籍，下及清代叶、薛、吴、王和近代名家之著述，无不博览，从中汲取前人精华，为我所用。如他对张景岳《类经》十分推崇，认为斯书彰明经义，有很多精辟的论述，对临床有指导作用。对明代孙一奎所著的《赤水玄珠全集》深为折服。赞赏他学本灵素，又善于融会变通各家之说，在临床上孙氏强调以"明证"为主，于寒、热、虚、实、表、里、气、血八字，谆谆致意，朱老认为这是既辨病证，又别病位和层次的辨证要领，执此则"证"自"明"矣。孙氏在学术上不存偏见，对于前人之说，总是择善而从，用其长而去其偏，这种治学方法，朱老认为非常值得后人学习效法。对朱老影响较大的还有张锡纯先生。《医学衷中参西录》中许多有效方剂，朱老应用于临床，发挥了很好的作用。如治一妊娠恶阻妇人，得食则吐，不食亦呕，叠药不瘥，卧床不起，历时月余，用张氏安胃饮，一剂知，二剂已。诊余之暇，经常翻阅《医学衷中参西录》已成了习惯，真有百读不厌之慨。数十年来，朱老除了完成本身的工作任务之外，无论盛夏寒冬，都起早带晚地阅读各种医学著作，学习前人的经验。

（四）胆大心细，不断创新

1938年是朱老人生旅途中的一个里程碑。他获得了医科大学毕业文凭，又发表了第一篇论文——《〈千金方〉博大的内涵》。1939年，他来到濒江临海的南通城，决心干出一番事业。经过努力，"国医朱良春诊所"开诊了，从此，朱老开始了治病救人的行医生涯。然而，开张伊始，门庭冷清，就医者不多。新中国成立前，经常有传染病流行。1940年，"登革热"在南通流行。患上这种病的人，周身皮肤出现红点，头痛高热，周身关节疼痛，难以忍受。朱老用一种自己配制的表里双解的中药小丸，配合汤药，在短短三四天内，为病人解除了痛苦，治愈的病员纷纷登门

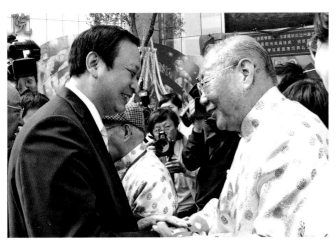
卫生部副部长王国强（左）与朱良春教授

致谢送匾。于是朱老的门诊热乎起来，他和南通城的"瑞成"药店建立了特约关系，凡是盖有"朱良春给药章"的处方，均可到该药店免费取药，逢节由朱老与药店结算。他为穷苦人看病收费很低，有时甚至分文不收，并免费给药。他时刻牢记父亲的教诲"要积德行善，济世活人"。然而，朱老知道，要跻身于名医之列，确非易事，没有真正的本领，是难以成功的。他白天看病，夜晚挑灯读书。白天遇到疑难杂症，通过灯下读书，有新发现、新认识和提高。在临诊时，朱老诊病细致，用药大胆，自成体系，而且花钱不多。"顺寿堂"老药工曾说："朱医师年纪不大，用的'狼虎药'，自己不怕担风险，很有胆识。"渐渐地，朱老名声大振，看病的人一天天多起来。他还自己出钱办起小型医学杂志，取名《民间医药月刊》。搜集民间丹方草药，汇集成册，免费分送，深受同道和群众欢迎。新中国成立后，朱老牵头组织"中西联合诊所"，后改组成"南通市联合中医院"，1956年4月，他与同仁自愿地将医院无偿献给国家，由市政府接收，正式成立市中医院，朱老任首任院长。他全身心扑在工作上，不知疲倦，既顾行政，又不离临床，还参加许多社会活动。

在"反右"扩大化时，朱老受到冲击，但他胸怀坦荡，光明磊落，在接受批判之余，仍然夜以继日，孜孜不倦，著书立说，主写或和同仁合写了《中医学入门》、《中医内科临诊手册》、《肝炎综合疗法》、《汤头歌诀详解》等著作。即使在"文革"期间，朱老受到各种迫害和打击。但他始终没有放弃自己的事业和追求，他白天参加劳动，干勤杂，晚上回到家里，为患者看病开方，仍然受到病员的尊敬和爱戴。党的十一届三中全会以后，朱老又一次被推上中医院院长的位置，并出席了在北京召开的全国医药卫生科学大会，年逾花甲的朱老重新焕发了青春。他先后发表了《急重症的治疗经验》、《通下疗法在温热病中的应用》等六十余篇论文，编写了《虫类药的应用》、《章次公医案》等著作，在中医界引起极大轰动。

（五）中西交融，兼收并蓄

朱老胸襟博大，视野开阔，中西医学，兼收并蓄。他平时非常注意搜集民间有效的单方草药，并在实践中不断加以验证。20世纪50年代，先后发掘整理了三位民间医生的秘方（季德胜蛇药、陈照瘰疬拔核药、成云龙治肺痈的金荞麦），后来被称为"中医院的三枝花"，蜚声海内外。20世纪60年代，在提倡"一根针"、"一把草"治好病的年代，朱老用单方草药治好无数病员。在临床实践中，他处方常常不拘一格，把一些民间验方甚至刚挖掘出来的草药加进去，有时会收到意想不到的效果。朱老认为，现代医学知识的学习也必不可少，学问应与时俱进，他一贯重视西医知识的学习，强调中西医各有所长，应兼收并蓄，互补不足。辨证论治是中医的精华，中医治疗注重辨证，从总体上把握人体阴阳失调、邪正斗争的状态，把人体的阴阳失调与外部环境结合起来，综合分析，强调因人、因时、因地制宜，因而历久弥新，是治病的利器，不能丢掉，还要发扬。如再结合西医的辨病，在治疗上具有针对性，就可使疾病所在及其性质准确化，检测手段多样化，疗效标准客观化。朱老亦言，中医药在某些疑难疾病的治疗效果上不太令人满意，有时采用中西医结合手段要比单一治疗效果好一些。

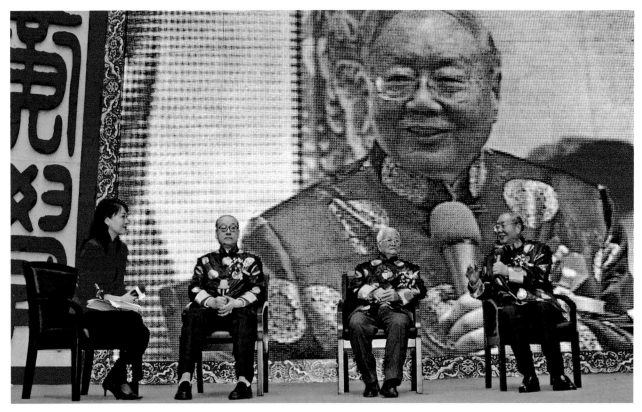

2006年1月5日，广东省政府启动"中医药强省、大省"计划活动时，中央电视台采访我国中
医泰斗邓铁涛（中）、朱良春（右）、唐由之（左）三位教授。

（六）虫类研究，颇有建树

朱老从医70年，对虫类药潜心研究，颇有建树。上自《本经》，下逮诸家，凡有关虫类药的史料，靡不悉心搜罗，然后结合药物基源，药理药化和实践效果，辨伪存真，以广其用。撰写的《虫类药的应用》一书，不断再版，畅销海内外。由此获得"虫类药专家"称号。朱老研究虫类药，善用、喜用虫类药，虫类药林林总总数十种，朱老在临床实践中应用自如，沉疴痼疾，有时应手而效。最为著名的"益肾蠲痹丸"方中就有七味虫类药，在他运用虫类药制定的新方中颇具代表性。其较好的疗效，使千万名类风湿关节炎患者获得康复。

（七）创制效方，收效卓著

朱老勤于思索，勇于创新。在长期临床实践中积累自己的用药经验，逐渐创制了许多行之有效的经验方。如治疗慢性结肠炎的仙桔汤，由仙鹤草、桔梗、乌梅炭、广木香、甘草、白槿花、炒白术、白芍、槟榔组成。此方无参、芪之峻补，无芩、连之苦降，无硝、黄之猛攻，而肠道盘旋屈曲，久痢正虚邪伏，脾虚失运，湿热逗留，补则碍邪，攻则伤正，治宜消补并施，寓通于补，与病机非常吻合，临床应用效果良好。而治疗早期肝硬化、慢性肝炎之"复肝丸"，治疗萎缩性胃炎之"胃安散"，治疗偏头痛之"痛宁胶囊"，治疗痛风的"痛风冲剂"，治疗慢性肾炎的"益肾化瘀补肾汤"，治疗乙脑的"夺痰定惊散"，均历验不爽。

（八）勤于笔耕，著作等身

朱老在完成忙碌的临床工作之外，还善于总结，笔耕不辍，迄今发表论文近200篇，著作10余部。20世纪60年代提出的"辨病与辨证相结合"的观点和治疗急性热病"先发制病"、"发于机先"等论点均引起较大反响。朱老出版的著作有《章次公医案》、《新编汤头歌诀详解》（合著）、《现代中医临床新选》（日文版，合著）、《传染性肝炎的综合疗法》、《虫类药的应用》、《朱良春用药经验集》、《医学微言》、《中国百年百名中医临床家——朱良春》、《朱良春医集》等。

五、传人培养

朱老数十年来，乐于培养中医后继人才。有道是：授人以鱼不如授人以渔。朱老在传授经验的同时，更重治学之道，他无私奉献，为中医事业热心和精心地培养着后继人才。朱老从医以来，在1945～1948年创建中医专科学校，培养医生二十余人，成为基层医疗机构的骨干力量。1956年南通市中医院办了中医继承班，培养了十多名青年中医，成为中医院的新生力量。1958年南京中医学院派学生来院学习，其中史载祥、尤松鑫等跟随他的时间较长。此后，历届南京中医学院学生来院实习以及全国西学中同志来院实习，青中年中医来院进修，均感受益匪浅。20世纪60年代即作为"遥从"弟子的朱步先、何绍奇，受其教诲较深，师生之谊甚笃。1977年朱老被评为江苏省名中医，1990

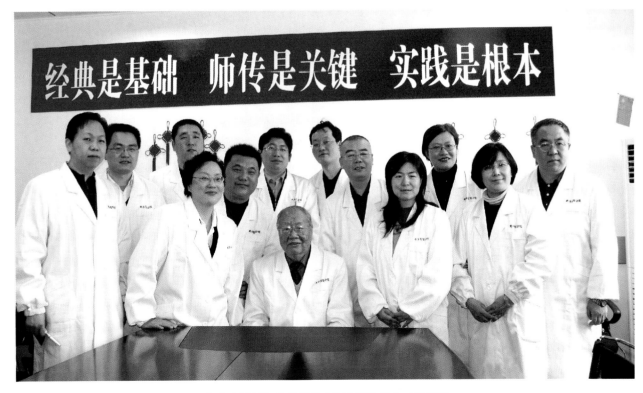

朱良春教授与其带教的中医大师传承人才培训班

年被确定为继承老中医药专家学术经验指导老师，先后带教第一、三、四批学员有朱建华、吴坚、陈达灿、徐凯等，在接受带教后均有较大的收益，他被国家中医药管理局评为全国老中医药专家学术继承工作优秀指导老师，朱建华、陈达灿、吴坚被评为优秀学员。现朱老每周上3个半天门诊，继续带教学术继承学员2名，优秀临床人才1名。同时为贯彻名医、名科、名院要求，他带领儿女及学生朱婉华、朱胜华、蒋熙、朱建平等组建中医药临床研究所及风湿病医院，研制系列药品二十余种，现医院已被国家中医药管理局列为"十一五"重点专科（风湿病）项目建设单位，并培养各地前来学习进修的中青年医师，为防治风湿病作出卓越的贡献。

六、对中医事业的执着与热爱

朱老勤于思索，勇于创新，在长期临床实践中积累自己的辨证用药经验。每张处方，寥寥几味药，能针对主证，击中要害，收效较佳，药费颇廉，深受患者欢迎。

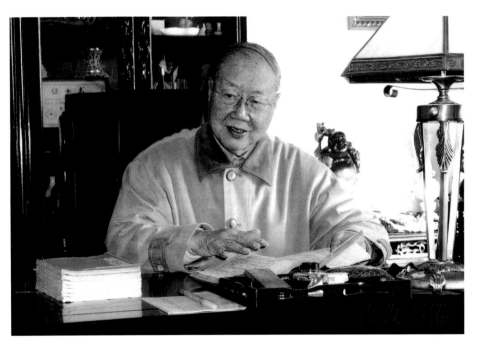

朱老在完成忙碌的临床工作之外，还善于总结，笔耕不辍，迄今发表论文近200篇，著作10余部。他认为著书立说，要求真务实，授人以渔，提倡"经验不保守，知识不带走"。湖南中医药大学彭坚教授在其《学术观点与临床心得集》中说："朱良春先生是至今仍然健在的、德高望重的著名中医临床家。我私底下认为他是继张锡纯之后，当代最不保守、最有创意的临床医家。他创造性地使用大量动物药，使用某些毒性很大的药，在许多疑难病症的治疗方面，取得突破性进展。用动物药治疗疾病源于张仲景，古代用得最多的是叶天士，朱良春先生不但继承了他们的成果，而且有自己的心得和创新。医生固然是高风险的职业，但一个敬业的中医不能因害怕风险而放弃对疑难病症的钻研和治疗，或者用一些平淡无效的药应付病人，这种医生的治疗水平不可能体现和发挥中医的优势。从这个艺高胆大的中医前辈的著作中，我学到了很多实用的治疗经验，特别是他反复强调他的老师章次公提出的'发皇古义，融会新知'，我一直引以为自己的座右铭。"我们认为这是对朱师最客观、公正的评价。

朱老最欣赏的格言是"勤求古训，博采众方"、"博极医源，精勤不倦"、"发皇古义，融会新知"。朱老秉承这种精神在中医学治疗各种疾病这条崎岖坎坷的道路上努力攀登着。朱老对内科杂病有着丰富的经验，尤其对痹证、脾胃病、肝病、肾病、老年病及肿瘤等的诊治，有独到的体会。

朱老认为，在广泛使用前人经验的基础上，如何进一步探索新的线索，总结新规律，更好地提高辨证治病水平，是当代中医人的职责。他在实践中，善于继承前人的经验，又结合自己临床实践加以提高升华。

朱老身体力行，积极开展用中医药治疗急症的研究工作，经过不懈的努力、有益的探索，取得了一定的成绩。他强调中医治疗急症要突出中医特色，发挥中医中药优势，在具体临床实践中一定要以祖国医学理论作指导，在辨病的基础上要进行辨证论治，如果仅是为某个病的病名所拘，是炎症选用几味苦寒消炎药，是病毒就选用几味抗病毒药，则无异于取消辨证论治，如果脱离中医理论体系来研究，就会走上废医存药的危险道路。

朱老非常注重对本草的研究，熟悉药物性能，善取他人之长、之验，法自经典，遣方用药，多有新意，别具一格，有着独到的体会。他曾谓："一个医者，经过长期临床实践，体察了诸多药物的性能，发掘了诸多药物的潜能，并触类旁通地应用于临床，证明确有良好效果者，便是独到的心得体会。尽管经验可能寓有偶然性，但它在实

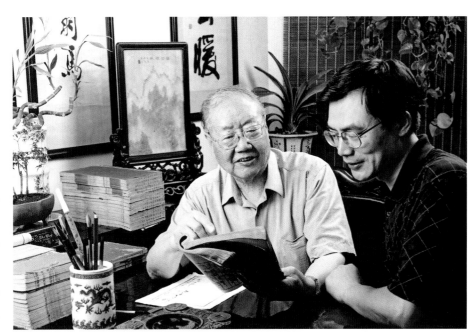

朱良春教授为其弟子吴坚讲解中医经典

际应用中是颇有参考价值的。" 朱老用药，即使常用药，配伍多有新意。如《朱良春用药经验集》便是写照，本乃不传之秘，现公之于世，供同道借鉴学习，其胸襟之博大，可见一斑也。朱老临证时，用药精练，选药大多不超过八味，所谓"用药如用兵"、"药在精，而不在多"，而能收到良好效果。对于一些药物特殊的潜在功效，他都加以留意，细心观察疗效，深入挖掘，根据古籍文献之线索，凭借现代医学理论，大胆加以引申发展，扩大了应用范围，实乃对本草之一大贡献。

朱老潜心研究虫类药数十年，为国内较早系统研究虫类药的佼佼者。他辨伪求真，大胆地加以引申发展，为一些虫类药的配伍与应用赋予了更深广的内涵，应用范围不断扩大。朱老还擅用虫类药治疗疑难杂症，他曾治疗不少肿瘤患者，尤其是食道癌患者，效果殊为显著。

朱老在繁忙的临床工作之余，还积极进行科研工作，先后获部、省级科技进步奖多项。还应各地学会和医疗机构之邀前往讲学布道，足迹已遍及全国。并先后应邀去日

朱良春书法作品

本、新加坡、法国、马来西亚等国讲学交流，为中医走向世界作出贡献。在2003年抗击非典之役中，朱师积极参与，撰写专文，提出建议与方药，还为广东省中医院非典重症患者进行电话遥诊，挽救了患者生命，中华中医药学会授予"抗击非典特殊贡献奖"，江苏省仅他一人获此殊荣。针对非典病程中中西医都最为棘手的肺纤维化问题，与子女们日夜辛勤，研制了扶正蠲痹Ⅰ、Ⅱ号，已投入临床观察。

朱老常谓"中医药的生命在于疗效"，而追求良好的疗效是每位从医人员孜孜追求的目标。朱老以身作则，一直是这样要求自己的，他希望后继者不但要学他，更要超过他。他经常以宋·张载所说"为天地立心，为生民立命，为往圣继绝学，为万世开太平"的担当意识、民本意识、人类意识等中华民族不可磨灭的精神来鼓励中青年为振兴中医药事业多作一点贡献，我们深受感动而牢记着。

七、文化修养

朱老学识渊博，喜好中国古典文学，古文功底深厚。亦喜佛学，认为佛家慈悲为怀之理念，与中医治病救人相通。闲暇之余，研墨习字，送友自赏，亦为修身养性之佳法。朱老还喜旅游和国画，他认为在饱览祖国名山大川的同时，还了解了祖国优秀文化和悠久历史，更加激发了对祖国和中医事业的热爱。

八、医德医风

朱老具有良好的医德医风，数十年如一日，待病人如亲人，全心全意，热忱服务。他不顾年迈有病，门诊如无特殊情况，总是风雨无阻，准时亲诊。对病人不论富穷、老幼，一视同仁，和蔼可亲。如病人较多，总是加班接诊，病房会诊，总是如约而至，深得病人好评。他牢记章次公先生教导："医虽小道，必以身尽之，否则罪也。"朱老常说："道无术（指技术）而不行，行无道（指医德）而不久。"是值得我们深思的。卫生部原部长张文康曾题词赠朱老："仁者必寿，老而弥坚。"这既是对朱老医德的评价，也是最好的祝贺。

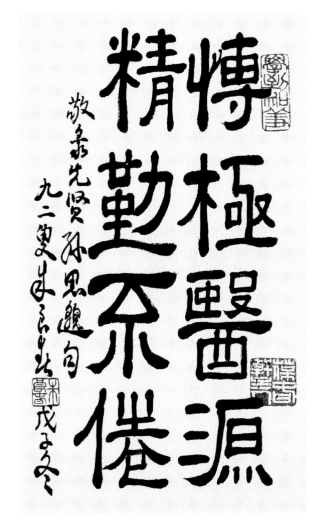

国医大师 任 继 学

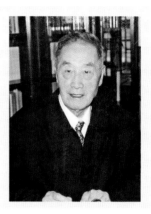

任继学 （1926~2010），男，汉族，吉林扶余县人。长春中医药大学终身教授、博士研究生导师。全国著名中医药学家，卫生部白求恩奖章获得者，中华中医药学会终身理事，享受国务院政府特殊津贴。曾获科技部中医药抗击非典特殊贡献奖、世界中医药学会联合会中医药国际贡献奖、中华中医药学会中医药传承特别贡献奖。1945年4月起从事中医临床工作，主治内科急性心、脑、肾等多系统疾病，擅长治疗温病、消渴、脊髓病等多种疾病，为中医急诊学的发展作出了重要贡献。

一、生平概述

任继学教授1926年1月9日出生于吉林省扶余县，现为长春中医药大学附属医院主任医师。任老学术上不断创新，先后提出内科杂病伏邪理论、脑髓学说、脑出血从瘀论治，《内经》道学内涵、象学内涵，真心痛清解化瘀，兼调肝肾证治理论，脏器脏真病机、权变法及薄厥、心包络病、肺胀、胆胀等27种常见病证的证治体系的创造性新说；完成了新学科中医急诊学的体系构建和长春中医药大学附属医院急症医疗中心，心脑急症专科专病的建设工作；培养了学术梯队，7人成为博士生导师和学科带头人；出版个人专著《悬壶漫录》、《任继学经验集》，主编我国第一部规划教材《中医急诊学》和《全国名老中医经验集萃》等著作6部，副主编4部，发表130余篇学术论文；承担"六五"至"十五"科技部攻关项目"中医药治疗缺血性中风的临床与实验研究"、"中医药治疗急性出血性中风病临床实验研究"等重大攻关课题，先后获国家科技进步三等奖2项、"八五"国家科技攻关重大科技成果证书、国家中医药管理局一等奖等十余项奖励。2004年荣获人事部、卫生部、国家中医药管理局联合评审的"白求恩奖章"及吉林省英才奖章、省优秀专家，享受国务院政府津贴。担任国家中医药管理局中医药工作专家咨询委员、中医药教材建设专家指导委员会委员、中华中医药学会终身理事等多项社会职务。2009年4月，被人力资源和社会保障部、卫生部、国家中医药管理局评为首届"国医大师"。

二、学术思想和思辨特点

（一）继承是创新之源

任何科学技术的发展都离不开传承前人的知识技能，有所发展只不过是站在巨人的肩膀上而已。中医药现代化热潮或浪潮的背后需要更多的反思，更多的冷静，更多系统、整体的定位。任何科学都需要现代化，但我们要定位在中医药上，这是根本！任老一直强调继承的重要性，继承是创新、发展的源泉。温习《素问·举痛论》："善言古者，必有合于今……如此，则道不惑而要数极，所谓明也。"《类经》注云："古者今之鉴，欲察将来，须观既往……"古今中外的大科学家们，焉有不重视继承者，中医药历代学术发展均离不开中医四大经典，只是在此基础上发扬光大，有所前进而已。不仅如此，中医药学术体系还是一个庞大的复杂的巨系统，上天文，下地理，中人事，无所不括，其学术内容自然十分丰富，其间许多深刻的学理，光辉的见地，独特的见解，巧妙的医技等精华，若稍加研究，合于现今实际，就可能是重大的突破。如青蒿研究源自《肘后备急方》，肾实质研究脱胎于《本草纲目·胡桃条下》，真心痛证治理论是受《素问·生气通天论》"营气不从，逆于肉理，乃生痈肿"的启发。脏腑相通是独立于五行生克制约之外的理论，是其继承《灵枢·五乱》和《医学入门》理论，结合临床实践而发挥的。其他如高热治肝理论源自《医学真传》"肝主肌膜"，毒滞肌膜致热观是任老的学生经过临床血清流行病学研究证实的，临床研究也证实本法明显优于常规方法银翘散。上述诸例，旨在说明中医药的发展创新源泉在于继承，要在继承中求发展，否则易陷入西化或废医存药的恶途之中，重视继承不忘本，且能有所创新，又有可能弥补或填补医学界的空白，为人类作出更大的贡献！

（二）创新是中医药生存之本

中医药学术必须要发展，要前进，要有所创新，才能够提高中医临床疗效，服务于病人，提升中医药在医疗卫生事业中的贡献度。近年来，任老从不懈怠，孜求于中医药书海，扎根于临床实践，耕耘在教学与科研工作中。急性出血性中风破血行瘀，泻热醒神证治理论，是20世纪80年代初，任老在临床实践中诊疗小量脑出血运用活血化瘀法个案体悟，结合《内经》"脉舍神"和历经五届研究生及十年研究而后构建起来的，先后得到科技部、国家中医药管理局、吉林省科技厅的资助，现今已推广于全国各地；真心痛清解化瘀，兼调肝肾证治学说，是受《验方新编》四妙勇安汤和"心主身之血脉"以及《医学微义》等的启发而提出的创新，八五科技部攻关课题证实了本创新的科学意义与应用价值。伏邪理论是任老近些年提出的，本于温病学伏邪认识和临床实际情况的体悟，亚健康、疾病态和康复等众多环节均存在伏邪问题，病象不显而病难愈必有伏邪，这可能是近年中医药现代化的突破口，对中医理论和实践均有重大的现实意义。脏器脏真病机学说是任老在主编的《中医急诊学》中率先提出的，器真一统是维系生命的基础，器病与真气伤病既有联系也有区别，意义不同。其他如禀赋理论，道学、象学内涵，药害学说，医易相通思想，内毒病因说，脏腑相通理论，人体三维生理系统论，脏腑特性治则，临床教学体系等等也是任老几十年来的临证体悟和学习体会。

（三）临证诊疗体悟

任老通过临床和不断的学习，系统提出了邪祟、风头旋、血极、盘肠气痛、肝瘟、胆胀、心包络病、薄厥、血疝、脾心痛、肠结、时疫病毒腹泻、肾风、肾衰、脱营、心衰等27个中医病证证治体系，有11种被规划教材陆续采用。尤其是针对急诊临床而提出的权变法意义更大，救命护生之时，焉有时间去识疾辨证，须争分夺秒，全力抢救。任老提出口对耳人工呼吸法，虽然用途局限，但对农村和特殊外伤等病人的急救也有意义。其他如淋证、痢疾等病症，需在辨证的同时注意宣肺调肝法，一敛一收，调畅气机，才可速除病人频急、后重等病象。泄泻病人常用前后分消法与酸甘养阴并举，祛湿而不伤正，化浊即养阴阳，对顽固性泄泻，疗效颇佳，结肠炎奇效散在长春中医药大学附属医院应用二十多年，仍十分畅销。慢性肾衰属大病难症，病机十分复杂，往往虚实相兼，临证诊治必须立足于肾体、伏邪、毒浊系统分析，立方肾衰回生散，救治众多病人，疗效颇佳。中风后遗症多立足于虚瘀，任老个人体会中风病人易复发，后遗症久治难愈，关键在于有伏邪内藏，痰毒、瘀毒为主，侵淫"薄脉少血"之躯，毒不去，络不达，血难畅，故应以驱逐伏邪为主，稍佐扶正之味，疗效方显。肾风论治其体会，咽通于肾，淫毒犯咽而后及于肾是肾风难愈之原因，在辨证方药中佐加金荞麦、金莲花、马勃之品1~2味，对消除尿蛋白较速。高度浮肿（肾病综合征）病人临床本于《内经》"精不足者，补之以味"，选取血肉有情之品，如当归生姜羊肉汤加味，疗效尤佳等等。

任老反思六十年行医路，中医在临证组方中不仅要注意君臣佐使的配伍原则，更要突出中医学文化底蕴中蕴含的开合、升降、进退、增损、散收等组方思想，祖剂桂枝汤是其典范，至今仍广泛应用，且范围在日益拓宽。中医整体恒动观不是纸上谈兵的东西，应在临床具体应用上充分体现，这才是真正的中医。心病不能只辨心之阴阳虚实，还要注意五脏生克制约，脏腑相通一体，季节物候变化等的综合分析，疗效方显，执一方一药治病不是中医，也不符合当今医学界个体化诊疗的大趋势。

（四）构建中医急诊学新学科

任老于1984年率先在中医院校组织中医急症科目的选修，自编讲义，亲自主讲，带领范国梁、南征、盖国忠、任喜洁等学生、弟子授课，受到好评，弥补了当时中医课程体系中缺乏临床急救等不足。其后，承担国家第一部规划教材《中医急诊学》和中国传统医学临床丛书《中医急诊学》时做了大量的工作。有别于其他临床各科，任老在书中突出急诊医学特点，强调临床实用性等内容。尤其是总论部分的构建，突破了内科、外科、妇科、儿科的固有模式，学有所建，术有所本，极大地丰富了中医急诊学的内容。如增设了百余首新方剂，提出了权变法等新技术等等，创新性地构建了脾心痛、气胸、猝死、胆胀等17个临床急症病证证治体系。

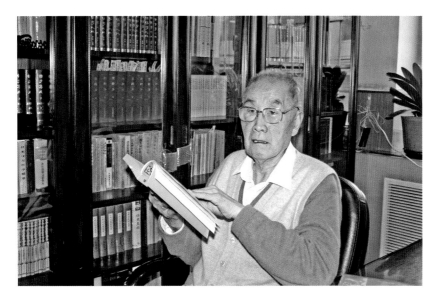

1. 病因发展观

六淫病因重"邪毒"论,提出"既言邪,必有形",即是指有形质生命的致病因素。同时强调了"邪虽自外入,其无毒者不入",故倡"邪毒"论,风毒、寒毒、热毒最多发,疫疠时毒亦复不少。情志、饮食致病说中亦有所发展,总结出:内部滋生性、错综复杂性、机体的反应调节性、靶点效应性等规律,对内生病因、意外损伤病因亦作了补充。

发展了病机理论。突破性地提出脏器脏真病机,"器者是人体生生化化的场所,真者是保证人体生生化化的动力,只有器真相承,气化和调,才能保证机体生化不息"。急诊病证的病机突出体现了"脏器受损,脏真受伤";强调急诊病证的气、血、精、神和升、降、出、入病机;尤其是高度概括了中医急诊病证的传变病机、外感病机传变、内伤病机传变、意外损伤病机传变、瘟疫病机传变的普遍规律之常与变,临床意义十分重大。

2. 明确了急症法则

他提出急救为先、系统综合、诊治并重,并赋予了防治结合等原则与正治反治、标本缓急、扶正祛邪、三因制宜、脏腑特性法则、传变法则、表里法则、治未病等具体法则新的内涵。同时系统归纳了宣透、清解、攻下、活血、醒神、吐洗、固脱、探病的中医急症新八法,切合临床,十分实用。结合目前中医临床急诊现状,高度概括了内治、针剂、针刺、雾化吸入、肛肠注药、手术、正骨、情志疗法等八大救治手段,尤其是切合实际地提出了中医急症脏腑虚实补泻用药举例及常用中成药介绍。并恰当地提出了急诊病证的调护要求、具体内容、调养理论与方法、预防措施,构建了完整的中医急诊学的理论体系。其间有口对耳人工呼吸术、脏腑相通法则(如"肝与大肠相通")等许多新论。

3. 证治体系的构建

他主编的《中医急诊学》,针对中医急诊临床实际,选取了103个常见急症的论治体系,是目前中医急诊学收录最为完整的专著,其间血衃、心衰、肾衰、肺衰、薄厥、急风、摊缓风、头风、心包络病、肺胀、瘟黄、胆胀、脾心痛、时疫霍乱、血极、盘肠气痛、肠结等急症均是在国内确定的新的论治体系,独创性强、方便实用,为临床论治及时地提供了理论上的指导和切实可行的诊疗手段。从释名、病象、病位、病情、病性、病因病机、诊断与鉴别诊断、急救处理、辨证论治、权变法、调护、预防、历代医书相关内容选要、古今方剂索引、参考文献诸方面进行系统、规范化地叙述。其中权变法为独创，旨在解决急症临床中的"变"，弥补了现代中医临床急救中的不足。其二，结合临床与古今论述，在理论上有较大的提升与改进。其三，扩展了近100首方剂，丰富了临床治疗内容。

4.中风病临证思辨特点

任老认为此病不论轻重，3～7天之内，瘀血、痰毒、风热在脑，神气郁而不伸，阳气宣而不发，二者郁积于内，而生瘀血热，瘀得热则散，瘀散痰消，内毒自解，不药热自除。但也有部分病人，因正气不支，邪气失约，复感外邪，内外合邪而发热，法宜清热解毒，活络化瘀，药而治之。

病发72小时以内者，必先投三化汤加生蒲黄、桃仁、煨皂角水煎服之，得利停服。同时用清开灵注射液，或选用醒脑静注射液，或血塞通注射液等，静脉滴注，1天2次，疗程28天。同时口服抵当汤6小时1次，神昏病人予以鼻饲或肛门高位灌肠。除汤剂外，亦可用醒脑健神胶囊，每次4～6粒，6小时1次，疗程为14天。

病至第15天，汤剂改用补阳还五汤减黄芪加生蒲黄、苏木、土鳖虫、豨莶草水煎服，8小时1次，亦可选用中风脑得平每次7～8粒，8小时1次，疗程14天。

本病在急救过程中，症见神志不清，重则昏迷者，加服安宫牛黄丸，每次1丸，8小时1次。

症见烦躁不安者加服黄连解毒汤送服局方牛黄至宝丹，6小时1次。

症见风头旋者（血压高），于汤剂加羚羊角、玳瑁、莱菔子，曲池穴刺血，再用吴茱萸、附子、怀牛膝、茺蔚子共为面，以蜂蜜调和，敷足心涌泉穴24小时。

症见脱证，血压低者，加用参麦注射液或参附注射液，静脉滴注。

症见头痛如破者，药用透顶止痛散搐鼻即止，药用川芎、辛夷、冰片、白芷、硼砂、真麝香，共为细面即是。

症见呕血便血者，加服大黄黄连泻心汤加白及、马灯草，水煎服，6小时1次。

症见真心痛即急性心肌梗死者，加用参麦注射液，静脉滴注，1天2次，汤剂加服四妙勇安汤治之。药用金银花、当归、玄参、生甘草，水煎服，6小时1次。

症见喉间痰鸣，如拽锯者，药用鲜竹沥水1汤匙，兑入猴枣散一并灌之。

症见呃逆者，以防合并心衰，真心痛之患，此为"心主噫"，噫者心气伤之象。加服平逆止呃汤，药用炒刀豆、青皮、枳壳、旋覆花、清半夏、鲜姜、枇杷叶、莱菔子，水煎服，8小时1次，气虚者加生晒人参。

症见肺热病，即肺部感染，发热者加服清肺汤，药用羚羊角、玳瑁、金荞麦、虎杖、黄芩、杏仁、生石膏、金莲花、七叶一枝花，水煎服。6小时1次，同时兑服瓜霜退热灵7粒服之。

症见心衰者，加服白通加猪胆汁汤治之，6小时1次。

症见神昏，不省人事者，加用醒脑静注射液，静脉滴注，1天2次，汤剂用宣窍醒神汤，药用水牛角、羚羊角、玳瑁、石菖蒲、郁金、细芽茶、白薇、栀子仁、清半夏，水煎服。同时送服醒脑散，药用真牛黄、真麝香、龙涎香、安息香、冰片、西红花、猴枣、石菖蒲、莲子心、胆南星、煨皂角共为细面，每次2～3g，6小时1次。再用此散纱布包好放入两耳孔中，12小时取出。

症见吞咽困难，饮水即呛者，药用会厌逐瘀汤，方见《医林改错》一书，再配合针刺疗法，取天突穴、金津（双）、玉液（双）（此二穴点刺）、翳风穴治之。

症见患肢肿胀者，药用透骨草、三棱、莪术、片姜黄、稀莶草、桑枝、海桐皮、附子，水煎洗之。

以上各种疗法是中风急性期救治的常规法，用之得当确有疗效。

5.急性肾风的独特经验

（1）分型证治

1）寒毒证

主证：腰酸冷，咽紧或痒、红赤，颜面及下肢浮肿，尿少，舌淡红，苔薄白，身微寒，乏力倦卧，喜热饮、热居，口淡，纳呆，脉多沉弦而迟。

治法：温阳化气，解毒开郁

方药：温阳解毒汤（任老经验方）

桂枝15g，金荞麦20g，杏仁10g，紫荆皮15g，炮姜10g，土茯苓100～200g，生茅根60～80g，大腹皮15g，鸭跖草15g，白蔻壳15g。水煎服。

（注：上方中土茯苓必须用真者，不可用代用品，否则损胃。真者可以代粮，见《救荒本草》）

2）热毒证

主证：头胀痛，眩晕，面红、浮肿，咽赤肿痛，口舌干燥而不欲饮，腰酸，尿少短赤，甚则全身浮肿，大便多秘，舌质深红，苔薄黄而腻，脉多沉弦而数。

治法：清热解毒，清上治下

方药：清热解毒汤（任老经验方）

金莲花30～40g，桔梗10g，芦根20g，紫荆皮15g，金荞麦20g，马勃10g（包煎），土茯苓100～200g，生茅根60～80g，柴胡10g，泽泻15～20g，蝉蜕15g。水煎服。

3）湿热证

主证：头痛而重，如裹如蒙，腰酸重，关节沉酸而软，胸闷，口中黏腻，身热不扬，午后尤甚，心烦，口渴不欲饮，尿少短涩而黄，颜面及全身肿甚，大便黏腻而臭，舌红，苔黄厚而腻，脉多沉濡或缓滑。

治法：清热解毒，化湿利水

方药：清渗养肾汤（任老经验方）

白蔻壳15g，藿香15g，土茯苓100～200g，佩兰15g，元芩15g，黄柏15g，苍术5g，爵床50g，生茅根100g。水煎服。

（2）权变法

急性肾风水肿消退后，实验室检查尿常规未恢复正常，尿中蛋白、管型不消失者，加入爵床50g。

表气不足者，加生黄芪20～30g，中气不足者，加炙黄芪20～30g。

肾络瘀滞，舌有瘀斑者，加刘寄奴10～15g，地龙15～20g。

镜检潜血不消者，加琥珀粉50g，珍珠粉60g，虫白蜡10g，生地炭50g，共为细面，每次服4~5g，1日3次，随汤药服。

咽喉红肿不消者，用细辛3~5g，炮甲珠5g，桔梗10g，金荞麦20~30g，白药子5g（参见《王仲奇医案》），郁金15g，三棱10g，莪术10g，羌活15g。若咽部淡红者，加肉桂2~3g。水煎服。

咽喉肿痛不消失者，用八宝红灵丹涂于咽喉局部。药物组成：犀黄1.5g，大梅片3g，麝香3g，月石3g，火硝3g，雄黄10g，礞石10g，朱砂15g。共为极细末，盛瓶蜡封口备用。每次用棉签蘸适量涂于肿大之喉核处。或者用异功散外敷法，药用：斑蝥（去翅足，糯米炒黄色，去米）12g，真血竭2g，乳香2g，没药2g，全蝎2g，玄参2g，麝香1g，冰片1g。共为细末，瓷瓶收存封口，勿令泄气。每次用1g，撒在拔毒膏上，外贴两侧人迎穴（喉结两旁），半小时后揭下，用消毒纱布外敷，以免发泡处感染。

外治法：药用胡芦巴子15g，丹参15g，红花15g，虫白蜡10g，羌活15g，巴戟天20g，土木鳖子一个（去壳、去油），天葵子20g，共为细面，用蜂蜜调敷命门穴、双侧肾俞穴，敷6~8小时。对肾功能恢复有一定疗效。

6.厥心痛的临证思辨特点

任老对心痛论治体会颇深，并构建了活血化瘀并调肝肾，注重热毒的论治体系。首先，任老认为心病中医理论古代论述十分丰富，可供借鉴的精华众多。"心主血脉"，心病必须注重活血化瘀等调理血脉的治疗，此乃心病之正治也，不论寒热虚实均要顾及于此。二是，治心必先明整体辨证观。尤其是调理肝肾二脏的重要作用（详见《医学微义》）。三是，心病热毒因素的调治，临床多见有舌红，脉数，苔黄之征象，内生伏热伏毒是其内在的机理，必须适时调治。

权变法的独特经验：

（1）本病除了上述证候外，尚有来源于肝气不舒、心气不足而作者，可用醋柴胡、枳实、川芎、赤芍、青皮、薄荷、羌活治之。也有颈椎病引发者，可用骨碎补、川芎、赤芍、土鳖虫、鸡血藤、葛根、络石藤治之。另有胆胀之疾，胆不通降，少阳升发之气不能输布于心而病作者，用乌梅丸加减随证治之。还有久患肺胀之疾，引发厥心痛者，药用杏仁、旋覆花、瓜蒌皮、薤白、桔梗、桑皮、赤芍、丹参治之。也有脾胃之疾，病发中气下陷者，清阳不升，浊阴不降而病心痛者，用补中益气汤治之。

（2）本病除内治法外，外治法也是重要方法。证见阳虚寒凝者，可用桂麝散搐鼻治之，药用肉桂、公丁香、樟脑粉、麝香共为细末，磨口瓶盛之，勿令泄气备用。证见气滞不通，可用还魂香燃烧熏患者鼻孔，缓急止痛，药真檀香、白胶香共为细面，装入磨口瓶内勿泄气备用。由于寒凝气滞，阳虚血瘀而发者，用熨脐方治之，药用小茴香、木香、白蔻仁、葱须适量，外敷脐部。

三、典型医案

1.中风病属肝风内动者，法以祛邪，治以平肝潜阳，醒神开窍

李某，男，57岁。1994年11月7日初诊。

患者头痛，呕吐，嗜睡3小时。

初诊：患者嗜睡、气粗息齁。呼之能应，面色潮红，右半身瘫痪。察其：舌苔薄黄，脉滑。脑CT示：脑出血。此为患病多年，肝肾阴亏已久，风阳已动，劳动则阳气外张，鼓动气血，血脉上冲犯脑，络破血溢所致。诊其为：风阳上扰中风病。治法：祛邪，平肝潜阳，醒神开窍。方用自拟方。

处方：羚羊角（单煎）3g，玳瑁10g，炒水蛭3g，虻虫3g，豨莶草25g，白薇15g，石菖蒲15g，川芎10g，地龙10g，胆星5g，珍珠母50g。4剂，水煎，口服（灌服），日1剂。

二诊：服药后，神清，脚能抬起，大便先干后稀，此乃肝克脾，元阳损伤脾胃之征。肝与大肠相通，阳明为多气多血之经，应注重阳明，观察大便。治当以肝肾脾三脏并调为上。治以自拟方。

处方：玄参25g，白薇15g，桑椹子20g，白芍15g，牛膝20g，生黄芪30g，炒水蛭5g，地龙10g，黄精20g，豨莶草25g，熟地20g，砂仁10g。4剂，水煎，口服（灌服），日1剂。

按语：本案证属中风急症，故见面红、脉弦滑、头痛、头晕等，此为风火相煽之征。脑出血必有瘀，故当先以祛邪为主，兼及开窍。之后当注意阳明，注意观察大便十分重要，随证变化而加减治疗。方中羚羊角、玳瑁、地龙、虻虫、炒水蛭平肝潜阳；佐以其他药育阴潜阳、开窍。二诊患者大便先硬后溏为肝克脾所致。故加用健脾药熟地、砂仁等。终获显效。

2. 厥心痛属气滞血瘀者，治以理气化瘀止痛，采用血府逐瘀汤治疗

某患者，男，60岁。1995年10月6日初诊。

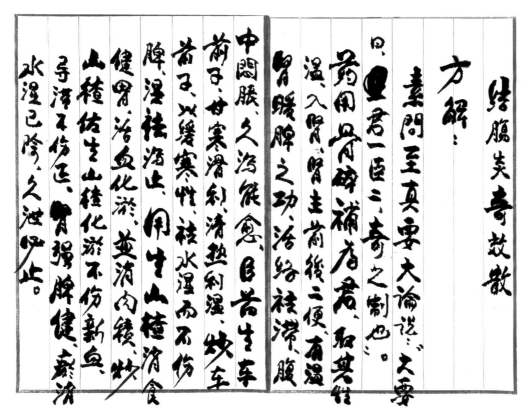

结肠炎奇效散方解

心前区疼痛 2 月余。

初诊： 现症：心前区时痛如刺，伴左肩胛区酸痛，入夜尤甚，服用速效救心丸缓解，纳可，口干不欲饮，二便如常。察：印堂晦滞，舌质隐青，舌苔薄白，脉涩。心电图示：心肌缺血。诊其为：气滞血瘀厥心痛。治法：理气化瘀止痛。方拟血府逐瘀汤。

处方： 赤芍15g，桃仁5g，红花10g，当归15g，生地15g，枳壳15g，川芎15g，桔梗10g，牛膝25g，生黄芪10g，甘草5g。4剂，水煎，口服（灌服），日1剂。

二诊： 服药后，症状基本消失。此乃瘀血渐化之征，效不更方，上方生地易熟地20g，加何首乌15g。4剂，水煎口服，日1剂。

按语： 肝气郁结，气机不达，血行迟滞，瘀阻心脉，不通而痛，沿心经而发。方中赤芍、桃仁、红花、当归活血化瘀；生黄芪、牛膝、川芎补气行血。二诊药后症状基本消失，此乃瘀血渐化之征，生地易熟地，加何首乌，以加强养阴之力，一则防肝亢而气逆，二则扶正固本，故收显效。从本案治疗中可以看到：年老未必皆虚，气滞血瘀亦当重视；瘀血入夜甚，舌隐青，印堂晦滞，脉涩是特点；证准常方亦显效。

四、成才之路

任老15岁因家境贫寒而师从当地名医宋景峰老先生，苦读经学和中医经典古籍，因严师训导，基本功较为扎实，至今仍念而不忘，背功甚良，打下了坚实的中国文化和中医基础。2年后随师侍诊，亲见恩师巧妙运用中医药诊疗技术救治大病难症痼疾，对任老影响甚大，立志师承衣钵，发扬光大。1946年任老参加解放战争，先在扶余县第七兵站工作。因有中医技术专长，后调入扶余十六、十八区卫生所工作，充分运用有限的医药资源救治了战士的生命。新中国成立后，受组织委派，赴吉林省中医进修学校深造，2年后因成绩优秀而留校任教。于1958年又赴北京中医学院承办的全国中医教学研究班学习2年，领悟了中医大师的风范，眼界大开，爱书不离手，刻苦攻读，深得任应秋、董建华等名家的点拨，受益良多，学有所成。返校后，一直工作在科、教、研第一线。60年的从医经历，使他体悟到中医药要创新，求发展，须先承传中医药学术，扎根于临床，升华于科研，服务于病人和培养弟子上。任老清贫淡泊于生活享乐，丰富充实于中医学海，无私奉献于中医事业，无怨无悔这80多年人生路。

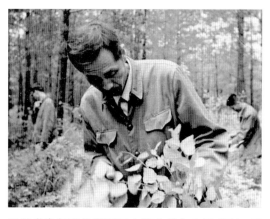

任继学青年时代带领同志们在长白山区考察、采药，为返魂草系列中成药的研究奠定了基础

五、传人培养

任继学教授辛勤耕耘于长春中医药大学这片学术与临床的医学沃土之中，历任内科讲师、副教授、终身教授、硕士及博士研究生导师，并多次被国家确定为继承老中医药专家学术经验指导教师，同时担任北京中医药大学中医脑病研究室顾问、客座教授，广

州中医药大学客座教授兼内科博士生导师，为中医人才的培养作出了突出贡献。现已培养硕士研究生百余名，博士研究生十余名，高徒9名，其弟子中已成为博士生导师者11人。其高徒范国梁教授、南征教授、盖国忠教授、任喜波教授、任喜洁教授、宫晓燕教授、黄燕教授、蔡业峰教授、任喜尧教授等，博士研究生杨利、童延清、张志强、刘艳华等，硕士研究生王中男、赵建军、刘铁军、王泓武、石志超、林亚明、赵玲等海内外传人，这些学术继承人，承担重大课题多个，积极创建名老中医工作室，对传承任老的学术经验做了较多工作。

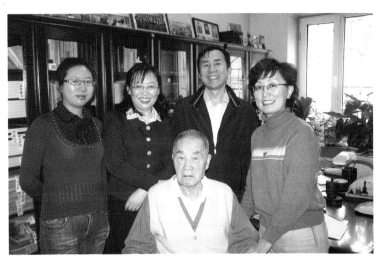

主要学术继承人：任喜洁教授（右一），任继学高徒；盖国忠教授（右二），任继学硕士研究生；宫晓燕教授（右三），任继学高徒，长春中医药大学附属医院副院长；刘艳华（右四），任继学最后一名博士研究生，长春中医药大学附属医院风湿科主治医师

为培养中医药人才，任老5次承担全国名老中医高级讲习班主讲，每年至少3次为全校师生进行专题学术讲座，热心指导中青年医生的临床、科研和教学工作，"桃李无言，下自成蹊"，由其指导的学生很多现已成为中医药学术骨干，他们成长的每一步都能看到任老言传身教、耐心指导的身影。任老常说："我是入党60多年的老党员，这些都是应该做的。"他认为任何有利于中医药发展的事情对自己来说都是责无旁贷的，他把这些奉献都当成了义不容辞的责任。

任老事业心、责任感、奉献精神极强，对中医事业可谓呕心沥血。任老年逾八旬仍每日手不释卷，精心钻研，每年均有新的学术创见发表。亲自指导吉林省教育厅主讲教授及省科技厅杰出青年人才等。他对学生的学习严格要求，生活也关怀备至。回想起来往往感人至深。

任老淡泊名利，多次将科研获奖项目让给中青年人，自己则屈位于顾问。跟随过任老的弟子都深知，即便是身体不适，任老也坚持每周两次门诊，一次查房，年复一年，日复一日。为学生言传身教，作出表率。一言一行，堪为师表。为中医学术的传承作出了不可磨灭的重大贡献。

任老在60年的从医生涯中，体悟到中医药要创新，求发展，必须首先立足于传承中医药学术，扎根于临床，升华于科研，服务于病人和培养弟子。任老60年的医学之路中，清贫淡泊于生活享乐，丰富充实于中医学海，无私奉献于中医事业，默默耕耘，无怨无悔。

六、对中医事业的执着与热爱

任继学教授对于中医学始终怀有一种魂牵梦绕、难以割舍的情愫。任老幼年时两位至亲患病后因请医艰难，误诊误治而亡，家庭的变故使其悟出医乃仁术、活人大德之天职，遂立志于中医学，在15岁时拜当地名医宋景峰先生为师，刻苦钻研中医。也就是在那时，任老就以急患者之难作为自己学医的出发点，逐步积累起深厚的中医理论修养和敏锐的临床决策能力，为开拓中医急症学奠定了坚实的基础。任老常说：为医之道，治病救命。他认为，中医学能够生存和发展，关键靠疗效。确切的疗效是中医向急症挑战的保证。开展中医治疗急症的研究是加强中医内涵建设、增强中医生机和活力、使中医生存和发展的必要措施，是一项业务性较强、向医生要水平、向临床要疗效、向管理要科学、风险和难度较大的开拓性工作，是一场硬仗。为此，任老以振兴中医急症为己任，在国内四处奔走，大声疾呼中医要搞急症，要以疗效为中心，搞好急症。他本人亦呕心沥血地战斗在中医急症工作的第一线。他积极响应原卫生部中医司的号召，作为全国中医急症八大协作组中风急症协作组的主要负责人，先后承担了国家科委"七五"攻关课题"中医药治疗缺血性中风的临床研究"和"八五"攻关课题"中医药治疗出血性中风的临床研究"。经过几年的努力，以良好的临床疗效，降低了死亡率，减少了致残率，提高了患者的生存质量，胜利地完成了课题任务，受到了国家的表彰。其研究成果向医学界和社会证实了中医急症的可行性和优越性，以良好的疗效得到了社会的承认，带动了整个中医急症研究工作的开展。

2003年，"非典"肆虐中国大江南北，吉林省也形势严峻。面对抗击非典中医不能参与主战场的局面，任老忧心忡忡，亲自多次上书吉林省中医药管理局及主管医疗的副省长，请愿中医抗击非典，并身先士卒进入非典病房为患者治病。在定点治疗医院，任继学教授不顾年事已高，亲临一线制定诊疗方案。他那从容镇定的表情、自信的目光，增强了一线医生战胜病魔的信心和决心，并向患者传递着生的气息，使患者看到了生的希望。他开的药方将多名病人从死亡线上拉回来。其中一名病人，肺部90%炎性改变，5次会诊均被宣判为"死刑"，家属绝望了。任老会诊后开了汤药，并从家里无偿拿来珍藏多年的梅花点舌丹、六神丸。家属也抱着死马当做活马医的心态，在常规治疗的基础上加服任老的方药。4天后，胸片显示炎性改变70%消失，许多医生认为这简直是奇迹。其他一些患者也从拒服中药转变为争先恐后地服用中药，极大地提高了"非典"的疗

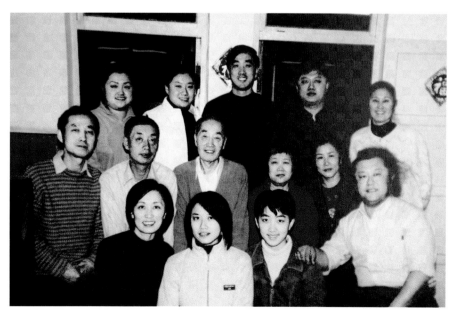

任继学全家福。任继学教授（第二排左三），任玺波教授（任老次子，任继学学术思想研究所负责人，第二排左一），任喜洁教授（任老次女，长春中医药大学附属医院"治未病"中心副主任，第一排左一），任宝巍（任继学孙女，长春中医药大学附属医院医师，第一排左二），任宝琦（任继学长孙，广东省中医院主治医师，第三排左四），其余各位均为任继学的家人，均在医药行业工作

效。这名患者痊愈后，选择了跪拜磕头这种最古老的方式表达谢意。任老在"非典"期间不顾78岁高龄，整理出近10万字资料，供同行参考，亲自担任吉林省中医药防治非典的首席专家，24小时应诊，并亲自去定点医院会诊，制定《吉林省中医药防治非典型肺炎方案》，组织弟子编辑《中国瘟疫大全》，他配制的院内制剂"扶正除疫汤"，服用3万余人。任老在这场严峻的实战中彰显了中医的功夫与实力，证明了中医在治疗急病、大病中的重要作用，并因此获得2004年的"白求恩奖章"。

任老作为一名中医大家，不但在学术上精益求精，更时刻把中医发展的大问题看作自己责无旁贷的事情，系之于心。1990年，中医界八老上书江泽民总书记，建议加强国家中医药管理局的职能，千万不可撤销国家中医药管理局。1998年，八老又上书朱镕基总理，希望扶持中医教育与中医医院，大力发展中药事业。前后上书，都得到了江总书记与朱总理的接纳与重视。2000年及2004年，这些老中医又热忱上书李岚清副总理及温家宝总理，就中医药事业发展的重大问题献计献策，四次上书，任老都是热情的倡导者与参与者，在中医药发展的关键时刻作出了重要贡献。任老担任国家中医药管理局中医药工作专家咨询委员会委员、全国高等中医药专业教材建设专家指导委员会委员，在中医药发展事业的多个方面都是直接的参与者，为中医事业积极献计献策。

对于中医事业的发展，任老认为自己"责无旁贷，义不容辞"，掷地有声的八个字体现了任老对中医事业的忠诚、执着与热爱。任老有如中医学界的一位侠客，总是在中医发展的关键时刻义无反顾地挺身而出，高擎起中医药的大旗。记得任老在登华山的时候，不断向随从的学生强调"自古华山一条路"，这是否昭示着中医事业的发展也是一条崎岖艰难的路，但沿着这条路走下去一定会到达胜利的顶峰？任老常教育自己的学生，学习中医要有恒心，"矢志不渝，从一而终"，一旦立下志向就要坚定不移地走下去，苦读精研、勤于临床是一方面，但更要以中医事业的发展为己任，这也许从另一个侧面彰显了任老对中医事业的执着与热爱。

七、文化修养

任继学教授几乎把所有的精力都放在了对中医理论的研究、对临床病例的思考、对中医事业的关心上，每天除了看看新闻联播、读读报纸外，就是批阅中医典籍、出诊等。他觉得学习中医必须专心，心无旁骛，因此不敢有过多的娱乐，但读书是每天必有的，每天读书也一定要有所心得。任老处方用药或是记下学习心得都用毛笔亲自书写，因此也从中练得了一手好字。任老也收藏了一些诗画作品，但仅限于欣赏，自己实在是无心于此。"非淡泊无以明志，非宁静无以致远"，没有什么娱乐在有些人看来可能是一种孤独，但对于学者来说，这份可贵的孤独对于成就事业是很有必

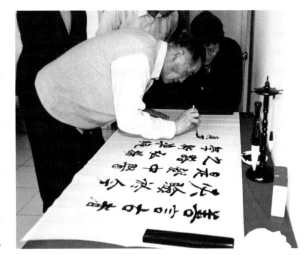

要的。学习、思考对他来说其实已是一种最好的娱乐方式。另外，任老对国学也很有兴趣，有过一些研究。

八、医德医风

任老作为一位拥有60年党龄的老党员，始终以党员的标准严格要求自己，全心全意为人民服务。名医面前病人多，任老诊室外常常挤满了患者。由于慕名而来的患者太多，每次都有许多外地患者挂不上号，为了能让患者及时赶回家，任老规定，凭车票他都当天给予诊治，结果每次细心看完每个患者后，都已经错过了午休时间，回到家听到的是老伴无奈、关爱、责备的声音。有时在家吃饭时，也有接二连三登门求医的人，甚至夜里也常有人敲门求治，每次他都热情接待，从来没有拒绝过病人，患者们常常感动得热泪盈眶。任老说："病人找到了我们，他们的心里就找到了依靠，所以我们再难也要给他们看病。"

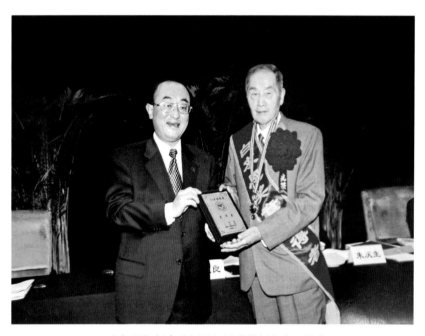
卫生部原部长高强授予任继学教授白求恩奖章

对于那些经济困难的患者，任老经常免费为他们看病。患者带的钱不够时，他还经常为他们垫付医药费。一年夏天，一对延边朝鲜族夫妻领着患肝病的儿子来就诊，可是没有挂上号。老夫妻衣着破旧，父亲黄胶鞋上沾满了泥，背着儿子上楼，满脸汗水。儿子水肿，尤其是腹水明显。任老听说诊室外等着这样的患者，赶紧让他们进来看病。任老不顾肝臭味，详细查体、诊脉、观舌象，开具了"千金鲤鱼汤"等药方。询问中得知老夫妻以种地为生，为了治儿子的病几乎倾家荡产，任老自己拿钱让学生去抓药，并详细记下了地址，说是为以后随访用。他们走时，老父亲伸出长满老茧的双手握着任老的手，激动地只说了句"大夫，谢谢……"就哽咽了，在场的人无不动容。事后，任老让学生多次寄去了医药费，直到病人病情明显好转。他常教导自己的学生"学深终有限，德高价无穷"，"医乃仁术"，他教育学生要先树其品德，而后精于学问，要具有高尚的医德医风，不仅要体现在服务态度上，而且更重要的是要有高度的责任心。在查房过程中，对于农村困难患者，他多次带头捐款捐物，还要求医院为这样的患者减免部分医药费。任老治病的一个特点是突出中医简、便、效、廉的优势。一位患者患带状疱疹，屡治不愈，花了5000多元钱，左侧胸胁、上臂前臂外侧红肿疼痛难忍，静点、口服许多抗生素、镇痛药无效。任老让她用马莲草熏洗外敷，1周后疼痛、并发的感染症状明显减轻，3周后痊愈，只花了挂号钱。任老常说："多数病人不富裕，应尽量用有效便宜的药物。"

任老在《任继学经验集》自序中说："读书不敢有懈怠之暇，临证不敢有粗心之诊。非欲成为名医，只求无愧于患者，无愧于自心而已。"学生有时很晚登门拜访，还看见任老在案前读书、批阅，其情其景往往感人至深。

就是这样一位老共产党员，作为医生，他精于医术、诚于品德，为患者解除痛苦，深受病人的尊敬与爱戴，可谓大医精诚；作为教师，他无限忠诚于党的教育事业，呕心沥血，培育桃李，造就了大批中医药人才；作为学者，他知识渊博，笃实好学，诲人不倦，老骥伏枥，志在千里，为中医药的发展作出了重大贡献。

国医大师 苏荣扎布

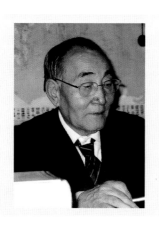

苏荣扎布（1929～ ），男，蒙古族，原内蒙古察哈尔盟商都阿都沁旗（现锡林郭勒盟镶黄旗）人。内蒙古医学院教授、主任医师。从事蒙医内、外、妇、儿等各科临床工作六十余年。全国老中医药专家学术经验继承工作指导老师、自治区名蒙医。

一、生平概述

策·苏荣扎布，1929年12月5日出生于原内蒙古察哈尔盟商都阿都沁旗（现为锡林郭勒盟镶黄旗）牧民策伯格米德·阿拉坦格日勒家中。

苏荣扎布，1943年冬开始拜拉木扎布医生为师学习蒙医。1948年参加了原察哈尔盟商都阿都沁旗蒙医联合医院的初建工作，先后在原察哈尔盟商都镶黄联合旗五苏木、明安太卜寺联合旗蒙医院和该旗旗医院担任医生。1957～1958年，进入内蒙古卫生厅主办的全区蒙医教师进修班学习。在学习期间参加了由古那、白清云大夫翻译的《四部医典》和原察哈尔盟占布拉雄诺等人翻译的《四部医典》等两本油印教材的校对工作。1958～1984年，在内蒙古医学院中蒙医系任教员，为蒙医普通班、本科班、进修班等学生亲自讲授《蒙医诊断学》、《温病学》、《治疗原则与治疗方法》、《妇科病学》、《藏语文》等课程，编写了《蒙医内科学》。1984～1996年，在内蒙古民族医学院、内蒙古蒙医学院从事行政工作，同时参加教学和临床工作。1983～1985年担任内蒙古卫生厅主办的蒙医研究班指导教师工作。

1990年，被中国劳动部、卫生部、国家中医药管理局指定为全国五百名中医药专家之一，并担任指导教师，培养了一名副教授和一名主治医师。曾担任内蒙古蒙医药学会副理事长，中国医学会中医内科分会委员，《中国中医药年鉴》编委成员，中华人民共和国教育委员会优秀教材编审委员会委员，内蒙古高等院校系列职称评定委员会委员、副主任委员，内蒙古卫生系列职称评定特别小组主任，内蒙古卫生系列职称评定委员会委员、副主任委员等社会职务。除此之外，还担任了《中国医学百科全书·蒙医》副总编辑，蒙医高等院校首次统编教材编委会总编辑，《蒙古学百科全书·医学》主编等职务。先后当选为内蒙古自治区第五届、第六届、第七届人民代表大会代表，内蒙古自治区第五届人民政府革命委员会委员，全国第七届人民代表大会代表。2009年4月被人力资源和社会保障部、卫生部、国家中医药管理局评选为首届"国医大师"。

二、学术思想和思辨特点

苏荣扎布从事蒙医内、外、妇、儿等各科临床工作，具有丰富的临床经验、理论积累和独特的诊疗方法。尤其对赫依病、心脏病具有独到的诊治经验。苏荣扎布十分重视以调理赫依和胃火为中心调治各类脏腑疾病。以阴阳为基础的整体观理论为指导，运用注重赫依、平调胃火、通络活血法治疗赫依性心病的方法得到了广泛的临床应用，取得了良好的效果。

（一）阴阳为基础的整体观理论

"阴阳为基础的整体观理论"是策·苏荣扎布教授在继承古代蒙医学理论的基础上，结合临床经验提出的独具特色的理论体系。"阴阳为基础的整体观理论"继承了蒙医"阴阳五行、三根七素学说"的精华，提取其科学内核——相互关系的辩证法思想，赋予它现代系统论的内容，是蒙医阴阳五行、三根七素学说的继承和提高，是蒙医阴阳五行、三根七素学说与脏腑学说的高度结合，这是解释疾病的相关联系，并用以指导临证诊疗的创新性的蒙医学说。

阴阳学说系古代朴素唯物主义哲学范畴。它也是蒙古民族在与疾病长期斗争的过程中逐渐形成的放血、温灸、寒热平调临床实践的理论指导。随着蒙医学的发展，人们逐渐认识到阴阳相搏、对立是人体健康的根本，寒热平调也是如此。寒热失衡是人体内环境平衡失调并导致疾病的基础。寒属阴、热属阳，运用寒热平调理论治疗疾病时，用温灸治疗寒证、放血治疗热证的方法使蒙医学得到了进一步的发展。以蒙医整体观理论为指导，主要用三根与七素（人体两种禀性）之间的相互依存、依赖与被依存、被依赖的关系来分析和研究疾病的发生、发展与演变规律是其特征。

苏荣扎布从蒙医学整体观理论出发解释这一理论，认为"人体和自然界是对立统一的整体，人体本身就是这一庞大系统的缩影，因而，人体也是对立统一的整体"。正常情况下，三根与七素处于相互依存、相互协调，保持相对平衡的状态。生病时，三根与七素间形成相互对立，互为妨害的状态。从一般规律来看，三根是保持人体生理活动、维护健康和延年益寿的引导者，所以成为矛盾的主要方面。七素则在三根的作用下构成人体组织器官的主要成分，并对三根有营养、滋润和调节平衡、维护其正常功能的作用，是矛盾的次要方面，处于被支配的地位。所以说三根为"依靠者"，七素三秽为"被依靠者"。矛盾的双方不能孤立存在，三根偏盛偏衰，致使平衡失调时，必然引起反常变化，导致疾病的发生。此时，它即成为三弊，与七素之间的关系转变成相互妨害与对抗。当七素之生理机能反常时，致使三根失衡，形成相互妨害与对抗的关系。"阴中有阳，阳中有阴，两者相搏，延续生命"，将阴阳为基础的整体观理论推向了更高的层次。

（二）用整体观理论鉴别疾病的诊断方法

三诊包括问诊、望诊、触诊，是蒙医观察和诊断疾病的基本方法，也是辨证的基础，是对疾病诊断的最重要的一环。苏荣扎布教授用望诊、问诊、脉诊来区分疾病的本质，寻找病因，结合对相应症状的分析来诊断疾病。诊病时十分强调运用阴阳五行学说和三根学说，以寒热理论为指导，再与"十要项"相结合作出诊断。

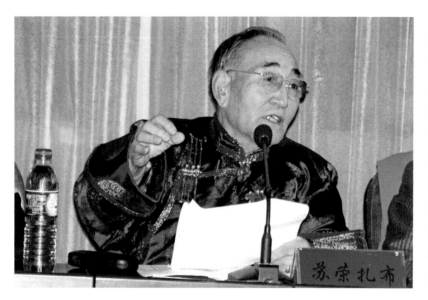

苏荣扎布在诊病过程中，以问诊、望诊、切脉"三诊"相结合为主。切脉的同时，用常规的问诊用语询问主要症状的起因、加重、发作、缓解的变化及益害情况和饮食、睡眠、大小便等的变化，并观察患者精神状态，面容特征，五官形态、活动，躯体活动、体位及舌的变化来了解疾病的病因、病机、病位、病性、病势及发生发展规律。他在与病人接触的第一时间内，对患者病情的发生、发展、演变及预后等都能够作出初步判断。

苏荣扎布认为，"六基症"之一的单纯性赫依病或单一病质的心脏病一般为顺证，易于诊断、治疗，且疗程短，见效快，预后良好，可进行病性对症治疗。病变性质为合并型、聚合型，病变位居心脏和白脉，赫依、血运行及脏器功能受累，且病程长、病理变化复杂的病症则一般是重证、逆证，需要通过"十要诊"来辨证分析，鉴别诊断，而且治疗时间较长，见效缓慢，易复发是其特点。

苏荣扎布在识病过程中常用以问诊为主，切脉和望诊为辅的诊断方法。其中，询问主要症状和睡眠、食欲、大小便变化是重点，同时，以观察患者精神状态、面色特征、五官活动、步态、声音和脉诊来诊断疾病是他的惯用方法。问诊，以依次询问患者：您在什么时候、因何而患病？现有何不适？以哪个部位的不适为主？什么时候、什么情况下病情发作、加重或缓解等为主要内容。在此过程中，以蒙医整体观理论为指导，即以人体三根内在特异性活动的相对平衡为基础的三根与七素相互依存、依赖及被依存、被依赖关系的蒙医生理学理论和以三根内在特异性活动的相对平衡失常为前提的三邪（病变三根）与七素之间相互侵害及被侵害关系的蒙医病理学理论来分析和研究疾病的发生、发展、演变规律及其预后。

苏荣扎布诊断赫依病和心病时，在蒙医整体观理论指导下进行鉴别诊断。即，在诊断疾病的过程中，运用"十要诊"法，对"三诊"所获全部临床资料进行分析、综合、归纳后，对疾病的病因、病机、病位、病性、病势、病程、预后等作出判断。就是说，从病因"六基症"中的某一症；从病性寒证、热证的哪一种；从病质的单一、合并、聚合的哪一个；从病变部位居于五脏六腑等机体器官的哪一处；从病型发病机理的自源性或他源性；从病势来看具备了"十要诊"之几项来推断是顺证还是逆证、病势强或弱等不同情况进行鉴别诊断，为辨因治本、辨证治疗奠定基础。例如，用"十要诊"对"三诊"所收集的病历资料进行分析、综合后，认为该患者因过度疲劳、饮酒过量、长期睡眠不足等外因，体内赫依偏盛宿居于心脏，而因其生理特性引起赫依、血相搏，导致赫依、血运行受阻，心脏功能受累，以致表现为心前区疼痛、胸闷、气短、乏力、多梦、失眠等症状。由此诊断为"赫依血合并型心刺痛"。该病例的病因是赫依偏盛所致，病质为赫依、血合并型，病性为赫依热病范畴，病变部位为心脏，病型为自源性疾病。"十要诊"方面又具备了：①长期劳累、睡眠不足、饮酒过量等饮食起居外因；②发病季节是秋末入冬时期；③表现心前区刺痛、失眠、胸闷、气短等赫依、血相搏、运行受阻为主的症状体征；④疾病主要累及心脏，使心功能受损；⑤患者先天特性为血希拉优势型；⑥年龄为壮年；⑦生活习惯方面，烟酒嗜好，从事文艺工作，生活无规律；⑧起病特点为急性发作等8项。苏荣扎布认为，该患者病势强、病情危重，治疗时间长、疗效不甚明显，故采取49天为一疗程的辨因治本、辨证治疗方案，经过三个疗程（150天）的综合治疗，取得了病情缓解，基本治愈的良好效果。

苏荣扎布反对"脉象可知全病"的错误认识，从整体观理论出发认同把脉诊与其他诊法相结合的观念。诊病时，把望、问、切诊与鉴别疾病的十项要诊结合起来，在整体观理论指导下，了解病因为前提，结合疾病发生的部位和发病元素作出正确诊断。把三诊所收集到的信息材料与鉴别疾病的十要诊进行对比，找出疾病的外象和内因本质，再归纳入六基症，进行综合分析以求避免诊断的偏差，这是诊病之根本。在此基础上，将区别原病的外原和内因纳入寒、热证中进行分析和辨别。根据原病的根源及部位和发病元素分析判断哪项因素偏盛后，拟定疾病名称，并与鉴别疾病的十要诊结合起来完成最终的诊断。把这个诊断方法可简言为"两步一鉴别法"。这就是策·苏荣扎布大师的诊病特点。

（三）辨证施治的治疗原则

在诊疗方法上，策·苏荣扎布强调，要结合临床症状进行辨证施治，要有针对性地分析患者的先天特性、年龄、体质、生活习性及发病季节、病变部位等易于混淆的主观和客观因素。以阴阳为基础的整体观理论和三根七素理论为指导，通过望、问、切三诊全面了解致病因素、病程变化、十项要诊等，再从人体三根内在变化入手分析是否由赫依、希拉、巴达干及机体新陈代谢过程中产生的血、黄水或侵入人体的外界因素"黏虫"所引起，并归于寒热二证，制定诊疗方案（热证寒治、寒证热治）。对赫依、希拉合并和赫依、血合并证，应注意其扩散；对巴达干、希拉合并和巴达干、热邪合并者，应注意其隐伏；对血、黄水合并者，应注意"黏虫"之侵袭；对巴达干、黄水合并者，应注意肾功能衰竭；对血、希拉合并的一切热证，应注意其"越过热顶"；对巴达干、赫依合并的一切寒证，应注意其"寒彻根底"。合并症症状均衡时，用药也要热凉均匀。一部分疾病来势较猛则病情严重，视病情采取先医重病，随治余病的原则。

在诊疗过程中，他总以"鉴别疾病十项要诊"为指导辨证施治。"十项要诊"是：

①病属七素三秽哪一种；②病邪位居于脏腑及内外器官之何部位；③病者体质特性属于何型；④病者之"胃火"属大、小及不平之何一种；⑤病者系幼儿、青壮年或老年；⑥病者之体力、季节相关体力和补养之体力情况；⑦病者生活习惯，如饮食、起居方面习惯于何种生活方式，以大、中、小表示其程度；⑧病者居室系温热、干燥、寒凉、潮湿之何一种；⑨发病于何季节；⑩所患之病，在六基症中以何症为主。

治疗"六基症"时，压制或抵消病症的偏盛面，达到最佳治疗效果。临床上，难以遇到单一病症，合并症和聚合症者较多见。二种病并发者称合并症。合并症时，两种不同的疾病可并发于同一部位也可发生于两个不同的部位，或原发病未愈而发生转变等。一般情况下，把原发病称为主病，后发病为合并症或继发症。合并症症状均衡时，用药要热、凉均匀。一部分疾病来势较猛则病情严重，视病情采取先医重病，随治余病的原则。合并症和继发症虽有多种，但可归纳为三种：其一，两者并存。指两种病位居于一个部位，如原发病为心激荡，继发黄水性心热病，治疗应注意发病部位的特点，在抑赫依的前提下，视病情轻重可采取分上下午轮流治法，即在日夜之末（傍晚、黎明）和日夜之初（初更、早晨）投以驱寒之热性药，在中午和半夜投以清热之凉性药。两种不同病发生于两个部位时，亦可针对病情采取上述原则。其二，转化性合并症有两种类型。如主病未愈而发生转变，主病愈后发生转变。其致病因素颇多，对医疗谬误或过度所造成的病例而言，如果治疗赫依性疾病，只用苦、辛味饮食和药物，不但不能平息赫依，反而转变成希拉或巴达干性疾病，或者同时转变成为两者。治疗这类疾病时，首先分析其原因，采取对症治疗的原则。治疗希拉病，如果过多使用苦、辛味饮食及药物治疗，虽易平息希拉，却容易转化成巴达干性或赫依性疾病，或同时转化为两者。治疗这类病时，首先治疗合并症，主病之余邪随即消失。其三，相搏合并。这是指主病之外表症状热而本质属寒，或主病本质发生改变而外表症状未变，或症状虽变本质却未变。治此类病，首先分析其本质和症状，并观察对饮食和药物的反映，以明确真象，一般采取主攻其本质为主的原则。然而，主病之外表症状改善，但本质尚无变化时，治主病的前提下，视病情施以适当的对症治疗；或按"隐伏热"治之。治疗合并症时，对赫依、希拉合并和赫依、血合并者，应注意其扩散；对巴达干、希拉合并和巴达干、热邪合并者，应注意其隐伏；对血、黄水合并者，应注意"黏虫"侵袭；对巴达干、黄水合并者，应注意肾功能衰竭；对血、希拉合并的一切热证，应注意其"越过热顶"；对巴达干、赫依合并的一切寒证，应注意"寒彻根底"。

治疗强势病症，如同"与仇敌在谷遭遇"一样，将四施（药物、外治、饮食、起居等四项措施）集中起来，迎头痛击，以求迅速将其压制。如，合并巴达干、赫依，病势甚强的寒证，不及时予以有效治疗而延误时，寒邪深伏于内，可危及生命。对此类病症，要在发病之初，慎重加大"四火"之力进行治疗。炽热、无暇成熟热等强势热证，如果延误治疗时机，易致热势猛烈，越过极限，可危及生命。对此类病症，应不失时机，慎重加大"四水"之力予以治疗。

辨证施治时，对病根未除、旧病沉体的原因进行分析，如同"白鹭猎鱼"般，在此基础上，均衡掌握四施之力，以求根治。蒙医学把发病根源归纳为两大类，即"发源于身体和发源于心"。按发病规律把治疗原则分为"综合治疗和专向治疗"二种。综合治疗必须以整体观理论为指导，针对疾病的基本变化、根本原因和外因，确定治疗总则和定位治疗标准。

在临床实践中密切注意疾病的基本变化，针对基本病症的蓄积、发作、平息三个阶段，采取相应的治疗方法。如，在赫依积蓄时期，除喜好油腻食物和药物之外，一般情况下并无其他症状；希拉蓄积时，喜好凉、寒食物和药物之外，无其他症状；巴达干蓄积时，喜好轻、涩食物和药物之外，无其他症状；血蓄积时，喜好寒、凉性食物和药物之外，无其他症状；黄水蓄积时，喜好热、涩食物和药物之外，无其他症状；黏虫蓄积时，性格怪异，反感寒、热。这些就是人体内环境失衡的表现。临床中治疗聚合症，要像"调和权贵之争"一样，采取保护胃火、调理三根的原则，并针对其本质、发病部位及病势强弱等，进行对症治疗。在饮食、起居、气候、季节、环境、生活习惯、年龄、先天特性和发病部位等诸多因素的影响下，导致"六基症"的合并与聚合变化，引发不同的病变，而且其发展过程和变化特征各异。因此，对病因进行详细、具体的分析，采取"三时平调四施之疗法"进行治疗。

蒙医学强调"疾病根本不外乎寒热，须分寒热以诊治"的原则。平调寒热施治是蒙医学的传统治疗方法。策·苏荣扎布教授在用平调寒热法治疗疾病时，究其七素三根的不同、病变过程、发病部位，治热证则首先要压抑希拉和血热，治寒证则首先调理胃火、驱寒，压制偏盛赫依，缓势降之。凡治热证，要紧扣热证"融凝际"进行治疗。同时也要注意治不彻底而转变成陈旧热，表现寒证假象。治疗寒证时，应力求初期治根，不遗余邪。如果已经转化为陈旧性寒证，应保护胃火，后逐治之。同时也要注意治不彻底而转化成陈旧性病变，表现热证假象。

以整体观理论为指导治疗脏腑疾病，是策·苏荣扎布的又一特点。脏属阳、腑属阴，但应注意的是心、主脉病多因赫依、血；肺病多因巴达干、血；肝病多因血、希拉；脾病多因巴达干、血；肾病多因巴达干、黄水。治腑病应考虑以下特点：胃病多因巴达干；胆、小肠病多因希拉；大肠病多因赫依；子宫病多因赫依、血。而且三舍病多为聚合症。

策·苏荣扎布不仅全面继承传统蒙医理论体系，而且有所创新。他非常重视对临床常见且容易混淆的病种的鉴别诊断和治疗有别。如：赫依激荡症、主脉赫依病和心激荡病的症状相似，易于混淆；赫依癫狂与心病症状相似，易于混淆；赫依达日干与肾达日干症状相似，易于混淆；血散性希拉病与肠宝如症状相似，易于混淆；体黄症、眼黄希拉、胆热、胆石痞等症状相似，易于混淆；不消化症与胸巴达干症、火衰巴达干病症状相似，易于混淆；痛风与巴木病症状相似，易于混淆；浮肿、水肿、水臌三病症状相似，易于混淆；肠刺痛与热性腹泻症状相似，易于混淆；白脉病与赫依抽搐、赫依麻木、赫依萨病症状相似，易于混淆；胃肠痧症与不消化呃逆症、肠梗阻症状相似，易于混淆；骨苏日亚与骨痈疽症状相似，易于混淆；因此，对这些病应采取食物、起居、药物、疗术互补法进行治疗。

（四）独具特色的治疗方法

苏荣扎布在全面继承传统蒙医理论体系的基础上认真实践，在诊治心病、赫依病等疾病方面积累了独特的经验。

1. 治疗心病的特点

治疗心病时，苏荣扎布遵循传统治则，并结合现代医学，把心血管疾病分为心悸症、心刺痛、心热、心黄水、心迷、肺源性心脏病等几大类。治心病，在镇赫依的前提下，改善赫依、血运行，增强心功能为主，根据病性及合并症进行辨证施治，主要选用吉如很西木吉勒▲（注：标有"▲"符号的是苏荣扎布的验方）、心宝Ⅱ号▲、心脏Ⅰ号▲、伊和汤、檀香-7▲、珍宝丸▲、沉香-35、六味安消散等自拟验方及传统方。辨因治本治疗，以镇赫依、调和赫依、血相搏，改善赫依、血运行，增强心功能为主，主要用吉如很西木吉勒、心脏Ⅰ号。调和赫依紊乱，促进赫依、血运行，通脉窍，增强心和白脉功能，给予珍宝丸并以沉香-35为引子送服。清赫依热，改善赫依、血运行，补心益气，用心宝Ⅱ号、檀香-7为主。改善赫依、血运行，强心补肾，消心源性浮肿和水肿，用珠如很舒莎-11▲为主，尼木朱尔-15为辅。调和赫依之紊乱，安神清心，用沉香-35、豆蔻-4汤▲分别进行治疗。针对病情对症治疗时，以整体观理论为指导，为调升热能，促进清浊生华，通脉窍，改善赫依、血运行，调和体素为目的，选用寒水石-11▲、六味安消散、贡攀德吉德等。为调和体素、增强体质，选用伊和汤等。由此可见，治疗不同心脏病时都以整体观理论为指导，在辨因治本的前提下，根据病情辨证施治。

2. 治疗赫依病的特点

就赫依病的治疗，苏荣扎布说："赫依是诱发一切疾病的主要原因，也是前导者和收尾者，不但本系紊乱，还要扰乱其他根元的正常功能，诸多病症都由它激化。"赫依病包括赫依激荡、赫依刺痛、赫依謇语、赫依麻木、赫依浮肿、赫依僵直、主脉赫依、赫依晕厥、赫依阿瓦尔达、赫依达尔干、赫依抽搐、赫依性骨关节病等。苏荣扎布治赫依病选用腻、温、平、重性的"四施"，在调和赫依、滋补体素的前提下，视病情进行对症治疗。在这个总原则下选用舒莎-7、匝迪-5、沉香-35、豆蔻-4、阿魏-25、阿敏巴日格其-11等为主；促进赫依之运行，用珍宝丸、沉香-35；疏通赫依、血运行，改善心功能，用吉如很西木吉勒、心脏Ⅰ号、心宝Ⅱ号等为辅助进行治疗。同时，根据不同的发病机理、病势和病位，采取相应的治疗方法。治疗过程中，对三诊所得资料进行"十要诊"分析，治"赫依浮肿、心激荡和赫依偏盛型"者，以调和赫依、调升热能、通脉窍为主，并进行对症治疗；消除病因，通脉窍，用珍宝丸、沉香-35为主；疏通赫依、血运行，改善心功能，用吉如很西木吉勒、心宝Ⅱ号；调升热能，用寒水石-11；消肿，用吉如很舒莎-11、尼木朱尔-15等为辅进行治疗。

3. 方药的合理应用

灵活使用配方是苏荣扎布的临床经验之一。成方只可加，不可减。在对照分析老师传授的传统方剂和文献史料记载验方的基础上，用蒙医整体观理论分析病情，以达到最佳的治疗目的。他以蒙医整体观理论为指导，运用蒙医七素精华分解、吸收和排泄理论，研制出临床效果极好的方药，如：檀香-11、舒莎-7、傲必德司丸、乌日塔勒-9、瑟楚瓦-11、新Ⅱ号、润心散、壮西-11等。

在药学方面，以蒙医整体观理论为指导，运用蒙医七素精华分解、吸收、排泄理论，提出冠状动脉粥样硬化性心脏病的病因是血液精华未能分解，导致心脏血管功能异常、引起心脏病变。在此理论基础之上，配制檀香-11，取得了良好的临床效果。20世纪70年代，内蒙古医学院吴恩教授经过现代药理学实验证明此药在治疗冠状动脉粥样硬化性心脏病方面具有良好效果，并命名为"格根钦"，用于临床。

4. 组方用药

蒙医学认为，随着自然界五行的不断变化，时辰、季节、气候也在周而复始地变化着。这一变化直接影响机体三根，使其一日之内发生集聚、活动（发作）和平息，即赫依在白昼间的11时到2时集聚，3时到6时发作，7时到10时平息；希拉在7时到10时集聚，11时到2时发作，3时到6时平息；巴达干在3时到6时集聚，7时到10时发作，11时到2时平息，以此维持生命活动。病变情况下，三邪也在发生集聚期、发作期和平息期改变。针对其变化规律选用药物，有特殊意义。病症的集聚期，是指在赫依病等基症的各自宿居部位开始发生病理变化的时期，在此时，以预防性用药为主。病症的发作期，是指赫依等基症的病势增强，表现出明显症状的时期，在此时，在病因治疗的前提下辨证施治，并视病症的合并、并发及轻重、主次等不同情况，先治病势强、病情重者为原则。病症的平息期，是指赫依等基症的病势衰减趋于好转的阶段，在此时，以除去病根，饮食起居调适为主进行治疗。

苏荣扎布治疗赫依病、心脏病时，针对病症的集聚期、发作期、平息期"三时辰"规律，投用药物。一般晨服调和赫依、调升热能、促进清浊生华、改善赫依血运行的药物，如吉如很西木吉勒，配用寒水石-11或六味安消散、贡攀德吉德等。中午，给予治疗病症的主要药物，如心宝Ⅱ号、檀香-7、伊和汤等，以镇赫依，调和赫依、血相搏，改善赫依、血运行，增强心功能为主。晚上，为促进赫依、血运行，安神，用沉香-35送服珍宝丸。同时，针对病势强弱不同及患者体质各异，体力强弱不一等情况，调控用量及方药。

5. 疗术治疗

苏荣扎布在治疗赫依病和心脏病的过程中，选用滋补疗法，给予平息剂进行治疗的同时，针对病情、病势和病变特点，适宜配用油剂按摩、灌肠、蒙古灸、热敷、针灸、色布苏疗法等，以改善赫依、血运行。用疗术治疗心脏病时，以平衡其病性为原则；对血希拉热性心脏病，可选用放血和脉泻疗法；对赫依、巴达干寒性则用油剂按摩、蒙古灸、热敷等。

6. 饮食、起居、心理治疗

苏荣扎布认为，饮食、起居、行为疗法具有与药物和疗术相同的作用。治疗赫依病、心病的过程中，口服蒙药的同时，注重饮食、起居调理和心理治疗。针对赫依病的病因、病性、病质、病理变化、病变部位特点，选用镇赫依、调升热能、增强体质的补疗法。然而，治疗心病时，根据其病因、性质、病理变化、病变部位特点，选用调和赫依、调升热能、促进赫依血运行疗法为好。

（1）饮食治疗方面：苏荣扎布认为，食物的味、能、效及其本质功效，既能引发疾病，也能平衡体质、治疗疾病。因此，饮食的味、能、效及其本质功效对治疗病症具有重要的作用。适宜进补，适量进食，应用合理是饮食治疗的关键。在赫依病、心脏病的治疗方面，主要给予甘、酸味，重效，腻、软、温性的食物为主。在治疗过程中，要求患者适量、得当地食用羊牛马瘦肉、鸡肉、鸡蛋、野鸡肉、麦子面粉、炒米、小米、骨头汤、黄油、牛奶、酸奶、马奶及新鲜蔬菜、水果、红糖等功效热、富含营养食品。禁食生冷、辛辣、刺激性及油腻食物。

（2）起居治疗方面：蒙医学将起居因素分为身体行为和心理活动两个方面。两方面因素的过多与缺乏，在发病过程中起着一定的外缘作用。而且在治疗过程中起着促进病情痊愈的重要作用。苏荣扎布认为，在赫依病和心脏病的治疗过程中，令患者做些适当的体力活动，保持乐观的心态和舒畅的心情，具有重要的治疗意义。它能疏通赫依、血，调升热能，调节三根与七素之间的动态平衡，促进五官和脏腑的功能活动，增强体质。治疗赫依病、心脏病时，十分注意身体、语言和心理调适，一般让患者在温暖、清静、舒适的环境中静养，可以进行散步、打太极拳等不同程度的体能锻炼，适当做些家务劳动，读书阅报，赏花，听轻音乐，最好是由贴心人陪伴疗养，以消除疑虑，保持心情舒畅，树立战胜疾病的信念。避免嘈杂声音、心理和语言刺激，以及跳舞、骑马等强体力活动。

7. 疾病善后处理

苏荣扎布在诊治疾病的过程中，始终以蒙医整体观理论为指导处理诊病、识病、断病、治病的每一个环节，而且在痊愈后的善后方面也遵循这个原则，让患者做好饮食、起居、行为、心理等方面的调理。

在蒙医人体生理学中，按照整体观理论，把两种禀性的依存、依赖与被依存、被依赖关系作为主要研究对象，即研究三根、七素动态平衡状态下进行的精微、糟粕的合成、分解的新陈代谢过程。赫依、希拉、巴达干为三根，其内部动态规律是集聚、活动（发作）、平和的矛盾运动。它们的兴盛与衰减运动是在赫依的支配下，以希拉、巴达干的相互对立统一，相互矛盾运动作用为基础的。其中赫依以轻、浮为主要特性，属气质，主要以动力作用促使希拉、巴达干发挥正常生理功能，维持和调节两者的相互动态平衡，起着疏通全身穴窍、脉与经络的作用。由于三根内部存在各自特殊的本质和五源、阴阳属性特点，其内部矛盾是绝对的，统一和平和是相对的、有条件的。三根的这种特殊活动才是维持人体正常生理功能的主导方面。在病变过程中，饮食、起居、身心活动、季节与气候变化以及突发因素等致病外缘起着极其重要的作用，这是疾病的发生、发展以及加重与恢复的关键。

赫依病和心脏病的内因是赫依的盛衰变化，引起这一变化的因素为外缘，包括饮食、起居、气候变化、突发因素四个方面。饮食、起居和行为因素是赫依病和心脏病善后调理中必须重视的问题。就是说，治疗的全过程中必须注重饮食、起居和行为方面的介入，在愈后的日常生活中，也要做好饮食、起居和行为调理，以巩固疗效，防止复发。

赫依病的善后原则与饮食、起居和行为治疗基本相同。一般食用软、腻、温性，富含营养，易消化食物，在安静温暖的环境中静养，参与身体、心理和语言方面的适当活动。如：赫依激荡病患者应进食阿木苏（奶油大米粥）、肉汤、面食、黄油、牛奶、红糖、骨头汤、营养四品和新鲜蔬菜、水果，忌烟酒等刺激性食物。起居行为方面，要情绪乐观，心情舒畅，保持身心及日常生活舒适，参加适当的体育活动。赫依刺痛病的善后饮食、起居注意事项与赫依激荡病基本一致，而且要避免受冷受寒，尤其是汗后受凉。赫依阿瓦尔达病、赫依达尔干病的善后饮食、起居调理中，避免环境潮湿，防止受凉，进食富含营养的食品，适当休息。赫依性謇语、抽搐、麻木、浮肿、僵直和主脉赫依、赫依性晕厥、赫依性关节病的善后调理与赫依激荡病基本一致。

在癫狂的善后治疗中，不论哪一类型，都应多食富含营养的食物，如新鲜牛羊肉汤、牛奶、鸡蛋、新鲜蔬菜和水果等。在身体、语言和心理活动方面，避免刺激，保持生活环境舒适，最好由贴心人陪伴疗养。忌生冷、缺乏营养和刺激性食物。

心脏病的善后注意事项，与饮食起居行为疗法基本相同。如，心热病的善后主要给予清淡、易消化饮食。由此了解到"三种热性心脏病患者，忌食脂肪、油、肉汤等锐、热、腻性饮食和生冷、具有刺激性的食物，忌烟酒。进食大米、大麦面粉、蔬菜、水果、牛奶等轻、软性，易消化，富含营养的食物。起居行为方面，在清静环境中静养，保持心情舒畅、平静、乐观，避免生气、劳累、发怒等不正常的身心活动为好"的含义。在心激荡、心刺痛等心脏病的善后中，也有一些不同的饮食、起居调理方法。

三、典型医案

1. 冠心病心绞痛属胃火和分热能病变致消化不良，心脏赫依血运行受阻所致，蒙医诊断为心激荡、心赫依乎扬性刺痛，治以助胃火、促进清浊生华、调和三根、通血脉及白脉、改善赫依血运行、平和激荡、补心益气为主

哈某，女，蒙古族，66岁，退休。2006年6月2日初诊。

阵发性心脏周围刺痛3年。

初诊：3年前开始出现阵发性心脏周围刺痛或绞痛症状，未作特殊检查。现症：疼痛次数增加，持续时间延长，伴腰腿痛、下腹部酸痛；望触诊：T 36.5℃，P 78次/分，R 20次/分，Bp 130/75mmHg，脉象滑。患者为老年女性，居住于锡林郭勒地区。3年前开始出现心前区阵发性刺痛或绞痛症状，近期加重。老年人属赫依特性者，心系普行赫依和能成希拉之主要位居之处，亦是气血运行动力之源；生活在牧区、寒冷气候环境者，食油腻食物偏多，容易受冷着凉；发病部位为心脏，而且由于胃火和分热能病变致消化不良，气血运行不畅，引起心绞痛。蒙医诊断：1.心激荡；2.心赫依乎扬性刺痛。西医诊断：冠心病心绞痛。治以助胃火、促进清浊生华、调和三根、通血脉及白脉、改善赫依血运行、平和激荡、补心益气为主。

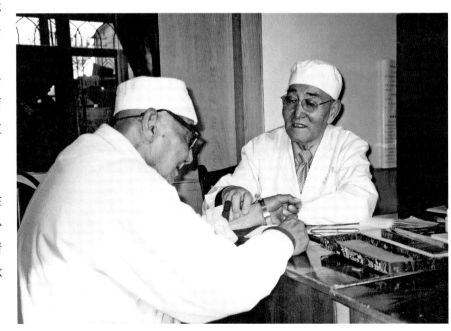

处方：早：吉如很西木吉勒15粒，十一味寒水石丸5粒；午：心宝Ⅱ号13粒，引子：七味檀香汤3g，伊和汤3g；晚：珍宝丸10粒，引子：三十五味沉香散3g、心脏I号3g。

复诊：心前区疼痛减轻，偶有心慌，伴头痛、疲乏无力。把午服药引子更换为伊和汤3g和十味土木香汤3g，其他不变。

三诊：自觉乏力，活动后多汗，左耳鸣，把午药引子十味土木香汤更换为七味檀香汤，停用心脏I号，改为十五味柏瑞匝散和吉如很西木吉勒。

四诊：症状明显缓解，无不适，治疗同前。

按语：心前区阵发性刺痛或绞痛为主，渐加重，发作次数增加，疼痛时间延长为其特征。疼痛与心刺痛相同，然而同时诊断为心激荡和心刺痛，治疗以助胃火、促进清浊生华、调和三根、通赫依血运行和血脉之道、平和激荡、补心益气为则，临床疗效明显。尽管刺痛和绞痛症状突出，根据年龄、居住环境、特性等，同时诊断为心激荡和赫依乎扬性刺痛进行治疗，获得较好疗效。复诊过程中，头痛用治赫依希拉性头痛方十味土木香汤；乏力、活动后多汗、耳鸣，用十五味柏瑞匝散和吉如很西木吉勒，疗效满意。

2. 植物神经功能紊乱，蒙医诊断为心赫依乎扬性刺痛、胃寒性希拉，治以促进心赫依血运行和神经通行、止刺痛、清除寒性希拉、对症治疗为主

斯某，女，21岁。2005年10月21日初诊。

心前区间歇性刺痛、向左肩部放射痛、气短、失眠、易惊醒一年余，加重一周。

初诊：一年多前无明显诱因出现心前区间歇性刺痛、向左肩部放射痛、气短、失眠、易惊醒症状，未进行治疗。近一周症状加重，但无发热、出汗，无咳嗽、咳痰，无关节痛，无特殊病史。望触诊：T 36.7℃，P 62次/分，R 18次/分，Bp 120/75mmHg。面色发白，舌质红、粗糙、舌苔白、薄，脉象弦、迟、不齐，皮肤无黄染，眼睑无浮肿，下肢不肿。ECG：窦性心律，T波改变；24小时ECG：窦性心律不齐。本病特征为心前区间歇性刺痛、向左肩部放射痛、气短、失眠、易惊醒、舌质红、粗糙，依此诊断为心赫依乎扬性刺痛。西医诊断为植物神经功能紊乱。清浊生华不良，恶血增多，阻碍心赫依血运行及神经通道是其发病原因。治以促进心赫依血运行和神经通行、止刺痛、清除寒性希拉、对症治疗为主。

处方：早：吉如很西木吉勒15粒，十味诃子健胃散1.5g；午：心宝Ⅱ号13粒，引子：七味檀香汤3g，伊和汤3g；晚：珍宝丸11粒，引子：三十五味沉香散3g。

饮食起居注意事项：食易消化食物，劳逸结合，避免劳累、生气和急躁。

复诊：心刺痛减轻，但腹胀，故用十一味寒水石丸，以调胃火。

三诊：表现体质虚弱、头痛、偶有心前区痛、夜间多汗，用七味檀香汤、三十五味沉香汤、四味白蔻散，以滋补体素、促进赫依血运行。

四诊：表现体弱、头痛、腰痛、胃痛，选用贡盘德吉德，以助胃火。

按语：患者年轻女性，以心前区间歇性刺痛、向左肩部放射痛、气短、失眠、易惊醒为主要表现，因此诊断为心赫依乎扬性刺痛。本病由清浊生华不良，恶血增多，阻碍心赫依血运行所致。疾病发展过程中出现的腹胀、体质虚弱、头痛、夜间多汗、胃痛、腰痛等症状，与胃火衰弱、体质消耗及赫依偏盛有关，故对症选用十一味寒水石丸、七味檀香汤、四味豆蔻散、贡盘德吉德等，以促进心赫依、血和白脉运行为基点，进行对

症治疗是其特点。

四、成才之路

1. 跟随两位老师学医

苏荣扎布，从1943年冬开始拜拉木扎布医生为师，学习藏文、蒙文和蒙医理论、临床基础知识。学会了包药、炮制、配药等具体事宜。当时老师很忙，经常被请到外面看病，有时也被请到张家口，一去便是一二十天或一个月之久。为不影响他的学习，拉木扎布把他介绍给本寺庙著名的巴瓦医生（名叫贡楚克拉希），拜其为师。

巴瓦老师上课时，不仅用藏文朗诵课文，还用蒙语翻译其内容。老师教书认真，管得严格，要求也很高。除了学习经文，还要做配药、炮制、捣药、包药以及给附近的病人送药等工作。每年夏天的5月和秋天的7～9月间，还要跟着老师上山采集不同季节中生长的草药。后来，在老师的指导下，渐渐学会给乡亲们医治一些常见病，并做一些发放药品，用放血、艾灸和针灸法治病等医疗工作。经过六年的连续学习，基本上掌握了蒙医理论、临床实践及其结合原理的比较系统的知识，初步达到了独立医治某些疾病的水平。经过几年的努力学习，在蒙医理论和临床实践方面打好了基础，他心里特别高兴，尤其是医治好病魔缠身的乡亲们，更加增强了他学好医学的信心。他下定决心，一定要学好本领，一辈子行医，为民解危。

2. 参加商都阿都沁旗蒙医联合医院建立工作

阿都沁旗新政府成立后，旗政府卫生科多次组织分散在各处的乡村蒙医举办短训班。通过短训班的训练，蒙医们学到新的知识，初步掌握防治地方病的基本技能，并相互交流蒙医临床经验和教训。通过学习和接受教育，不断提高集体主义和诚信为人民服务的思想觉悟。

1948年春，全旗蒙医人员在旗政府领导下，自愿捐献个人药材和配好的成品药，并集中起来作为集体财产统一保管，统一使用。这些药品的积累，为创建本旗哈彦海尔瓦庙第一联合蒙医医院打下了基础。后来，商都阿都沁旗、镶黄旗和小明安旗合并成商都镶黄联合旗时，把原三个旗的三家医院合并起来，组建成为新的商都镶黄联合旗蒙医联合医院。1949年5月，苏荣扎布被调到第五苏木担任医生。

3. 在察哈尔盟鼠疫防疫队学习

1950年春，察哈尔盟鼠疫防疫队和内蒙古鼠疫防疫队在察哈尔盟正白旗张老地方（查干宝恩本附近）集中全盟各旗年轻医生和部分青年统一举办历时三个月的培训班，学习测量血压、测体温、用听诊器诊察胸科病等常用西医知识和技术以及鼠疫防治和个人与环境卫生知识。由内蒙古卫生部（现卫生厅）胡尔查毕力格部长亲自用蒙语授课。三个月的学习结束后，被分配到本旗参加鼠疫防治和卫生宣传考查

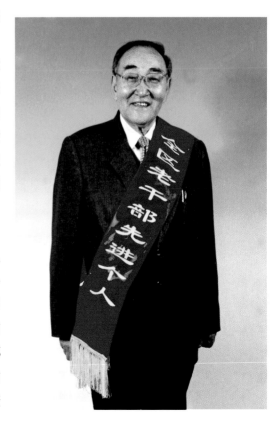

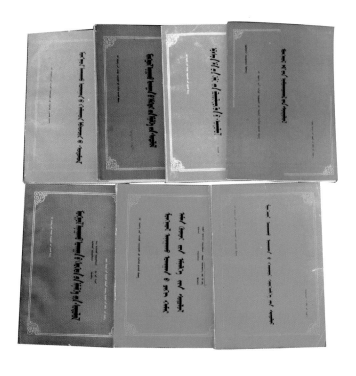

苏荣扎布主编著作

工作。在哈那哈达庙、查干宝恩本、英图郭勒、浩雅尔呼都嘎、布日都庙、巴伦查布、准查布等鼠疫疫情发生地区进行巡回考察和鼠疫防治宣传工作，并亲自带领牧民搞好个人与环境卫生，每天要抽出一定时间参加附近地区的灭鼠工作。

4. 勤于临床，不断总结

自1949年以来，他始终没有离开过临床医疗工作，治疗了各种各样的疾病，其中尤为擅长诊治的是心血管病和以赫依病为主的精神神经系统疾病、消化系统疾病及妇科疾病。他善于不断总结临床经验，以蒙医学整体观理论为指导，依据冠状动脉粥样硬化性心脏病的形成和"精微与糟粕的分解、浸泌"理论，提出精微在血液中的分解代谢受阻而影响心血管系统的理论。实践证明，这一理论指导下组配的新药，在治疗心血管系统疾病方面具有良好的临床效果。他在多年临床研究的基础上，发明了几种临床疗效很好的新药，如：舒莎-7、敖毕德斯丸、色朝瓦-11、心宝II号、吉如很西木吉勒、乌日塔勒-9、壮西-11等。

5. 丰富和完善蒙医学理论体系

苏荣扎布长期从事蒙医临床和教学工作，深入探讨蒙医古今理论与实践，潜心研究其发展规律，不断丰富和完善蒙医学理论体系。在整体观理论指导下，根据分类，辨明病种，作出诊断；在医治病因的前提下，视病情予以对症治疗。在辨病治病的过程中，紧密结合自然与人的关系、五行与三元的关系、三元与七素的关系以及这些因素与阴阳学的关系来解释人体的生理和病理现象。在此基础上，以这些理论为指导，进一步阐明了分类病种、辨证分析、辨证施治的原则和方法。对现代蒙医学理论体系的重要特征——基于阴阳学说的整体观理论进行深入研究后，加以总结，力求标准化，把蒙医学理论体系提升到新的发展阶段。这一来自于古代北方高原游牧民族人民长期与病魔搏斗的过程中积累的极为丰富的治病方法和经验，在20世纪50年代蒙医进入大学课堂后的新的历史时期，与苏荣扎布半个世纪蒙医临床实践紧密结合在一起，丰富了蒙医理论体系和临床内涵。在此期间，他先后撰写《初谈蒙医学整体观理论》、《现代蒙医学理论体系的基本特点》等二十多篇论文，主持或参加编写《蒙医临床学》、《蒙医实用内科学》等十三部专著和教材，亲手撰写的字数达289.6万。

五、传人培养

内蒙古自治区于1956年建立内蒙古医学院，1958年开始招收蒙医专业本科班，苏荣扎布自第一届起担任教师。在50年的教学生涯中，他积极执行党的教育方针和政策，以严谨的科学态度和求是的工作作风认真探索民族医学教育的特色和规律，不断完善教学内容，为蒙医药教育事业发展作出了贡献。他的学生遍及区内外，其中不少弟子成为蒙医药教育、医疗和科研队伍中的骨干力量。内蒙古医学院吉格木德教授和旺其格教授是他的得意门生。

吉格木德教授现任蒙医博士生导师，先后编写《蒙医学简史》、《蒙医学史》、《蒙医学基础理论》、《中国少数民族科技史丛书·医学卷》、《内蒙古医学史略》、《蒙古学百科全书·医学卷》、《蒙医学史与文献研究》等13部专著和教材；国内外学术期刊上发表《蒙医学史研究概况》、《近代蒙古医学史略》、《蒙医学针、灸、刺学史研究》、《蒙医学家——伊希巴拉珠尔》、《蒙医学起源与发展的研究》、《蒙古族医学基础理论发展史》、《论正常赫依、希拉、巴达干》、《蒙医药学史概述——四个发展阶段》、《古印度医古籍经典——医经八支的研究》、*Study of the History of Mongolian Medicine* 等50多篇论文；《蒙医学简史》、《蒙医学史》、《蒙医学基础理论》分别获中国北方十省区优秀科技图书奖，中国西部地区优秀科技图书奖，内蒙古出版局、八省区首届蒙古文图书奖，内蒙古科技情报成果奖，中国民族图书奖，日本国翻译文化奖和内蒙古哲学社会科学优秀奖。

旺其格教授为全国政协十届、十一届委员，现任内蒙古医学院蒙医内科温病教研室主任，附属医院蒙医科主任，硕士生导师；曾任《蒙古学百科全书·医学》副主编和汉译组副组长；主编高校统编教材《蒙医外科学》，任高校统编教材《蒙医内科学》常务副主编；先后参与编写《中国医学百科全书·蒙医》、《蒙医学丛书》、《蒙汉英日俄医学名词术语辞典》等医学著作十余部；主持完成国家"十五"攻关课题"苏荣扎布学

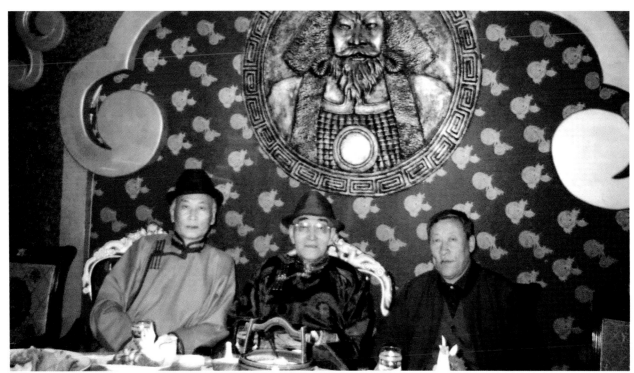

苏荣扎布与他的得意门生吉格木德教授（左）和旺其格教授（右）在一起

术思想及临证经验研究"；发表《三根论之剖析》等学术论文30余篇；获得自治区科技进步奖、医药卫生科技进步奖、国家教委优秀教材二等奖等奖6项。

斯琴巴特尔和包文元（病故）为苏荣扎布的第一批继承人。斯琴巴特尔现任内蒙古自治区中蒙医院蒙医副主任医师。毕力格和宝音仓为苏荣扎布第四批学术经验传承研究生，现分别任内蒙古自治区中蒙医医院主任医师和内蒙古医学院讲师，他们在医疗、教学和科研工作中成绩突出，均为蒙医后备人才。

六、对蒙医事业的执着与热爱

苏荣扎布自20世纪50年代开始，在内蒙古医学院担任基层领导工作。1984～1991年，在内蒙古民族医学院和内蒙古蒙医学院担任党委常委、副院长、院长等行政职务。他认真贯彻执行党的民族政策，为蒙医事业发展作出了突出贡献。

1. 创建蒙医学院，组织编写统编教材

1985～1991年间，苏荣扎布在蒙医历史上首次创建蒙医学院，并组织编写了统编教材共25套，其中各科专题教材22本，由国家和内蒙古自治区级出版社出版发行。

2. 在内蒙古蒙医学院院内为蒙古族著名学者伊西巴拉珠尔树立雕像

1988年，苏荣扎布倡议并领导全区各有关厅局和盟市有关行政单位募集资金，为精通《五经学》的蒙古族著名学者伊西巴拉珠尔，在其逝世200周年之际树立雕像，以纪念他对蒙古族文化的丰功伟绩，特别是传授和发扬他对蒙医学传统理论与实践的推进和新发展的创新精神。这是内蒙古蒙医学界首次极为隆重地树立自己前辈光辉形象的一件大事。

3. 设立"伊西巴拉珠尔科研基金会"

这是在内蒙古自治区首次创建的蒙医学科研基金会。该基金每两年发放一次，主要奖励该学院教学、临床、科研等工作中取得突出成绩的人员。2004年，纪念伊西巴拉珠尔诞生300周年之际，苏荣扎布特意为该基金会捐献了5000元人民币。

4. 倡导设立内蒙古蒙医学院

苏荣扎布倡导并多次上报自治区党委和政府有关领导，最后由国务院同意批准于1988年将内蒙古民族医学院改建为内蒙古蒙医学院。这是蒙医学历史上首次创建的具有民族特色的独立自主的名副其实的蒙医学院。为此，当时中华人民共和国人大常委副委员长乌兰夫同志亲自题词，卫生部部长崔月犁题写校名。

5. 成立蒙医门诊

苏荣扎布退休之后，在呼和浩特市中心成立了"蒙医门诊"，每周拿出三个半天的时间出诊医治病人，继续用蒙医蒙药为患者服务。

七、文化修养

蒙医学是将医学、哲学、历史、心理学、天文地理等知识融为一体的学科。纵观苏荣扎布一生，是不断学习，不断提高，不断完善自己的过程。他并不局限于书本知识，在多年的行医历程中，与很多向他求医的文学艺术家交朋友。节假日闲暇时，苏荣扎布请来一些艺术家、作家、诗人和文艺评论家，喝着醇香的奶茶，倾听悠扬的草原音乐，与他们谈论民族的文化和历史，使这种交往成为一种有趣的学习交流活动。苏荣扎布常说"我是草原的儿子"，无论他的工作多么繁忙，总要回到草原，看望牧民，为他们送医送药，帮助他们减轻疾病痛苦，并从草原母亲那深厚的文化底蕴中汲取营养，在母亲宽广的胸怀中得到心灵的慰藉和思想展翅的空间。每次从草原回来，都有不同的收获，草原文化成就了苏荣扎布，他为草原母亲赢得了荣誉。

　　1998年，苏荣扎布自筹资金36000元，在锡林郭勒盟镶黄旗设立"宏海苏荣扎布教育奖学基金会"，逐年增加资金数量，现已达84000元，计划筹集资金到一定数量后正式启动奖励工作。他在镶黄旗"宏海"草原种树种草35亩，并修建"敖包"供当地牧民祭祀，以寄托他们对家乡的热爱，祝愿草原风调雨顺，生活富裕，事业兴旺。1997年开始，苏荣扎布在镶黄旗距罕克日瓦庙不远处建立综合性博物馆，命名为"宏海苏荣扎布敬德博物馆"，馆内陈列着成吉思汗肖像及其丰功伟绩和近代16名名蒙医的生平业绩介绍。馆藏文学、艺术、历史、文化图书1000多册。另外，陈列着蒙古包及蒙古族生活传统用品、老师的遗物、苏荣扎布本人工作情况及业绩介绍等。

八、医德医风

1. 创立"宏海苏荣扎布教育奖学金"

　　为了支持家乡的教育事业，鼓励青少年成长为有文化、有道德、身体健康的后代，他于1998年出资在镶黄旗创建了"宏海苏荣扎布教育奖学金"，不仅用于奖励优秀学生

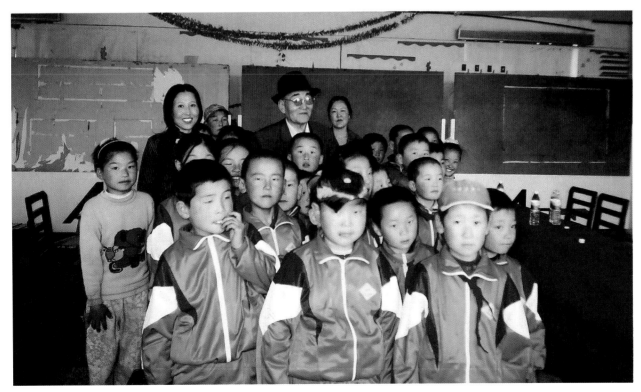

苏荣扎布与小学生们在一起

和有特殊贡献的教职工，而且还能资助特困学生，使他们安心学习，报效国家和民族。1999～2009年，奖励了15名优秀教员和79名优秀学生，在此期间，苏荣扎布还资助了因家长身患重病等原因无法继续上学，近乎失学的12名学生，每年资助每位学生500～800元现金，保障他们能够继续学习。

2. 出资修复文化古迹

在他的两位老师一辈子工作和生活过的旧址——镶黄旗宝音德力格尔山坡上，曾有两座有着270年历史的遗迹——宝尔策吉庙和敖来宝拉格庙，于"文革"期间被毁。2004年，苏荣扎布为了纪念这些草原文化遗迹，拿出资金，在原址各树一座石碑，种树绿化，石碑上篆刻了20世纪40～60年代在庙里诵经修行，给当地牧民治病行善的20名蒙医的姓名。复制两座寺庙20世纪50年代时的标示图，送给当地政府和有关单位保存。

3. 创立"宏海苏荣扎布科研基金"

2007年9月，苏荣扎布荣获内蒙古自治区颁发的"2006年度内蒙古自治区杰出人才奖"，他把奖金20万元捐赠给内蒙古医学院、内蒙古民族大学和内蒙古国际蒙医医院，创立"宏海苏荣扎布科研基金"，以奖励在蒙医医疗、教学和科学研究方面作出突出贡献的人员。

国医大师 李 玉 奇

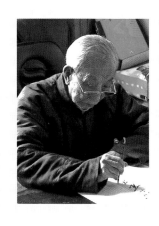

李玉奇（1917~），男，汉族，辽宁银州（今铁岭）人。辽宁中医药大学附属医院主任医师。1939年3月起从事中医临床工作，为首批全国老中医药专家学术经验继承工作指导老师。

一、生平概述

李玉奇，男，汉族，1917年8月出生，辽宁中医药大学附属医院主任医师。1939年3月起从事中医临床工作，为首批全国老中医药专家学术经验继承工作指导老师。2009年4月，被人力资源和社会保障部、卫生部、国家中医药管理局评选为首届"国医大师"。李老从医六十年，专攻脾胃病三十余年，为全国著名脾胃病专家，尤其擅长萎缩性胃炎的中医治疗，曾提出著名的"萎缩性胃炎以痈论治"学说，并在以此观点确立的理法方药指导下获得了令人满意的临床疗效。

二、学术思想和思辨特点

（一）萎缩性胃炎以痈论治

张仲景在所著《金匮要略》一书中首先提出肺痈为病从脉辨证，并创立了方药，为内痈命名和治疗开辟了先河。李老又从张仲景治疗五痨极虚之证不用大补气血之剂，反以大黄䗪虫丸攻坚破积，悟出其旨在化瘀而后生新，得此启示顿开茅塞，故敢于跳出框庭之外另立"萎缩性胃炎以痈论治"学说。此观点的提出是鉴于胃痈与萎缩性胃炎病变机理相同，以痈论治的宗旨意在补气于脾，化腐于胃，调和阴阳，逐瘀生新。即从本治于血，从标治于气。十多年来运用这种学术观点治疗数千例萎缩性胃炎均收到了满意效果，并将此理论用于阻断癌变的研究。

胃痈之为病，乃胃阳之气不得宣发而受遏抑，所谓胃阳遏抑亦可视为胃之表证，即寒气隔阳，所谓胃的里证乃热聚于胃口。故治疗萎缩性胃炎，不以胃痞论治，不以胃脘痛论治，不以"九心痛"论治，是因脾胃俱病而出现的寒热交错诱发为瘤痹。可见虚寒则胀呕，实热则胃脘灼热而不适，瘀血则吐血便血，非调气所能治之于病本。以痹论治的立论，也是李老本人多年来在治疗胃疾中经过系统观察和运用现代科学检测手段总结出来的。其中萎缩性胃炎859例，浅表性胃炎1284例，其成因于寒凉不备、饮食不节、劳役伤肾、抑郁伤脾，久而积郁为瘀，瘀久化腐，败腐为痹，以痹论治，多相吻合。实践证明萎缩性胃炎以痹论治，病理恢复达72.3%，收到了预期的疗效，这为进一步阻断癌变的研究打下了基础。

（二）治胃当先治脾

萎缩性胃炎之病变，中医临床医学泛指中焦胃口病。历代医家多视为胃脘痛。大凡中医治胃，首以理脾，为治本之道。因为脾乃一身之本，统约四脏，为十二经之根本。脾胃二气相为表里，胃为水谷之海主受盛饮食，脾气磨而消之。以运化气机言之，脾主运，故治胃应先理脾。从病机言之，脾虚可以导致胃阳不足，因脾胃不足之源乃阳气不足阴气有余。若胃阳不振，无疑不能为本身行其津液，虚则火邪乘之而灼热。若脾阳不振，不能为胃散精于肺，下输膀胱，致水道不畅，可致肿亦可致痹还可致大小便失常。临床常见暴饮暴食或劳役过度而伤脾。

脾气和胃气不足则虚，虚者补其母。这在治疗法则上涉及是重在补气还是重在调血，涉及治本治标。如是病变，李老视为血之不足而影响到其气亦虚，可着重调血兼以理气。因为脾胃表里俱病，难以化生水谷之精微。经云："中焦受气取汁变化而赤，是谓血。"故着眼于补脾胃亦即根于调理气血。医家每见胃疾先行补脾，调其脾气以和阴阳，原因是阳根于阴，阴根于阳，孤阴不生，独阳不长，求之阴阳互根，脾胃相依之机理，故治胃当先治脾。今治萎缩性胃炎以痹论治，即调其血而理其气。

（三）萎缩性胃炎病因分析

通过临床病例观察发现，肝火素盛和内向型病人中，罹患本病的机会较多。特别是经过统计学处理发现，生活环境和生活规律失去正常状态的人易发生本病。如汽车司机、汽车售票员、野外作业人员、渔业人员、化学接触人员、高炉旁作业工人、演员、纺织工人、教员、航海员及处理文字工作的职员等患本病者屡见不鲜。此外本病的发生还与遗传因素有关，值得进一步研究。尤其不可忽视的是在酷暑季节暴饮暴食，在严寒时令不注意温食，往往是诱发此病的直接原因。从年龄组分析，本病多发生在中年以后，而青少年人群中并不多见。此年龄组的病人即使胃病发作也多是因寒凉刺激或一时性的暴饮暴食，服药或不服药都能逐渐痊愈。应当看到人到中年是脾胃功能由盛变衰的开始，其病源多起于脾肾两经虚衰，肾虚无力涵肝，致肝横侮于脾，脾失健运，累及胃府，生化气机失调，久之由胃脘作痛演变为胃脘痛。此乃脏腑相生相克之理。究其脾肾二经虚衰导致本病成因如何，仅就统计的229例萎缩性胃炎，从年龄组来看，45～75岁之间占66.8%，男性占70%。经统计学处理表明，年龄组显示本病多发生在中年以后到暮年之际，也基本符合天癸盛衰之说。且男性多于女性，由此可以推论肾精耗损与本病有内在的联系。有人作过流行病学调查，情志失调是导致本病的重要原因。因为抑郁、忧思、恐惧、悲伤、兴奋等都能有害于脾，不利于胃，由此而引起食少纳呆或拒食，食而不消，为积为痞，久之腐熟成痈矣！

（四）萎缩性胃炎诊断要点

1. 身形的改变

确诊为萎缩性胃炎的患者，突出表现为体态消瘦，面色灰垢少华，面容憔悴，目睛少神，眼球活动呆滞，两颊凹陷，精神萎靡不振，少气乏力，呈现一派苦楚表情。胃脘部呈收缩状态，脾区按之作痛，按痛处向两胁下和背部放射。萎缩性胃炎由中度到重度之际，体重明显下降，每每在3个月以内体重减轻3～5kg以上。这是本病消耗津液，气血虚亏之特征。值得提出的是体重虽然剧减，并未引起病人的十分关注，疑为过劳或营养不良所致，而忽略了极为重要的病象出现。体重如此剧减不同于一般胃脘痛，多年临床经验证明。胃、十二指肠溃疡、黏膜脱垂等病患，体重往往不减，甚或不仅不减相对还有发胖趋势，而通过1000多例萎缩性胃炎病人的体重测量统计，无一例不消瘦者。这应该说是萎缩性胃炎综合证候中的一个重要发现，为本病的诊断提供了有价值的指征。萎缩性胃炎患者体重之所以明显下降，亦可视为病变向广度、深度发展的必然结果。从众多的病例中得出的结论是：体重每下降一分病情加重一分，呈反比发展。此乃消谷为劳的一种特殊反应，临床应重视这一病象。

2. 观舌识病

舌质的变化可以概括为如下五点：①红绛亮带舌：舌质红绛兼紫，舌体两边颜色稍浅，表面有津液敷布，望之反光，形成周边约0.5cm的亮带圈，老师将此亮带圈命名为"舌周边瘀血带"。此亮带舌为重度萎缩性胃炎的典型舌象，胃腑的其他疾患少有此舌。②猪腰舌：舌质色深紫，无苔，舌面有津液敷布，光滑如镜，状若猪肾切面。舌之根神俱无，常有舌痛或灼热感，此为瘀血明征。此种舌象常见于萎缩性胃炎的进展期，或不典型增生，或癌前病变，应引起足够的重视。③裂纹舌：舌面中间有纵断裂，形成小沟，舌质颜色紫绛，或淡紫色，此为胃深部溃疡的征象。④粟粒红舌：此种舌体，舌尖成椎体状，红赤无苔，表面铺有细砂状粟粒，常为十二指肠球炎或十二指肠溃疡的外候。⑤龟背舌：舌面纵横断裂，形成近方块样突起，状若龟背之纹，其色赤红，有的上敷薄白苔。此舌临床少见，其含义有二：一是中晚期肿瘤性疾病，病势深重之候；二是先天遗传，查无病证，是一种遗传性舌质。

舌苔常见：晚秋老云苔，苔厚色白而腻，状如晚秋老云，深层透以黄褐之色，层次不清，舌体偏瘦，舌尖紫红。此种舌苔乃脾胃气败，阳气欲竭，阴液将涸，为早期胃癌或癌前病变的舌象。斑块剥脱苔：此种舌苔，苔白或微黄，成块剥脱，界限分明，若胃病日久见此舌苔，候病势较重或将欲癌变。

从众多的病例所见可知：舌质愈红愈无苔，病势发展愈快愈险恶，这在判断萎缩性胃炎进展过程中是一个极为关键的指征。舌质失去苔的保护，证明胃气将绝；当病势好转，舌质随之变淡，舌苔渐生，呈现有神有根之象。

3. 以脉测证

脉象学对于临床的指导意义尤为重要，老师反复强调，学好中医要在"脉诊"上狠下工夫，诊脉可以辨别病情进退，判断预后。有些病证临床表现不甚明显，然单从脉象便可断其"生死"。这就是老师"以脉测证"的又一临床绝技。

萎缩性胃炎反映在脉象上，非常微妙，有时从脉辨病，有时舍脉从证。脉来沉细、沉弦多为脾胃病轻症或重症之缓解期，若脉来洪大有力，多为萎缩性胃炎加速进展期，或癌前病变，或早期胃癌之病理反映。通常按脉学理论言之，久病当虚，脉以应之，应当见诸沉伏缓弱，才谓脉证相符，今脉来反躁，此脉证殊异，不能理解为病人元气未伤，脉来有神，药到豁然而愈，乃是机体内存在异乎寻常的病态因子，此乃格阳脉象，其因基于阴不内守，孤阳外越，有如强弓之弩，这是临床经验的结晶。临床见此脉象应引起医者的高度重视，作进一步详查，明确诊断。切脉经验证明，萎缩性胃炎凡脉来洪大或弦数，可见三种病象：萎缩性胃炎重度期并伴重度肠上皮化生改变；早期发现胃癌；体内隐藏着其他肿瘤。

病势左右于脉，而脉又反应于病。重度萎缩性胃炎进展期，所出现的脉来弦实有力而洪大，是强弓之弩的排斥反应，称为李氏排斥脉象。这种排斥脉象从妊娠反应即有所体现，如女子受孕，约在40天后，脉来呈滑象，滑脉如珠，往来流利，珠行而转富有生气，告知机体内有小生命存在，而同时出现的恶阻，又告知想要用自然吐法，将突如其来附寄机体内的生命排斥掉，妊娠恶性呕吐，即是强烈的排斥反应，而这种排斥是生理一过性的，待适应后，这种排斥现象也就消失了，而滑脉反应也不敏感了。再如温热病解表后均认为汗后脉静身凉则安（愈），汗后身热脉躁（洪大）则不安（未愈）。所谓不安，一是汗后伤津，一是病变传里而误汗，这都说明正与邪争反映于脉的道理。萎缩性胃炎从脉象观察，病之好转脉转弱，病之告急脉转强，所谓强则邪胜于正，所谓弱则正胜于邪。弱乃平脉，洪大弦实乃病脉。

在临床随侍阶段，洪大弦实之脉象屡见不鲜，经老师"以脉测证"诊断的病例，胃镜病理检查结果多符合中重度萎缩性胃炎伴中、重度肠上皮化生改变或为早期胃癌。亦有少数病例，在排除胃脘恶变之后，通过脉诊提示，经进一步详查，早期发现其他脏器的肿瘤。临床还可见有些患者单手脉洪大弦实，而另一只手的脉象沉细、沉弦。弦实有力提示恶变，沉细、沉弦为正气未虚之象，此种情形多预示体内肿瘤为良性。

（五）萎缩性胃炎用药策略

1. 变通用药

药有寒热温平，功能有一二三四，功效相近之药，何止一味。不同药物的各种功效又有相同之处，故而欲选出治病祛邪的最佳药物并非易事。如桃仁、莪术，其作用一是活血祛瘀，治疗癥瘕积聚；二是行气止痛治疗气滞脘腹胀痛。然而桃仁、莪术之治疗食积脘腹胀痛之功能，罕为医家选用。但是师翁却惯用桃仁、莪术治疗脘腹胀痛，为治疗萎缩性胃炎的首选之药，取得理想疗效。还有一些药物的最佳功效和主治，方书尚未记载，若想知道这些，则要求医生必须苦心钻研，才能有所发现。因此，深究药性，实为医生组方之关键一环。师翁说："读神农之经重尝百草，祖仲师之论格外生方。"只有这样才能在杏林之中显示出自己的风格。

2. 寒热平调

治病之方，药之寒热乃据病之寒热而选。而同一方中，寒药热药并用，有时令人费解，殊不知寒热之气虽异，共为一方，异气同行，旨在寒热并治，阴阳双调，共奏功效。亦因临证之中，多数病例寒热错杂相兼、唯程度不同而已，或热多寒少，或热少寒多，或寒热相当。故治病之方，寒热并用可收阴阳双调之功，双相调解之力。即或是纯寒纯热之证，若药性一派温热或一派寒凉，也有导致机体不受或矫枉过正之弊。相反寒热并用，或以某药之小寒制方之过热，或以某药之小热制方之大寒，以防寒热偏盛过激，收双相调解之功。此等组方用药之玄妙，非一日之功可得，必须持之以恒，不断学习研究，方可获得组方理论之真谛。

3. 平剂建功

顽疾恶症，邪之气盛，病位浅深，病势险危。一般认为平和无毒之品药力浅薄，难达病所，难胜邪气，故病难愈。殊不知凡病此顽症恶疾之人，正气已虚或虚甚，实不耐大毒性烈之药所伤。即使方中加入参、芪、归、胶、河车之类峻补之品，也只能是理论上的攻补兼施扶正祛邪，达不到扶正兼祛邪的真正目的。若已虚之气，已亏之血再受烈药所伤，机体有何力量斡旋药物驱邪？治疗痼疾大证必缓图其功。投以药性平和无毒之味，缓消邪势，暗扶其正，实为至微至妙之法。老师临床一贯慎用剧毒之品，然而屡收满意疗效。吾辈必当潜心学习之。切勿妄为。大毒性烈力宏之药，必在正盛体强邪实之时，方可斟酌使用。《素问》云："大毒治病，十去其六；常毒治病，十去其七；小毒治病，十去其八；无毒治病，十去其九。"为用药之明鉴。

4. 精研药量

一般医生阅读资料，观看处方，一见药物平平，均为普通常用之药，缺少峻力之品，便以为这张处方无可取之处，随手弃之。哪里知晓所弃方剂中寓有奇妙的配伍法度，精湛的剂量比例。因此学习前辈处方时，必须仔细推敲，才能悟出其中奥妙所在。正如老师常以高良姜配黄连、小茴香配黄连，在不同的病证中两种药物的剂量变化很大，而变化恰到好处，因而疗效卓著。再如老师说败酱草的最低有效量是25g。治疗胃黏膜糜烂出血之证白茅根可用到40g以上。因此，学习处方组合之玄机，不仅在于药物的种类，还要着重学习药物的剂量和配伍。仲景三承气汤，药物组合之妙，剂量变化之绝，是我们选药组方的最好模式。

5. 内痈外治

白及白蔹，同为解毒消肿、敛疮生肌之药。胃炎一症，详析病机，可归痈肿疮疡之类。而白及白蔹二药既可内服又可外用。胃炎患者用之内服，一可发挥解毒消痈之力，二可与胃中病灶直接接触，奏外治敛疮生肌之功。况且白蔹解毒托里，从内向外；白及固表护膜，从外向内，二药同用，内外合治，功效岂能不著。此即两药联合玄机所在。另外，据现代医学研究，胃炎有从肌层向黏膜发病者，有从黏膜向肌层发病者，白蔹善治前者，白及善医后者。因此，不论先发于肌层的胃炎，还是先发于黏膜层的胃炎，二药同用实为至佳之法。

6.善用药对

两药组合成对古方中屡见不鲜，如苍术黄柏名曰"二妙"，清热燥湿，治疗湿热之邪相搏着于下肢的痹证，湿热不攘、筋脉弛缓的痿证以及湿热带下等证。黄柏苦寒清热兼燥湿，苍术健脾燥湿，二药相合湿去热清，故湿热之邪为患诸疾，药后立解。其他诸如乳香没药、桃仁红花，五灵脂生蒲黄，三棱莪术等两味中药配对入方，看似习惯用法，其实内含玄机。古人用对药，或取两药功效相助，或意在两药药性相制，或求方剂滋补而不腻，或旨在减低方药辛燥之性。师翁自创配对药物亦寓此意。

（1）良姜　黄连

治胃寒用良姜，为防其辛热太过损伤真阴，故佐用适量黄连，形成良姜黄连为对。良姜祛寒，黄连坚阴，阴存养胃，寒去阳复，胃病自然得解。老师临证，凡胃寒之治，必用此二药为对入方，屡获良效。

（2）白及　白蔹

白及白蔹为伍，治疗慢性胃炎，配合非常巧妙，独得天工。两药均有解毒消痈、敛疮生肌之功，又具有奇妙的托里护膜之力，疗效颇著。前文已述，此不赘言。

（3）红蔻　白蔻

红蔻白蔻联手成对入方，治疗胃腑疾患，功效相资，药力相助，共奏温胃散寒行滞消胀之效。二药均善治胃中酸盛，对吞酸反胃有良好效果。既有乌贼骨煅瓦楞的抗酸之力，又无乌贼骨煅瓦楞之助热伤阴之弊。并且乌贼骨煅瓦楞功效狭窄，以治酸为主。红蔻白蔻二药兼具温中行气之力，尤善于治疗脾胃虚寒，气滞中焦，脘胀腹满之证。组方用药同选红蔻白蔻疗效大增。白蔻长于暖胃行滞消痞，降浊除湿；红蔻温中散寒，与白蔻合用共奏暖胃之功。特别是红蔻内服，能驱肠胃之风，故而二药合用消滞除胀之力互资，祛寒除湿之力相助，故而方药疗效甚佳。

（4）丹参　豆豉

李老在治胃腑疾病中，又常把丹参豆豉组成对药，合并入方。其中之奥妙，非一言能尽。胃病种种见证迥异，但是，腐化水谷饮食之力减退，为胃腑疾病共有之病机。豆豉为大豆发酵之品，配凉血活血之丹参，则腐化水谷饮食之作用胜于麦芽数倍，借助丹参凉血活血，则化瘀止痛之力，尤胜于焦三仙。两药相合治疗胃疾，实是一对妙联。

（5）黄连　马齿苋

黄连清热燥湿、泻火解毒，善治痈肿疮疡。马齿苋解毒凉血，亦为疮疡肿毒常用之药。胃炎乃疮疡之类。胆汁反流性胃炎为胃炎中症状较重者。病家常感胃脘灼热而痛，疼痛较剧难以忍受。舌赤少苔多属热证。黄连马齿苋两药均为寒性，清热力强解毒效佳，二药联合同入方中，既清胃中热郁，又解胃疮之毒，故药后病家症状多迅速缓解。胃疮亦自然渐渐向愈。现代医学研究证实，胆汁为碱性液体，马齿苋为酸性之药，酸碱中和大减胆汁伤胃之力。老师常说一钱马齿苋等于五钱乌梅。由此可见，黄连马齿苋两药配合，为治疗胆汁反流性胃炎的要药。

（6）百合　蚕砂

李老治疗胃腑之病，常以百合蚕砂相伍，同入方中。凡病人自诉胃脘似痛非痛，似胀非胀，似饥非饥莫名所苦时，选药组方必有百合蚕砂。复习本草及各家方书方知老师之意。乃借百合清心除烦安神之力，助蚕砂和胃化浊之功，在方中其他药物的协力下，共解患者胃脘似痛非痛、似胀非胀，似饥非饥等苦。仲景《金匮要略》治"百合病"以百合为主药，立百合地黄汤为主方。上述莫名所苦之疾，为湿浊阻遏中焦，困于脾胃，脾升胃降之功失职，中焦气滞，复因湿浊化热，上扰心神而致，百合加蚕砂除湿化浊清心除烦，恰对病机，病证焉能不解。

7. 萎缩性胃炎食忌

中医对病人的治疗很讲究忌口，一方面是避免干扰药效，另一方面是保护病变部位少受刺激。它是一门很值得重视的学问，至今还很少有人去研究它。通常所指的生、冷、油、腻四忌，并不能放之四海而皆准，是很抽象的、极不全面的。因为每一种病随着病情不断的演变，都有不同的食忌。对此，师翁在多年治疗萎缩性胃炎过程中针对病人的饮食而反映出来的症状，哪怕是极微小的，偶见的，也都注意留心察看以期找出其规律性，最终总结出一套比较完整的食谱食忌。在药物治疗的同时，配合合理的饮食，更收到了非常好的疗效。现将饮食宜忌列举如下：

推荐主食（包括小食品）：①以米饭为主（大米、小米、玉米），如习惯吃面食，可吃干烙饼、面条、面包以及其他不加碱的面食品。②不宜吃黏米类食品（油炸糕、粽子、汤圆）。③不宜食酸菜馅饺子。

推荐菜单：木耳（木耳汤应经常食用）、土豆、西红柿、白菜（油菜）、藕笋、萝卜、冬瓜、黄瓜、嫩丝瓜、菜花、石花菜、洋葱、芹菜、胡荽、粉条、绿豆芽、芋头、菜笋、豆豉等。

不宜常吃菜类：菠菜、芸豆、海菜、渍菜（酸菜）、韭菜等。

禁食菜类：青椒、辣椒面、大蒜、黄豆芽、豆腐（但腐乳除外，因为已发酵过）。

可食肉蛋类：猪肉、羊肉、牛肉、鱼肉、鸭肉及各种蛋类。

不宜食肉类：驴肉、马肉、香肠、火腿、狗肉、鸡肉、蛇肉、腊肉、猪头肉。

推荐水果：橘子、山楂、白梨。

少食果类：香蕉（便秘食之、便溏禁食）、苹果、杏子。

佐料肴歌：米醋当先少食盐，姜丝必备胡椒全，料酒味素适可止，糖放过量脾不安。

烹调歌：菜宜清淡汤宜鲜，清炖红烧端在烂，油腻过甚损脾胃，凉菜虽美要少贪。

口嚼小食品：陈皮梅、盐槟榔、香橄榄、榧子、桂圆。

代茶饮小偏方：陈皮一片，焦山楂五片，炒糊米一捻，乌梅三个，沏水代茶饮。以助消化。

三、典型医案

1. 胃脘痛属胃脘虚寒证者，治以疏肝解郁、温胃健脾

韩某，女，50岁。2005年10月12日初诊。

胃脘胀痛1年，加重半月余。

初诊：患者胃脘胀痛，空腹尤甚，伴泛酸，嗳气，无恶心、呕吐，时汗出，乏力，口苦易饥，喜热饮，小便正常，大便质稀，日3～4次，便中无黏液脓血；舌质淡，薄白

苔，脉沉细。医大一院做胃镜示：浅表萎缩性胃炎；病理示：慢性重度胃炎，表浅糜烂，上皮轻度异型增生。平素喜食油炸、辛辣、腌制食品，三餐不规律，自觉工作压力大，易生气。诊为胃脘痛（浅表萎缩性胃炎）：胃脘虚寒证。该患者平素饮食不节，脾胃素虚，加之情志郁怒伤肝，肝气不舒，克脾伤胃，致脾阳不足，胃脘虚寒，故乏力，胃虚而胀痛；肝胃不和，胃气上逆，故见泛酸、嗳气；少阳枢机不利，则见时而汗出、口苦；肝之疏泄太过，耗气而易饥，损伤脾胃之气，故多食而自救；脾胃虚寒，气血郁滞，遇寒则凝，得温则行，故喜热饮；肝气乘脾，脾失运化，则大便稀溏。舌脉均为胃脘虚寒之征象。治以疏肝解郁，温胃健脾。救胃导滞汤加减治疗。

处方：香附15g，苏子15g，小茴香5g，白豆蔻15g，厚朴15g，桃仁15g，砂仁20g，乌贼骨20g，沉香5g，山药20g，莲肉20g，吴茱萸5g，黄连10g。6剂，水煎服，1日2剂。嘱其调情志，忌寒凉伤胃。

复诊：自诉药后胃胀痛明显好转，略感乏力，大便日1次，成形；舌薄质淡绛，苔薄白，脉弦细。经疏肝理气，温胃健脾治疗，气机得以条达，通则不痛，诸症已减，脾气恢复还需以时日，故略感乏力。患者由脉来沉细，转为脉弦细，暗示郁证已解，邪毒即出，已有化热趋势，故不可过于温补以助邪，用药当以除邪安正为法。吴茱萸，辛、苦、温，有小毒，症减当除之，加槐花20g以清热凉血，散郁解毒。

患者服药1个月，偶有胃胀痛，无泛酸、嗳气，食欲正常，体力恢复，大便正常；舌淡红，苔薄白，脉沉细。

按语：患者素有饮食不节，食伤脾胃，脾胃阳虚而致寒，气血涩滞而成郁，故温中行气可化之郁结。然患者平时易怒善激，肝气疏泄失常，又易于郁滞化热。故当先暖脾温胃，散其寒邪，行其郁滞，以通利气机而除胀，待脾胃之气渐充，正常行使运化之能，务当除邪，莫闭门留寇，一味温补，助邪而错失驱邪良机。胃脘虚寒证多病势表浅，然患者胃镜示已出现上皮轻度异型增生，故可推断既有虚寒为因，又有毒邪郁遏日久相兼为患，所以虚寒已解，必当以清除郁热为要务，尽早阻断病势的发展及蔓延。方中黄连厚肠止利，配以吴茱萸、小茴香既可温中散寒行气，又可佐其寒凉之药性，黄连与吴茱萸药量比为2:1，本意出于左金丸，但本方用于肝气犯胃、热为寒遏之证，此为师翁对于左金丸新的领悟。

2. 胃脘痛属胃脘瘀血者，治以清热健脾，活血消痈之法

胡某，女，74岁。2005年3月18日初诊。

胃脘痛反复发作50年，加重1个月。

初诊：患者胃脘灼痛，无明显规律，伴胃部及两胁部堵胀感，肩背放射痛，时恶心，嗳气频作，无呕吐、泛酸及烧心，时有虚汗出，口干不欲饮，口苦，食少纳呆，夜眠差，大便质稀，日1次；舌体薄，质红绛，舌中有裂纹，苔白舌根黄，脉弦数；剑突下有压痛。胃镜示：食管炎、出血糜烂性胃炎。病理示：胃贲门黏膜慢性炎症，局部糜烂伴黏膜鳞状上皮中、重度非典型增生。自诉平素喜食咸菜及素食，易生气。诊为胃脘痛，胃脘瘀血证。证属情志不调，气郁伤肝，肝木失于疏泄，横逆而犯胃，故见胃及两胁堵胀感，克犯脾土，脾失健运，则大便稀溏；肝气郁结，日久化热，邪热壅遏，故胃脘灼痛，痛势急迫；肝胆互为表里，肝胆经布于两胁，散于肩背，肝热夹胆火上乘，

故见口干口苦，肩背放射痛；热壅肉腐，瘀血内停，故渴而不欲饮；气机不利，肝胃气逆，则见恶心、嗳气频作；热邪耗伤胃气，故见食少纳呆；热迫津液外泄，则自汗出；热扰神明，症见夜寐不佳；舌脉亦为肝郁热结之征。治以清热健脾，活血消痈。方拟去腐消痈汤加减。

处方： 苦参10g，槐花20g，白蔹20g，三七5g，败酱草20g，茯苓20g，薏苡仁15g，黄连10g，芦根20g，白茅根20g，神曲10g，麦芽10g。6剂，水煎服，日2剂。嘱其调情志，忌油腻（详见忌口单）。

复诊： 胃脘部仍有堵胀感，右胁肋疼痛，口苦，但均较前改善，大便偏干；舌薄质绛，中有裂纹，苔微黄，脉弦略数。患者以郁怒伤肝为诱因，肝失条达，胆汁疏泄不利，故引发胁肋胃脘胀满疼痛，痛势急迫，前方以清热健脾，活血消痈之法急则治标，现再以疏肝利胆解郁之法，调理肝气，使郁结得以疏散排泄。患者郁热之征渐消，但仍需乘胜追击，清热消痈，再配以疏肝利胆、润肠通便之药使郁热从大肠而解。方拟胁痛汤加减。

处方： 黄连15g，姜黄15g，郁金15g，川楝子15g，白及20g，白蔹15g，沉香5g，半枝莲10g，莱菔子15g，苏子15g，麦芽15g，水红花子15g，火麻仁15g，白花蛇舌草15g。6剂，水煎服，日2剂。嘱其调情志，节饮食。

患者服药半年余。2005年11月23日来诊，前症明显改善，胃脘部时隐痛，偶恶心，大便正常，余无明显不适。2005年7月29日于我院查胃镜示：1.出血-糜烂性胃炎2.胃黏膜脱垂，病理示：浅表性胃炎。

按语： 此案因饮食偏嗜，再加之郁怒伤肝而得，情志反复刺激，病情迁延，病程日久，就诊时胃部出血糜烂较重，尤其病理所示已为癌前病变。湿热瘀血阻滞为本，胃脘胁肋疼痛为标，故急需清热除邪以固护胃气，待病势和缓再予疏导解郁化滞。方中黄连、苦参清热燥湿解毒，专清肠胃湿热，槐花清热凉血止血，三者相伍共为君药；芦根清热生津除烦，白茅根清热凉血止血，与黄连、苦参、槐花相须为用，加强清热之力，二药性味甘寒，又防苦寒碍胃；败酱草清热解毒破瘀排脓，三七止血散瘀，消肿定痛，白蔹清热解毒，生肌散结，三药一破瘀，一散瘀，一生肌，取其去腐生新之意，共为臣药；茯苓、薏苡仁健脾利湿，神曲、麦芽消食化滞，益脾气助胃气，扶正固本以避免寒凉药味太过更伤中气。

四、成才之路

李玉奇教授，1917年出生于辽宁银州（今之铁岭）。他天资聪颖，机敏过人，饱读诗书，过目而不忘，十余岁便通读四书五经，并于乡试

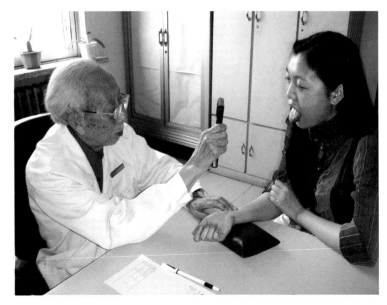

大考独占鳌头。他爱好绘画艺术,并亲受两位书法大家指导,欲想走此途径而通幽。然而又受其外公影响,看到当时许多百姓身染沉疴痼疾,备受疾病煎熬,济世活人之术确实崇高。为解苍黎之苦,他不择仕途,发奋学医济世,毅然拜在当地名医明星垣先生门下,同时加入铁岭医士讲习会,孜孜七载寒窗,刻苦攻专医术。他求知若渴,先后又从师于丁乙青、姜弼臣两位先贤,博采众家之长,撷取临床秘验。28岁终于学业有成,悬壶济世,走向从医之路。他勤奋好学,彻夜秉烛长读,从经书中找真知,从实践中得领悟,未到而立之年,救治恶疾即已显露锋芒,在铁岭地区名声大振,被人们颂以"小李神医"之称号。不仅如此,他还注重个人修为,涉猎诸多领域,酷爱古典文学,石印书画,京剧戏曲、弹奏古筝,无一不通。他先拜前清秀才赵炳如先生学习古典文学,又拜当地著名书法大家陈秉初先生挥毫习墨,这一切都为其从医后精研医经奥旨,开拓辨证思路奠定了深厚的文化底蕴。

1. 医事传记

李老以济世活人为宗旨,恪守医德,解病人之疾苦,不计得失,对生活贫困者,有的不收一文钱,免费为其诊病。由于其德技双高,口碑上佳,大众力推其担任辽源市中西医师研究会会长,主理中医发展工作。此后又担任辽源市立医院医务主任、副院长,辽东省中医进修学校讲师、主任等职,使其获得展示才能之机。由于成绩卓著,20世纪50年代初被选送北京学习,归来后留省卫生厅工作。在厅长支持下,首先开办中医进修学校,从提高中医理论水平入手,开办徒弟学习班,为培养中医后备人才,塑造新一代精英作出了贡献。为引导中医走向现代化,他还创办了西医学习中医班,促进两种不同学术理论的交流与合作。参与策划了辽宁省中医院和辽宁中医学院的建立,此时,中医工作正是方兴未艾之际。"文革"期间,他受到残酷迫害而被流放,20世纪70年代初奉召"还朝",孰料以非正式宣布职位派往辽宁中医学院工作,鉴于困难重重而辞职,到省委机关门诊部当了五年保健医生。后经省领导决定,委任其为省肿瘤医院第一副院长,正当李老想要在此大展拳脚之时,又接到紧急调令,任命为辽宁中医学院副院长兼附属医院院长,其使命是重振辽宁中医的雄风,将中医事业继承发扬开来。怀着对中医事业的执着与热爱,他毅然挑起重担,面对往昔名驰遐迩的辽宁中医,今日却是"古道西风瘦马",人才流失,杏林橘井满目疮痍。"昔人已乘黄鹤去,此地空余黄鹤楼",不禁令人百感交集。他首先明确办院方向与方针;指出中西医结合的正确道路,立即拜接被遣返回家的老中医还朝,网罗人才,建立健全规章制度,抢救老中医专家学术经验,配以高徒继承,积累资金,构进先进设备,励精图治,整军经武,苦战四载,中医院终于得到中兴。

2. 读书心要

李老以接受儒家教育为始,自幼便熟读四书五经,现在提起其中的某一篇章仍能倒背如流,儒家的仁、义、礼、智、信思想在师翁头脑中打下了深深的烙印,故在其祖父影响下立下"行医济世"的鸿鹄之志,并终生恪守着"医乃仁术"的信条,在从医之路上孜孜探求着真理。在萌生了学医的念头之后,跟随启蒙恩师明星垣老师一边临床一边开始了《内经》及《伤寒论》的学习,可以说这种读书靠的是一种领悟,没有课堂的讲解,老师的解答也只是只言片语,更多的学习是在临床实践中发现问题,然后再在书中找答案，对于书中难以理解之处，再从实践中得领悟。悟性在学习中是至关重要的环节。

初读《内经》只是浏览，基本了解书中所渗透出的唯物辩证的整体观；再读，是在有了接触病人的经历之后，对于五脏为病的相互影响、相生相克有了更深入的体会，对于六淫致病，气血津液的输布运行增加了由感性向理性认识的转化；三读《内经》，是从老师的遣方用药中追溯理论源头，终于在《内经》条文中找到了未解的答案。师翁尤其推崇仲景先师的《伤寒杂病论》，称其不愧为方书之祖。其独创的六经辨证理论以六经总领十二经脉及其所属脏腑以及阴阳、气血、津液、精神的生理功能，将人体分为六大功能体系，对于认识疾病的发展、演变及循经辨治具有重要的临床意义。其书中许多方剂被世人尊称为经方，流传上千年经久不衰。师翁认为《伤寒论》所载方剂不仅仅像世人所认识的那样只能治疗伤寒类疾病。广义伤寒，即为一切外感热病的总称，如阳明病变证——湿热发黄证、阳明热入血室证、阳明蓄血证等均可看作温热病之证型。如湿热疫毒夹杂为患，身上多湿多黄者以茵陈蒿汤和连翘赤小豆汤加减可获立竿见影之效；阳明蓄血证以抵当汤治之，瘀血除则正气自复。师翁援引了张仲景的黄芪建中汤、调胃承气汤、旋覆代赭汤、桂枝汤、黄连汤之方意，临证变化加减，自组成方，形成了独特的以痈论治之方剂。并在此基础上继承了仲景《伤寒论》的基本治则思想：治病求本，祛邪扶正，调和阴阳，正反论治，重视扶阳气，保胃气，存津液。这些思想均在李老临证遣方用药中有所体现。

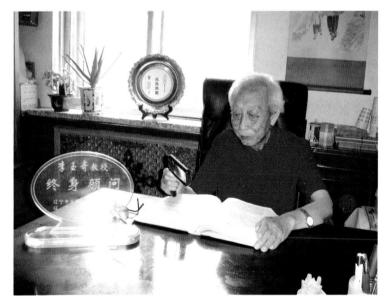

李老十分钟爱金元四大家的论著，认为他们四位不仅具有独特的理论建树，突出的学术成就，而且更有卓越的医学贡献和深远的历史影响。刘完素的"六气皆从火化"，"五志过极皆为热病"理论为其火热论的立法根本，并深刻地阐释了五运六气学说，将其与五脏功能及机体发病密切联系起来，形成了完整的病机学说。张从正继承了刘完素的寒凉学说，批评了世人论病先固元气的说法，尖锐地指出治病应重在祛邪，邪去则正安，不可畏攻而养病，并在此基础上阐发出独立见解，提出了著名的"汗、吐、下"三法。李东垣乃易水学派继承人，他在临证实践中认识到脾胃功能在维持人体生命中的重要性，遂提出了"有胃气则生，无胃气则死"的著名论断。在治疗中他重视补脾升阳，被世人尊为补土派。创立了内伤病辨证论治体系，为后世医家治疗内科杂病指明了方向。尤其他所提出的"阴火"学说具有十分独到的见解，并针对性地制定了补中升阳散火的用药法度，即甘温除大热，相应地发明了补中益气汤、升阳散火汤等一系列方剂，为后世医家治疗内伤发热提供了范例。朱丹溪为刘完素三代弟子，他在继承先师思想的基础上独自创新领悟，有所发挥，提出了著名的"阳常有余，阴常不足"学术观点，创立了滋阴学派。

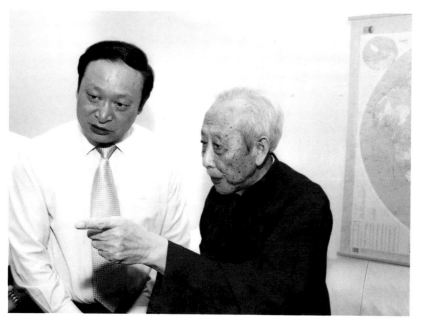

卫生部副部长王国强（左）与李玉奇教授合影

师翁对金元四大家大加褒扬，他们不仅具有革新医学的思想，而且他们所创立的每一种学说都经得起时间与临床的检验，虽处方用药，寒热温凉各有所偏，攻补之间各有侧重，但均不失辨证论治的基本原则、祛邪扶正的根本大法。而各自别具一格的治病方法，则为我们今天临证诊病开辟了无限法门。

李老的读书体会就是边读书边临床，要在悟字上下工夫，没有领悟，没有个人的思想创新，就等于抄书、背书、读死书，中医学就不会有发展。

3. 传承经验

中医是一门实践医学，由于他自身的特殊性决定了它的学习与传承过程宜通过师带徒的方式才能更好地发挥出优势与特点。自古以来中医学的发展就是由师傅心传口授，一脉相承，历经了上千年的沿革仍在高科技的现代社会里发挥着重要作用，这足以说明了其顽强的生命力及对于人类健康所具有的现实意义。

李老先后拜明星垣、丁乙青、姜弼臣三位先贤为师。对于一个求学的徒子来说，年青的李玉奇吃苦耐劳，刻苦勤奋，不仅要跟随师父出诊、抓药，还要在生活上照顾老师的起居，几乎不离其左右。明星垣老师把这一切看在眼里，被他的真诚和勤奋所打动，不吝将自己的宝贵经验倾囊传授。明星垣老师属于伤寒学派，对伤寒论的研究十分深入，善于运用经方治疗内科杂病，李老在老师的影响下开始了对《伤寒论》的研究。通过反复临床及阅读《伤寒论》，将桂枝汤、甘麦大枣汤、小柴胡汤、三承气汤、平胃散、四君子汤等加以发挥，辨证加减，发明了一些在临床中行之有效的方剂。

丁乙青老师专于《黄帝内经》的研究，尤其对《素问·生气通天论》、《素问·阴阳应象大论》、《素问·阴阳别论》等篇章研究比较深入。许多经典条文熟记于心，脱口成章。在跟随老师学习的过程中，李老也从《内经》中得到启迪。《素问·生气通天论》云："营气不从，逆于肉理，乃生痈肿。"此正是饮食不节，情志失调所致气血失和，久郁生痈之理论根据，奠定了师翁对于萎缩性胃炎以痈论治理论临床研究的基础。

李老是伤寒学派的忠实拥护者，但不排斥百家，为了获取更多的临床秘验，吸收更多名家的思想精粹，他又复拜在姜弼臣老先生门下。姜老先生也属伤寒派医家，善用经方治疗各类疾病，老先生对于内、外、妇、儿无所不精，在临床辨证上也使李老进一步开拓了思路，增加了更广泛的临证经验。李老在学习期间阅读了大量书籍，其中包括《温病条辨》、《温热经纬》、《医宗金鉴》及《金元四家名著》。

李老常教导我们，学习的过程要不断认知，不断领悟，勤于思考才能发现问题，进而找到解决新问题的思路和方法，才能最终领悟到山重水复疑无路，柳暗花明又一村的境界。平时多阅读，广泛涉猎一些著名医家的书籍以获得启发，只有打下坚实的基础才能在稳固的根基上树立起高楼大厦。

师翁不止一次指出，中医的传承走这种随侍的道路是比较可取的，这种面对面的教与学并参与到临证诊治中的方式，既有直观的感性认识，又有真实可靠的病例来论证理论的正谬，对于教学相长十分有益。

中医的成才之路历时漫长，又是一份十分艰苦的工作。师翁劝诚我们，要想正医，首先正身，只有具有良好医德的人才能领悟医学的真谛，"多阅读，多思考，勇于立说，敢于挑战权威，丰富中医理论"，这才是中医得以不断延续、发展、并充满生机和活力的关键所在，才是中医人走上成才之路的至真秘诀。

五、传人培养

迄今为止，李玉奇教授已经培养了40余位弟子。其中，国家老中医药专家学术经验继承工作指导教师2人，省级名中医4人，国家中医药管理局优秀中医临床人才9人，辽宁跨世纪优秀学术骨干12人，硕士研究生5人，形成了由老、中、青三代构成的薪火相传的学术梯队。

其中，比较突出的人才有：

周学文，博士生导师，2003年被评为国家第三批老中医药专家学术经验继承指导教师；2004年被授予辽宁省名中医称号。现兼任国家食品药品监督管理局药审委员、中华中医药学会内科学会副主任委员、中华中医药学会内科学会脾胃病专业委员会副主任委员等职，享受国务院政府特殊津贴待遇。

郭恩绵，博士生导师，2004年被授予辽宁省名中医称号；2008年被选为国家第四批老中医药专家学术经验继承指导教师。

李永明，美国伊利诺斯州立大学硕士；获美国香槟伊利诺斯大学分子免疫学博士学位；美国中医药专业学会会长。

王垂杰，博士生导师，2004年被授予辽宁省名中医称号。现任中华中医药学会脾胃病分会副主任委员兼秘书长。中华中医药学会内科分会常委，中华医学会辽宁省消化病专业委员会副主任委员，科技部国际科技合作计划评审专家，国家自然科学基金委员会项目评审专家等职。

姜树民，全国首批优秀中医临床人才；2007年被授予辽宁省名中医称号；2007年被评为全国优秀中医临床人才研修项目优秀学员。

苟亚博，台湾国际交流医科大学校长、教授、英国皇家爵士；获瑞典医学院颁发的"对人类杰出贡献勋章"。

还有对跨世纪人才（1996～2001年）和中医优才（2004～2007年）的培养：李老作为辽宁中医学院跨世纪人才指导老师和国家中医药管理局首批优秀中医临床人才研修项目指导老师，为学校培养了一批优秀的学术骨干，而今，这些人已经成为各学科的学术带头人。

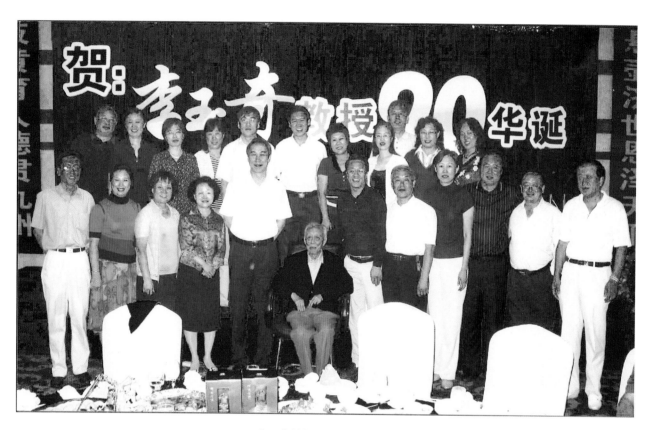

李玉奇教授与优才弟子合影

六、对中医事业的执着与热爱

他热爱中医事业，不仅表现在他精研医术，治病救人的高超医术上，更是体现在他呕心于中医事业的发展，不辞辛苦为中医事业奔忙的行动上。早在20世纪50年代初，他亲手创办了省中医进修学校和省中医院，相继又在有条件的市县成立了中医院。他日夜操劳，积极组织实施，走遍了辽宁大地，访贤选能，遴选了72名中医药人才汇集沈阳，组成了强大的医疗阵容，奠定了辽宁省中医院的雏形。从此，中医事业逐渐走上正轨，中医人有了主宰自己命运的权利。为加快中医人才培养，在省政府省卫生厅指示下，李玉奇先生领衔受命，他以卓越的胆识和才干，不辞辛劳，于1958年组建了辽宁中医学院。他还亲自组织编写教材，拟定教学大纲，统一教学方法，使教育工作有组织有计划地顺利进行。多年来，该校培养的众多中医人才遍及省内外。目前，省内各中医院的学术骨干都是辽宁中医学院培养的人才，而各类中医院的发展建设，已成为辽宁省卫生系统的主要组成部分。李老十分重视中医事业的人才培养，他高瞻远瞩，几经努力，把中医评审机构与西医分开，实现了完全的独立自主，为中医人才的发展铺设了超级"高速公路"。

他多次建议抢救名老中医经验。1955年1月省卫生厅召开了全省中医代表会议，制定相关措施，后由李玉奇教授组织整理辽宁省各地老中医经验，编辑出版了《中医验方》。1979年和1981年，在李玉奇教授提议和亲自主持下举行了辽宁省中医院拜师大会，为名老中医配备徒弟，解决了名老中医经验的传承问题。

李玉奇教授时时刻刻关注中医事业的发展，在衡阳会议中，他提出："中医院必须恪守中医本色，发扬传统中医特色，中医院还必须坚定不移地走现代化道路，把自己武装起来，以适应时代要求。"

七、文化修养

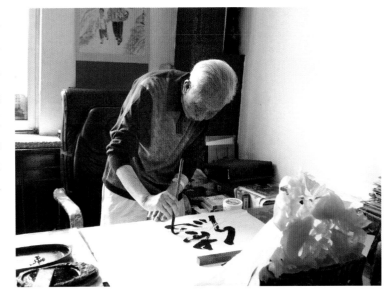

李老不仅医术精湛，且酷爱古典文学、石印书法，他曾拜银州著名书法家陈秉初为师习字学文。因其天赋甚高，悟性极大，很快则典通孔孟，书晓春秋，毛笔书法形似行云流水，流畅至极，字迹苍劲，入木三分。他擅长水墨丹青，并喜好诗词，每逢医院有重大喜事时，李老都会献诗两首，以抒发其对医院对中医事业的热爱之情。

八、医德医风

李老以济世活人为宗旨，恪守医德，解病人之疾苦，不计得失，对生活贫困者，有的不收一文钱，免费为其义诊。

李老在任职及行医期间，两袖清风，一尘不染，清贫守志，别无所图。我们有幸跟随李老左右，记录老人家毕生之所学，听其教诲，受益匪浅。耳濡目染李老行医及做人的一言一行，不禁深深被其感动。即便是现在，90多岁高龄的他，仍工作在医疗第一线，只为帮助被病痛折磨的病人解除痛苦，满足来自四面八方的病人求医的渴望。李老素患肺疾，每因天气寒冷而易感，去年入冬刚一个月，李老就因重感冒入院2次。病床上

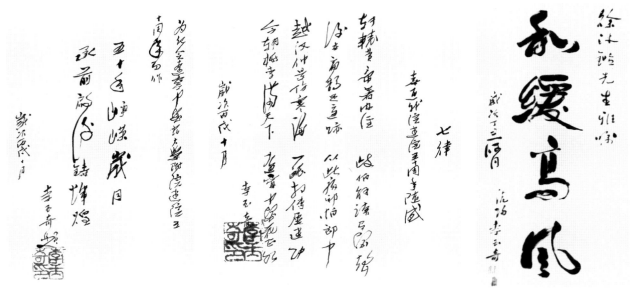

李玉奇教授书法作品

老人家还时刻惦念着那些可能中途断药的老患者，因自己生病不能及时为患者诊病而深深自责。然而，即使是在李老住院期间，专程找李老看病的患者仍是络绎不绝，大家都用一种焦急的心态盼望李老能够早日康复。为防止与患者接触产生交叉感染，家人坚决不同意他继续出诊，但老人家一想到患者也正饱受着疾病的煎熬便寝食难安，出院后，在身体尚未完全恢复的情况下李老采用义诊的形式回报患者对他的关心和信任。他让我们这些学生将复诊患者的症状详细记录下来，然后再交由他亲自为患者进行药味的调整。他时常教育我们，作为一名医生，首先要注重医德，其次要钻研医术。没有医德，医术便缺乏植根的土壤；没有医术，就根本不懂得生命的真正价值。只有具备良好医德的人才能真正领悟中医的博大精深，体会济世活人的深层含义，才能真正把医术发挥至极致，达到天人合一的境界。

国医大师 李 济 仁

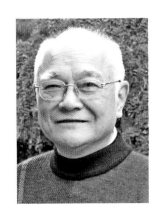

李济仁（1931～），男，汉族，安徽省歙县人。皖南医学院弋矶山医院教授、主任医师。为我国新安医学流派的主要传承人、新安医学研究的奠基人、新安名医"张一帖"第十四代传人（安徽省非物质文化遗产传承人）。全国首批名老中医学术经验继承人指导老师，国务院政府特殊津贴获得者，皖南医学院四大名师之一。现任安徽省中医药学会名誉副理事长、省新安医学会名誉会长、中国中医药学会风湿病学会委员（五老之一）。

一、生平概述

李济仁先生幼时初习儒业，后因民众为病患所苦，遂立志于以医道济人济世。1943～1948年，他弃儒从医，师从新安名医张根桂、汪润身等系统学习、诵记中医经典著作，并临证随诊。出师后在歙县小川自主开办联合诊所，任所长；后兼并其他乡属诊所，成立歙县街口区大联合诊所，仍任所长。先生于1955年、1958年两度被选派到安徽中医进修学校（安徽中医学院前身）师资班学习。1958年2月调入歙县人民医院工作。1959年，先生参与筹建安徽中医学院，任学院内经教研组组长，大基础教研室主任。后又筹建安徽中医学院附属医院，兼任秘书职务。1965年，任安徽省青年联合委员会第三届委员会常务委员，获"安徽省社会主义建设先进教师"荣誉称号。1965年10月～1966年5月，代表安徽省赴北京中医学院（现北京中医药大学）参编《中医基础理论》等首批卫生部规划教材。1970年前后，安徽中医学院撤并，先生转入安徽医学院（现安徽医科大学）工作，任内科医疗组组长。1972年底，调至皖南医学院及附属弋矶山医院工作，任学院学术与学位委员会委员、中医教研室主任、附院中医科主任等职。1978年晋升副教授，并开始招收硕士研究生；1985年晋升教授、主任医师。

李济仁先生在《内经》研究、风湿病学研究方面成绩卓著，他是"新安医学"研究的奠基人。历任安徽省中医药学会副理事长、省医史学会副会长、省高校和卫生厅职称评审委员会委员兼中医评审组组长、省中医药高等学徒教学指导组组长、省中医医疗事故技术鉴定委员会副主任、芜湖市中医药学会名誉理事长等职。先生的业绩曾被载入

1991年英国剑桥国际传记中心、美国ABI编撰的多版《世界名人录》。被收入1996年《中国人物年鉴》、《中国当代名人录》、《中国当代人物荟萃》、《中国当代医学专家集萃》、《中国当代中医人物荟萃（第一辑）》、《当代名老中医风采》等辞书。1995年7月的全国继承老中医药专家学术经验出师大会召开期间，先生作为首批全国500名老中医的10位代表之一，在人民大会堂受到了中央领导的亲切接见。2009年4月，被人力资源和社会保障部、卫生部、国家中医药管理局评为"国医大师"。

二、学术思想与思辨特点

李济仁先生研医临证逾六十载，兼事临床、科研、教学，取得丰硕成果，独著、主编出版专著14部，发表学术论文112篇，主持省重点科研项目等多项课题，获省科学技术奖3项，高校与卫生厅科学技术奖等5项科技奖励。其主要学术思想和思辨特点，略举如下：

（一）创"痹痿统一论"说，杂病急症分立新法

李济仁先生在临床实践中，注重融汇新安医学学术思想以及《内经》理论与诊治方法，从临床实践中加以体悟，以建新说、立新法、研新方。例如，在辨治痹证、痿证的过程中，认识到体虚是患痹证、痿证的共有因素，风寒湿热等淫气客袭，由于不达致不荣是痹证、痿证的类同病机，痹久成痿是痹痿病变发展规律，且痹证、痿证在治则与治法上存在以"通"法去其邪、"补"法扶其正、辅以外治等共性，因而先生临床既强调鉴别痹痿二证，又强调辨治痹痿同病，进而提出"痹痿统一论"，制定辨治顽痹四法，即顽痹从虚、从瘀、从痰辨治，痹痿同病则重调肝肾，兼以健脾和胃、养血舒筋。上述治则治法经临床实践，不仅在痹证的治疗上取效显著，对于"良医不能措其术，百药无所施其功"的顽疾，如进行性肌营养不良症、多发性硬化症等，也治愈多例。先生在痹痿疾患的研究上，相继主编出版《痹证通论》、《痿病通论》等专著，其治验在《中医杂志》及其英文版、日本《汉方临床》等学术刊物上发表。

先生诊内科杂病，主张辨证与辨病相结合，辨证应灵活机变，同时又需探求其相对固定之理法。对慢性顽疾，先生重新安汪机"固本培元"之说，以"培补肾本"为证治要义。如以益肾养精，清热祛湿杀虫为主辨治尿浊（乳糜尿）证；以培补肾本，健脾固涩之法辨治慢性肾炎蛋白尿。并通过实践，摸索形成了内科杂病的系列治法。如寒热并用、气血并举、从络辨治痹证；"和、降、温、清、养、消"六法辨治胃肠疾病；注重健脾宣渗治疗湿温伤寒证。

先生诊急性病患，承"张一帖"之医术特点，以认证准确为基础和前提，用药猛、择药专、剂量重，取重剂以刈病根。医治外感病、急症往往一剂奏效。治疗虚寒证，喜用大剂附子以壮阳，后则调治气血津液，标本兼顾，以求根治；治疗急症提倡针药并施，针灸以应其急，汤药以治其本。医治肝病、胃病、风湿、癫狂、妇科等疑难病症，擅长用金石药、虫类药，并常辅以新安道地新鲜草药，收效显著。辨证遣方，详察剂型、时间及多方伍用之效。为丰富辨证论治，先生从长期的临床实践中提出诸多辨证遣

方之规则，以裨临床，疗效益彰。

（二）选择方药剂型，重视作用特点

方药剂型古今多种，运用之妙，存乎一心。施药之际，须详察剂型、药性之特点，体会其所发挥作用之各异。临证视具体病情，或汤、或散、或膏、或丸，灵活选用，而非唯"汤"是从。如先生治疗胃部疾患时，对炎症、溃疡等，喜用散剂。因这些病变病灶均在胃内壁，散剂在胃内停留时间较长，且可直接黏附于病灶，渐渍而散解，发挥局部性保护与治疗作用，犹如体表部位痈肿疮疖、溃烂破损等局部外敷散剂，可提高治疗效果。用方多以乌贝及甘散和黄芪建中汤改散交替使用，空腹服，药后2小时内以不饮不食为善。临床证明，疗效甚佳。

（三）强调服药时间，注重动静宜忌

《内经》曰："阳气者，一日而主外，平旦人气生，日中而阳气隆，日西而阳气已虚，气门乃闭。"又曰："夫百病者，多以旦慧昼安，夕加夜甚。"因而，人体脏腑气血阴阳之生理活动与病理变化均处于动态之中，服用方药亦应结合人体之动态、药物作用之特点，选择最宜时间，以充分发挥其功效。如治疗肝脏病变，先生常嘱患者睡前服药，或药后即卧，宜静忌动。此本于"人卧血归于肝"之论。药物有效成分吸入血中，流入于肝，肝血流量愈多，药物在肝内有效浓度相应增高，疗效也就愈显。

（四）推崇数方并用，主张定时分服

数方并用，定时分服之法为清代新安医家程杏轩所创。此法针对复杂病情，综多方合伍之效。运用得当，则既可避免药物配伍之间的相杀、相恶、相反、相畏作用，又可异其剂型，各取服用机宜，获取良效。先生承其法，认为既有寒痰渍肺、气道受阻之实证，又有下元不足、肾不纳气之虚证的老年性慢性支气管哮喘，可吞服金匮肾气丸，同时煎服射干麻黄汤治疗，每每获效甚捷，此实系数方并用异其剂型服用之收获。其中采用金匮肾气丸以补肾纳气，用于改善老年人常见之肾虚病变，其位在下焦，治宜缓图。同时，肾虚之体，又易外感风寒，而有寒痰渍肺，气道受阻之证，证情较急，病位在上焦，治宜急取，故与射干麻黄汤并用，标本同治，临床表明较之单法独进，疗效高且疗程短。此外，先生每以早服健脾丸，晚服桂附八味丸，诊治脾肾两亏之人；以早晚分服麻子仁丸，上、下午分服补中益气汤治愈老年性虚秘患者甚众。此又乃数方并用，补泻兼施，各按相宜时间服用而取得的效果。总之，灵活多变，不泥于古，力求其验，或用丸散，或按膏汤，加减取舍，各随所宜，此其大法也。

（五）研制系列方药，精心化裁

先生临证之处方，注重熔经方、时方、新安医方于一炉，精心化裁。数十年来，积累了一些有效方剂，略举如下：

清痹通络饮（清络饮）：功擅清热除湿，通络开痹，用于治疗痹证，尤其是顽痹湿热证（类风湿性关节炎活动期、发作期）。该方以性味苦寒、清热燥湿、祛风解毒之苦参为君，与《圣济总录》中治疗肌痹之"苦参丸"属意相近。以黄柏、青风藤为臣，黄柏性味苦寒而清热燥湿、泻火解毒。青风藤，性味苦、平，功擅祛风除湿，舒筋活血，通络止痛。同时，青风藤味辛，该方性味合参，在药味配伍上又兼具了"辛以通络"的特点。该方可随证加减，临床多获良效。后续实验研究显示，该方具有抗炎、抑制络脉血管新生、改善软骨破坏等显效，研究成果发表于*American Journal of Chinese Medicine*、*Chromatographia*等刊物，获美国与中国发明专利，并被剑桥大学Fan TP教授等在题为"Trends in Pharmacological Sciences"的论文中列为抗风湿病血管新生的代表方剂。

归芎参芪麦味方：用以治疗多种类型的冠心病（胸痹），方中当归专擅补血，又能行血，养血中实寓活血之力，与川芎配伍，益增活血祛瘀，养血和血之功，故推为主药。党参、黄芪益气补中，实为治本求源之施，辅主药以共同扶正。丹参长于治瘀治血，麦冬养阴益肾，润肺清心，于冠心病确有佳效。又取五味子以益气生津，以改善血液循环，诸药合伍，可期佳效。

苦参消浊汤系列方：用以治疗乳糜尿。乳糜尿的病机特点在于脾肾不足为本，湿热下注为标，因此自拟基本方"苦参消浊汤"以应之。该方以苦参为主，因苦参既能益肾养精，又能清热祛湿杀虫，标本双顾，可谓治乳糜尿之要药。同时取六味地黄丸中3味补药以求固本；以萆薢分清饮温肾化气，去浊分清。该方对一般乳糜尿症均适用，临床上还必须结合辨证予以加减。如见尿混如膏，甚则如涕，溺时涩痛，此为膏淋，当加赤苓、石韦利水通淋；如小溲色红，状如膏糊，淋涩不畅，此为赤浊，当加白茅根、炒蒲黄、琥珀末（分吞），清热止血，活血去瘀；如见小溲混浊，色白如米泔，此为白浊，当重用萆薢，另加煅龙牡以分清固涩，以达填阴固精之目的。

健脾培元消蛋方：用以治疗慢性肾炎蛋白尿。根据蛋白尿的特点分析其病因病机，中医认为脾气散精，灌注一身，脾虚则不能运化水谷精微，上输于肺而布运全身，水谷精微更与湿浊混杂，从小便而泻；肾主藏精，肾气不固，气化蒸腾作用因而减弱，致精气下泄，出于小便而为蛋白尿，见于中医"水肿"、"腰痛"、"虚劳"等疾患。取此二端，可见脾肾不足是产生慢性肾炎蛋白尿的关键。先生拟健脾培元消蛋方以治之。方中重用黄芪、党参、白术健脾益气为主药治其本；辅以川断，金樱子，诃子肉，覆盆子，乌梅炭补肾壮腰，收敛固涩，以防蛋白的大量流失；川草薢，石韦利湿清热，分清泌浊；白茅根，旱莲草凉血止血治其标。综合全方，共奏健脾补肾，收敛固涩之功。临床应用时再结合具体病情，化裁治之。先生应用此方为主辨证加减，治疗百余例慢性肾炎尿蛋白增多者，屡获良效。

（六）传承弘扬新安学验，临床科研创新发展

先生毕生致力于新安医学之传承，是我国新安医学研究的开拓者和奠基人。先生在安徽省重点科研项目等的支持下，陆续开展了新安医学名医的考证，新安医家学术思想、诊疗经验的整理发掘，新安医学名著的整理、汇编、加按等工作，重点挖掘了新安

医家治疗急危难重症的经验，以利于今日中医临床疗效的提高。研究成果"新安医家治疗急危难病症经验的研究"获2002年安徽省科学技术奖三等奖、"新安名医考证研究"获1997年安徽省自然科学三等奖。先生主编的《新安名医考》、《杏轩医案并按》、《新安医籍丛刊》、《大医精要——新安医学研究》等有关著述还获得1991年首届全国中医医史、文献图书及医学工具书铜奖、1994年第九届华东六省一市优秀科技图书一等奖等，其中多部著作被台湾蓝灯文化事业股份出版公司在台湾省再版，发行到海内外。1990年9月北京亚运会期间，先生7本著作参展中国中医药文化博览会，《新安名医考》作为安徽展厅的唯一礼品馈赠给中外专家、领导。先生除在新安医学研究方面获重大成果外，还在中医时间医学和中医治疗肿瘤方面取得了很大成绩。如"中医时间医学系统理论与应用研究"，获1994年安徽省科技进步三等奖；"名老中医治疗肿瘤的经验和理论研究"，获1997年安徽省科技成果奖。《中国中医药报》以"新安医学传承人李济仁"、"李济仁——张一帖家族：千古不绝血脉情"和"从名医世家到博士团队"等为题，高度赞扬先生对新安医学传承弘扬所作的巨大贡献。

李济仁先生的临证心得，汇总于《济仁医录》、《中国百年百名中医临床家——李济仁、张舜华》等著述中，反映了先生"医术高超，尤精内科，疑难重患，随证化裁，效如桴鼓"（董建华院士评价）。《济仁医录》更被评为"独创新解，学术并茂，发前人之奥妙，作医津之宝筏"（董建华院士评价）。先生的学术思想、经验特色先后被《名医名方录》、《中医奇证新编》、《中医人物荟萃》、《中华名医特技集成》、《名医特色经验精华》、《中医疑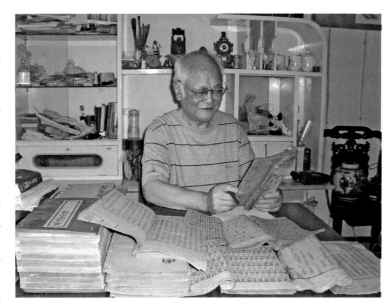难病例分析》、《当代妙方》、《中国当代名中医秘验方临证备要》、《中国中医专家临床用药经验和特色》、《现代中医学术思想、验方、医案集锦》、《中国当代名医妙方精华》、《现代名中医颈肩腰腿痛治疗绝技》、《现代名中医内科绝技》、《长江医话》、《当代中国科技成就大典》等著述收载。

三、典型医案

1. 痿病（进行性肌营养不良）

季某，男，17岁，中学生。1978年7月3日入院，同年8月4日出院。

双下肢进行性痿软无力40天，不能步履1个月。

初诊：患者于1978年5月底出现鼻塞流涕，伴下肢酸痛。三四天后鼻塞流涕自然消失，两下肢疼痛加重，遂用草药外敷，十余天后疼痛好转，但四肢渐觉麻木乏力。1个多月后，肢体麻木虽失，而下肢乏力却渐加重，并双大腿肌肉萎缩，双小腿肌肉肥大，步履困难，动辄跌倒，食欲下降，余无异常，住本院神经科治疗。体格检查：消瘦，一般情况尚可，心肺肝脾检查未见异常，血压110/70mmHg，脊柱生理性弯曲存在，全身肌肉萎缩，双下肢大腿肌肉萎缩最为明显，翼状肩，行走似鸭步。神经系统检查：神清，对答切题，无定向障碍，面部痛觉存在，嚼肌和颞肌有力，抬额、鼓腮、咬齿良好，口角无垂。颈软，两上肢肌力、肌张力对称减弱，两下肢肌力2~3级，肌张力减退。两上肢桡骨膜反射、肱二头肌、肱三头肌反射存在，但减弱；两下肢膝反射、跟腱反射消失，腹壁反射消失，病理反射未引出，全身痛觉、触觉、位置觉、音叉振动等感觉正常。实验室检查：血红蛋白145g/L；白细胞14×10⁹/L，中性0.78，淋巴0.22；血沉6mm/h；血清钾7.0mmol/L；血肌酐176μmol/L，肌酸45μmol/L；脑脊液：透明无色，潘氏试验（−），糖1.6~2.2mmol/L，氯化物123.12mmol/L，蛋白质0.38g/L。病理检查：镜下可见肌间质小血管充血，部分肌纤维束变细，肌肉普遍呈颗粒变性，横纹不清楚，并有部分肌浆溶解。病理诊断：符合肌营养不良性改变（病理检验号：36531）。

西医诊断为进行性肌营养不良。入院后经激素、胰岛素和多种维生素（包括维生素E）治疗半月，肌肉萎缩无好转，仍行步不稳欲仆。患者及家长焦虑不安，要求中医药治疗。于7月18日会诊，察其面色苍晦，形体消瘦，两腿肌肉萎缩，步履蹒跚，姿似鸭步；问之，时感麻木疼痛，足跟疼痛，纳呆食少，耳鸣作响，夜尿增多，大便如常。按脉沉濡，舌淡苔薄。证属肝肾不足。诊断：痿病（肝肾不足型）。治法：补益肝肾，壮健筋骨，舒活关节。

处方：千年健15g，桑寄生15g，补骨脂15g，熟地15g，当归15g，木瓜15g，枸杞子15g，怀牛膝15g，鸡血藤15g，伸筋草15g，水煎服5剂。

复诊：7月23日复诊，药后身体舒适，感觉良好，肌力似增。脉舌同前，再拟壮筋骨，益肾和营之品。前方加肉苁蓉、五加皮各15g。又服药10剂，能自行在庭院短时间散步，鸭态步明显改善，脉象较前有力，效不更方。

又服五剂，病情好转并稳定出院。

出院后通过信函处方，8月11日患者来信：两下肢较前更有力，能步行1公里，肌力略有增长，但食欲不振。斟酌病情，患者素有食欲减退，乃为脾虚之征，故在原方基础上，加入健脾益气之品。

处方：苍白术、桂枝各10g，太子参、木瓜、怀牛膝、五加皮、千年健、肉苁蓉、枸杞子、鸡血藤、伸筋草各15g，嘱服20剂。

同年9月13日来信称：现已步行上学读书，每天走7.5公里，能参加一般体育活动，食欲恢复正常。耳鸣消失。但走路时间过长，足跟有疼痛感。仍继以补肾健脾，舒筋活络之品长服，以达愈病之目的。

处方：炒杜仲、炒续断、伸筋草、鸡血藤、怀牛膝、木瓜、五加皮、金狗脊、巴戟天、枸杞子、制黄精各15g，苍白术、桂枝各10g，生、炒薏苡仁各20g。

间服上方30剂，身体复痊。

2.痹证（类风湿性关节炎）

蒋某，女，53岁，农民。2004年5月11日初诊。

周身关节疼痛多年，加重1月。

初诊： 罹患类风湿性关节炎多年。平素每到冬春季节症情易作。近因气候连日阴雨，致宿恙复萌。症见周身关节疼痛，尤双手腕、指关节痛甚，痛处红肿。晨僵明显，活动受限，伴纳呆、口渴喜饮，二便尚调。2004年4月12日在弋矶山医院检查血抗 "O" 337IU/ml，类风湿因子170IU/ml，血沉55mm/h，C-反应蛋白54mg/L。舌质红，苔薄黄，脉弦滑。诊断：痹证（湿热阻络，脉络不和）。治法：清热祛湿，通络止痛。方拟清痹通络饮加味。

处方： 苦参 15g，黄柏10g，青风藤12g，生黄芪45g，蒲公英30g，雷公藤（先煎）10g，乌梢蛇9g，川桂枝10g。

复诊： 药后周身关节疼痛减轻，晨僵好转。仍活动受限。中药守上方加制乳、没各9g，土鳖虫9g，继续服用。

三诊： 上方辨治1月余，全身关节疼痛明显减轻，尤双手腕、指关节疼痛明显好转，舌质淡红，苔薄白，脉弦滑。方已奏效，无需更张，上方继续加减辨治半年，诸症悉除，复查血抗 "O"、类风湿因子、血沉、C-反应蛋白结果皆在正常范围之内。

3.尿浊（乳糜尿）

许某，女，51岁，工人。1988年3月7日初诊。

初诊： 乳糜尿已二十余载，遇劳即发，屡经治疗，缠绵难愈，近来因夹劳饱餐，病发增剧。症见小溲混浊，夹带血块，面白神疲，日渐消瘦，头昏乏力，腰膝酸软，舌质淡，苔薄黄，脉细数。小便检查，乳糜试验阳性，尿蛋白（++），红细胞（+++），白细胞（++），血检未见丝虫。诊断：尿浊（脾肾亏虚，下元不固）。治法：益肾健脾分渗。方拟苦参消浊汤加减。

处方： 苦参15g，怀山药30g，生熟地各15g，山萸肉9g，川草薢12g，白茅根20g，穿山甲9g，墨旱莲15g，仙鹤草15g，车前子20g。7剂水煎服，每日1剂，分两次服，并忌辛辣油腻之物。

复诊： 前服药饵，诸恙渐减，唯小溲混浊夹带血块依然。湿热未净，上方增琥珀末6g，翻白草15g，增清热止血之力。

三诊： 再用益肾健脾、清热止血法，小便血块消失，复查小便：蛋白（-），红细胞（-），乙醚试验（-）。体质亏乏，尚感头昏乏力，腰膝酸软。原方增川断12g，乌药10g以善后调理。

四诊： 调理以来，病情稳定，精神日见充沛，面色见红，以自制固本消浊丸服之，以竟全功。两年后随访，未见病发。

4.水肿（慢性肾炎蛋白尿）

陶某，女，26岁，农民。2000年1月21日初诊。

全身浮肿1月余。

初诊： 病起于妊娠37周时，周身高度浮肿，遂至宣城地区医院住院，检尿常规示：蛋白（++++），红细胞（++），白细胞少许，颗粒管型（++）。血压160/90mmHg。经服西药利尿药、强的松、卡托普利、潘生丁后浮肿减轻。两月前足月分娩后血压正常，但全身仍浮肿，尤以双下肢为甚，按之凹陷不起，小便不利，腰膝酸软，纳呆腹胀，大便稀溏。2000年2月19日在弋矶山医院检查尿常规蛋白仍为（++++），红细胞（++），颗粒管型（+）。血脂分析示：胆固醇7.23 mmol/L，甘油三酯2.4 mmol/L。舌质淡红，苔薄白，脉沉细。诊断：水肿（脾气不足、肾元不固）。治法：健脾补肾，收敛固涩，佐利尿消肿。方拟健脾培元消蛋方加减。

处方：黄芪50g，潞党参20g，炒白术15g，覆盆子15g，山萸肉15g，淡附片（先煎）10g，川萆薢15g，石韦20g，白茅根20g，车前草、子各15g，泽泻15g。

复诊：上方辨证治疗20余剂，蛋白尿检转阴。继续治疗30余剂后，诸症全消。复查尿常规、血脂分析，一切正常。随访一年，未复发。

四、成才之路

李济仁先生少时即立志于以医道济人济世。1943年始先从歙县名医汪润身先生习医，后深造于新安名医"张一帖"第十三代传人张根桂先生临证，兼诵医籍，敏而好学，精勤不倦，因此很快便脱颖而出，成为歙县青年中医之翘楚。先生1949年起行医，在歙县小川自主开办了联合诊所，任所长。不久因医技精湛，声誉远播而崛起于歙南地区，同时兼并其他乡属诊所，规模扩大，成立了歙县街口区大联合诊所，仍任所长。当时的中医药工作正处于举国初创的时期，因其中医理论、临床成绩颇为显著，先生于1955年、1958年二度被选派到安徽中医进修学校（安徽中医学院前身）的师资班学习，并于1958年2月调入歙县人民医院工作。期间研习不辍，对于《内经》治则治法，《伤寒杂病论》、《万病回春》辨证选方，新安医著、医案尤有感悟。1959年后，先生被选拔参与了安徽中医学院的筹建工作，任学院内经教研组组长，大基础教研室主任之职。时隔不久，又在安徽中医学院附属医院的筹建工作中兼任秘书职务。从乡村步入高等学府的殿堂，并参与其创建与教学工作，成为同侪中的佼佼者，其跨度之大、路途之艰是可想而知的。1961年5月13日《光明日报》署名"闻育"的专门述评文章中这样写道："安徽中医学院有一位青年教师李济仁……他努力进修，刻苦钻研，业务上进步较快，现在已能独立开课，效果较好。"因为善于转益多师，加之精勤不倦，成就日新，先生成了当时全国各个领域中高校青年教师的模范人物之一。1965年，先生被推选为安徽省青年联合委员会第三届委员会常务委员，并获"安徽省社会主义建设先进教师"荣誉称号。1965年至1966年，先生又代表安徽省到北京中医学院（现北京中医药大学）内经师资班学习，并参编了由郭子化、吕炳奎等主持的首批卫生部高校规划教材《内经》、《中医基础理论》。1970年前后，安徽中医学院被撤并，先生转入地处合肥的安徽医学院（现安徽医科大学）工作，任内科医疗组组长。为照应隔江的家人，1972年底，先生调至位于芜湖的皖南医学院及附属弋矶山医院工作，任学院学术与学位委员会委员、中医教研室主任、附院中医科主任等职。1978年晋升为副教授、硕士研究生导师；1985年晋升为教授、主任医师。在这个由美国教会创办的安徽省第一家西医院，至今已有121年历史的安徽省首批三级甲等医院里，先生辛勤工作至今，并被推举为皖南医学院的"四大支柱"、"四大名师"，与弋矶山医院1888年建院以来的吴绍青、沈克非等专家并列为"一代名医"。

五、传人培养

李济仁先生在其学术思想与经验的传承与发展方面，培养了一批技艺高超、成就突出的接班人。先生为1981年全国首批具有硕士学位授予权的硕士研究生导师，也是全国七名内经专业导师之一，先生的学生来自于四川、吉林、山东、江苏、北京、河北等各个省市，毕业后又走向了全国各地，以及英、美、日本等国家。先生共培养研究生22名，高级学徒2名。诲人不倦、令人如沐春风是学生对于老师的共同评价。李先生以广阔的胸怀，高瞻远瞩的视野，教书育人，不囿家族师门，辛勤培养后学，关注经验传承，引导学生向高新尖发展。20世纪60年代《光明日报》对李老所创的《内经》教学法给予较高评价；《中国中医药报》以"心存仁济育桃李"为题、《安徽日报》以"中医基础理论的探索者"为题、《老年报》以"他把最难懂的《内经》讲活了"为题对李老的教书育人事迹进行了专题报道。

其学术思想、诊疗经验的主要传承人有：

仝小林（李济仁的硕士生）：现为中国中医科学院广安门医院副院长，教授、主任医师、博士生导师，中华中医药学会博士学术研究分会主任委员，全国中青年医学科技之星，曾获全国抗击SARS特别贡献奖。

胡剑北（李济仁的硕士生）：现为皖南医学院科研处处长，教授，硕士研究生导师，全国百名杰出青年中医，安徽省首届跨世纪学术与技术带头人。全国西医院校中医药教育研究会副理事长、秘书长。

孙世发（李济仁的硕士生）：现为南京中医药大学研究员，博士生导师，国家中医药管理局及江苏省政府方剂学重点学科带头人。担任《方剂学大辞典》副主编，获得国家科技进步三等奖。

李艳（次女，李济仁的高级学徒。安徽省非物质文化遗产传承人）：现为皖南医学院弋矶山医院中医科副主任、学术带头人，副主任医师、副教授、硕士生导师。

李梃（次子，安徽省非物质文化遗产传承人）：现为安徽歙县"世传张一帖诊所"所长。

军事医学科学院朱长刚博士、安徽中医学院附属医院夏黎明、安徽省铜陵市中医院院长吴福宁、安徽医科大学附属医院余晓琪等，均传承了先生的学术思想与经验，并取得了较突出的成绩。

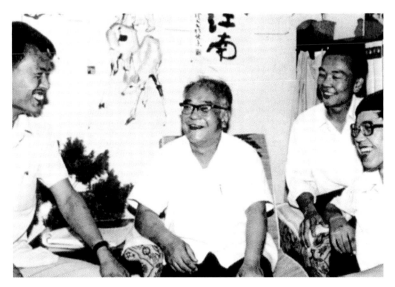

李济仁与学生们在一起

在新安医学文献研究、诊疗经验的科学研究方面的主要传承人有：

张其成（长子，安徽省非物质文化遗产传承人）：现为北京中医药大学教授、博士生导师，中华中医药学会中医药文化分会主任委员，中国自然辩证法研究会易学与科学分会理事长，是中医药文化学科的开拓者和学术带头人。

李梢（幼子，李济仁的硕士生，安徽省非物质文化遗产传承人）：现为清华大学副教授、博士生导师，清华信息国家实验室生物信息学研究部副主任，中医药系统生物信息学开拓者及学术带头人，荣获教育部新世纪优秀人才、国家科技进步二等奖等奖项。

六、对中医事业的执着与热爱

李济仁先生为祖国中医事业的传承与发展孜孜以求，辛勤奋斗，为新安医学的发掘与振兴献计献策，身体力行，不遗余力。他自立座右铭："仁术济人，善德行事。"自20世纪70年代以来，多次向安徽省委、省政府、卫生厅、中医药管理局、省科学技术协会等提出继承、发扬"新安医学"的建议与计划。所提意见和建议，被省政府、省卫生厅、省中医药管理局及相关部门如安徽中医学院、黄山市新安医学研究所等肯定与采纳，对"新安医学"以及安徽省中医药事业的发展，乃至全国中医药学派的研究产生重要影响。在先生的倡导和推动下，目前"新安医学"研究成为安徽中医药事业发展的重中之重，2001年安徽省人民代表大会通过的《安徽省发展中医条例》第三十二条明确提出"加强新安医学的发掘整理与研究开发"，安徽省成立了新安医学研究会（先生任副会长、名誉会长），安徽中医学院建立了新安医学文化馆（先生为顾问），同时"全国新安医学研讨会"也举办多次。先生为新安医学流派在新时代的继承与弘扬，贡献厥伟。李济仁的五个子女均从事中医的相关研究，且取得显著成绩。

七、文化修养

所谓"医为艺海第一门"，祖国传统医学其实也内含了部分技艺的特质，并同归于东方文化"道"的厚重背景。自古名医如傅山、薛雪等，便也兼工诗画，与其医术有霞鹜齐飞之致。李济仁先生自幼习书，从柳体入手，兼参隶篆，旁通诗画，陶冶日久，渐成自家风范。同时，先生在工作之余，往往乐于与艺界人士相唱和，早年与丰子恺、林散之、吴作人、启功、程十发诸家过从，并曾为黄梅戏演员严凤英治疗失眠痼疾。一些当代的著名书画家也陆续成了先生的业外之友，所赠墨痕画影，品读间常令先生沉浸其中，神与俱远。先生兼精书画鉴藏，乃至砚、瓷、木、竹、铜、牙诸器以及古籍等，缀集众美，独抒性灵。先生因而遣句："江声画韵伴医书。"先生所藏，不乏佳品。如所藏《神灸经纶》四册，上海何时希先生即评为："以六十四馆所藏衡之，则此书殆为海内孤本……李君其善藏之。"后先生将该本捐出，供中医古籍出版社出版，嘉惠后学。

医、艺之外，傅雷《观画答客问》中的一段话，所谓"览宇宙之宝藏，穷天地之常理，窥自然之和谐，悟万物之生机"。先生对此怀有同感，对祖国山河，尤寄予一片深情。从青年而至老骥，在人生的各个阶段，先生都会抽暇走出去，登临名山大川，寄情玄阔天地。祖国的每一省地，包括回归后的香港、澳门，都留下了他的足迹。先生的知交、著名书法家葛介屏先生，对先生有如此倾叹："登五岳名山足迹园林继宏祖，精岐黄鉴古手披图籍踵青莲。"

李济仁先生还将多年珍藏的名家字画、书籍、古董等无偿地捐献给中国徽州文化博物馆，成立"李济仁、张舜华医艺馆"。该馆面积500平方米，专供李济仁先生所捐献的展品，以供世人欣赏。

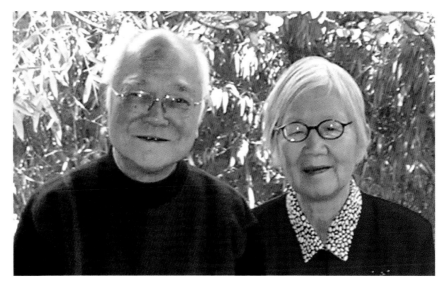

李济仁，张舜华夫妇合影

八、医德医风

李济仁先生学术造诣高深、临床技艺精湛，医德医风好，社会影响广，被皖南医学院党委与院务委员会列为学院"四大名师"之一，业绩永存校史馆。先生医德高尚，慕名求诊者无数，其高超的医术，深受海内外广大患者的赞誉。他在繁重的医、教、研之余，坚持为国内外义务函诊多达4000多人次，展现了大医的风采。《人民日报海外版》以"术著岐黄，心涵雨露"为题、《健康报》"医苑人杰"专栏以"拳拳仁济心"为题、《安徽工人报》以"李济仁教授以医济人惠及四方"为题、《工人日报》以"十年无偿函诊，三千病人康复"为题、《安徽日报》以"李济仁悬壶济世六十年"为题，对先生高超的医术以及高尚的医德医风交口称赞。2002年，日本中医学会组团专门寻访了李济仁先生，并将其作为新安医家的典范在日本东洋学术出版社《中医临床》杂志进行了重点介绍。先生的医德医风、医术及传承关系分别被2007年11月安徽卫视、2008年6月中央电视台科教频道进行专访。

国医大师 李振华

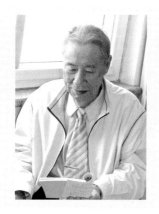

李振华（1924~），男，汉族，河南洛宁县人。河南中医学院主任医师、教授。1943年3月起从事中医临床工作。六十余年来，李老一直从事中医医疗、教学、科研工作，临床经验丰富，学术造诣颇深，擅长治疗急性热病、脾胃病及疑难杂病。为全国名老中医学术思想、经验传承研究指导老师。

一、生平概述

李振华教授，1924年11月出生。河南中医学院主任医师、教授。1943年3月起从事中医临床工作。曾当选为第七届全国人大代表，中国中医药学会常务理事、终身理事，中国中医理论整理研究委员会副主任，河南省中医药分会副会长、名誉会长，卫生部高等医药院校教材编审委员会委员，河南省中医药高级职称评审委员会副主任，1990年被评为全国首批名老中医学术经验继承工作导师。六十余年来，一直从事中医医疗、教学、科研工作，临床经验丰富，学术造诣颇深，擅长治疗急性热病、脾胃病及疑难杂病，先后承担多项科研项目，指导了十届脾胃专业硕士研究生，2名学术继承人，在河南省和广东省中医院带徒7人。2009年4月被人力资源和社会保障部、卫生部、国家中医药管理局评为首届"国医大师"。

二、学术思想和思辨特点

（一）脾胃学术思想

1.脾本虚证无实证，胃多实证

李振华教授经过多年临床实践和对脾胃学说的精心研究，提出脾本虚证无实证，胃多实证的学术观点。因脾胃位于中焦，脾主运化水谷和水湿，胃主受纳、腐熟水谷；脾主升清，胃主降浊，脾气上升，津液得以四布，营养全身；胃气下降，食物得以下行，腑气通利。脾的运化功能全赖脾的阳气作用，饮食劳倦，损伤脾气脾阳，使脾的运化功能失常，则可造成脾虚证；脾胃病日久或他病日久，损伤脾气以至脾阳，亦可形成脾虚证，故脾本虚证无实证。胃主受纳降浊，属六腑，以通为常，以降为和。若饮食不节，暴饮暴食，或过食生冷寒凉，或嗜食辛辣太过，或恣食肥甘厚味，饮食停滞于胃，或寒凉、热蕴积于胃；或感受外邪，寒入于胃，热蕴于胃，秽浊之气犯胃，其他如情志伤肝，肝气不舒，横逆犯胃等，皆可使胃之受纳、和降失职，胃气不降，浊气壅塞，形成胃之实证，故胃多实证。

2. 脾虚是气虚甚则阳虚，脾无阴虚而胃有阴虚

李老认为脾失健运和升清，主要责之于脾的功能虚弱即脾气虚甚至阳虚。健脾药物无论是淡渗利湿，芳香化浊燥湿，益气温中化湿，以及大辛大温之药温化寒湿，无不在助脾气或脾阳。对脾胃病的治疗，李老在临证遣方用药时，根据慢性脾胃病气（阳）虚者占90%以上的临床经验，以四君子汤、五味异功散、六君子汤、香砂六君子汤、平胃散、温胆汤、五苓散、实脾饮、理中辈、四逆辈、大小建中汤、左金丸、参苓白术散、补中益气汤、归脾汤、四神丸、胃苓汤、柴苓汤等经方、时方为基础，结合多年临床用药的体会，自拟组成了脾、肝、胃同时治疗的李氏香砂温中汤和萎胃方，用于各种慢性脾胃病之脾胃气（阳）虚证，收到了显著疗效。

李老治疗脾虚证时，健脾常用甘味药，此正如《素问·至真要大论》云"夫五味入胃，各归其所喜，故……甘先入脾"，《素问·藏气法时论》所云"脾欲缓，急食甘以缓之……甘补之"。说明甘味药入脾经，有益气健中、补养脾胃之功效。李老指出，甘味药补益脾胃，但药性有偏温偏寒之别。味甘性温者有补气助阳之功，常用药如人参、党参、黄芪、白术、山药、白扁豆、炙甘草、大枣等，适用于以脾胃气虚为主的病证。偏阳虚或脾胃虚寒者，又需辛热之品以温补脾阳以助运化，如桂枝、吴茱萸、干姜、制附子、肉桂、高良姜、蜀椒等品。此外，李老治疗脾虚证还常从祛湿着手，认为脾虚生湿，湿浊困脾，则常影响脾的运化功能。祛湿常用淡渗利湿、芳香化湿、苦以燥湿、温化寒湿等法。对于脾虚生湿，以致湿盛为患者，健脾尚需配薏苡仁、茯苓、猪苓、泽泻等渗湿利水之品，使水湿下渗而脾运得健，此即如李老常言"利湿即所以健脾"。芳香化湿常用砂仁、白蔻仁、佛手、藿香、佩兰等药物，使湿浊得化，脾气自健。至于苦以燥湿，李老认为脾为阴土，喜燥恶湿，治疗当遵《素问·至真要大论》"湿淫于内，治以苦热，以苦燥之"，《素问·藏气法时论》"脾苦湿，急食苦以燥之"之旨，对脾为湿困者宜用苦燥祛湿之品。但苦味药亦有偏温偏寒之异，味苦性温者多以燥湿化浊为主，常用药如苍术、白蔻仁、砂仁、厚朴等，适用于脾湿偏盛者；味苦性寒者则以燥湿清热为主，多用于脾胃湿热蕴结或暑湿伤中之证，常用药如黄连、黄芩、茵陈、栀子等，临床上视证而各有所宜。李老特别指出，对于脾胃病湿热蕴结者，清热不可纯用苦寒，以免苦寒太过伤及脾气。李老认为，脾病多湿而治重温燥，正如《金匮要略》所云"祛湿当以温药和之"。故治疗湿盛困脾，总宜温燥健脾，并结合湿邪阻滞部位之不同，随证治之：如湿蒙于上，而致眩晕、首重如裹者，在甘温燥湿之药中宜合风药胜湿透窍，如天麻、细辛等；湿滞于中，而致脘闷、纳呆、呕逆者，宜伍芳香化湿、理气行湿之品，如白蔻仁、藿香、佛手等；湿注于下，而致溺短、濡泻、鹜溏者，宜配淡渗之品以渗利，如泽泻、薏苡仁、猪苓等；湿泛肌表，而致身重肢肿者，在甘温健脾药中宜少佐解表燥湿之品以宣散祛湿，如羌活、独活等。

3. 治脾胃必须紧密联系肝

李老认为，治疗脾胃疾病，并非只从脾胃着眼，而应根据脏腑相关理论，注意从肝调治。因肝的疏泄条达，可有助于脾胃的正常运化、腐熟功能。无论情志伤肝、木郁乘土，或饮食损伤脾胃，还是脾胃久病虚弱、土壅木郁，均可导致肝脾失调或肝胃不和，脾胃肝三者相互影响。临床各种慢性脾胃病证，其病理不可能仅在脾胃，常涉及于肝，故治疗脾胃病时必须辅以疏肝理气之品，"治肝可以安胃"。治疗肝病时，亦必须注意健脾和胃，根据病机重在肝、脾、胃之不同而随证施治。李老在研究"七五"国家重点科技攻关项目"慢性萎缩性胃炎脾虚证的临床及实验研究"时根据脾虚、肝郁、胃滞的病理特点，在治法上结论性地提出"脾宜健，肝宜疏，胃宜和"的学术观点。如对于脾胃虚寒之证，在温中健脾药中，注意酌加抑肝之品以防土虚木乘；对于脾胃气虚下陷之证，"土衰而木无以植"者，治当培土养肝。根据"木郁达之"的原则，常选用香附、柴胡、郁金、青皮、枳壳、木香、西茴、乌药等药物疏肝理气。

4. 治脾兼治胃，治胃亦必兼治脾，脾胃病不可单治一方

李老认为，脾气虚弱，影响胃的腐熟消化，极易导致胃滞，形成脾虚夹有胃滞；胃失和降，饮食积滞，又易影响脾的运化。益气健脾而不消胃滞，则胃已积之滞难除；仅消胃滞而不健脾，则脾气益伤，即使胃之积滞暂去，犹有复积之虞。故当脾胃同治，不可单治一方。对于脾虚失其运化兼胃滞者，健脾益气之际常需配伍少量行气和胃之品，如砂仁、木香、陈皮、厚朴、枳壳等，以调畅气机，醒脾和胃，促脾之运，变"守补"为"通补"，即补中寓通，相辅相成。胃病食积内停，治宜消食导滞，但食积日久，则损伤脾气，若单投消导，又易克伐正气，故当伍以健脾补气之品，如党参、白术、茯苓、白扁豆、山药等，消食和胃与健脾益气同施，消补兼顾，但用药关键在于掌握消补之分寸。若虚多实少，当补重于消；实多虚少，则消重于补。李老指出，凡脾胃虚实夹杂之病证，均宜脾胃兼顾，临证消补适当，随证化裁，可得桴鼓之效。

由于脾胃为人体气机升降出入之枢纽，故李老调治脾胃及治疗用药常顺其升降。若脾虚气陷致久泻、脱肛、便血、崩漏等，当以升阳举陷为主，但必须在益气健脾的基础上，否则为无源之水，故用药如黄芪、党参、白术、升麻、柴胡等；脾胃内伤，升降失司，清浊相干，浊阴不降而致呕吐、嗳气、呃逆、肠燥便秘、脘腹胀满等，当选和胃之品以降浊，如陈皮、半夏、砂仁、焦三仙、厚朴、旋覆花、代赭石、柿蒂、刀豆子等。治脾以升为主，调胃以降为要。由于脾升胃降是相对协调为用的，故脾气的升发，有助于胃气的下降；胃气的下降，亦有利于脾气的升发。李老临证治疗脾胃病，调理脾胃，常升降结合，分清病机，根据主次，随证施用。

5. 重视湿热互结。湿热缠绵，病理是阴阳寒热矛盾交错

治湿当以温药和之，助脾运以化湿，清热宜苦寒燥湿清热。但寒凉不宜太过而伤脾阳。因脾虚生湿，湿郁阻滞气机又可化热。故湿热蕴结，湿为阴邪，热为阳邪，病理矛盾交错，病难速已。治疗上祛湿当以温药，清热宜用苦寒，用清热药宜中病即止，过则苦寒损伤脾气脾阳，热减宜及时加入健脾利湿之品，以治其本。同时佐以疏肝理气，气行则湿行，湿去则热无所存。运用这一观点治疗湿热黄疸等多种湿热病证，疗效卓著。

6. 对肝肾阴虚并有脾胃气虚的证治

因脾喜燥恶湿，滋阴则助湿，易伤脾胃，健脾祛湿用温燥之品，易加重肝肾阴虚，同时治之，则疗效不显。对此李老主张宜先调理脾胃，则津液生化有源，促使肝肾之阴复。但应用健脾胃之药，宜淡渗轻灵平和，不宜过用芳香温燥之品，以免燥湿伤阴，饮食好转，宜酌加养阴，但不宜过用滋腻，以免腻胃助湿伤脾。运用这一观点，治疗鼓胀肝肾阴虚等病证，常取得疗效。

7. 脾胃病胃阴虚证治，用药宜轻灵甘凉

李老认为，理气过于温燥则伤阴，养阴过于滋腻则助湿，故对脾胃阴虚的遣方用药，药味宜轻，用量宜小，轻灵不蛮补，并据脾胃气阴关系，在养胃阴的基础上酌加益气而不温燥的药物，对于脾胃阴虚证的治疗，收效显著。脾胃疾病见于胃阴虚者，多因热性病（包括热性传染病）后期，高热伤阴，或胃病过用温燥之品而伤阴，或素体阴虚内热以及其他疾病伤及胃阴。对胃阴虚的各种胃病，李老常用柔润之品以滋养胃阴，多以叶天士的养胃汤为基础方，加白芍、知母、花粉、陈皮、鸡内金、焦三仙；气郁胀满者加郁金、乌药，慎用芳香理气过燥之品，以免损伤胃阴；疼痛者加延胡索，重用白芍；阴虚火盛者可酌加丹皮、玄参、地骨皮等。正如《临证指南医案》所云"胃喜柔润"、"阳明燥土得阴自安"。

总之，对脾胃病的治疗，在用药上，李老总以甘、平、温、轻灵之药性为主，常以甘温淡渗之方药作基础，随证加减。除脾胃虚寒或湿热过盛，对大辛、大热之姜、附，苦寒泻下之硝、黄以及滋阴腻补之品宜慎用和勿过用，以免损伤气阴。对脾胃虚证，亦当注意运用行补、通补的原则，不可大剂峻补、壅补。在补药之中，酌加理气醒脾和胃之品，以调畅气机，使补而不壅，补不滞邪，通不伤正。在用药的剂量上，亦当轻灵为宜，宁可再剂，不可重剂。正如名医蒲辅周所言："中气虚馁，纯进甘温峻补，则壅滞气机，反而增加脾胃负担，甚则壅塞脾之运化，使胃腑更难通降。"亦说明了这一脾虚病理和用药特点。况且，脾胃虚弱，每致气滞、食积、瘀血停留，若大剂壅补，则碍祛邪，故当补中寓行，轻剂收功，使中气渐强，运化得力，则正气渐复，脾病得愈。

8. 通过长期脾胃病临床和调查统计，各种慢性胃病脾胃气虚者占90%以上，胃阴不足者不到10%

李老承担了"七五"国家重点科技攻关项目"慢性萎缩性胃炎脾虚证的临床及实验研究"，通过五年300例患者住院治疗总结，1991年经卫生部验收，并组织国家级鉴定，其有效率为98.7%，治愈率为32%，属国内外先进水平。又经过十余年的进一步治疗观察，经药物进一步调整，治愈率有了显著的提高，经千例以上患者观察，凡服以上中药治疗者，未发现一例转为胃癌，突破了国外医学界所谓该病胃黏膜不可能逆转修复的论点。据此，李老撰写论文《谈脾胃病的认识和治疗》，1996年在《河南中医》发表之后，在中医界影响颇大。

（二）外感热病学术思想

李振华教授早年曾在河南省洛宁地区中医师进修班和西学中医班讲授《伤寒论》，

较为深刻和全面地领会了仲景的学术思想，并以此治疗外感病人和内伤杂病。1956年冬末和次年春，豫西洛阳地区发生流脑，李老深入疫区治疗70多例，全部治愈；1970年夏秋在禹县又治疗乙脑132例及后遗症，治愈率达92.7%，发表题为"中医对流行性脑脊髓膜炎的治疗"的论文，后出版专著。"流行性乙型脑炎临床治疗研究"获河南省重大科技成果奖。以此，李老形成了自己的外感热病学术思想，现简述如下：

1. 伤寒的病理基础是损阳伤正

伤寒的基本病理就是损阳伤正。清·喻昌在《医门法律》一书中说"伤寒阳微阴盛"是寒证，伤寒就是阳微阴盛，寒伤阳气，所以一得病，病在太阳，桂枝汤、麻黄汤都是助阳、辛温解表，祛除寒邪。以三阳病而言，有用附子治太阳病阳虚，尚有扶阳解表，温经宣痹以及温阳益阴等诸法。邪在三阴，则更是以"温"字立法，如太阴病"当温之"，少阴病"急温之"，厥阴病"先温其里"。反映了三阴病的主要病理和治疗原则。再从《伤寒论》112首方剂的功用分析，具有益气扶阳或辛温散寒作用的方剂即有81个，其中桂枝汤、四逆汤、麻黄汤的运用次数，分别达17、13、9次之多。再从所有的83味药的运用分析，最常用的是温补或温散药，如甘草70次，桂枝和大枣均为40次，麻黄14次，茯苓11次，白术10次；而清热泻火药运用次数却大为减少，如黄芩16次，大黄15次，黄连12次，栀子8次，石膏7次，知母3次。其他诸如淡竹叶、连翘、白头翁、秦皮、滑石等仅均用过1次。由此看来，《伤寒论》中扶阳益气方、药使用次数最多，应用范围也广，药物剂量在有关方中占的比例较大。这说明伤寒病从它的本质来讲，是寒伤阳。诸如伤寒的方子如理中汤、大小建中汤、四逆汤、通脉四逆汤、真武汤、附子汤等都是助阳扶正的。可见伤寒的基本病理就是损阳伤正，素体阳盛或用药过热，郁而化火，才用热药，李老用这个观点、用这个指导思想、用这个理论来认识和治疗伤寒病，以及治疗疑难杂病。温阳扶正是李老临床常用的基本的治疗方法，以此治愈了大量的内伤疑难杂症。

2. 重脾胃是《伤寒论》的重要思想

张仲景《伤寒论》是非常重视脾胃的，并影响深远，后世李东垣亦说"内伤脾胃，百病乃生"，脾胃为仓廪之官，后天之本，脾胃有病就会影响到其他脏器，所以张仲景治疗伤寒的时候非常重视脾胃，在用药上可以体现出来，如用白虎汤，生石膏可以伤胃气，因为生石膏比较寒凉，用量大可以伤胃气，所以用粳米来保护胃。桂枝汤除了姜枣有调中焦、健脾和胃的作用以外，服桂枝汤还要喝热粥，这样促使汗出，也保护了胃气。即便是阳明腑证热结于里，需要用大承气汤时先试服小承气，如果有矢气出，再服大承气汤。所以张仲景大承气、小承气、调胃承气的使用方法就不伤胃，这说明医圣对于用泻药容易伤脾胃是多么谨慎，所以李老指出在现实医疗活动中有些医生看到病人胃里不舒服就用泻药，大便秘结就用泻药，从而损伤脾胃。临床上李老是很少用泻药的，而是非常注重保护脾胃，他的这一临证思想和用药特点即是通过对张仲景的《伤寒论》的学习，受到张仲景的保护脾胃的指导思想的启发，从而指导自己的临证用药，形成了治病重视脾胃的学术思想。

3. 温病的基本病理是损阴伤正

温病是热邪损阴伤正而出现的一系列病证。在治疗上应遵"保存一分津液，便有一分生机",清热、解毒、保存津液,是治疗温病的总体指导思想。在辨证上叶天士把它归为卫、气、营、血,病在卫分,用银翘散或桑菊饮,都是辛凉解表散热,由于辛能解表,凉能胜热。如果病入气分则热更盛,就用白虎汤,清热保津,一直到病入营血,也是清热、解毒、透窍,透营转气、凉血,用清营汤、安宫牛黄丸、犀角地黄汤之类,这是温病治疗的总的大法。一直到恢复期用大小定风珠,用益胃汤都是养阴清内热,故损阴伤正是温病的基本病理,清热保津是治疗温病的基本方法。李老用这个观点指导温病流脑、乙脑及其他热病的治疗,取得了卓效。

4. 温病治疗是用阴阳理论来解决阳证问题

阴阳是中医理论总的纲领,临床上可以用阴阳总的指导思想来解决温病的问题,温病治疗就是通过理解温病热邪损阴伤正的病理来解决阳热证的问题。李老用这个方法治疗流脑、乙脑,都取得了很突出的效果,治好了近百例的流脑患者,没有一例死亡。治疗乙脑132例治愈率达到92.7%,获重大科技成果奖。李老治热性传染病的经验是:①初期以清热解毒、息风透窍法为主,用银翘散和白虎汤加减,忌辛温解表大汗。②病入营血,以清热凉血、息风透窍法为主,用清瘟败毒饮加减。③温热病注意湿邪,尤其暑温,暑易夹湿,注意用芳香化湿药,凉药宜减量。④温热病理是损阴伤正,故始终注意保存津液。⑤发热注意用葛根以清热生津;神志不清甚至昏迷注意用安宫牛黄丸或紫雪丹以清热透窍。⑥温热病后期多因痰多引起窒息死亡者,李老研制方有白矾5g,葶苈子15g,川贝母10g,水煎约200ml左右,用棉球浸药液,滴入患者咽喉,可化痰防止窒息,用此方多年来救活了很多因痰多而致窒息的患者。⑦恢复期身凉脉静,宜养阴和胃为主,方用沙参养胃汤加减。有后遗症者可随证加息风通络透窍的虫类药物。李老运用阴阳学说为总纲,以此指导思想来认识温病,并用于外感热病治疗,取得了卓效;以至于很多李老没有治过的病,如日射病等,根据其症状,用阴阳辨证的理论来指导治疗皆能取得良好的效果。

(三)内伤杂病学术思想

在内伤杂病方面,除脾胃学术思想之外,李老对心阳学说、瘀血病证治疗及四诊合参、辨证用药诸方面都有一些学术见解,简介如下:

1. 治心病重视心阳

"心居胸中,为阳中之阳",心之阳气至关重要,"阳气者,若天与日,失其所则折寿而不彰"。临床上,心病患者多因心阳衰竭而致死亡,尤以冬季严寒、黎明阴盛之时居多,故李老治疗心脏病证,如治疗冠心病,既重视活血以通脉,更重视心阳的强弱。如心阳强盛,虽心脏血管狭窄,亦可促使心脏供血不致衰竭;如心阳衰弱,虽心脏血管狭窄不甚,亦可因心阳虚弱而致气虚血瘀且促使衰竭。因此在治疗冠心病时,主张在助心阳的基础上加理气活血之品,以使心脏血行通畅。冠心病特别是心肌梗死,虽有气阴两虚、痰湿阻滞、气滞血瘀、心肾阴虚等不同辨证,在随证治疗的同时处方用药,更须时刻注意心阳。在这一学术思想指导下,对冠心病在改善胸闷、气短、心绞痛以至心衰方面,常收到非常显著的效果。在温心阳的同时注意顾护心阴,以达"阴中求阳",阴阳平衡。

2. 治血瘀证当审因辨治

治疗血瘀证，李老主张不能单纯用活血化瘀之品，因气滞可致血瘀，气虚亦可导致血瘀，痰湿阻滞、热壅、寒凝以及外伤，均可致血瘀。对各种原因导致的血瘀，必须审因而辨治，如理气活血化瘀，补气理气活血化瘀，通阳健脾燥湿而活血化瘀，清热凉血而活血化瘀，通阳温化而治寒凝血瘀。用药上，活血化瘀为标，求因用药为本，以达治病必求其本之目的。

3. 诊病重视四诊合参

在诊法上，李老尤其重视望舌诊脉。若舌体胖大视为脾虚，对于舌体胖大舌苔正常者，常为能食不能消，其病偏脾气不能运化，甚则水湿排泄失常出现浮肿虚胖，由于脾虚无以运化水谷精微，亦可导致血脂高、脂肪肝、心脑血管病等；舌体胖大、舌质淡、苔薄白则为脾胃虚寒之证；舌体胖大、舌苔白腻，则为脾胃气虚、阳虚，寒湿阻滞；舌体胖大、舌质淡、苔腻，则为脾虚湿阻；舌体胖大、舌苔黄腻，则为湿热蕴结，并据苔黄之轻重，舌质颜色的红绛与淡白，以辨其湿、热的偏盛。在诊脉上，若舌体胖大、苔腻，诊得脾胃脉弦，系逆脉，为木郁乘土脾胃病久久不愈之证；脉弦细、舌质淡、舌体肥大，则多属脾虚肝郁日久、化热伤阴，常见于妇女更年期综合征等等。对患有脾胃病、心病、肝病、等多种疾病，通过诊脉基本判断出主要症状，再加上望色、问诊、闻诊，这样四诊合参，综合分析，查明病理，提出治法、方药，便使不少疑难杂症取得很好的治疗效果。

4. 重视辨证用药

重视辨证用药，并注意在用药过程中，防止药物引起的副作用。如用补药时先看其有无食滞纳呆的胃实证而能否受补；用克伐之药时，注意其正气强弱，克伐药物是否伤正；用寒凉之药时，注意有无脾胃之虚而损伤脾胃；用温热之药时，应防止患者阴虚内热而益加伤阴等等。总之，"用药如用兵"，知己知彼，知利知弊，方能制胜。同时也要防止药物所引起的不良反应。

5. 中医为体，西医为用的学术见解

李老认为中西医是截然不同的两种理论体系的医学科学，各有其长。中医在诊治疾病时，应以中医理法方药为体，通过四诊进行辨证治疗，同时以西医的各种检查仪器为用。西医的检查仪器是用来帮助了解病情、确诊疾病的现代方法，它可以判断疾病，了解病变的部位，病情的轻重，疾病的预后，治疗的效果等，可为中医治疗提供数据。但非常不主张将检查仪器得出的结果，作为中医辨证用药的根据。

三、典型医案

1. 慢性浅表-萎缩性胃炎，治从健脾、疏肝、和胃

张某，男，51岁。2005年7月9日初诊。

胃脘胀满2年半，常因劳累而发病。

初诊：因长期教课、辅导学生、批改作业，常深夜吃饭，自感身心疲惫，且睡眠不佳，入睡困难，2003年元月始感胃脘部胀满，饭量下降，未予重视，持续至8月症状较前

明显，自购复方鸡内金片等药断续服用，症情时轻时重。12月24日至河南省中医学院一附院就诊，行电子胃镜检查，诊断为慢性萎缩性胃炎，给予中药汤剂（具体药物不详）及西药阿莫西林、硫糖铝、西沙必利口服，按医嘱服完疗程停药后，症状基本消失，病情稳定。今年6月份，因学生准备高考而倍加忙碌，再度复发，继服以上药物效果不显。现胃脘部胀满，时有隐痛，饭后上腹部不适感加重，食欲不振，每日主食不超过100g，胃脘得温则舒，周身乏力，望之精神疲惫，面色不华，形体瘦弱；舌质淡，舌体胖大，舌苔白腻，脉沉弦。诊为胃痞（慢性浅表–萎缩性胃炎）：肝郁脾虚，胃失和降，中阳不振，痰湿阻滞。此为过思伤脾，思则气结，肝胃不和，肝郁脾虚而致胃纳呆滞，满闷不适，食量减少，精神疲惫，面色不华，周身乏力等。治以理气和胃，健脾温阳，燥湿化痰。方拟香砂温中汤加减。

处方： 白术10g，茯苓12g，陈皮10g，旱半夏10g，香附10g，砂仁12g，厚朴20g，西茴10g，乌药10g，桂枝5g，白芍10g，枳壳10g，木香6g，沉香3g，泽泻15g，炒薏苡仁25g，吴茱萸6g，刘寄奴15g，甘草3g。水煎服，日1剂。

二诊： 服20剂，胃脘隐痛消失，脘腹胀满及周身乏力较前减轻，纳差好转，大便日1次，不成形。脾气渐充，纳化渐至有常。上方加焦三仙、莱菔子以增和胃促运、下气宽中之力。

三诊： 又服30剂，腹胀及周身乏力较前大减，饮食大增，偶有胃脘隐痛，畏食生冷。病情得以控制并持续好转，主症基本消失，胃镜结果显示由胃窦黏膜浅表性–萎缩性炎症逆转为浅表性胃炎，在有效治则方药基础上，加知母以防温燥伤津。再服药30剂。

2005年10月21日患者专程来述，药尽诸症消失，现饮食、精神、体力均已恢复，本人自愿停药观察，亦未再复查胃镜。

按语： 本例因劳倦致脾虚、肝郁、胃实。方用自拟加味香砂温中汤治之。用药在健脾的基础上加大队温通理气之品，体现行补、通补的原则。

2. *脾肾阳虚之五更泻，治宜温补脾肾，收涩利湿*

安某，女，30岁。2006年4月15日初诊。

大便溏泻3年余，加重2月余，每于清晨5～6时而作。

初诊： 大便溏，每日清晨5～6时即欲排便，有时亦有欲解而排泻不畅，腹胀，反胃，恶心，有时便中夹杂黏液，无血液，腹部怕凉，不易上火，但有时口苦，不能吃硬食及肉食，左下腹胀痛，时有纳差。在某医院结肠镜检查诊断为慢性结肠炎，经治效果不佳。舌质稍淡，舌体稍胖大，舌苔稍白腻，脉弦细。此为过服苦寒之品损伤脾胃，纳运失常，湿自内生，肠失传化，湿滞交阻而致泻，泄泻日久，脾虚及肾，脾肾俱虚，故见黎明即肠鸣腹泻，腹部胀痛，腹部怕凉等脾肾阳虚之证候。治以温补脾肾，收涩利湿。方用四神丸合胃苓汤加减。

处方： 白术10g，茯苓15g，猪苓10g，泽泻15g，桂枝6g，苍术10g，陈皮10g，厚朴10g，吴茱萸6g，五味子10g，补骨脂10g，肉豆蔻10g，诃子肉12g，炒薏苡仁25g，泽泻15g，乌药10g，附子10g，炮姜6g，甘草3g。14剂，水煎服，日1剂。嘱其饮食宜清淡，忌食生冷油腻。

二诊： 服14剂，腹胀减轻，反胃、恶心、口苦消失，可见湿阻气滞之象渐解；但大便仍溏泻不止，可见脾肾阳虚仍著；欲泻而不爽，泻后有不尽感，兼夹黏液，乃为虚中夹实之象；近两天出现嗳气，乃为胃失和降之象。脾肾阳虚之象仍著，故易苦温之炮姜为辛热之干姜以增强温补脾肾之力；加黄连以清热和胃，泻虚中之实，同时佐制附子、干姜之大辛大热。

处方： 白术10g，茯苓15g，猪苓10g，泽泻15g，桂枝6g，苍术10g，陈皮10g，厚朴10g，吴茱萸6g，五味子10g，补骨脂10g，肉豆蔻10g，诃子肉12g，炒薏苡仁25g，泽泻15g，乌药10g，附子10g，干姜8g，甘草3g，黄连6g。14剂，水煎服，日1剂。嘱其饮食宜清淡，忌食生冷油腻。

三诊： 服14剂，排便渐顺，且已无黏液，可见实邪已去；腹部怕凉减轻，乃为脾肾阳虚渐复之象。实邪渐去，故去苦寒之黄连；脾肾阳虚渐复，故去大辛大热之干姜；加乌贼骨以增强收敛之力。

处方： 白术10g，茯苓15g，猪苓10g，泽泻15g，桂枝6g，苍术10g，陈皮10g，厚朴10g，吴茱萸6g，五味子10g，补骨脂10g，肉豆蔻10g，诃子肉12g，炒薏苡仁30g，泽泻15g，附子10g，甘草3g，乌贼骨10g。14剂，水煎服，日1剂。嘱其饮食宜清淡，忌食生冷油腻。

四诊： 服14剂后，大便稍成形，且次数已近正常，可见脾运渐复；唯怕冷仍存，可见虽正气渐复，脾肾阳虚之象尚未尽。脾肾阳虚之象虽去未尽，故仍需加附子之量，加炮姜以增强温补脾肾之功，以巩固疗效。

处方： 白术10g，茯苓15g，猪苓10g，泽泻15g，桂枝6g，苍术10g，陈皮10g，厚朴10g，吴茱萸6g，五味子10g，补骨脂10g，肉豆蔻10g，诃子肉12g，薏苡仁15g，泽泻15g，附子12g，炮姜6g，乌药10g，甘草3g。15剂，水煎服，日1剂。嘱其：饮食宜清淡，忌食生冷油腻。

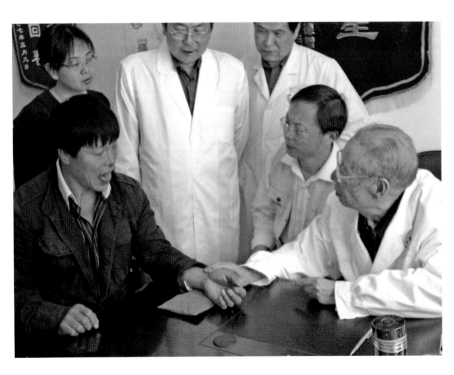

按语： 治此病，用四神丸有效，但易反复，且对便有脓血效差。将四神丸和胃苓汤合用，则效果显著，且易根治。同时注意随症加药。下坠者加升麻；大便泻甚而稀者，加炒薏苡仁、诃子肉、赤石脂、车前子；大便有白黏液者加干姜；畏寒怕冷，脾肾阳虚重者加附子。溃疡性结肠炎，便溏色黄者加木香、黄连、白头翁、乌贼骨；大便血多者重用黑地榆、生地炭；脓多者重用干姜；左少腹疼者加乌药、田三七。本病系慢性病，服药时间较长，本病案即按上述方法治愈。

四、成才之路

（一）幼承庭训，步入医林

李振华教授，于1924年生于河南省洛宁县的中医世家。洛宁依山傍水，北有凤翼山，南有洛水河，可谓人杰地灵。父亲李景唐是位名医，医术精湛，名闻豫西（见《洛宁县志》）。医德高尚，仁善为本，济贫救厄，不惜个人，治病活人，一丝不苟，胆大心细；谦虚谨慎，虚怀若谷，拜师访友，博采众方，善于治疗外感热病和内伤杂病。父亲的这些为医为学品德和医术经验李振华先生尽得其传。尤其是为人方面，李老的父亲以自己的"真善为本，济世成德"的思想和行为准则来教导年少的李振华，曾言："行医要首先立品做人，做一个正直的人，一个有真才实学的人，只有仁善待人，才能济世活人。"这些都深深影响了李振华先生的一生。1940年豫西大旱，民不聊生，瘟疫流行，死亡甚多，他看到当时政府腐败家乡缺医少药，便立志不求仕而誓为良医。1941年，遂辍学跟父学医认药，读医学书籍，并随父侍诊，诊治疾病。1947年开始独立诊治病人。1950年，全省中医师考试，他名列洛宁全县榜首，取得了第一名的好成绩，被当地誉为"名门高徒"、"父子良医"。省政府给他颁发了中医师开业执照，遂继父业，悬壶乡里，其医术医德深受广大患者赞扬和称颂，被选为洛宁县各界人民代表大会代表、常务委员。1953年，洛宁县人民医院成立，李振华教授成为该院第一位中医医师。此后，由乡到县，再由县到地，他先后被借调到洛阳中医师进修班和洛阳地市西学中班任教，后上调省城，在河南中医学院担任医疗教学，以至担任学院院长。自踏入漫漫岐黄道路，至今已有六十余载。

（二）勤奋好学，虚心求教

李老学医，除来自名医家传外，其医学成就大多还是出于他半个多世纪的自学。李老学医专心致志、刻苦钻研、勤学务实、务求理解，能者为师、虚心求教，容纳众长、善于总结，数十年如一日，至老不衰。"学在于勤，知在于行"，是他一生的座右铭。

1986年6月《光明中医》发表了时任河南中医学院院长的李振华的题为"学在于勤，知在于行——我的自学体会"的文章，在文章中，李振华教授把它归纳为"法于经旨，精求医理；教学相长，重视实践；临床严谨，总结规律；勤奋好学，虚心求教"几个方面。的确，"学在于勤，知在于行"是他一生治学的座右铭。他勤于学习，熟读《内经》、《难经》、《伤寒论》、《金匮要略》、《神农本草经》、《汤头歌诀》等，继而临床读金元四大家，尤其对李东垣的《脾胃论》等著作更是深入，对于明清温病诸名医著作等，体会尤深。他还特别喜爱学习中国古今有关的哲学著作，用唯物辩证法的观点来学习中医，他常讲这是学中医的钥匙，能打开中医知识宝库。

他学习中医经典著作和书籍的理论，能及时用于医、教、研实践，熟读中医经典著作为其奠定了临床辨证基础。实践中，他既师古，又灵活善变，既善于继承，又敢于创新，在此基础上治好了不少疑难病。他深感四大经典譬如大匠诲人，必以规矩，使学者有阶可升，但神明变化灵活机动，从心而欲，则在于对经典之所悟而权变。

他勤奋好学，以能者为师，虚心求教。如李老在洛阳地区西学中班任教师时，向一同任教的针灸教师闫丽生学习针灸，闫丽生是著名针灸学家、原南京中医药大学校长承淡安的学生，针灸医术精深。李老中青年时期就用学习到的针灸技术，针药并进，治好了大量常见病和疑难杂病。又如学习施今墨老先生用六两米醋作药引治疗功能性子宫出血的经验，施老曾为河南省军区某领导爱人诊治功能性子宫出血，6剂而愈。患者拿出处方李老如获至宝，看其处方，是补中益气汤和归脾汤化裁，并加阿胶、黑地榆等止血药，与其所治疗此类病用方基本相同，所不同的是施老方中除白芍、柴胡、升麻均用醋炒外，每剂药并用了六两（十六两一斤）米醋作药引。李老后遇此症，采用施老用大量酸涩收敛的米醋来治疗功能性子宫出血的经验，每获奇效，且多是用6剂药收功。这是学习施老精深医术经验之结果。

1964年秋，卫生部中医顾问、名老中医秦伯未应邀前来河南讲学，秦老每天上午为省领导看病，下午为河南省中医学院讲学，李老在陪秦老看病讲学中，受益匪浅，特别是有关桂枝一味药的用法，令其收益极大。秦老用仲景炙甘草汤加减治疗心脏早搏，药到病除，李老查看处方，与自己治疗此病用炙甘草汤药物相差无几，只是秦老用桂枝仅用2~3g，不解其故，遂恭请秦老赐教。秦伯未讲，心动悸脉结代，是心阴不足，阴损阳弱，虚阳浮动，心阴虚则心脏早搏出现心动悸，心阳虚则血不充脉而结代。治疗当在补心阴的基础上资助心阳，用桂枝之意是在配人参以助心阳，故不可量大，2~3g即可。根据心阳虚的微甚，一般脉搏出现偶发性结脉，可用2g；频发性早搏（即二联率、三联率）可用3~4g，并加宁心安神之品则收效更好。李老对秦老对医理的分析、经方运用出神入化，十分叹服，遂学习了这一经验。在此之后的四十余年，李老治疗多例心脏早搏患者（尤其心电图诊为室性早搏者），运用向秦老学习的加减炙甘草汤及桂枝应用经验均获得良好的效果，我们在随师实践中深有体会。

勤奋好学是他成长的一个诀窍。他善于以能者为师，且不仅向医籍书刊求教，而且

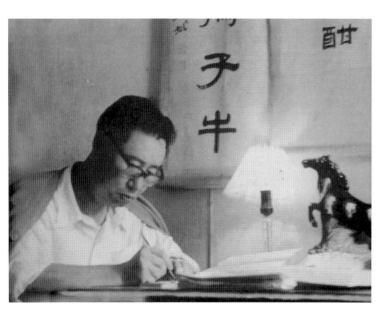

同道之所长，民间经验方，患者以前用过的功效显著的处方等，都是随时学习的对象。他的这种虚心、灵活、巧妙的学习方法令人称赞，正如古人所说"泰山不攘土壤而能成其高，河海不择细流而就其深"。虚心求学的知行观，成就了李振华先生的医学技术。

（三）妙手回春，情洒人间

李振华教授是一位杰出的医学家，他从医六十余载，积累了丰富的临床经验，可谓学识渊博，医术精湛，且医德高尚。早年从父学医，其父就鼓励

其当名医。李振华的父亲常对他讲："业医者有学医理而忽视实践，有用单验方治病而忽视医理，二者均属偏弊，应理论与实践并重。首先学理论，打好基本功，在理论指导下进行治病，治病中思索运用理论，掌握规律，方能成为良医。"李振华教授也认为：医者有三种，一种是理论虽系统，而缺乏临床经验的人，不能称之为名医，只能称其理论上的医生；一种是缺乏理论而仅能用单验方治病的医生，亦不能称之为名医，可谓经验医；第三种是既有坚实的理论基础，又有丰富的临床实践经验的人，可谓名医。古之"大医必大儒"即是这个道理。李振华教授正是属于第三种的学验俱丰的名医。

李老从医六十余载，中医药理论系统全面，临床经验丰富，学识渊博，医术精湛。每见其临证，四诊详细，谨守病机，辨证确切，用药灵活，理、法、方、药丝丝入扣，疑难重病，常效如桴鼓。上至高级领导，下至工农百姓，诊治细心，一视同仁，救危济厄，不愧为一位杰出的医学家。

李老中青年时期，长于治疗内科杂病，尤其善治急性热性传染病，晚年专于脾胃病的研治，屡建奇功。在治疗热性传染病方面，如1956年冬末和次年春，洛阳地区几个县发生流行性脑脊髓膜炎疫情，重点疫区伊川县，一个月左右死亡70余人，多为小孩，也有少数成年人，一时人心惶惶。李老随地区卫生局领导和西医深入疫区医院，发现死亡者，多系误用中药辛温解表和西药解热止痛发汗药物。服药后，患者大汗淋漓，继而抽搐加重，转入昏迷而死亡。医院有一王姓女患者，32岁，流脑已夺去她丈夫、儿子两条性命。该妇女已深度昏迷、高烧、抽搐、项背强直，危在旦夕。李老诊断后认为流脑属于中医温病的春温病，是瘟疫，有传染性。病系感受疫毒之邪，内热过盛，忌用辛温解表发汗药。当时由于西药缺乏有效药物，李老用清热解毒、息风透窍法，药用银翘散和白虎汤加减，配服安宫牛黄丸，鼻饲喂药，李老亲自守护两日，病人痊愈出院。李老不顾个人安危，深入农村病家，抢救治愈了14个垂危患儿，并将治法教给了当地中医，继续治疗。同时李老又到宜阳县、三门峡市、郾师县等地治疗了近百例患者，只要能喂进中药，均全部治愈。李老写出了《中医对流行性脑脊髓膜炎的治疗》一文，先后在上海《新中医》杂志，北京《中医杂志》发表。河南省卫生厅和省防疫站当年在洛阳召开了现场会，让李老传播了这一治疗经验。1958年李老在此论文基础上出版专著。1970年7月禹县大肆流行乙型脑炎。县人民医院专找了一个大院作为传染病房。8天收治了83个病人，虽经治疗，但死亡了32个患者，也多是小儿。已死和未死患者家人，哭声满院，惨不忍睹。时值"文革"期间，李老随学院备战疏散在禹县。他不顾个人安危，舍身忘己，日夜守候在病房，长达3个月。李老认为乙脑病属中医温病的暑温病，传染性强，患者初期用银翘散和白虎汤加通窍息风药，并重用生石膏，配服安宫牛黄丸，最终转危为安。到8月份，禹县地区天气连雨，收治的病儿多嗜睡，舌苔白腻微黄，甚者转入昏迷抽搐。李老用药生石膏减量，加藿香、佩兰、白蔻仁、郁金、菖蒲等芳香透窍药而治愈大量患儿。7~9月李老用中药共治疗132个患者，治愈率高达92.7%，明显提高了治疗效果。病后有25个患儿出现偏瘫、耳聋、头疼、弄舌等后遗症状，以养阴清余热、通经活络法，配合针灸治愈。

李老对于疑难杂症，能灵活运用中医理论，辨证用药，收到良好的治疗效果。如1974年3月，有姑嫂二人在春节家宴上误将25%烧碱喝下，大吐血，且食道大面积溃破，经医院多方抢救，血止后，引起食道狭窄，吞咽困难，仅能进食流质，经省级医院X线照片检查，诊断为食道狭窄，必须手术治疗，患者畏惧手术便找李老求治。李老从未治过此类疾病，但同情病人之苦，运用中医理论，缜密辨证，认为强碱为大热之性，误服烧碱腐蚀食道烧伤脉络，以致食道失于润养，气血瘀滞，食道狭窄，吞咽不利，治疗应用滋阴清热，活血通络法，药用辽沙参、麦冬、石斛、生白芍、丹参、丹皮、生地、当归、枳壳、花粉、甘草。上方连服13剂，患者均可吃馍、面条，后加桃仁、牛蒡子、知母继服10剂，巩固疗效，2年后随访，饮食完全正常。后又随访7年，姑嫂二人至今健康。

由于李振华教授的精湛医术和医学声望，全国各地甚至国外来求诊者，络绎不绝。李老的医术医德受到了广大患者的赞扬，《大河报》记者对其进行了多次采访，发表题为"中药良方浇灭无名烧"、"夏季汗多亦是病"、"三三二治疗慢性萎缩性胃炎"等的专篇介绍他的治疗经验和方药。

李振华教授仁善为本，济世成德，从医六十载，妙手能回春，声名重医林，患者赞其济世活人，德艺双馨，表达了李振华教授医术精湛的大医风范。

（四）教坛耕耘，桃李芬芳

李老不仅是医疗方面的大医，也是一位出色的中医教育家。他从教五十余年，积累了丰富的教学经验，培养了大量的中医人才。他是新中国成立后我国最早一批投入中医

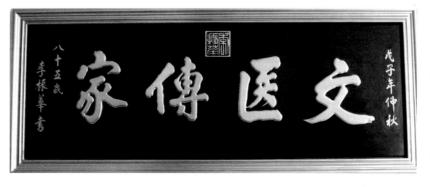

教育事业的骨干教师之一。早在1954年就担任了洛阳地区中医师进修班教师，主讲《内经知要》、《金匮要略》及该地市西医学中医班《伤寒论》。1960年调入河南中医学院，任内科教研室主任，一直主讲《中医内科学》。为了弘扬中医事业，他还经常应邀到省内各地市进行学术讲座或到省外各地讲学；由于他在中医界享有盛名，还多次到中国中医研究院（现中国中医科学院）研究生班作学术讲座，受到学生的好评。

李老在教学上严肃认真，教学规范。他课堂讲授，对每一病都概念清楚，层次分明，重点突出，联系实际。对具体病证治疗，重视理论，重视治法，引经据典，深入浅出，画龙点睛，举一反三。他语言生动，启发教学，板书清晰。他善于运用唯物辩证法的观点来阐述中医理论，常用哲学的整体观念和恒动观点来阐明病证的相互联系和发展变化，加深了学生对中医学术的理解和对疾病病机变化的理解，深受学生欢迎。学生每听一次课或学术讲座，都感到是一次精神享受，不仅学到了知识，还领悟到了老师严谨的教风，宽阔的思路和丰富的学识，印象深刻，受益匪浅。李老临床带教，重视病历书写，严于辨证，要求理、法、方、药有机统一，文字正规，一个新入院患者病历，常修改书写数次，学生们既敬畏他，又由衷地钦佩他。李老不愧为中医大家和杰出中医教育家。

李振华教授在长期的教育实践中，还提出了中医教育的一个观点，他常对学生讲："要学习中医，必须做到三通，即：文理通、医理通、哲理通。只有具有较深的文理和哲理，才能深入地理解中医理论，指导实践，成为名医。"他的这一中医教育观点，影响了一代又一代的中医学生，得到了中医界的赞同和广大师生的好评。

在教材建设上，他付出了大量心血，1982年担任了卫生部高等医学院校教材编审委员会委员，合编了全国高等医药院校第五版教材《中医内科学》，其后又参编了《中医内科学》教学参考书。1986年担任了中南五省协编的八门中医教材副主编，为中医教材质量的提高和中医教育事业作出了贡献。

同时，李振华教授身为河南中医学院院长，又是一位优秀的中医教育行政管理者，他不仅精通业务，具有敏锐的政治头脑和睿智的眼光，更重要的是他处处以身作则，严于律己，廉洁奉公，不谋私利。为了中医事业，为了学校发展，他敢于负责。他不仅是一位患者眼中的好医生，学生心中的好教师，同时，就任期间还是一位称职的河南中医学院的好院长。常言道：为医难，为政更难。李振华教授正是一个医、教、研业务全面又具领导才干的全面人才。

五、传人培养

1991年1月，卫生部、人事部、中医药管理局确定李老为继承老中医药专家学术经验指导老师。有李郑生、高锡朋二位主治医师作为其继承人。三年后经国家中医药管理局考核出师。在继承期间，李郑生、高锡朋合写的文章《学无止境，知在勤奋——李振华老师治学方法》、李郑生写的文章《李振华治疗心脏室性早搏的方法与经验》被国家中医药管理局继承办、中国中医药学会连续两年分别评为三等奖、二等奖。现高锡朋已晋升为副教授，李郑生晋升为主任医师，均成为医疗教学骨干力量。1994年11月国家两部一局给李老颁发了荣誉证书。

2004年12月，李老承担了"十五"国家科技攻关计划"名老中医学术思想经验传承研究"项目。组织了郭淑云、李郑生等7人为传承人。经两年多时间完成了国家提出的传承计划。在传承期间他们7人分别写出了李振华学术思想及治疗经验论文共30余篇，均在省级以上期刊发表。该项研究在2007年8月被河南省中医管理局评为河南省中医药科学技术成果一等奖；中华中医药学会于2006年12月20日授予李老

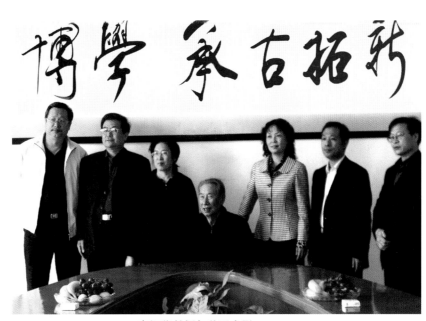

李振华教授与弟子合影

中华中医药学会首届中医药传承特别贡献奖。以郭淑云、李郑生为主的传承人，在传承期间，协助整理了李老几年来的临床病案和已、未发表的文章资料，帮李老编写并经李老审改，主编了《李振华医案医论集》和《中国现代百名中医临床家——李振华》两本书，分别于2008年由人民卫生出版社和中国中医药出版社出版。

2004年12月广东省中医院聘李老为老师，接收了华荣、罗湛宾两名具有高级职称的徒弟，学期3年。学习期间，华荣发表了近10篇继承性学术论文；罗湛宾运用李老的临床经验救治了3名病危患者，同时救治了不少疑难重症患者。

2004年以来，河南省中医管理局给李老分配了5名具有高级职称的徒弟；河南中医学院一、二附院分给李老6名硕士以上研究生作为徒弟，现正在传教中。

六、对中医事业的执着与热爱

1. 参政议政

李老1988年入选为第七届全国人大代表，因病于1988年、1989年请假未去北京参加会议，1990～1992年连续三次去北京参加会议。李老每次参加人大会议，都非常关心国家大事。结合自己的专业，满腔热忱地对国家中医工作存在的问题和今后如何发展提出自己的提案。如中药当时在产、供、销和质量方面存在的问题、中医后继乏人乏术问题等等，提出的意见和建议，都及时地在《河南日报》作了报道。特别是在1991年春，全国人大会议期间，国家中医药管理局在北京饭店召开了全国中医界人大代表座谈会，会议由田景福副局长主持，李老首先对国务院副总理李鹏作的"政府工作报告"中有关医药卫生方面的内容提出了不同意见。李老讲：政府工作报告中提出"中西医工作要有计划按比例地进行发展"，这是不符合国家大法的。1983年在全国第六届人大会上通过的宪法明确规定"发展现代医药和我国传统医药"；1985年，党中央书记处明确提出"要把中医和西医摆在同等重要的地位"、"中医不能丢"的指示。现"政府工作报告"中提出的"有计划按比例地进行发展"是和"把中医和西医摆在同等重要的地位"意义完全不相同。李老强调说：同等重要地位，就意味着中西医各50%地进行发展，有计划按比例就没有标准了。如西医在发展中占90%，中医占10%，这也可以说是有计划按比例，这就完全不符合宪法和党中央书记处指示的精神，我们应写出提案，修改"政府工作报告"。李老的发言得到了与会全体人大代表的同意和赞赏。当时就写出了提案，交到大会秘书处。全国人大会结束后，全国各大报纸全文刊登了李鹏总理在全国人大会上作的"政府工作报告"，其中关于"中西医工作要有计划按比例地进行发展"已修改为"中西医工作要摆在同等重要的地位"。1995年，国家中医药管理局田景福副局长来河南南阳市参加张仲景会议，在报告中还赞扬了李老在全国人大会上为党的中医方针政策作出的贡献。

2. 重教重才

自1960年李老从河南省卫生厅调到河南中医学院任中医内科教研室主任兼附属医院医教部主任之后，深感责任重大。特别是到了1980年以后，李老任河南中医学院副院长、院长职务之后，更觉肩上责任之重大。李老常讲：一个学校就像一个工厂，关键在产品质量，工厂出了废品，只是经济物质受点损失；而医学教育，是培养高级医学人才，它关乎人民群众的生命健康，如果培养出庸医怎么得了！所以李老崇敬老一代教育家和名牌大学校长对教育事业、对学生高度负责的精神，他决心以前辈教育家、校长为楷模，殚精竭虑，鞠躬尽瘁，终身献给祖国的中医教育事业。

当时，李老深感提高教育质量的关键是要有一支高水平的教师队伍，从外院调入实属不易，于是采取了培养选拔的方法，具体是：在每一届毕业生中，将成绩前40名的学生留下再考核，优中选优，在试教中表达能力强、板书好，经过评分，再挑选出20名留下任教，同时，再从毕业后已从事医疗工作的学生中选拔业绩优异者回校任教。实践证明，这些措施极大地提高了教学质量，全院教师也从1983年的200余名，扩大到了1987年的400多名。

为了使优中更优，李老还采取了其他措施。实施派出去，并请进来的措施，请名老中医、专家学者，如董建华、邓铁涛、方药中、关幼波等每学期到学院作学术报告或示范教学，以更好地提高教师水平。1982年在衡阳召开的全国中医工作会议上，李老倡议中南五省五所中医学院每年轮流主持，院校赞助，召开一次教学和管理经验的交流会，实践表明收到了很好的效果。为了本院教师的相互促进，李老又决定了教研室定期集体备课，相互听课，相互观摩，评教评学，评出好的教研室为重点学科，其优秀教师评为学科带头人；抓重点，抓方向，学院必须贯彻以中医为特色的方针。

1980年，李老赴京参加了第二届全国科技大会，在河南省代表团全体会议上，以自己长期为中医后继乏人的忧虑为题作了专题发言，当时参加这次会议的《河南日报》的关主编建议李老写个详细资料，作为内参，由报社直送省委领导。此后，河南省卫生厅即下发通知，在全省范围内录取500名中医主治医师以上人员的符合条件的子女，集中学习中医基本理论，再分别跟师学习临床经验，学制5年，毕业后分配到中医医、教、研单位工作，此后河南省卫生厅又通过考试吸收400名中医赤脚医生，充实到各医、教、研单位。李老还组织了自费学习中医班和学习中药的职业高中，共培养约400名学生，现在不少人都成了中医药工作的骨干力量。通过以上措施，在很大程度上缓解了河南省中医药后继乏人乏术的状况。

为了振兴中医事业，李老还多次发表文章，提出中医药工作存在的问题和建议。如《河南省中药材的生产现状和发展意见》、《中医的科学模式和发展模式》、《从中医学发展历程展望中医的未来》、《保持和发展中医特色，切实办好中医高等教育》等，李老为振兴中医教育事业鞠躬尽瘁，至今仍孜孜不倦地发挥着余热。

七、文化修养

除医学领域取得卓越成就之外，拉弦、书法是李老的业余爱好。年轻时，受长兄影响，先生酷爱拉坠胡，常常是废寝忘食，曾多次将左手食指磨破而结为茧子。有一次，洛阳曲剧团来家乡洛宁县王范镇的陕西会馆演出，先生竟一连六天站在会馆舞台一角细细观察琢磨乐队拉琴，把拉琴师傅的一举一动，一个颤音、一个滑音都默默牢记，然后回家边忆边拉。长此下去，他不仅把专业琴师的技艺学到了手，还集众家之长，创造出

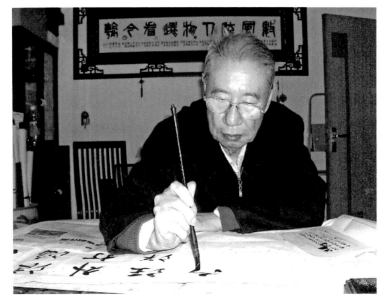

独特拉法的音调，好听且耐人寻味。后来，王范镇成立业余剧团，先生被聘为兼职团长。不久，洛阳曲剧团路经洛宁县赴西安演出时，团长登门拜访，特邀先生随团到西安演出，先生婉言谢绝，言道自己是中医世家，继承父志，立志从医，拉弦只是业余爱好，团长听罢，只得拱手惜别，带着憾意而去。

书法是先生的又一业余爱好。受父亲的影响，幼年即酷爱书法，加上十年私塾，初高中均有楷书课程，白天上课练习，晚上回家点亮小油灯，灯下再练。几十年如一日，从未间歇。我国古代书法家中，先生最爱赵孟頫的字，认为赵字秀丽，柔中有刚，刚柔相济，临摹甚久。后又习练柳公权字，认为柳字有骨有力，骨肉一体。至此形成了清秀俊逸的字体，其笔势潇洒，遒劲有力，深厚古朴，自成风格，在全国书法界颇有名气，系河南省书法协会会员，现任河南省卫生厅老年书法协会副会长，河南中医学院书画研究会会长，曾多次参加全国、中南五省及河南省市书法展。曾获"建国45周年全国名人书画展"优秀奖；华夏师表书画大展组委会、教育部老干部协会、北京市中日民间文化艺术交流促进会联合举办的首届全国高校"河南大学杯"华夏师表书画大展银奖。收录先生书法作品的国内外书画册有：《河南省书法作品集》、《中日现代美术通鉴》、《二十世纪中国著名艺术家》、《纪念孔子诞辰2552周年书画册》、《促进中国海峡两岸和平统一大业书画长卷精品画册》、《中华魂——庆祝中华人民共和国成立52周年书画集》、《世界华人艺术精品典藏》等。

八、医德医风

李振华教授从医六十余年，从教五十余年，是全国著名的中医学家、中医教育家。李老遵循"重医术，更重人品，医学乃仁人之术，真善为本"的准则，时时以病人为主，将济世活人，积善成德为其一生之业。李老多年来从事医、教、研及担任河南中医学院院长等行政工作，并身兼多种学术组织领导成员，重任在肩，工作繁忙，但他平易近人，和蔼可亲，谦虚谨慎，工作有条不紊，充分体现了中医的优良传统和国家级名老中医的风范。

李老在六十年的医学生涯中，为人治病，从未有丝毫粗心大意，上至领导干部、下至工农群众，凡求诊者，他不论亲疏，都没有架子，平易近人，细心诊治，一视同仁。在临床医疗中，从未对任何病人发过脾气，或说过哪怕是一句伤害病人的话。对于外地病人来郑州看病，因带钱不够回不了家，他还赠送路费；有时病人拿药钱不够了，李老也出钱让其取药治病；考虑到人民群众的经济能力有限，在用药上做到简、便、廉、验，尽量不用贵重药品，尽量使病人少花钱治好病。李老现已85岁高龄，仍坚持每周2～3个上午门诊，不管酷暑严寒，风雪无阻，还经常带病上门诊，为病人诊治。为了照顾李老的身体，门诊上挂号限制一个上午不超过15个，可李老常对挂号室讲，尤其是远道而来的一定要看，危重病人一定要看，因此就诊病人常在20人以上，有时到12点也不能下班，还要坚持看完最后一个病人，他的医德、医风受到了广大患者的高度赞扬。李老对于患者有求必应，来者不拒，尽量为病人解除痛苦，即便是他躺在病床上也坚持为病人诊病，让学生或家人抄方，使病人深为感动。在任河南中医学院院长事务繁忙之时，只要不是在开会期间，病人到办公室或下班后到他家，他总是热情地给病人看病，有时饭能加温数次，他也坚持把病人看完后才去吃饭，这已成为他一生的习惯。李老认为能够及时解除病人痛苦就是他的天职。这也充分体现了李老高尚的医德。

李老一生还从不忘生其养其的家乡。2005年8月李老以81的岁高龄，带领门生徒弟和子女，自费回家乡洛宁县义诊，受到了当地领导和父老乡亲的热烈欢迎和高度赞扬。

李老医术精湛，治好无数疑难病人和危重病人，从未收过病人赠送的红包。如南方某省级医院一位医生患萎缩性胃炎，多方治疗未果，得知李老善治此病，专程求诊，治愈后病人送红包，李老追到楼下还给病人，对病人说："我一生诊病，不兴这个，你的心意我理解，但这钱不能收。"李老为领导看病，也从未以看病来谋求私利，提出额外要求。李老坚持做一个正正派派、实实在在的医生，只要把疾病治愈，就足以自慰，除此别无他求。1995年河南日报刊登了题为"著名中医学专家李振华——做人、救人、育人"的文章。对李老的高尚医德和学术成就进行了专题报道。

医学乃仁人之术必先具

仁人之心以仁为本济世

活人方可学有成就而达

良医

郭澳云同学春

己丑年春

李振华书

国医大师 李 辅 仁

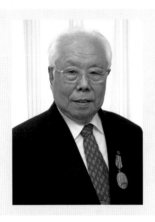

李辅仁（1919～），男，汉族，河北省香河县人。卫生部北京医院主任医师。1941年开始行医，并长期从事老年病防治与高干保健工作，临床经验丰富，疗效卓著。先后被评为全国老中医药专家、学术经验继承工作指导老师、"首都国医名师"。1991年，享受政府特殊津贴；1998年，李岚清副总理亲自授予他"中央保健工作特殊贡献奖"。

一、生平概述

李辅仁先生1919年出生于中医世家，幼年入私塾，少年时一边在学校读书，一边随父兄学习中医，诵读《医学三字经》、《药性赋》、《汤头歌诀》、《濒湖脉诀》等中医启蒙教材及《内经》、《伤寒杂病论》、《本草经》等中医经典，父兄诊务繁忙时还经常在旁协助抄方。

1939年拜京城名医施今墨为师，成为施老为数不多的入室弟子，并同时就读于施今墨先生创办的华北国医学院，于1941年毕业。在此期间，他反复研读了《内经》、《张仲景医学全书》、《外台秘要》、《医学心悟》、《儒门事亲》等中医古籍，在施老左右侍诊、佐诊，经施老口传心授学习中医理论与临证要诀。1941年参加天津市执业中医统一考试，获【师】字166号中医师证书，此后开始中医师执业生涯。1942年至1944年代理施今墨诊所诊务，1944年在北京建立辅仁诊所。1950年参加北京市卫生局主办的预防医学班，为首期学员。1951年参加抗美援朝急救训练班，结业后曾任传习教师。1952年经考试合格，获卫生部颁发的【中】字3215号中医师证书。1953年分别结业于中医学会主办的高级针灸班第四班、北京市卫生局主办的中医进修学校第三班。师从北京四大名医之一施今墨后，多次随施老来北京医院会诊，自1954年11月正式进入北京医院中医科工作至今，从事老年保健及老年病中医防治工作已半个多世纪。李老行医60多年来，屡起沉疴，活人无数，其中相当一部分是党和国家领导人、著名社会活动家、知识界精英及外国友人，是中央保健委员会保健专家小组中唯一的一位中医专家。

因其贡献突出，1991年获政府特殊津贴，1990年、1992年、1995年、1997年、1999

年、2002年、2005年中央保健委员会为李辅仁先生颁发奖章，表彰其"在党和国家领导人的长期医疗保健和重大医疗抢救工作中做出了优异成绩"，多次获"中央保健杰出专家"称号。1998年获中央保健特殊贡献奖，2004年获中央国家机关"五一劳动奖章"，2005年4月获国务院授予的"全国先进工作者"荣誉称号。李辅仁医师是中华中医药学会终身理事，是全国政协委员会第七、八、九、十届政协委员。2009年4月被人力资源和社会保障部、卫生部、国家中医药管理局评为首届"国医大师"。

二、学术思想和思辨特点

李辅仁教授在数十年的临床实践中，逐渐形成了自己独特的诊疗方法与思辨规律。李辅仁先生认为老年病的特点是正气渐衰、虚实夹杂、寒热互见、病情错综复杂、缠绵难愈。用药应注意补勿过偏，攻勿过猛，杂而不乱，特别要注意固肾与和脾胃。针对老年人的生理特点和病理特点，李辅仁提出了许多独到的见解，形成了一套颇具特色的中医治疗老年性顽症的辨证论治体系。

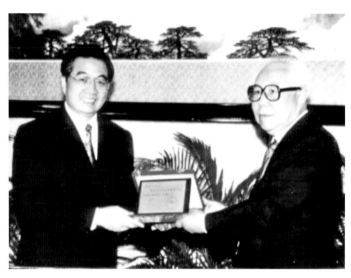

胡锦涛总书记向李辅仁教授颁发保健专家证书

（一）对老年生理病理的认识

1. 老年人生理特点

老年人正气渐衰，五脏功能低下，生命状态处于较低水平的平衡。随着龄增，肾中精气日渐亏虚，老年人逐步呈现出正气渐衰、五脏功能低下、机体平衡不稳定的生理特点。据此认为老年人生命状态处于较低水平的不稳定的平衡中，而肾虚是导致五脏功能全面衰退，正气日益虚弱的根本原因。

2. 老年人病理特点

老年病多虚实夹杂，寒热互见，病情错综缠绵。老年人下元亏虚，阴阳之根本发生了动摇，自我调节与自我恢复能力逐渐下降。当出现病理状态后，往往不是单纯的阴阳偏胜或偏衰，不是机体的纯寒、纯热、纯虚、纯实，也往往不是只涉及到一脏一腑，而是虚实夹杂、寒热互见，病情错综复杂，缠绵难愈。而且越是高龄，越是疾病后期，这个特点越突出，越不容易重新恢复新的阴阳平衡，这是由其生理特点所决定的。但是，尽管病情复杂，肾虚仍然是导致各种不平衡的最初和最常见的内在原因。

（二）老年病防治原则

1. 注重调适情志，劳逸结合

调身先调心，护形先守神。保持开朗平和的心理状态，排除私欲，宽容自信，是防病健身、延年益寿的重要条件，也是养生之道的核心内容。李老临证时十分注重观察患者的心理状态，如是否神态自若，能否正确、客观地看待自身的疾病，有无战胜疾病的信心，是否流露出焦躁、恼怒、抑郁、烦闷等不良情绪，睡眠是否安稳等，并常以年近九旬的丰富人生阅历及时给予疏导，劝导患者多与他人交流，培养适合自己的生活爱好，学会在一些娱乐活动中转移情绪，从而感受生活的美好，树立战胜疾病的信心。

老年人精血不足，体力下降，无论从事体力活动还是脑力劳动，均不宜过劳。否则可导致抵抗力下降，易罹患各种疾病，尤其是重度的脑力活动会严重地损耗气血精津，造成头晕、耳鸣、失眠、健忘等症。但形不动则精不流，精不流则气郁。适当的体力活动或体育锻炼，可以调畅气机，疏通血脉，促进消化，增强体质，调整情绪，改善睡眠，还可以防止骨质疏松、肌肉萎缩，从而保证灵活、协调的肢体功能。因此，李老经常鼓励老年患者进行适当的体力活动，不可久坐久卧。但要注意：①量力而行，以活动后不感很疲劳为度；②不拘形式，以个人喜好为原则，改变体位或由室内移至室外也可算作一种活动，如卧床者坐起，用轮椅推至阳台、户外等；③不宜剧烈运动，老年人心肺功能差，多有动脉硬化，剧烈运动容易引发心肺功能衰竭或心脑血管疾病；④注意安全，不能发生跌倒摔伤等意外，也不可过于磨损关节。

2. 注重顾护正气

针对老年人的生理、病理特点，李老临证时非常注重顾护正气。

（1）加用扶正之品：李老常在一些解表、祛风、清热、化痰、宣肺、和胃、理气、消导、平肝、活血、通络、利水、通便、散结等攻邪方药中，加入枸杞、党参、黄芪等1～2味扶正之品，用量一般为10g，有时也加入玉屏风散、当归补血汤、六味地黄汤、二至丸等补益方剂的方药，以求祛邪不伤正或祛邪同时兼扶正，强身而抑病。

（2）临证中特别注意固肾、和脾胃：经常询问患者食欲如何、排便是否正常、体重有无变化、夜尿次数多少、有无水肿、精力怎样、有无腰腿酸痛、行动坐卧是否便捷等，以了解肾和脾胃的状况。治疗时适当加入和胃健脾、补肾填精之品，如砂仁、蔻仁、广木香、茯苓、白术、焦神曲、焦麦芽、焦山楂、苏梗、枸杞、益智仁、菟丝子、覆盆子、山药、生（熟）地等。

（3）慎用峻猛之品：李老较少使用龙胆草、黄连、栀子、川楝子、苦参、山豆根、大黄、附子、川乌、草乌、细辛、乳香、没药、地龙、全蝎、蛇等过于苦寒辛热或腥臭碍胃、损肝伤肾之品。即便使用也必是中病即止，或同时佐以和胃解毒药物，以防发生毒副反应。对于大苦大寒、大辛大热、峻猛攻伐及有毒之品，如生麻黄、芦荟、芒硝、木通、黑白丑、大戟、甘遂、水蛭、虻虫、蟅虫、蜈蚣等则根本不用，恐老年人难以承受而发生各种严重的毒副反应。

（4）病情危重时以扶正为主，留人治病：存得一分正气，便有一线生机，故在抢救危重症时，李老强调应着重扶助正气，固本培元，留人而后治病。临证时独参汤、生脉饮、十全大补汤是常选方剂，其中用红参益气固脱效果最好，而黄芪用量宜在30g以上。

3. 老年用药原则

老年人正气亏乏，五脏俱虚，自我调节与恢复能力及对于药物的耐受力都变得很差。老人患病之后，多虚实夹杂、寒热互见，气血脏腑皆有不调，非纯粹补虚或泻实、祛寒或清热所能奏效，而往往是标本兼治、攻补兼施、用药繁杂。因此，李老强调用药应注意补勿过偏，攻勿过猛，杂而不乱。

（1）补勿过偏：老年人阴阳失衡，气血虚弱，补益是常用之法。但是因其病情复杂，虚体中多夹有实邪，寒证中可混有热象，而且脏腑功能低下，对药物的耐受力很差，同时峻补之剂多性燥力猛，易壅塞气机、升阳助火，副作用大，所以补益扶正当循序渐进以缓图之，不可峻补以求速效，防止导致新的不平衡，甚至危及生命。为了避免补之太过，除慎用峻补之剂外，更需注意方中配伍，以求补中有泻、升中有降、塞通配合、开阖有度，相反相成，相得益彰，如党参配丹参、地黄配泽泻、川芎配牛膝、益智仁配车前子等，使之补而不滞、滋而不腻，气机畅达，脾胃健运。正如张仲景所言："善补阳者，必于阴中求阳，则阳得阴助而生化无穷；善补阴者，必于阳中求阴，则阴得阳生而化源不绝。"

（2）攻勿过猛：老年人年高体弱，精血亏虚，多因虚致实，夹有实邪，而成本虚标实之证。其中实邪盛者，非攻不除，因此攻法也是常用之法。但是由于其元气衰弱，脏腑功能低下，难禁虎狼之药，故而攻邪不可太猛，以防劫夺气血，败坏脾胃，损伤肝肾，更速其衰。而且攻之过猛，令邪虽去而正不复，甚至邪未去而正已亡，出现生命危殆之虞。纵然求之心切，反与初衷背道而驰矣。因此前人有攻邪衰其大半的训诫。正如蒲辅周所论："汗而勿伤，下而勿损，温而勿凝，消而勿伐，补而勿滞，和而勿泛，吐而勿缓。"故老年人当禁用大毒峻猛之品，如木通、甘遂、大戟、芫花、黑白丑、蛀虫、蛴虫、朱砂、胆矾等，慎用有毒或较为猛烈之品，如生麻黄、生栀子、生大黄、芒硝、苦参、山豆根、细辛、三棱、莪术、全蝎等。若方中选用了此类药物，须配伍和胃、解毒等佐制之剂，减轻毒副作用。

（3）杂而不乱：老年人患病之后，往往虚实夹杂，寒热互见，病情错综缠绵，因此治疗用药时难免繁杂，补虚与泻实、清热与散寒、宣肺与固肾、平肝与升清、滋阴与利水等常同方出现，极易造成方药杂乱无章，主次不明，从而影响了疗效。但是纵然病情复杂，矛盾重重，仍然要以中医理论为指导，以辨证为依据，分清主要矛盾与次要矛盾，明确立法治则。如病情危重之时，不可急于攻邪，当以扶正为主，留人治病；病情错综之时，当急则治其标，先治疗危害最大的、病人最感痛苦的病症，（若此症为西医所擅长，也可转而治疗中医药疗效快捷而肯定的病症）；病情缠绵之时，须克服急躁、厌倦情绪，长期治疗、彻底治疗，尤其要分阶段治疗，确立不同时期的用药宗旨，使疾病没有传变与反复的机会。遣方用药时须遵循君、臣、佐、使的组方原则，使每味药物既能各尽其能，运用恰当，相互间又能相互协调、有机配合，令通篇结构严谨，主题明确，繁而有序，杂而不乱，真正做到方从法立，以法统方，理法方药一气贯通。

（二）强调扶正与祛邪的辩证关系

在扶正与祛邪的关系上，李老认为扶助正气较祛除邪气对于老年人更为重要。

疾病过程是正气与邪气矛盾双方相互斗争的过程，邪正斗争的胜负决定着疾病的进退。疾病的治疗，不外扶助正气、祛除邪气，以改变邪正双方的力量对比，使之朝有利于疾病痊愈的方向转化。

老年人为正虚之体，而且多因虚致实，呈现虚实夹杂、本虚标实之象。然而，治疗用药时不一定拘泥于扶正祛邪并举，标本兼治的法则，而可以灵活变通。如正虚邪盛，病情危重时，应以扶正为当务之急，以求正气有所复，留人治病；如邪气缠绵，经久不愈时，亦可扶助正气，以求增强机体抗邪能力，祛邪外出；如正气亏乏，邪气不明显时，也可在补虚扶正之品中加入一些祛邪药物，抑病以强身。从标本角度看，正为本，邪为标；人为本，病为标。祛邪是为扶正，治病是为救人，治病必求于本，不可本末倒置。只有正气存在，机体才有能力抗御邪气，机体才能生存。因此，李辅仁先生在抢救危重症时，注重扶助正气，固本培元，留人而后治病。

（三）博采诸家之长，不存门户之见

中医学历史悠久，学术流派众多。学术争鸣丰富了中医学理论，推动了中医学的发展。但是因学术见解不同，各流派间经常相互轻视、诋毁，导致了中医内部的不团结，影响了学术交流，阻碍了中医学的发展。李老坚决反对以流派划门派，以偏概全，竭力倡导当今为医者不可各执一端，固守门户之见，而应在临床实践中整体的、辩证的、发展的认识人体与疾病，不断学习、吸收各医家的学术观点与诊疗经验，博采众家之长，方能永远立于不败之地。而且，精诚团结，通力合作，取长补短，才能树立良好的中医形象，保证中医事业的蓬勃发展。

当今是中医学与现代医学并存的时代，中医学不再是"独此一家"，中医工作者不能仅着眼于内部交流与学习，而应尽可能多地学习和掌握现代医学知识，扩大知识面，不断吸取现代医学、科学的养分，将他人之长为我所用，不断发展与完善自己。如利用各种仪器设备进行检查、诊断，努力延伸我四诊的范围，掌握现代医学对疾病的认识，以开阔我们的视野，学会从另一个角度认识问题。但是更要立足中医，坚持辨证为中心，辨病为辅助，辨证与辨病相结合，将"证"的概念引入"病"中，运用中医理论探求"病"发生、发展过程中贯穿始终的根本病机，寻找特异的"病"所具有的相对特异的"证"，力图将微观的、局部的生理、病理变化进行宏观的、整体的描述与认识；同时也可将"病"的概念引入"证"中，明确辨证之后，运用现代医学理论及各种诊察手段，探求每个"证"背后相对特异的生理、病理变化，力图认识隐于整体、宏观机体反应状态深层中的局部的、微观的特征。

（四）老年病证的思辨特点

通过长期的临床实践与总结，李老针对各系统老年病的不同特点，逐渐形成了自己的临证思辨方法与特点。

1. 呼吸系统疾患

老年人正气虚衰，卫外不固，抗邪无力，邪气极易侵犯肺卫，并易由表入里，迅速传变，且病情缠绵复杂，长期不愈。李老认为防治肺系疾患应从预防和治疗外感入手，平素注意生活起居，不给外邪可乘之机。

若患了外感则要及时治疗，勿使病邪由浅入深，引发气管炎、肺炎及由此而来的各种肺病。对于老年外感的治疗，应当注意不过发散、不早收敛、注重清里、及早宣肺，高龄者、体虚者可同时扶正固表。

防治慢性阻塞性肺病的关键，在于彻底治疗外感及急性支气管炎。他常说"没有小病引不来大病，没有急性病引不来慢性病，没有好治的病引不来难治的病"，充分体现了"治未病"的思想。

对于慢性支气管炎，强调应长期治疗，冬病夏治，发作期以治标为主，缓解期以治本为主。李老主张宣肺清肃以治咳喘，认为肺失宣降是导致咳喘的病理机制，宣肺清肃方能给邪以出路，使痰涎容易排出，气道得以通畅，咳喘自止。常用的宣肺之品有前胡、白前、杏仁、苏梗、桔梗、枳壳等。因肺为娇脏，喜润恶燥，北方却天干物燥、供暖充足，故李老喜用百合、沙参、天冬、麦冬、枇杷叶、瓜蒌、芦根、知母、石斛、青果等药，润肺生津，与半夏、橘红、远志、白芥子、苏子、莱菔子等相配，使痰液稀释，更易排出。

老年肺炎不同于一般肺炎，它多由外感而来，症状不典型，最易传变，可引发各种衰竭之证，是老年人的危重病症。李老临证治疗时除注重宣肺润肺外，即使无突出热象也很注意清解肺热。他认为肺炎是邪热由表入里而致，无典型热象乃为正气亏乏，正邪交争不激烈所致，若加入一些清肺药物，疗效更理想。常用的清肺药物有桑白皮、银花、连翘、黄芩、鱼腥草、蒲公英等。对于肺炎长久不吸收者当扶正与祛邪并重，甚至以扶正为主，加入黄芪、党参、太子参、白术、枸杞等，托毒外出。

2.心血管系统疾患

李老认为气虚血瘀、本虚标实是老年人冠心病、心绞痛、心肌梗死的共同病理特征，治疗当补气活血、扶正祛邪、标本兼治。

心律失常，以心气不足、心神不宁为特点，若挟有瘀血、痰浊、湿热等实邪，也多是因虚致实，而成本虚标实之证。故治疗以补虚扶正、养心安神为常法，辅以活血祛瘀、宽胸豁痰、清热化湿等。

慢性心功能不全，虚象更为突出，而且以心气虚、脾气虚为主，治疗重点当放在益心气上，兼以化瘀、理气、利水等。

李老自拟了许多治疗心血管疾患的有效方剂，其中丹参生脉饮是众多方药基础，使用最普遍，也最有效。组成包括党参（太子参、生晒参）、麦冬、五味子、丹参。此方可灵活加减后广泛使用，如气虚甚加黄芪、白术；血瘀甚加郁金、川芎、赤芍；兼气滞者加檀香、枳壳、香附、陈佛手等。

高血压病，肾虚肝旺应是基本病机。李老认为老年高血压又有其特点：首先正气不足更为突出，不仅肾虚精少，还往往兼有气血亏虚，故而既有肝阳上亢，又有清阳不升、头目失养；其次气血运行无力，因虚致实，故多兼有血瘀脉阻。因此，李老设立的基本治疗法则是滋补肝肾、平肝化瘀、升清降浊。常用方药为杞菊天麻汤，组成包括枸杞、菊花、地黄、天麻、钩藤、白蒺藜、丹参、川芎、牛膝、泽泻、葛根。此方吸收了前人杞菊地黄汤、天麻钩藤饮的辨证方法与组方思想，并有所发展，其中川芎、葛根用量多为15～20g，取其走窜头面、直达病所、行气活血、清扬升散、鼓舞胃气上行之力，与大队滋阴平肝潜阳药物相配，既可提升气血，上养头目，防止沉降太过，滋腻壅塞，又无助火升阳、发散太过之弊，从而达到了升清降浊、相反相成的目的。

3. 消化系统疾患

老年人的消化系统疾患，以慢性胃炎、上消化道溃疡最为常见。由于老年人正气亏乏，五脏皆虚，故罹患此类疾患后，更多地表现为脾胃虚弱、运行无力，使水谷精微不得生化，虚证更虚，进一步出现因虚致实、气机壅塞、食水不化等证。李老临证时非常注重健脾养胃、行气助运，极少使用攻伐峻下之品，对于脾胃虚弱日久者，更是着力补益正气、健脾升清，以待脾胃功能逐渐恢复，阴阳气血得以生化。

此类疾患易于反复，缠绵难愈，尤其易被饮食失调所引发，故李老不仅重视药物治疗，而且经常劝导病人注意饮食调摄，巩固疗效。李老常用的方剂有旋覆代赭汤、平胃散、香砂六君子汤、保和丸、柴胡疏肝散、补中益气汤等，但他很少照搬原方，而是根据辨证灵活加减化裁。

便秘在老年人群中发病率很高，且多为习惯性便秘。李老认为，老年便秘纯属热结大肠、实邪阻滞者少，属阴虚津少、无水行舟，或脾虚气弱、无力推导者多。治疗总以生津润燥、健脾益气、理气助运为法，不宜猛攻峻下，否则容易矫枉过正，导致清气下陷，腹泻不止，耗气伤津，变生他证。李老自拟通便方：党参、白术、厚朴、火麻仁、瓜蒌、当归、生地、黄芪、枸杞、陈皮，可随证加减。如阴虚加麦冬、玄参；肝阳亢加草决明、生白芍等。

4. 泌尿系统疾患

前列腺增生与慢性肾功能不全，为老年人最常见的泌尿系统疾患。

前列腺增生属中医癃闭范畴，乃由肾之气化、固摄功能失调，膀胱开阖失司所致。主要表现为夜尿频多，尿急、排尿不畅，有时可与尿失禁并见，这看似矛盾，实为一个问题的两个方面。因此，李老制定了固肾益气、培补下元的基本治则，同时，固肾缩尿与利尿通淋并举。

老年人的慢性肾功能不全，多由高血压、糖尿病、肾动脉硬化所致，或因同时患有多种老年病，难以确定病因。李老认为，肾功能减退是一个长期慢性的过程，待临床有所表现、化验有所异常时，已患病日久，正气虚衰，脏腑功能受到了严重损害，致使湿浊、瘀血、毒热等各种实邪停滞，属本虚标实之证。此时纵然邪毒滞留，也不可大力攻伐，恐邪未去而正已亡，同时亦不可过用滋腻或温燥之品，以防湿浊邪热更盛。因此平补阴阳、甘淡通利为其基本治则，尤其适用于疾病早期。自拟方药：生熟地、山萸肉、猪茯苓、枸杞、山药、黄芪、白术、草薢、车前子、桑寄生、川断，可随证加减。如邪热盛者黄芪改生黄芪，加黄芩、黄连；乏力气短、面色萎黄者加鹿角霜、当归等。

5. 恶性肿瘤

恶性肿瘤在老年人群中发病率较高。在肿瘤的治疗上，李老认为与现代医学相比，中医中药治疗肿瘤更擅长于扶助正气，激活机体免疫系统，提高机体的免疫监视水平，调动机体自身的抗病能力，平衡与协调各脏腑、各组织间的功能，补充机体所需的维生素与微量元素，从而抑制肿瘤的发生、发展。而且放疗、化疗及手术治疗对人体皆有很大创伤，使机体的抵抗力明显下降，极易导致邪去正衰、甚至大衰的局面，常难以达到延长寿命、提高生活质量的目的。中医中药则可改善各种创伤性治疗后的症状，尽量减少创伤性治疗对机体的影响与破坏，提高机体的创伤耐受力，促进机体各组织器官功能的恢复。故肿瘤早期，患者能耐受创伤性治疗时，当中西医配合治疗，西医"祛邪"为主，中医"扶正"为主，以缩短疗程，巩固疗效。至肿瘤晚期，患者不能耐受创伤性治疗时，尤其是老年患者，全身状况很差，心、脑、肝、肾等各部分功能明显衰退，中医、西医治疗都应当以"扶正"为主。其中中医辨证论治具有独特优势，它可根据不同个体、不同时间季节、不同地理环境，进行综合分析归纳，从而制定出不同的扶正方案，因此它较西医的免疫治疗更具有针对性，更为个性化，也更行之有效。同时中医扶正治疗中，可兼有祛邪之法，或清热，或解毒，或散结，或祛瘀，因人而异，而扶正、祛邪孰轻孰重，也随证不同，真正将扶正与祛邪有机地统一了起来。

李老常用的扶正补益之剂有四君子汤、四物汤、玉屏风散、地黄汤类、左归饮、生脉饮、增液汤、五子衍宗汤等。而且常常将这些方药加减化裁，灵活配伍，组成自拟方剂。他常用的扶正药有鹿角霜、生熟地、枸杞、黄芪、当归、金毛狗脊、桑寄生、茯苓、炒白术、菟丝子、杜仲、黄精、白芍、丹参、党参等。

6. 神经精神疾患

中风又称为脑血管意外，是老年人的常见重症。李老认为本病的病因病机虽然可归纳为虚、火、风、痰、气、血之六端，但老年人特别是高龄老人，本虚——肝肾不足、下元亏虚乃是发病的基础，标实——风、火、痰、瘀上扰清窍是中风急性期的基本病机，而经络不通、虚实互见则是后遗症期的基本表现。因此滋补肝肾、培补下元是预防中风发生的基本原则，可选用地黄汤类、左归饮、二至丸等加减化裁。中风急性期，应当息风降火、豁痰祛瘀，可选用羚羊钩藤汤、天麻钩藤饮、丹参饮、血府逐瘀汤等加减化裁；中风后遗症期，通经活络、标本兼治则是基本的治疗原则，常用方药为补阳还五汤、独活寄生汤、当归四逆汤等。有部分高龄老人，中风急性期一方面标实明显，另一方面本虚也很突出，甚至有脱证的迹象，李老根据辨证将羚羊钩藤汤与独参汤合用，即将平肝息风、豁痰祛瘀与回阳救逆、益气固脱结合起来，往往可取得良好效果。

老年痴呆是指发生于老年期或老年前期的一种慢性退行性脑变性疾病。李老认为老年人肝肾亏损，髓海不充，脑失濡养是发病的基础，而风、痰、火、瘀上扰，蒙蔽清窍，同时阻滞脑脉经络，气血精微不得上达，进一步使脑海空虚，是病情不断发展的因素。治疗当滋补肝肾，兼平肝清火、化痰醒神、祛瘀通络等。常用药物：生熟地、肉苁蓉、枸杞、制首乌、桑椹、当归、川芎、赤芍、天麻、白蒺藜、炒远志、菖蒲、珍珠母，随症加减用之。

失眠可由生理、心理、环境等各种因素所引发。老年人由于自身的生理特点，神经功能减退，睡眠变得短而浅，而且来自其他系统疾病的干扰较多，致使失眠的发病率很高，严重地影响了老年人的健康状况与生活质量。李老将老年人失眠大致分为肝肾不足、心肝火旺与心脾两虚、心神失养两个类型，以滋补肝肾、清心平肝及健脾养心、安神定志为治疗法则，分别自拟了方一：生地、山萸肉、知母、百合、茯神、远志、天麻、白蒺藜、首乌藤、酸枣仁、枸杞；方二：生熟地、黄芪、当归、柏子仁、酸枣仁、首乌藤、五味子、党参、茯神、远志、菖蒲、炒白术。这两个自拟方其实是基于知柏地黄汤、归脾汤、四物汤、酸枣仁汤、安神定志丸、天王补心丹、天麻钩藤饮等加减化裁而来，临证时更实用、更有效。李老将老年人的失眠特点总结为四点：一为兴奋、抑制失调，白天打盹，夜间失眠；二为白天活动量小，夜间睡眠需要减少；三为年高体弱，其他系统疾病多，对睡眠干扰大；四为易于对失眠产生焦虑、恐惧的心态，反过来又影响睡眠，形成恶性循环。因此李老临证时不仅辨证论治，充分发挥中医中药的整体调节作用，而且很注意以下问题：第一，劝告患者中午适当午睡，但时间不宜过长，以保证白天精力充沛，有一定的兴奋度，为夜间睡眠作准备；第二，鼓励患者适当增加体力活动，以加大夜间的睡眠需要量，但不宜进行过多的脑力活动，防止大脑皮层过度兴奋，难以入睡；第三，努力去除来自身体其他部分的干扰；第四，学会以轻松、平和的心态对待失眠问题，去除心理负担，李老常言道：失眠不可怕，怕的是怕失眠。只有放松心情，才能排除各种因素，更好地配合药物治疗，提高睡眠的质与量。

老年抑郁症是老年人常见的精神疾患，属于中医"郁证"范畴。李老从中医基础理论及长期临床实践出发，认为此病以心、肝、脾受累为主，基本病机为气机不畅，甚至郁而化火、扰动心神。具体可分为两个辨证类型：心肝火旺与肝郁痰阻。心肝火旺型患者素体禀赋多阴不足、阳有余，性格急躁，患病后多烦躁易怒、焦虑不安、头晕耳鸣、口干口苦、失眠多梦、记忆力减退、疑病恐病，舌红脉弦。治宜清心平肝、滋阴潜阳。肝郁痰阻型患者素体禀赋多属心脾气虚、痰湿偏盛，或因性格内向、多思多虑，或因年老久病、气血虚弱，患病后常表现为郁闷悲观、表情淡漠、行动迟缓、寡言少语、纳呆消瘦、嗳气叹息、健忘失眠，甚至有自杀欲念或实施自杀行动，舌淡或暗，苔腻，治宜健脾养心、解郁化痰。

7. 骨关节疾患

许多老年患者长期为关节疼痛、屈伸不利所困扰，其中大部分是因退行性骨关节病、骨质疏松、关节周围软组织病变等所导致，而由风湿、类风湿等免疫疾病引起者较少见。退行性骨关节病、骨质疏松及关节周围软组织病变均与增龄退化、运动损伤、摩擦耗损及体内激素变化有关，李老从中医角度分析认为年老体弱、肝肾亏虚、筋骨失养是发病的基础，而感受风寒、用力不当、长期劳损是发病的原因，故实证者少，虚证或虚实夹杂者多，以肾虚精亏为病之本，风寒湿阻滞、经络不通为病之标，补肾填精、通经活络、扶正祛邪、攻补兼施则为其基本治疗法则。李老在前人独活寄生汤的方义方药基础上，拟定了经验处方：独活、桑寄生、杜仲、牛膝、熟（生）地、赤（白）芍、当归尾、鸡血藤、枸杞。可根据具体病情灵活加减。此外，李老临证时经常提醒患者日常生活应该劳逸结合，体育运动当量力而行，不可为锻炼而锻炼，对颈、腰、膝关节磨损太大的运动当避免，要注意安全，防止跌倒摔伤，而且患病局部要保暖，保证良好的血循环，以助于疼痛、麻木的缓解。

（五）选方用药特点

1. 善用甘寒

李辅仁医师临证时大苦大寒之品使用不多，转而多以甘寒之品替代，如生地、玄参、麦冬、天冬、沙参、芦根、白茅根、桑白皮、葛根、知母、百合、石斛、天花粉、菊花、银花等。原因有三：一是患者多为老年人，对药物的耐受力极差，不宜使用过于苦寒之品；二是患者多为北京居民，北京气候干燥，燥热者多，甘寒药物可清热润燥、养阴生津，最为适用，而苦寒之剂却有截阴之弊，过用恐加重症状；三是苦寒药物口感差，影响患者的依从性，甘寒之品却无此缺点。

李老善用甘寒之品与其他药物灵活配伍应用。如玄参、天麦冬、银花、金莲花与薄荷、桔梗相配治疗咽干咽痛；菊花、知母、石斛与枸杞、密蒙花、白蒺藜相配治疗双目干涩；桑白皮、天麦冬、南沙参、百合、芦根与前胡、橘红、百部、紫菀相配治疗咳嗽痰黏难咯；知母、百合、麦冬与首乌藤、五味子、浮小麦相配治疗脏躁失眠；生地、知母、菊花、葛根与天麻、川芎、牛膝、丹参相配治疗烦躁易怒、头晕耳鸣；百合、石斛、麦冬与焦（炒）三仙、藿香、木香相配治疗口干口苦、苔黄厚腻；沙参、百合、麦冬与乌贼骨、旋覆花、枳壳相配治疗烧心泛酸；生地、玄参、瓜蒌与青陈皮、枳壳、木香相配治疗腹胀便秘；生地、白茅根、淡竹叶与萆薢、车前子、通草相配治疗尿急涩痛。

2.善用药对

李老秉承中医传统的组方配伍思想，并继承了施今墨名医善用药对的经验，临证处方时多将古今数个方剂化裁而成，时用原方，时采其意，药味常成对出现，或一寒一热，或一升一降，或一气一血，或一散一收，多而不乱，主次分明，配合巧妙，浑然一体，达到了相辅相成或相反相成的目的。

相辅相成的药对，常用的有：羌活与白芷、羌活与独活、川乌与草乌、炙麻黄与射干、桑叶与菊花、银花与连翘、银花与金莲花、橘红与远志、橘红与半夏、葶苈子与白芥子、苏子与苏梗、桔梗与苏梗、藿梗与苏梗、前胡与白前、前胡与杏仁、贝母与瓜蒌、百部与百合、知母与百合、知母与天花粉、知母与黄柏、天麻与知母、天麻与钩藤、天麻与白蒺藜、白蒺藜与沙蒺藜、白蒺藜与决明子、葛根与川芎、丹参与郁金、丹参与党参（太子参）、赤芍与白芍、天冬与麦冬、芦根与茅根、橘核与荔枝核、陈皮与青皮、谷芽与麦芽、山楂与神曲、木香与香附、砂仁与蔻仁、枳壳（实）与厚朴（花）、旋覆花与代赭石、苍术与白术、山药与芡实、远志与菖蒲、猪苓与茯苓、冬瓜皮（子）与茯苓皮、旱莲草与女贞子、仙茅与仙灵脾、益智仁与菟丝子、覆盆子与菟丝子、牛膝与狗脊、瓜蒌与肉苁蓉、浮小麦与五味子、酸枣仁与五味子等。

相反相成的药对，常用的有：天麻与枸杞、黄芪与黄芩、黄芪与防风、党参与银花、党参与桑皮、军炭与茯苓、军炭与白术、川芎与珍珠母、川芎与牛膝、葛根与牛膝、前胡与五味子、车前子与菟丝子、车前子与覆盆子等。

三、典型医案

1.失眠伴有精神情绪异常者，或抑郁症，或焦虑症，当从心、肝、脾论治

肖某，男，75岁。2006年1月27日初诊。

患者眠差、梦多半月余，伴焦虑烦躁。既往常有类似情况发生。

初诊：患者半月来睡眠差，入睡难，梦多，伴焦虑烦躁，神疲乏力，口干，纳可，

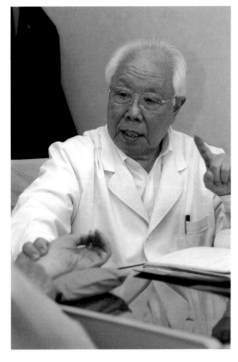

大便调；舌淡红，苔薄白，脉细弦。现服用枣仁安神液。既往患冠心病，高脂血症。诊其为：失眠（心脾两虚，热扰心神证）。此为年过七旬，脏腑虚弱，又思虑过度，劳伤心脾，而见眠差、梦多、倦怠乏力；而思绪纷纭，又致肝经热起，见焦虑烦躁，心神不宁。治当养心安神，健脾平肝。方拟生脉饮合天麻钩藤饮加减。

处方： 太子参20g，天麻15g，珍珠母（先煎）30g，茯神20g，菊花10g，麦冬15g，白术15g，黄芪20g，钩藤（后下）15g，炒远志10g，甘草3g。7剂，水煎服，日1剂。

复诊： 服药7剂后，诸症明显改善，睡眠佳，梦不多，未诉明显神疲乏力，口干亦明显改善，大便偏干；舌淡红，苔薄白；脉沉细。效不更法，方药略有增减，加入和胃助运药物，再服7剂，并配合少量通便成药，诸症俱失。

此后，该患者经常来诊，服用健脾平肝、安神补心之剂，睡眠稳定，精神情绪平和。

按语： 失眠，是老年人的常见病、多发病，有些人仅是单纯失眠，还有许多患者伴有各种精神情绪的改变，甚至患有抑郁症、焦虑症等，而失眠仅是这些病症的一个症状而已。抑郁症、焦虑症等精神情绪疾患，病位多在心、肝、脾三脏，或见心脾两虚，或见心肝火旺，或见脾虚肝旺，也可见三脏俱病者，如此案患者正属这种情况。情绪偏消极抑郁者，心脾两虚多见；偏亢奋焦虑者，心肝火旺多见。治疗也当从这三脏入手，生脉饮、归脾汤、天麻钩藤饮、酸枣仁汤、香砂六君子汤是常用的有效方剂。

2. 风眩（高血压病）属脾虚湿阻者，治以扶正补虚，升清降浊之法

章某，女，83岁。2006年8月7日初诊。

头晕眼花数日，尤以坐位起立明显，伴血压起伏。

初诊： 数日来头晕眼花，由坐位起立时明显，血压起伏，有时血压偏低（110/70mmHg）。内科考虑可能与血压降之太过有关，但若停药则血压又会升高。现症：食少纳呆，胃脘不适，腹胀，体重有所下降。察：面色萎黄发暗；形体消瘦；舌质偏红，苔黄腻少津；脉沉细缓。既往患高血压病、冠心病、病窦综合征、起搏器植入术后、阵发房颤、两肺散在微结节、慢性胃炎、脂肪肝、慢性肾功能不全、高尿酸血症、椎基底动脉供血不足、青光眼，现一直服用降压药。诊其为风眩脾虚湿阻型（高血压病、椎基底动脉供血不足）。治法以健脾化湿，益气升清为主。方拟四君子汤加减。

处方： 厚朴花5g，焦麦芽10g，焙内金10g，焦山楂10g，砂、蔻仁（后下）各5g，黄芪20g，石斛10g，白术15g，竹茹5g，藿香5g，太子参20g，甘草3g。7剂，水煎服，日1剂。另予加味保和丸6g，日三次，同时服用。

复诊： 服药后，头晕大减，纳食略增，精神好转。察：舌淡红，苔薄白腻；脉沉。效不更方，方药略作增减，再服7剂，诸症俱失。

按语： 老年高血压患者，经常可以见到无特别原因而出现血压波动的现象，即使按时服药也难以避免。这可能与老年人心肾功能下降，动脉硬化，药物代谢减慢而蓄积等

有关。从中医角度分析，则因年老体弱，脏腑亏损，清阳不升，浊阴不降所致。此患者素体脾虚气弱，湿浊阻滞，运化不健，故纳少消瘦、脘腹胀满，加之服用降压药物，血压下降，使清阳更加不升，头目失养，而致头晕眼花。治疗总以扶助正气，调整脏腑，升清降浊为法，往往可稳定血压，缓解症状，甚或可减少降压西药的用量。因此辅以中医药治疗是此类老年患者的不错选择。

四、成才之路

李辅仁老从学医、行医，至今已走过了八十年的历程。回顾这整个过程，我们可以从中发现一些引领他走上成功之路的重要因素。

（一）早期传统文化教育是学习中医学的基础

中医药学是中国传统文化的一部分，是中华文化的主要载体，是在以儒家和道家文化为主流的传统文化中土生土长的，天人相应、五行生克制化的整体观念，阴阳平衡、追求和谐的中庸思想，因时、因地、因人治宜的灵活辨证思维，重道轻器的方法论等等，无不是中国传统文化与哲学思想在中医药学中的具体体现，而某些哲学术语的借用在中医药典籍中更是比比皆是。因此，学习中国传统文化知识，掌握东方哲学思想和理念，自觉接受和运用整体、辩证的思维方法，都是读懂和学会中医药学的前提和条件。而传统的中医理论是借助于古汉语方式进行表达的，所以具备一定的文言文水平是学习中医药学的语文基础。

在20世纪20～30年代，当时西方的科学文化虽已传入我国，但传统文化教育在整个国民教育中仍占有非常重要的地位，私塾还很普遍，父母们依然愿意将孩童送去学习四书五经。李辅仁先生正是出生、成长于那种浓厚的传统文化氛围中，六七岁时就被送入私塾，熟读与背诵《三字经》、《百家姓》、《千字文》、唐诗、宋词，乃至《诗经》、《论语》、《孟子》等等，上中学时家人专门延请一位先生教授《古文观止》，时至今日其中的某些名篇、名句仍然能朗朗上口，记忆深刻。早期的教育与熏陶使传统的道德观念、思维方式、文言文知识根植于心，这为他以后学习、理解《内经》、《伤寒》等中医古籍，临证中贯彻整体观念与辨证论治思想均打下了坚实的基础。几十年来，他始终将"老吾老以及人之老，幼吾幼以及人之幼"、"己所不欲，勿施于人"作为自己的做人原则和医德标准，且时刻将其挂在口头以教育后人，而以人为本、注重正气、天人和谐则是他全部学术思想的核心，并以此为指导，逐步形成了注重补肾健脾、不随意攻伐的临证思辨特点和善用甘寒、相辅相成、相反相成的组方用药特点，强调"治未病"、治在病前、主动治疗更是他反复宣讲的预防学理念。凡此种种，皆不同程度地体现出了早期传统文化教育的烙印。

（二）家学渊源是走上中医道路的初始动因

家庭是每个人与社会接触、步入人生的起点站，可以说，每个人的意志品质、个性性格、礼仪道德、人生理想、求知兴趣等等都是首先在"家庭"中获得的熏陶与启迪的，家庭教育是人生教育的起点和基石，它对人的一生具有深远的影响。李辅仁医师出生于一个中医世家，家中开有诊所，父亲、兄长皆以行医为生，主要诊治妇儿疾病与时令病（常见病、多发病）。他自幼在这种环境下成长，长期的耳濡目染，使之对中医药学颇有好感。少年时期，在功课之余他经常在诊所中帮忙，招待来诊的患者或家属，抄方写药，同时开始在父亲、胞兄的指导下学习中医学的启蒙教材，如《医学三字经》、《药性赋》、《汤头歌诀》、《濒湖脉诀》、《医学入门》等，逐步对中医药学有了认识。年少的他曾目睹过父兄治愈患者时的满足和病家病痛解除后的喜悦，也曾目睹过父兄因疗效不理想时的焦急和患者病情反复时的痛苦，更目睹过父兄钻研古籍、不断实践的情景。这些活生生的事例使他觉得中医药学不仅仅是书本上的知识，更是他日常生活中的陪伴，因而极自然地促使他走上了学医、行医之路。

中医学是实践医学，晦涩抽象的中医学理论只有在病人身上、在临床实践中才会变得异常灵动与直观。如果离开临床，仅靠死读书、读死书是学不会中医学的，甚至会适得其反，将中医理论视为虚妄的玄学。李辅仁医师在学医之初，就不曾离开过临床，父兄的诊所为其提供了良好的见习、实习基地。无论阴阳五行、脏腑经络、气血津液，还是标本虚实、六淫七情、四气五味，都能在实践中找到生动的例证，这无疑大大提高了他理论学习的兴趣和效率。

中医药学能传承数千年而不衰，并且远播海外，其根本原因在于良好的临床疗效。李辅仁医师从幼年起就经常看到父兄的有效案例，长大后在父兄指导下组方用药也时有显效，这令其对中医中药的疗效深信不疑，从而不断坚定了他学习中医、学好中医的信心，也时刻鼓舞着他刻苦学习、反复钻研的勇气。

（三）名师指导是快速学习、掌握中医学的捷径

师徒代代相传是中医学千百年来得以继承，并日益发展的主要传播方式，这种方式已被历史证明是行之有效的，历代许多名医大师正是由此而出。而能跟随名医大家学习，更可以提高学习起点，加深中医精髓的理解，尽快提高临证技能，甚至掌握一种或数种独门绝学。

施今墨是20个世纪30至60年代的北京四大名医之一，其医术精湛，活人无数，誉满京师。他创办了华北国医学院，桃李满天下，许多学生皆以能亲耳聆听老师教诲为荣。李辅仁医师则是众多学生中的幸运者，他1939年拜施今墨名医为师，从此吃住

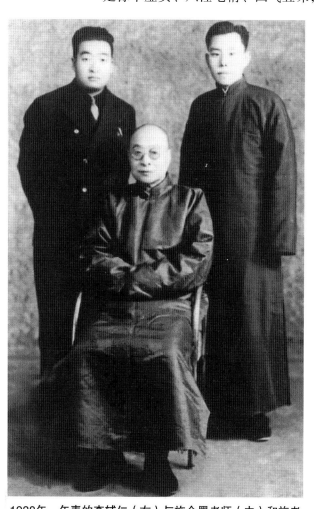

1938年，年青的李辅仁（右）与施今墨老师（中）和施老长子施稚墨（左）合影

在老师家，与老师长子施稚墨"同宿舍"数年，从学习到生活都离不开老师的指导与帮助，成为老师为数不多的入室弟子。

由于李辅仁在拜师之前已在家中研习过一段时间，因此其中医理论及临证技能已具有初级水平，进入师门时可说是"带艺投师"。这使他能够直接跟随在老师左右侍诊、佐诊，完成病历记录、处方抄写等工作，并能够很快领会老师的辨证思路、组方特点，从而较初学者更能取得良好的学习效果。此外，初期的中医学习，因时日短，实践少，心中不免怀有很多疑问。带着这些问题跟师学习，有的放矢，可以对老师的解答理解透彻，印象深刻，进步更快。

中医学是一门个性化与灵活性都很强的学问，在基本法则之下，临证的选择范围很宽泛，各种方药往往是殊途同归，这对于初学者来说相当难掌握。如果仅靠自己摸索，必将费时费力，事倍功半。若有名师指点，则能少走弯路，使临床诊疗水平大幅提高。李辅仁医师曾回忆起当年，说自己当时确实有些"初生牛犊不怕虎"，在旁观看老师诊病，总觉得自己如果用药会更对症，但真正独自面对病人时，尤其在病情较复杂时，却往往心虚气短，药味药量均不知该如何拿捏，只能翻阅笔记，对照老师病案记录，小心尝试。过后必要请教老师或查阅典籍，以求得验证。正是这样在名师的指点下干中学、学中干，通过一次次的实践，不断积累，不断进步，逐渐掌握了中医的思想理论与临证要诀，很快成为一名可以独立行医的中医师。

历史上许多名医的观点、经验皆是通过师徒之间相传下来的，这使前人的宝贵遗产得以继承，并能发扬光大。李辅仁医师的学术思想、思辨特点及有效方药就与施今墨名医有着明显的传承关系。施今墨强调辨证论治，临证必当"有是证，用是药"；他提倡采百家之长，反对存门户之见，除中医伤寒、温病等各学派外，还不断学习西医知识，吸收采用西医的检查和化验手段，在临床上不分中医、西医，不分经方、时方，只要利于治病，均随手拈来；他善于处方，精于配伍，喜用药对，其处方多由古今数个方剂化裁而成。李辅仁医师则强调应博采众家之长，不可固步自封，更不可因观点不同而相互诋毁；临证当以辨证为主、辨病为辅，辨证与辨病相结合；在组方配伍中善用药对，以求相反相成或相辅相成，也很少照搬原方，而是根据具体情况灵活化裁。从这些比照，我们可以看出二者间清晰的师承脉络。

施今墨在20世纪30年代创办了华北国医学院，培养学生600余人，现都是全国各地的中医骨干。学院的课程设置以中医为主，西医为辅，兼收并蓄。李辅仁医师近水楼台，得以在学院中旁听3年，接受了我国早期的中医学院式教育，不仅中医理论水平得到系统提高，而且学习了不少西医知识，眼界大开，知识面得到很好的拓展，在某种程度上弥补了师徒传承的局限性。

新中国成立初期，李辅仁医师相继参加了北京市卫生局主办的预防医学班、抗美援朝急救训练班、中医学会主办的高级针灸班及北京市卫生局主办的中医进修学校等培训班。这些训练班的执教老师或中医，或西医，均学有所长，在不同专业方面均给予了他很大帮助。尤其是在数年的临床实践后，能够重新进行理论与操作技能、甚至急救方面的学习训练，可以说他获益匪浅，这对他以后的行医道路也产生了一定影响。

常言道："名师出高徒"，在李辅仁医师学医的过程中，遇到过很多不同专业的老师，尤其幸运的是遇上了名医施今墨。正是这些老师的指点与帮助，使他前进的步伐更快，无论在知识的深度还是广度上都较常人略胜一筹。

（四）反复研读典籍是继承和发扬的必由之路

中医典籍浩如烟海，它记载着数千年来中华民族防病治病的丰富实践经验，是中医药重要的信息资源，是中华民族文化的瑰宝。以《黄帝内经》、《神农本草经》、《伤寒论》与《金匮要略》以及温病学为代表的经典著作，确立了中医药学的概念、范畴、体系，奠定了中医药学辨证论治的原则和范式，是中医理论体系的确立之作，对后世中医学的发展有着极其深远的影响。翻开历史，我们可以看到在中医学这个领域，许多名医大家都是从经典中走出来的，他们通过反复研读经典而获得了公认的成就，这可以说是中医药学的一个特殊现象。

李辅仁医师在诵读了一些中医入门书籍如《医学三字经》、《药性赋》、《汤头歌诀》后，即开始学习《内经》、《本草经》、《伤寒论》、《金匮要略》等经典著作。初读古文经典时并不十分了解其含义，只是做到了熟练背诵，后经过老师指点及阅读后世医家的注解，方能对其内容有部分了解。至接触临床后，则能对某些思想理论有更进一步的认识。特别在临证中以经典著作中的思想、方法、方药为武器，解决了某些实际问题后，方才真正体会到了中医药学的精髓和学习经典的好处，从而大大提高了学习的热情。经典著作的理论有相对的稳定性，中医基础理论皆包容在其中，它一直是中医临床防治疾病的理论指导。通过学习中医经典著作，李辅仁医师逐步学会了运用整体观念与辨证论治的思想方法来认识健康、指导疾病的治疗，提高了临床辨证思维能力。当临床实际中遇到一些复杂病例时，他总愿意去这些经典中找寻答案，常常可以豁然开朗，打开思路。

施今墨名医一贯主张博采众家之长，不存门户之见，他读书广博，见解独特。作为施老的学生，李辅仁医师也继承了这一点。在老师的指导下，李辅仁医师在学习《内经》、《伤寒论》、《金匮要略》的同时涉猎了很多其他中医古籍，如《外台秘要》、《儒门事亲》、《医学心悟》、《赤水玄珠》、《增补幼幼集成》、《丹溪心法》、《临证指南医案》等，而且在华北国医学院学习时系统研读了学院的教材。那些教材由施今墨名医主编，不仅全面讲解了基础理论、诊法方药，而且介绍了历代的各家学说，甚至西医知识。通过学习这些医籍，可以加深对《内经》、《伤寒》等经典的理解，更能清晰地把握中医理法方药的脉络。

经过一段时间的临床实践以后，李辅仁医师逐渐感到中医经典确实货真价实，但若仅偏执于古方，则所持方法少，且经方多侧重于温补，不能完全应对复杂的临床实际。而一些后世医家的著作未必没有可取之处，其中也蕴藏着众多宝藏。历代医籍基本上都是对《内经》、《伤寒》等经典的发挥或运用，而且融入了当时医家各自的临床实践经验与体会，其中记载的病症更多，方药更实用，与临床实际结合得更紧密，临证时查阅更便捷，而且不乏发展与创新。因此学习经典重在学习其理论体系、思想方法，当精读深读；学习其他医籍重在学习各医家的经验体会、独特方药，当泛读选读。

经过长期的学习与比较之后，李辅仁医师认为在众多后世中医古籍中，以《外台秘要》最实用，可作为临床手册来使用。唐代医学家王焘所著《外台秘要》辑录了东汉以来佚失的不少古方，是唐中期以前"诸方之大成"，其先论后方，注明出处，编次条理，内容丰富，各科齐备，归属得当。全书涵盖了医学基础知识，病因病机，药物方剂应用，以及临床各科病证，是我们继承前人医学遗产的宝贵资料。李辅仁医师临证前后，尤其面对一些复杂病症时，他总愿意查阅《外台秘要》，以辨明医理，寻找更为有效的方药，指导治疗。《外台秘要》中有许多摄生抗老的思想、方法与方药，一直是他学习、继承的内容，临床中他更是不断地运用这些内容，解决实际问题。学习古籍的目的是为了继承，而继承的目的则是为了运用，只有学以致用，把古人的经验灵活地运用到今人身上，解除今人的病痛，才是最大的继承。

然而，执死方以治活人，即使是综合古今，参酌中外，也难免有削足适履的情况。因此学习典籍，不仅要注重继承和运用，而且要在此基础上结合自身的临床实践，对前人的某些思想、经验加以验证、补充和发展，达到发扬的目的。李辅仁医师长期从事老年保健与老年病防治工作，他结合老年人生理、病理特点及自身实践经验，将许多古方、名方进行修改、补充、合并，如对生脉饮、天麻钩藤饮、安神定志丸等方药的灵活应用，以求更适应临床实际，更有效快捷地解决实际问题，并减少其毒副作用。可以说，如今他临证之时的每一次辨证治疗，为求最佳疗效，都需要创新思维，都或多或少有发扬在其中。

经典是中医学的根，仲景以后的各代医家汲取营养，结合实践，创立了大量学说与著作，是中医的枝和叶。正是其根正，才枝繁叶茂，才赋予了中医学两千多年不竭的生命力。因此，学习经典及后世医籍是提高中医临床思维能力的一条无法回避的途径，是中医成才的必由之路。

（五）长期大量的临床实践是提高、创新的唯一源泉

中医学是临床医学，是实践医学，中医药的经验和理论均来自临床实践的总结而非实验室研究。几千年来，随着临床实践范围的扩大以及医疗疗效的提高，中医理论也在不断地创新、发展。如果离开临床实践，中医学则是无源之水、无本之木。纵观历史，仲景以后的历代名医大家，皆是通过长期、大量的临床实践而对中医理论有所创新，有所发展的。

由于家学渊源的关系，李辅仁医师在学医之始，就是在看（见习）中学，学中看，不曾离开过临床实际，对许多病症有着直接的感性认识。拜施今墨名医为师之后，依然是以患者为第一观察对象，在侍诊、佐诊、抄方中学习。这种符合中医学特点的、深入临床的教学远比单纯的书本学习、课堂学习来得生动、具体，而且印象深刻、效果良好。通过这种方式，他反复观摩，不断参照老师的有效案例，很快就具备了一定的临证能力。

独立行医之后，至今已60余年，李辅仁医师从未脱离临床工作。开办辅仁诊所时，他上午门诊，下午出诊，以诊治妇幼科疾病及时令病为主，每日诊治患者大约有十余人

次。业余之时还要将遇到的疑难病症查阅书籍，对照前人或前医的处方用药仔细揣摩，不断分析自己治疗的得失，有所心得时则记录下来，经常进行归纳总结。数年内他的医术已大有长进，求诊者日益增多。1954年，李辅仁医师正式进入北京医院中医科，从此开始了长达半个世纪的老年保健与老年病防治工作。这50多年来，他每日接诊病人都在20人次以上，或门诊，或病房会诊，或参加下乡医疗队，都奔忙在临床第一线。看门诊时，许多患者凌晨即排队，仍有一些人挂不上号，而他往往因病人太多耽误了中午吃饭。正是经过这长期、大量的临床实践，他积累了大量的第一手资料，具备了丰富的临床经验，从而能疗效卓著，屡起沉疴。

李辅仁医师长年与老年患者打交道，对他们的生活状态、思想情感了如指掌，对由增龄而致的各种衰老表现及由此引发的各种常见病症有着深切体会，对老年人的药物耐受情况和各种药物不良反应更是具有深刻的经验教训。由此他才能提出老年人生理特点为"正气渐衰，五脏功能低下"、病理特点为"虚实夹杂，寒热互见，病情错综缠绵"，以及用药原则当"补勿过偏，攻勿过猛，杂而不乱"的学术思想，总结出呼吸、消化、心血管等各种老年病的病因病机和有效方药。鉴于对老年人正气亏乏，而且以脾肾不足为主的临床观察与理性认识，他逐渐形成了注重正气、顾护脾肾、不滥用攻伐的临证思辨特点；由于他一直在北京行医，对北方地区的气候、地理特点对人体的影响感受很深，故而逐渐形成了善用甘寒、慎用苦寒的临证用药特点。许多老年人同时患有高血压、冠心病、支气管扩张、慢阻肺、肾功能不全等，曾有人因服用麻黄、附子、细辛、生大黄等峻猛之剂而出现血压波动、心律失常、咯血、腹泻不止等不良反应，所以他主张老年人用药宜平和，要留有余地；临床上有许多患者抱怨汤剂难喝、熬药麻烦，因此他强调要注重汤剂的依从性，提倡"简、便、廉、验"的处方原则。如此等等，可知任何一点新的想法、新的观点无不是来自于临床，无不是长期、大量临床观察与实践的结果。

古人云："知之者不如好之者，好之者不如乐之者。"在李辅仁医师看来，繁忙的诊务、众多的求诊者并非带来了沉重的劳役，而是带来了无穷的乐趣，尤其在诊治疑难杂症时更是充满了探索与创造的乐趣，而成功后的喜悦和满足感、成就感，则成为他不断提高、不断创新的永远动力。

五、对中医事业的执着与热爱

作为全国政协委员，李辅仁不忘积极参政议政。2003年抗"非典"时期，他积极呼吁中医介入"非典"治疗的可能性和必要性，并献上了自己抗SARS病毒的处方。中央对李辅仁的建议十分重视，专门召开了紧急会议，聘李辅仁为首席专家。于是，中医药正式地、全面地进入到抗击"非典"工作中，并在临床应用中起到了积极的、有效的作用。

六、文化修养

李辅仁先生出生、成长于20世纪20~30年代，早期接受了私塾浓厚的传统文化教

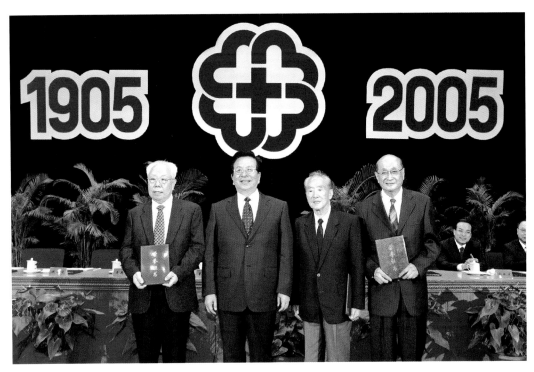

曾庆红为北京医院杰出贡献奖获得者颁奖（从左至右：李辅仁、曾庆红、吴蔚然、钱贻简）

育，熟读与背诵《三字经》、《百家姓》、《千字文》、唐诗、宋词，乃至《诗经》、《论语》、《孟子》等等，《古文观止》中的某些名篇、名句至今仍能朗朗上口，记忆深刻。早期的教育与熏陶使传统的道德观念、思维方式、文言文知识已然根植于心，这成为他以后文化修养的基石。几十年来，他始终将"老吾老以及人之老，幼吾幼以及人之幼"、"己所不欲，勿施于人"作为自己的医德标准，且时刻将其挂在口头以教育后人。而"父慈子孝"、尊老爱幼、与人为善则是他多年的行事准则。闲暇之时他喜爱观看体育、戏曲等电视节目，从中既能得到精神的放松，更是一种文化、艺术的享受。

七、医德医风

李辅仁从医60余年，救无数病人于疾痛之水火。他运用"望、闻、问、切"之术，不光解除了他们的病痛，还使他们在生活起居、养生保健方面都深受中医药的佑护，获得"用药得当，可以通神"的好评。其仁德仁术，为人称颂。赵朴初题写的"白衣之慈，青囊之术，安老扶衰，德音遐布"，就是对他品格的真实写照。

李辅仁不仅在医术和学术上给予大家无私的帮助，在医德医风上更是身体力行，为人师

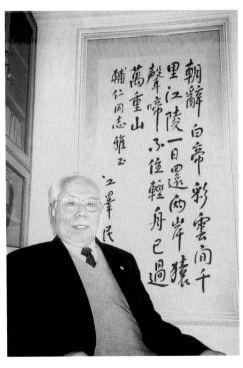

江泽民主席赠字

表。他对人无亲疏、厚薄，均一视同仁。虽然已90岁高龄，上班早来晚走已习以为常。只要还有一个病人，他就会把疲倦和饥渴抛在一边，专心致志为患者把脉开方。2003年春季的抗"非典"时期，李辅仁从未因年老体弱而停过一次门诊，他和学生们一起反复研究疾病，联名上书温家宝总理和吴仪副总理。他认为"疫情就是命令，医务人员当责无旁贷"，并主动要求参与一线救治。

他还经常为许多海外友人诊疗，让他们了解和感受到中医药的神奇与独特疗效；多次到国外讲学、施治，其医德医术不仅得到了人们的一致赞誉，还提高了中医药在国际上的影响和地位。"我要尽自己微薄之力，为祖国医学的发扬光大作贡献。"这就是李辅仁的心声。

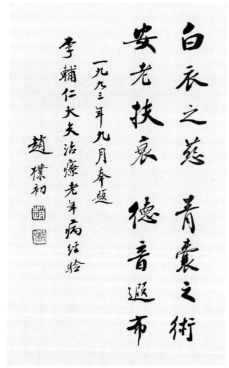

赵朴初为李辅仁教授题字

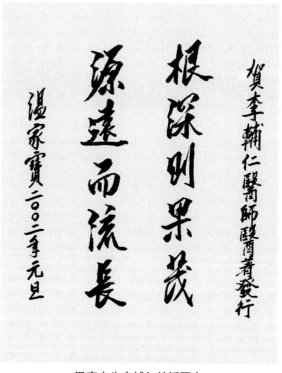

温家宝为李辅仁教授题字

国医大师 吴 咸 中

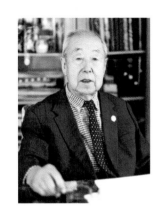

吴咸中（1925~），男，满族，辽宁省新民县人。天津医科大学、天津市南开医院主任医师、教授，中国工程院院士。1951年起即用中医药治疗常见病症，对中西医结合治疗急腹症有独到之处。吴院士为全国老中医药专家学术经验继承工作指导老师。

一、生平概述

吴咸中，1925年8月出生，天津医科大学、天津市南开医院主任医师、教授。吴咸中教授科学地运用中西医两法之长，确立了中西医结合治疗急腹症的临床地位，在中西医结合治疗急腹症的理论体系方面进行了系统的探索，取得了显著的成绩。现任国际外科学会会员、世界卫生组织传统医学专家咨询组成员、国务院学位委员会学科评议组成员、中华医学会副会长、天津医学会会长、中国中西医结合学会名誉会长、天津市科学技术协会副主席、美国克里夫兰医学中心客座教授。1996年当选为中国工程院院士，2009年4月被人力资源和社会保障部、卫生部、国家中医药管理局评为首届"国医大师"。

二、学术思想和思辨特点

（一）"以法为突破口、抓法求理"的研究思路

1.急腹症治疗八法的确定

吴咸中在率领研究组进行中西医结合治疗急腹症的探索中，从一开始就以深邃的目光注意到按照急腹症特点进行中医病因、病理分析研究的重要性。1961年夏，临床上就确立了急腹症的病因病机分类（气、血、寒、热、湿、食、虫），并依此提出八法的具体运用，表面看来这酷似于《伤寒论》中提出的汗、吐、下、和、温、清、补、消的八法，但它具有明显的适用于急腹症的特点，是对《伤寒论》八法的灵活运用。其特点表现在以下几个方面。

（1）从急腹症角度提出的八法，对其适应证做了具体的说明。如下法适用于急性腹腔炎性疾患（如阑尾炎、胆囊炎、腹腔脓肿等）、急性机械性肠梗阻、功能性肠梗阻（配合驱虫药驱虫）等。

（2）突出了下法、清法在急腹症治疗中的重要地位，故将此二法列在八法的伯仲位置。

（3）赋予和法以舒肝、和胃、化湿、开郁等内容，并指出和法主要用于早期或轻症的机能性、机械性或炎症性疾患，并可作为下法和清法的后续治疗。

（4）消法中强调了活血化瘀、消坚破积的功用。

（5）温法用以温补脾胃及气血，作为急腹症的善后治疗。

（6）补法用以调理脾胃及扶正固本，视为治本措施。

1965年以后，吴咸中在《急腹症辨证论治的进一步探讨》一文中，根据更为丰富的实践体会，进一步将急腹症常用八法表述为降逆止呕，通里攻下；理气开郁，健脾和胃；行气和血，补气养血；清热解毒，燥湿泻火等四类八法。从这次列示的八法中，可明显看出吴老进一步突出了六腑以通为用、痛随利减的生理及病理规律；突出了气滞血瘀是急腹症常见的基本病机；突出了以清热解毒、燥湿泻火作为消除实热与湿热的重要治则。这次对急腹症常用八法的表述，说明对急腹症病因病机的认识深入了一步，对治法的选择也更趋合理。

1977年出版的《新急腹症学》，将急腹症常用八法列示为通里攻下、清热解毒、理气开郁、活血化瘀、渗湿利水、温中散寒、健脾和胃、补气养血。强调前四法在急腹症治疗中为驱邪主法，而后四法或襄助主法发挥作用，或作为善后治疗促进机体正常功能的恢复。

1988年出版的《急腹症研究》，则将急腹症常用八法最终确立为通里攻下法、活血化瘀法、清热解毒法、理气开郁法、清热利湿法、健脾和胃法、补气养血法和温中散寒法，与1977年的分类相比，仅将渗湿利水改为清热利湿。

从上述演变中可看出，急腹症常用八法是在不断修改与完善中形成的，它始终遵循中医八纲辨证、脏腑辨证与病因病机辨证的原则，保持了中医理论的特色，为用现代科学方法研究中医治法理出了方向。

2.“以法为突破口、抓法求理”研究思路的确定

以一个以治法的代表方剂作为研究对象，探讨治法的作用机理的研究始于20世纪60年代中期。至1973年，吴咸中根据临床实践和对治法研究的初步成果，提出了用抓“法”求理的方法，深入开展中西医结合治疗急腹症的机理研究。他认为，中医的理、法、方、药是一个统一的整体，在理（生理、病因、病理）的指导下，认识疾病，诊断疾病，规定治疗原则，提出具体的方药。在中医的理论研究中，“理”固然要紧，但“理”是否正确，还要看在“理”指导下的治疗原则（法）与方药是否有效。“方在法中，法从证出”，因此“法”在理、法、方、药中是一个重要环节，起着承上启下的作用。“法”要受“理”的指导，而“法”又直接指导处方用药，所以对代表“法”的方剂或药组进行实验研究，不但可能阐明中药的作用原理，也便于向上推断“理”的实质，故以代表“法”的方剂或药组为主要研究对象，可能是探讨中医理、法、方、药的

一个突破口。从此以后，吴老紧紧围绕"法"这一主题，深入而广泛地开展研究工作。实践证明，这一研究途径是行之有效的，成功的。大量的工作显示，用"抓法求理"所获得的研究结果，不仅为中西医结合治疗急腹症提供了一定的理论依据，而且在阐明中医理论、丰富现代医学治疗方法等方面都有着重要意义。遍览自1820～1961年间发表于390余种中外期刊、杂志上的500余篇中药论文摘要的《中药研究文献摘要》（刘寿山主编）一书，未见有以"法"为对象突出中药治则实验研究的报道，因此这一治法实验研究思路有可能是开历史之先河。从20世纪70年代中期，以中国医学科学院为首的一些单位相继对活血化瘀法在全国范围内开展了广泛而深入的实验研究，1980年6月，中国药学会在广州专门举行了中药理论研究方法讨论会，专门进行了活血化瘀、扶正固本、清热解毒、通里攻下四个治法的讨论，从此在医学杂志上持续地报道了大量对治法实验研究结果的文章。

中医治法的研究已成为中西医结合研究中最活跃的领域之一。从总的研究过程来看，大体上要经过以下几个由浅入深的层次。

（1）临床筛选：通过临床治疗首先肯定某一治法在疾病治疗中的作用，在肯定疗效的基础上，进一步摸清用药规律，突出重点，简化方剂，确定出能够代表这一治法方剂或药组。

（2）实验研究：对确定的方剂或药组进行实验研究，在取得阳性结果后，以此结果为指标，进一步对方剂中的药物进行筛选，确定方剂中起主要作用的药物。亦可以实现研究中取得的阳性结果为指标，研究药物种不同部位及不同成分，步步深入。

（3）临床验证：实验研究所取得的结果，包括对方剂中药物的精选、有效成分及有效部位的分离提取及在作用机理研究上所取得的新认识，均需要再回到临床实践中进行验证。为了保证临床验证的客观可靠，对于验证病例应提出明确的诊断指标及反映临床疗效的客观指标。

（4）普及推广：通过临床验证被肯定的成果，包括治法、代表方剂、药组及药物的单体等，应扩大临床应用，普及推广，在应用中进一步研究新的应用适应证，探讨进一步开展实验研究的线索。

（5）深入研究：对扩大应用中取得的新线索，进行更高层次的研究，如在取得有效单体后，进行分子药理学的研究等。深入研究的结果，再回到临床进行验证，如此循环往复，不断提高。

3. "以法为突破口、抓法求理"研究思路的三大推动力

"以法为突破口、抓法求理"研究思路在于以"法"为研究对象，上可求"理"，下可求"方"。实践证明，这个思路和方法对临床研究、药学研究和基础研究都产生了巨大推动力。

（1）对临床研究的推动：以具有肯定临床疗效的"法"为研究对象，具有稳定的研究基础，所研究的成果可阐明该法的作用机制，并为发展临床治疗学提供有价值的指导，成为发展临床治疗学的持久动力，显示出基础指导临床的超前价值，同时为不断创立新的治法提供借鉴。南开医院以通里攻下法的研究为重点和先导，带动了其他各法的临床研究与应用，现正陆续开展法与法之间相互作用（特别是增效作用）的研究，有着

广阔的研究前景。

（2）对药学研究的推动："法"必有其代表方剂，如通里攻下法的代表方剂为大承气汤。只有对代表方剂的深入研究（包括组方确定、药物筛选、制备工艺、质量控制等）才能保证"法"的研究质量和科学性。南开医院在通里攻下法研究中，对大承气汤进行了长期研究，完成了国家攻关课题"高效优质中药新剂型——大承气颗粒剂"并成功转让。使药学研究与临床相互促进，相得益彰，避免了药学研究特别是新药研制中的盲目性。在此基础上，吴咸中还主持了"按治则分类进行中药研发"的研究项目。他主持的一项有关活血化瘀药物提取工艺的技术已获国家专利。

（3）对基础研究的推动：以这种思路和方法确定的基础研究课题有较明确的预期目标和实现目标的可行性，可使中医理论的研究具有较强的可操作性，把比较抽象的中医理论和实验结合起来，有助于阐明中医理论的科学内涵。通里攻下法研究所证实的"六腑以通为用"、"肺与大肠相表里"、"釜底抽薪、急下存阴"等科学内涵，丰富了中医的理论体系。而通里攻下法的代表方剂大承气汤对肠功能不全或肠衰竭的防治作用无疑是对现代医学治疗手段的提高。

正因如此，目前国内治法研究已很广泛，并已成为一门专学。2003年，吴咸中接受国家科技进步二等奖后撰文再次提倡"以法为突破口"的思路，他写道：中西医结合临床的切入点或在病、或在证，取得肯定疗效后，可扩大应用范围，亦可开展作用机制的探讨或进行方药的现代化研究，都属于扩大结合面或提高研究层次。"扶正化瘀法在抗肝纤维化中的应用及相关基础研究"就是以防治肝纤维化为切入点，根据中医病机认定该病属"正虚血瘀"之证，有针对性地采用"扶正化瘀"治则，选用桃红饮方剂。经过临床-实验-再临床的反复观察，治疗药物通过复方-单药-复方反复求证的过程，达到了提高疗效、完善理论及开发新药的研究目标。这是一个典型的由点到面、由浅入深的研究过程，很值得学习与借鉴。他还特别强调：任何创新总是与先进的科学思维相联系的，没有辨证思维作指导，再多的实践经验，再好的实验依据，也难于发挥创新的作用。兼容中西医两种医学的思维方法很可能比解决一两个具体诊疗问题更为重要。

（二）阐明通里攻下法"三层效应"的作用机制

中医的通里攻下法（简称下法）是荡涤胃肠、攻实祛瘀及泻热逐邪的一种治疗方法，常用于温热病及危重病的治疗。自20世纪60年代初期起，吴咸中等积极采用通里攻下法治疗几类常见急腹症，积累了丰富的经验。根据急腹症出现的功能障碍、梗阻、感染及血运障碍等不同的病理变化，或单用下法，或与其他治则共用，辨证施治，形成了一套治疗常规。在不断改进下法临床应用的同时，也对下法的作用机制进行了深入的研究。

"急腹症"是许多腹腔脏器急性疾病的总称。它的常见症状，如腹痛、腹胀、呕吐及便结等多为六腑的病象。《素问·五藏别论》载："六腑者，传化物而不藏，故实而不能满也。"腑的功能当以通降下行为顺，故"以通为用"的原则在治疗上具有重要指导意义。六腑与五脏又紧密相关，急腹症除可表现六腑的病象外，也可表现为五脏的病象，且可有脏病传腑（多为病情好转），或腑病传脏（病情恶化），或脏腑同病，病情牵连数脏或数腑等。尽管如此，急腹症仍以急性腹痛为其主要症状。中医学认为，疼痛多为"气血凝滞"所致，"痛则不通，通则不痛"，因此不论按现代医学的病理分类，或按中医的病机归类，只要是属于实证，"通"的原则就应贯穿在整个治疗过程中。这说明多种复杂病因或脏腑病变都可以引起升降失常的病理变化，这个具有共性的病理变化，就构成了急腹症范围内异病同治的前提。但通降有部位上下的不同，有轻重缓急的差异，因而在疗法的选择上就不能千篇一律。凡理气开郁、通里攻下、和胃降逆、舒肝利胆等都属于此类，正确运用"以通为用"的原则和充分了解脏腑相关的重要性，是治疗急腹症的首要环节。

尽管已经确定了"以通为用"作为治疗急腹症的首要环节，但深刻认识通里攻下法所具有的"胃肠效应"、"腹腔效应"和"整体效应"却经历了一个漫长的过程。

1. 投石问路，从消化道运动开始——胃肠效应

服用下法中药后，病人最直接的感觉是肠蠕动增加，可伴有一定程度的腹痛，在几小时内开始排气排便。当痛快地排出积气及大便后，腹胀减轻，腹痛等症状也随之好转。按照中医的说法，服药前可称之为"不通则痛"，服药及排便后则为"通则不痛"或"痛随利减"。在这样的临床现象启示下，选择中药对胃肠运动的影响作为第一批研究课题是合乎逻辑的。

实验研究显示，寒下法的大承气汤、单味药大黄，温下法的三物备急散、巴豆，峻下药甘遂和甘遂通结汤，都能明显地增强小白鼠胃肠推进功能，提高炭末在胃肠道的推进率。灌药50分钟后，未用中药的对照组推进率仅为62.6%，大承气汤组为83.0%，甘遂通结汤组为79.0%，甘遂末组为82.0%，三物备急散组为74.0%。

用家兔分段结扎肠管的方法，观察不同药物对肠道液量的影响。结果表明，去芒硝大承气汤组、巴豆组、甘遂组及大黄组，肠段内液量为生理盐水组的2~3倍，而大承气汤组则为生理盐水组的6倍以上，这显然与方剂中的芒硝有关。大承气汤能促进家兔实验性肠套叠的还纳。实验治疗组10只家兔，还纳率为100%，平均还纳时间为15分30秒；对照组还纳率仅为30%，平均还纳时间为34分20秒。

离体肠管实验除证明下法药物具有促进肠管平滑肌收缩作用外，还发现一些有趣的现象。如巴豆、甘遂能使家兔小肠紧张性明显增高，收缩幅度变小，其作用可被阿托品所拮抗；大黄对肠管的紧张性表现为双向调节作用；离体豚鼠回肠标本的实验表明，大承气汤的收缩肠管作用与组胺相似，而与烟碱不同，其作用不被阿托品、六烃甲胺及丁基卡因所阻断，提示其作用方式可能是药物直接作用于平滑肌的结果。这一阶段研究的主要结论是：通里攻下中药具有增加肠蠕动及增强肠容积的作用，由此而促进肠道内容物的排出及消除腹胀，这仅是下法作用机制之一，而不是全部。

20世纪80年代后期，建立了胃动素放射免疫分析方法。用该方法对照观察了胆囊切除术后病人血浆胃动素的动态变化。观察结果表明，中药治疗组术后胃动素浓度峰值出现的平均时间为48小时，明显短于对照组的72小时。与此相适应，治疗组的肠鸣音恢复时间、肛门排气时间及首次排便时间明显短于对照组。这一观察说明，术后投予大承气汤冲剂可促进血浆胃动素峰值的早期恢复，这可能是增强胃肠活动功能的重要机制之一。

另一项研究观察了外科急腹症病人胃肠激素的改变及寒下法对其影响。结果表明，在下法作用下胃泌素、胃动素、生长抑素及 P 物质呈上升趋势，病人的肠鸣音有明显改变，频率增强，低频音消失。这些变化趋势有利于胃肠道运动功能的恢复及血运的改善。

采用微电极技术观察了大承气汤、大黄对豚鼠结肠带平滑肌细胞电活动的影响，结果表明，上述中药均能促进细胞膜去极化，加快慢波电位释放，并能增加峰电位的释放频率，揭示大承气汤、大黄能直接增强肠管平滑肌细胞的电兴奋性，从而促进肠道收缩运动。

2. 扩大视野，关心腹腔脏器血流——腹腔效应

在严重损伤、大面积烧伤、腹腔感染及大型手术等应激状态下，除血容量发生改变外，血液分布亦出现异常。腹腔脏器供血锐减是一个突出的问题。为了观察在腹腔感染时腹腔脏器的血供情况及大承气汤对其影响，曾于20世纪80年代应用生物微球测量血流量，将用核素标记处理的青蛙红细胞，注入受试动物的左心房或左心室，在一定时间内微球将被心脏泵到机体各组织。由于生物微球直径显著大于红细胞故在循环输送中被卡在不同组织的毛细血管中。通过测量不同组织的放射脉冲数，再通过一定公式即可算出不同组织的血流量。本实验分别观察了正常对照家兔、腹膜炎家兔及腹膜炎大承气汤治疗组家兔肾脏、空肠、回肠、胃黏膜、胃浆肌层、肝脏的血流量。结果表明，与正常对照组相比，腹膜炎组各器官的血流量明显减少，尤以肾、空肠、回肠及胃黏膜明显。腹膜炎大承气汤治疗组各器官的血流量比腹膜炎组明显增加，其中肾与空肠还稍大于正常对照组。经统计学处理大部分均有显著性差异。本实验初步证明，大承气汤能够改善腹膜炎时大部分腹腔器官的血液供应，对于减轻肠道缺血再灌流损害及维护肠屏障功能有着十分重要的意义。

另一组实验，采用盲肠末端结扎及穿孔法制成家兔腹腔感染动物模型，随机分为4组，每组6只，即正常对照组，腹膜炎组，腹膜炎+大承气汤冲剂治疗组，腹膜炎+头孢拉定治疗组。采用日本RBF-1型电解式血流量计测定末端回肠黏膜下血流量。结果表明，腹膜炎家兔的肠血流量较正常家兔明显降低，腹膜炎家兔灌服大承气汤冲剂后30、60、90分钟，肠血流量明显高于给药前，亦显著高于腹膜炎组和腹膜炎+头孢拉定治疗组。结果说明，大承气汤冲剂可改善腹膜炎时的肠缺血状况。在实验中还发现随着肠管血供的改善，肠运动功能亦明显增强。回肠蠕动波频率、蠕动波幅度及回肠肠腔压力波幅度，大承气汤冲剂组明显高于生理盐水组及西沙必利治疗组。增加肠血流量可促进肠运动，而肠管节律性收缩又可增加肠静脉引流而有利于血液循环。为了观测腹膜炎大鼠脏器组织中$PGF_1\alpha / TXB_2$的变化，制作了大鼠腹膜炎的动物模型，将实验动物分为腹膜炎模型组、大承气汤及承气合剂治疗组，分别观察肝、肺、胃、肠、肾等组织中$PGF_1\alpha / TXB_2$的比值变化。结果表明：在腹膜炎大鼠各脏器组织中，二者的比值均明显下降。大承气汤和承气合剂对调节二者的平衡有显著作用，有助于改善微循环及减轻组织损害。

如果前两项能说明中医下法具有明显的改善腹腔脏器血供及改善微循环的作用，那么后一项实验至少从一个方面解释了改善循环的机制。很可能是通过对抗内毒素进而影响内皮细胞及血小板的过度激活来实现调节作用的。其他的研究还提示，随着腹腔血供及微循环的改善，还有利于降低毛细血管的通透性、减少炎性渗出，促进腹膜的吸收及

炎症的消散。

3. 保护肠屏障，抑制肠道细菌移位——全身效应

20世纪80年代后期，在急性重症胆管炎的临床治疗与实验研究中，开始接触肠源性内毒素血症及肠道细菌移位，从此围绕着通里攻下法对肠屏障的保护开展了深入的研究。

首先，成功地制作了4种肠屏障功能损害的动物模型。实验结果表明：机械性肠梗阻、细菌性腹膜炎、腹腔注射酵母多糖及肠系膜缺血再灌注均可引起肠屏障功能损害，表现出内毒素血症、肠道细菌移位、高细胞因子血症、肠道微生态异常、肠腔内游离内毒素含量增加以及多器官损害等广泛的病理损害。

其次，尽管模型的制作方法不同，但一旦肠屏障功能遭到损害，其表现基本相似。如用大承气汤进行实验治疗，均可降低血中内毒素水平、抑制细菌移位、减轻脏器的病理损害、改善菌群比例失常、降低肠腔中游离内毒素含量，同时也能延长实验动物的存活时间及提高生存率。

再次，实验研究摸清了一些肠道细菌移位的规律与影响移位的因素。通过家兔离体肠管及在体肠管，以^{125}I标记的脂多糖（LPS）作为示踪剂，可见有3条移位途径：①通过肠系膜血管进入门静脉系统，再进入大循环；②通过淋巴管和（或）肠相关淋巴组织进入胸导管，再进入血循环；③肠腔内内毒素通过通透性增高的肠壁到达腹腔，经过腹膜再吸收，而进入血循环。影响细菌移位的主要因素有三：①肠黏膜的破坏程度；②肠腔内压的增高及持续时间的延长；③肠管运动及排空功能的障碍。肠腔内压的增高对黏膜屏障有损害作用，施压时间的延长对这种损害起叠加作用。肠腔内压与施压时间同肠腔内内毒素转移量呈正相关。

另一组动物实验也证明，大承气汤对腹膜炎大鼠肠源性内毒素移位有明显的抑制作用。肾、肺、肝、脾、胰腺、淋巴结及心脏的^{125}I-LPS放射活性值明显低于模型组，粪便中的放射活性值则明显高于模型组。

在从不同角度开展实验研究的同时，也对腹腔感染病人进行了临床治疗。给药的方法是：第一阶段1~3天灌服大承气汤，每日2次；第二阶段3~10天以口服承气合剂为主，每日2次。选择34例进行了对比观察。在治疗前及治疗后1、3、7、10天检测内毒素，血清TNF、血浆$PGF_1\alpha$和TXB_2等的变化。结果表明，中药治疗组血中LPS在第3天、第7天明显低于对照组，第10天已接近正常；术后第3天治疗组TNF明显低于对照组；术后第3天中药治疗组血中TXB_2、$PGF_1\alpha$含量及$PGF_1\alpha/TXB_2$比值，明显低于对照组。中药治疗组的恢复也比较顺利，抗生素使用时间短，体温及白细胞恢复到正常的日数短，住院日数少，治疗费用亦减少。

综上所述，可见通过对胃肠道运动功能的调整，对内毒素的灭活，清除肠道菌毒，缩小内毒素量，抑制炎性过程，并进而增强对重要脏器的保护以达到"釜底抽薪、急下存阴"的治疗效应。事实上，下法对重要脏器保护效能早在中医古籍中就有论述，如《景岳全书》云："大小便俱不通者，必先通其大便，则小便自通矣。"吴又可也说："小便闭大便不通，气结不舒；大便解，小便立解，误服利水药无益。"《伤寒论》中的"阳明病，谵语有潮热，反不能食者，胃中必有燥屎五六枚也，宜大承气汤下之", "病人小便不利, 大便乍难乍易, 时有微热。喘冒不能卧者, 必燥屎也, 宜大承气汤", "汗出谵语者, 以有燥屎在胃中……卜之愈, 当下之, 宜大承气汤", "腹满不减, 减不足言。当下之, 宜大承气汤"等论述得更为深刻。它提示了因"燥屎"引发肠道菌毒移位所致的肠源性内毒素血症, 所出现的神经系统(谵语)、心血管系统(潮热、汗出)、泌尿系统(小便不利)、呼吸系统(喘冒不能卧)等多器官功能障碍的临床症状, 而此时"宜"以"大承气汤下之", 这无疑有利于对机体中最大"隐匿性感染源"的清除, 并继而发挥中药多效性的特点, 影响于其病理过程的诸多环节。

通里攻下法所具有的"胃肠效应"、"腹腔效应"和"整体效应"是经过不同时期系统地多项研究而认识的, 这反映了中西医结合研究的特点。中医方剂的药理作用是通过多途径、多靶点实现的, 必须系统地、整体地认识中医治法, 才可能真正揭示和阐明其作用机里。20世纪90年代初, 吴咸中就曾指出, "已有的研究进展, 结合已获得的知识, 可为下法对肠源性内毒素血症的防治作用勾画出一个初步的轮廓。机械性的导泻排便、肠道内的抑菌减毒、增强肠黏膜屏障功能以及对肝肺等免疫活性细胞的保护, 可能是下法防治肠源性内毒素血症的多种功能的综合表现。这是当前腹部外科甚至其他危重病人治疗中的一个关键问题, 值得集中力量进行深入研究。"当通里攻下法的深入研究完成后, 吴咸中曾指出: 1800年前的大承气汤证和现代医学的肠源性内毒素血症联系在一起, 一个经典方剂为防治肠功能不全或肠衰竭提供可能, 这正是中西医结合创新的一例明证。

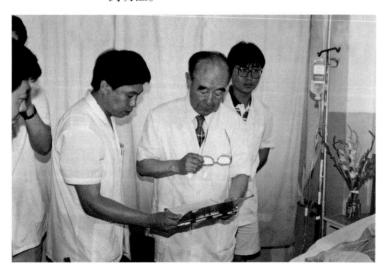

通里攻下法的临床与基础研究揭示了中医"釜底抽薪、急下存阴"治法的科学内涵, 提示了内毒素(LPS)可能是"肺与大肠相表里"的介导物质, 并突破了《伤寒论》应用大承气汤应"痞满燥实坚俱备"和小承气汤"小试其间"的约定, 在急腹症阳明腑实证的早期即果断应用峻下、急下通里法, 疗效显著, 丰富并拓展了"伤寒下不嫌迟, 温病下不厌早"的临床经验, 这对中医学的理论和实践也是重要贡献。

(三)三大外科危重难症的突破

在吴咸中主持的中西医结合外科临床与基础研究中, 选择了国际公认的难症"急性梗阻性化脓性胆管炎"、"重型急性胰腺炎"和"多脏器功能不全综合征"进行长期攻关研究, 均获重大突破, 显著提高了中西医结合防治重大疾病的能力和研究水平, 并得到国际同行的关注和赞许。

1.重型急性胰腺炎

20世纪80年代中期, 国内外对重型急性胰腺炎(SAP)的病理生理认识不一, 治疗方法各异, 曾一度纷纷进行"规则性胰腺切除"或早期实行"腐胰组织清除术"。但不管哪种手术方式均未能改变治疗结果，病死率均在30%以上。从1993年到1998年，吴教授工作团队采用前瞻性研究方法，对病人进行了中医辨证分期论治。

SAP病变规律可划分为初期、进展期和恢复期。初期以非感染性多器官功能障碍综合症（MODS）为主要表现，中医辨证多属少阳阳明合病或阳明腑实证，严重病人则表现为结胸里实证。在治疗上除全身支持治疗外，重用通里攻下法，消除腹胀，保持大便畅通，以大承气汤或清胰陷胸汤为主，抓紧入院后前三天治疗，每天保持排便三次以上。进展期以控制细菌感染及防治感染性并发症为主要目标，此期以清热解毒、活血化瘀为主，辅以通里攻下，代表方剂为清胰汤及清胰承气汤。恢复期则根据具体情况进行适当的处理。全病程可出现两次MODS高峰（初期、进展期）。如初期治疗得当，不但能减少全身炎症反应综合征（SIRS）向MODS的发展，防止细菌及内毒素移位及胰腺胰周坏死组织感染，使患者有可能不经过进展期而直接进入恢复期，从而缩短病程、提高治愈率、减少病死率和医疗费用。根据南开医院1993～1996年145例重型急性胰腺炎中西医结合临床研究结果显示：初期死亡9例，占6.2%；进展期死亡15例占10.3%，病死率显著下降。与国内外同期治疗结果比较，疗效显著。

重型胰腺炎的病程演化过程始终伴有器官功能状态的改变。本组全部病人在不同病理阶段中均出现一个或数个器官功能不全或衰竭。本组在初期共发生78例108个器官功能不全或衰竭，占53.8%，其中肺损害为多见。进展期是MODS的第二个高峰，本组发生89例，共170个器官受累，平均1.92个/人，其中肺损害56例，占62.9%，其他为胃肠道、肝等。患者入院的血氧分压为（8.29±0.19）kPa，经有效的通里攻下后血氧分压不断提高，治疗后第三天为（8.62±0.34）kPa，第七天为（9.36±0.31）kPa，第十四天为（10.9±0.27）kPa，已恢复正常。根据临床与动物实验的观察，有效地通里攻下可明显减轻腹胀，改善心肺功能，对肠源性内毒素有直接清除作用，对肠道的机械屏障、免疫屏障和生物屏障均有保护作用，从而有效地抑制细菌和内毒素移位。相关研究还表明，大承气汤和大黄等可抑制单核与巨噬细胞产生的细胞因子，并减少这些细胞因子造成的瀑布效应，从而起到器官保护的作用。

2. 急性重症胆管炎（ACST）

在20世纪80年代中期以前，本病以急症手术引流为主，病死率在10%～20%之间，施行经内镜鼻胆管引流和乳头括约肌切开后，疗效明显提高。从1983年到1990年吴老共治疗270例，其中鼻胆管引流（ENBD）及中药联合治疗200例，手术及其他治疗70例。结果ENBD加中药组死亡3例，病死率下降为1.5%；对照组死亡10例，病死率为14.3%，全组共死亡13例，总死亡率为4.8%。

从1992年初到1995年10月，经调整了中药处方和改革剂型，制成了活血清解冲剂。临床上根据该病的发展过程，制定分期治疗方案。在完成ENBD初期，病人仍有阳明证或少阳阳明合证，选用大承气汤冲剂治疗，每日两次，每次两袋，冲服。待大便畅通、腹胀消退、肠鸣活跃后即转入缓解期。该期以内服活血清解冲剂为主，服用3～7天后转入恢复期。恢复期则根据引发急性重症胆管炎的病因进行治本治疗。在对治疗机理的研究中发现，ACST具有胆源性和肠源性败血症特征，采用中药与内镜联合治疗，则具有同时控制胆源及肠源性感染的双重作用。在此阶段治疗的213例ACST中，有36例手术治疗，其中4例术后死亡；177例完成了鼻胆管引流加中药分期治疗，其中有2例死亡，病死率为1.1%。全组共死亡6例，病死率为2.8%，病死率显著下降。

3. 重症腹内感染所致SIRS或MODS

从1993年到1996年，吴咸中工作团队对符合MODS诊断治疗标准的295例腹内感染病人进行了以通里攻下法为主要治则的中西医结合治疗。全部病人均符合1995年全国危重病急救医学会MODS病情分期诊断及严重度评分标准。APACHE-Ⅱ评分均达12分以上。根据多脏器功能衰竭定义，本组符合MOF标准者108例，其APACHE-Ⅱ评分均在15分以上，获得较满意的治疗结果。

在对原发疾病进行有效治疗的基础上，经给予有效的通里攻下治疗，随着通畅的排气排便，腹胀随之减轻，外周循环、心功能、呼吸功能及肝肾功能均开始好转，血浆内毒素水平亦迅速下降，再次说明下法具有多层面、多靶位的脏器功能保护作用。本组与同期国内外报道结果相比，疗效为优。

在"通里攻下法在腹部外科的应用于基础研究"项目完成后，在以往证明通里攻下法对外科危重症所致MODS确切疗效后，吴咸中又组织天津市四个大型医院就因外科、内科、创伤和烧伤引起的MODS的防治与机理探讨进行了攻关研究，历时五年。课题着重对MODS状态下的神经-内分泌-免疫功能变化进行研究，取得了重要成果，被评为2006年度天津市科技进步一等奖。该项研究的结论包括：

（1）MODS发病机制的再认识：研究发现，无论是严重创伤、烧伤、感染还是各种内科危重病所导致的MODS，在其发病机制中肠道功能损害占有重要位置，它不但是MODS中的一个受累器官，也是通过肠源性内毒素血症导致MODS进一步加重的关键环节，即所谓"既是靶，又是源"。不但严重腹腔感染及大型腹部手术后所致SIRS或MODS出现肠麻痹，其他各种原因所致SIRS或MODS均可在不同时期出现不同程度的肠功能障碍。实验表明肠内压升高对缺血再灌流肠管内内毒素转运有促进作用，且随施压时间的延长而增加，肠道内毒素可通过血液、淋巴及腹膜吸收等途径进入全身造成肠源性内毒素血症。内毒素不但激活单核细胞、巨噬细胞等炎症细胞并通过各种信号传导途径启动炎性细胞因子高表达，释放以TNF、IL-6为代表的促炎因子和以NO、ET、cGRP等为代表大量炎症介质造成非特异性促炎反应过度，导致组织脏器损害，同时也分泌以IL-4、IL-10、TGF-α为代表的抗炎因子，共同作用于免疫细胞引起Th_1/Th_2比值和HLA-DR表达持续降低，导致严重特异性免疫抑制使继发感染难以控制，进一步加重毒血症和炎症反应。此外，还进一步证实肠源性内毒素血症及其所引发的失控性炎症反应和免疫功能紊乱与神经内分泌网络相关系密切。无论是HPA轴还是甲状腺激素和生长激素都出现相应变化，而且会反过来影响炎症反应和免疫系统，从而形成了MODS时的神经内分泌免疫网络系统紊乱。研究不但通过临床和动物实验证实了肠源性内毒素血症所致MODS时神经内分泌免疫网络系统的存在和意义，也进一步通过大量的指标证据阐明其部分作用机制和发生规律，其更全面更系统的机理阐明有待深入研究。

（2）大承气汤对肠源性MODS状态下神经-内分泌-免疫网络的影响

① 中西医结合对大承气汤的认识：大承气汤具有下瘀血、破坏癥瘕积聚、荡涤肠胃、推陈致新的功效。研究发现，大承气汤和其主要药物大黄以及大黄的主要成分大黄

素、大黄酸不但通过调节胞内ATP/ADP水平，抑制细胞膜K^+-ATP通道活性，升高膜电位，促进胞外钙离子内流，增强兴奋-收缩耦联功能，而起到增强肠道平滑肌收缩和电活动的作用，而且还对巨噬细胞具双向调节作用，说明大承气汤对刺激肠蠕动、抑制炎症反应、调节免疫等方面具有治疗作用。

② 大承气汤对肠源性内毒素血症的作用：大承气汤颗粒剂可明显减少肠腔内毒素的入血转运，缩小内毒素池，减轻肠源性内毒素血症。体外实验证实大黄素通过抑制NF-KB的活化等一系列炎症细胞信号传导而抑制LPS激活单核细胞，从而发挥抗炎作用。多家医院不同病种临床研究亦证实，大承气汤颗粒剂可显著减轻MODS患者血内毒素水平及其所导致的过度炎症反应，从而显著改善治疗组患者的病情，减少功能障碍器官的数量、降低病死率。

③ 大承气汤对免疫平衡紊乱的作用：本研究通过对TNF／IL-10、Th_1／Th_2、HLA-DR等指标观察分析发现各种原因所致MODS在较早期均出现了明显的免疫抑制，而大承气汤颗粒不仅抑制重型脓毒症病人以TNF-α为代表的促炎细胞因子的过度增加，同时能促进Th细胞漂移和HLA-DR表达的恢复，其作用是多靶点的综合效应。

④ 大承气汤对神经内分泌的作用：严重腹腔感染患者促肾上腺皮质激素、皮质醇和β-内啡肽水平明显增高，增高程度与MODS严重程度正相关，且随时间成规律变化，而腹部大手术创伤患者甲状腺激素水平下降和生长激素水平增高，表明MODS状态下神经-内分泌功能受到很大影响，出现规律变化。进一步证实，肾上腺皮质激素水平升高导致严重影响免疫抑制，促进抗炎反应，加重免疫失衡。大承气颗粒剂可显著改善MODS状态下的神经-内分泌紊乱，稳定和调整了患者体内的神经-内分泌-免疫平衡，从而打断了肠源性内毒素血症所造成的恶性循环，减少组织脏器损害，达到防治MODS的目的。

总之，大承气汤可显著改善SIRS和MODS患者的病情、减少功能障碍器官数量，明显降低病死率。大承气汤能够促进降低SIRS患者的内毒素水平，不仅抑制重型脓毒症病人以TNF为代表的促炎细胞因子的过度增加，还可对抗炎因子IL-4、IL-10、TGF-β及血管活性物质TXB_2、$PGF_1\alpha$和中枢性HPA轴激素的影响，同时能促进Th细胞漂移和HLA-DR表达的恢复，其作用是多靶点的综合效应，从而稳定和调整了患者体内的免疫平衡、改善机体炎性反应、阻断MODS的发病环节。大承气汤调节免疫平衡的最重要机制是打断了内毒素这一启动环节，促进了患者免疫平衡的自身恢复；同时，它还通过抑制基因表达、直接清除等作用，以外力的形式降低促炎与抗炎介质的水平。"内外兼顾"、"攻补兼备"是大承气汤相对于单纯西医治疗的最大优势。

三、典型医案

1. 急性胰腺炎属急腹症，应重用通里攻下法，中西医结合治疗效果突出

穆某，男，31岁。

因上腹痛伴恶心、呕吐5天就诊。

初诊：症见上腹部疼痛，伴恶心、呕吐，呕吐物为胃内容物，且腹痛逐渐加重。病人神志清晰，呼吸急促，面色暗红无泽，面容痛苦，呻吟不已，形体适中，以手护腹，

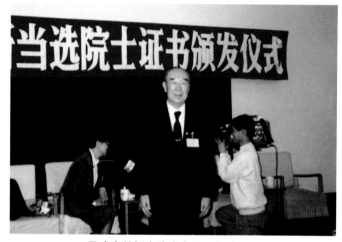

吴咸中教授当选为中国工程院院士

俯身前屈，舌红苔白。诊其腹部平坦，柔软，上腹部有压痛，无反跳痛，脉数。 B超示：胆囊炎、胆总管轻度扩张，胰腺饱满、胰周少量积液、盆腔积液。CT：①胰腺炎伴胰周及左肾前间隙渗液；②少量腹水及左胸腔积液。血淀粉酶：521U/L，尿淀粉酶：1429U/L。确诊为急性胰腺炎。治疗以理气散结，通腑止痛为主，方拟清胰汤Ⅰ号加减。

处方：柴胡10g，黄芩10g，木香10g，胡连10g，丹参10g，玄胡10g，红藤15g，败酱草15g，大黄（后下）15g，竹茹10g，芒硝（冲）6g，甘遂（冲）1g，甘草10g。

入院后一煎经胃管灌注200ml；二煎灌肠400ml，以后每日一剂，两煎，分两次服。予针灸辅助疗法，同时吸氧、禁食水、补液、静脉高营养及抗炎治疗，药物降血压，药物抑制胰酶分泌。

复诊：使用前方后患者腹疼程度减轻，症状趋平稳，继续使用前方加减，直至完全恢复。

按语："脾心者，散膏也"。据考脾心即胰腺。本病始见于《灵枢·厥病》篇"脾心痛也，取然谷、太溪……"，此为针灸治疗的早期记载，后《类经》中论述"……其痛必甚，有如锥刺者，是为脾心痛也……"，形象地描述了急性胰腺炎疼痛的性质，疼痛剧烈，痛如锥刺。本病发病原因多与胆道病变、酗酒、饮食、情志、蛔虫等所致。本病患者平素嗜酒，故属于酒精性胰腺炎。中医灵活辨证，据疼痛性质、部位及高热现象，辨证为少阳阳明合病，采用疏肝理气合通里攻下之清胰汤Ⅰ号加减，临床取得较好疗效。方中柴胡、木香、玄胡调气疏肝、缓急止痛；黄芩、胡连清肝胃之热；大黄、芒硝、甘遂逐水下热；红藤、败酱草清热解毒；竹茹除烦止呕；丹参活血化淤；甘草调和诸药。

2. 阑尾脓肿属于气滞血瘀，瘀久化热，治以行气活血为主，兼用清热解毒
丁某，男，67岁。

因间断性右下腹痛20余天，加重伴发热5天就诊。

初诊：症见间断性右下腹部疼痛，伴有阵发性加重，恶心，无呕吐，二便正常。察其面色暗红无泽，痛苦面容，形体适中，以手护腹，俯身前屈，舌暗红苔白。诊其腹部平坦，柔软，右下腹压痛拒按。语声低微，呼吸尚可，脉弦。B超示：阑尾炎伴阑尾周围炎性包块。血常规：白细胞：10.6×10^9/L。患者年事已高，中气已虚，气虚运血无力导致血瘀，瘀血进一步影响气机运行，气滞血瘀，不通则痛；舌脉表现亦符合气滞血瘀证。法当以行气活血为主，清热解毒为辅。方拟阑尾化瘀汤加减，同时右下腹外敷芙蓉散。

处方：川楝10g，玄胡10g，桃仁10g，赤芍10g，丹皮15g，双花20g，公英20g，连翘20g，半夏10g，竹茹10g，大黄（后下）12g。5剂，每日1付，早晚分服。予针灸辅助疗法。同时嘱其卧床，予半流质，静脉给予抗生素及补液治疗。

复诊：服用前方后患者腹痛减轻，体温下降，此方使肠道气机通利，腑气得通，腹痛减轻，患者无恶心，减半夏、竹茹，清热解毒药味用量亦酌减。

按语：仲景之《金匮要略》中将肠痈分为脓成及脓未成两种，脓未成阶段可见"……少腹肿痞……时时发热……其脉迟紧者，脓未成，可下之"，认为瘀血结于肠中，经脉不通则痛，正邪相争，营郁卫阻，故见发热，脉迟紧有力，为热伏血瘀而脓未成阶段，应荡热逐瘀。脓成阶段可见"……腹皮急，按之濡，如肿块，腹无积聚，身无热"，认为痈脓内结于肠，气血瘀滞于里，故见腹部皮肤紧张隆起，按之濡软，与腹内积聚不同，热毒已化脓，病变局限，故不发热。本证患者间断性右下腹疼痛，就诊前5天曾高热、寒战，就诊时体温已正常，可以认为患者热毒已化脓，病变局限。脉弦，弦脉主诸痛；舌黯红，说明热伏血瘀内结。结合B超诊断，且患者热相已不明显，突出为瘀血症状，故予行气活血为主，清热解毒为辅之阑尾化瘀汤加减治疗。方中大黄通腑降逆，玄胡、川楝行气止痛，桃仁、赤芍、丹皮活血化瘀，辅以双花、公英、连翘清热解毒，半夏、竹茹降逆止呕。服药后腑气得通，腹痛缓解。虽然本病患者已是脓成阶段，常规应以清热解毒为主，但患者热象不明显，突出表现为瘀血症状，且患者热毒已化脓，病变局限，故采用行气活血通腑为主，疗效显著，突出中医灵活辨证之优势。

四、成才之路

（一）中西医结合首先知己知彼

从1949年1月天津解放到1959年初离职学习中医，这是吴咸中在专业上进步最快，工作上一帆风顺的大好时期。1956年在他毕业第八年，仅31岁的时候就被任命为副主任，协助虞颂庭主任管理全科工作，腹部外科的疑难手术相继过关，末梢血管外科也初步开展起来。领导、老师和同事们都希望在普外方面有所成就。就在这个时候，贯彻党的中医政策的春风也吹到附属医院，引起了吴咸中对中医的再认识。

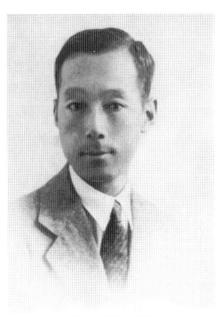

第一部中医启蒙书是南京中医学院编写的《中医学概论》，反复阅读使他对中医学产生了浓厚的兴趣，开始对大黄牡丹皮汤治疗急性阑尾炎展开研究。1958年10月11日，毛主席对卫生部党组"关于组织西医离职学习中医的报告"的批示在人民日报发表后，是否认真组织西医离职学习中医成为各医疗单位领导必须回答的问题。当时主持附属医院工作的孔庆祥院长同各科领导商量后，选送十余名包括科室副主任及主治医师在内的中青年医疗骨干脱产学习，吴咸中就是其中之一。

为期两年半的离职学习及初步的中医临床实践，对于他后期的专业发展起到了决定性作用。吴咸中先生以优良的成绩完成了天津中医学院开设的课程，利用课余时间较系统地阅读了历代有代表性的中医名著，各家学说及有关杂志上的论文。尽管如此，这只能算是入门学习。在以后的30多年里通过"实践-认

吴咸中青年时期

识-再实践-再认识"的几个反复使吴咸中在了解及掌握中医方面（知彼）不断深入，在跟踪西医外科发展方面（知己）也不断进步。知识结构发生变化，学术视野不断扩宽，取西医之长，补中医之短，或取中医之长补西医之短，寻找结合点，扩大结合面，在中西医结合工作上取得了越来越多的主动权，对中西医结合的发展前景也增强了信心。

（二）实践 - 探索 - 提高

1960年秋，结合离职学习班的专业实习，吴咸中及几位志同道合的外科医生，选中了中西医结合治疗急腹症这个课题，开始了中西医结合治疗急腹症的探索。选择这一课题主要是出于以下几点考虑：一是各位对外科急腹症比较熟悉，知其长，亦知其短，便于取彼之长补己之短；二是急腹症的疗效容易判断，不像慢性病那样，由于受多种因素的影响，难于作出准确的评价；三是当时能够在相关方面取得有关单位的支持。七八位中青年外科医生分别在附属医院及第一、二中心医院外科，同各院的外科医生合作成立了研究小组。制定了工作计划，定期碰头，互通情况，交流经验。到1961年春，集中临床资料进行总结，四篇学术论文于1961~1962年先后发表在《中华外科》杂志上。1964年底吴咸中被调到南开医院，这里开始成为中西医结合治疗急腹症的临床基地。到20世纪60年代的中期（"文革"前）结束了初期探索，取得了以下几个方面的进展。

（1）通过逐个病例的具体分析，在中医辨证一般原则指导下，初步地形成了急腹症病人具体的辨证原则与方法，再与西医诊断相结合，提出了中西医结合的分期分型方法，这是中西医在诊断上的初步结合。

（2）由于急腹症病人发病急，变化快，病理损害的程度又有轻重的不同，所以从探索工作的初期，吴咸中就注意手术与非手术适应证的划分。制定了非手术治疗中"中转手术"的指标，严防丧失手术时机，贻误治疗。这些指导思想及具体措施，对于保证中西医结合治疗的安全与有效，起到了有益的作用。

（3）在中医中药的运用中，工作组较快地从一方一剂的应用转向符合中医理论体系的辨证论治，对常见病种都提出了新的方剂，对于剂量与服法也作了符合急腹症特点的改进。

（4）在注重实践经验积累的同时，工作组也十分重视理论与规律的探索，博采中医理论学说之长，结合自身的实践，进行了概括。1962年在《中医杂志》上发表的《急腹症辨证论治的几个问题》，1965年在《天津医药》杂志上发表的《急腹症辨证论治的进一步探讨》，都属于探讨理论与总结规律的文章，至今仍有临床指导意义。

（5）低层次的实验研究与剂型改革工作，在简陋的条件下开始起步。"文革"给中西医结合治疗急腹症带来了"灭顶之灾"，除了空喊几声"唯一道路"和鼓吹"一根针、一把草"之外，再看不到什么像样的科学实践了。1971年2月6日敬爱的周总理对全国中西医结合工作会议全体代表的接见，以及两天以后总理召见会议领导成员时的讲话，像一声惊雷震动了沉闷的大地，唤起了不少人的良知，重新认识中西医结合的过去，用比较求实的态度展望其未来，使中西医结合工作恢复了生机。1971年春，为了落实根据周总理的指示，受卫生部的委托，举办面向全国各地"中西医结合治疗急腹症学习班"，扯掉了又一次向吴咸中围攻的大字报，恢复了病床少得可怜的急腹症病房，经过几个骨干的共同努力，总算把任务完成了。1971～1972年经过市、区政府派来的工作组的认真调查，一个恢复南开医院中西医结合临床基地的方案出台了。调整领导班子，找回五位在北大荒"接受再教育"、"亦医亦农"的医疗骨干，也改善了某些医疗条件，"重建家园"的重担又落在吴咸中教授的肩上。

从20世纪70年代初至80年代初的十年间，中西医结合治疗急腹症处于逐步深入阶段。与"文革"前相比，中西医

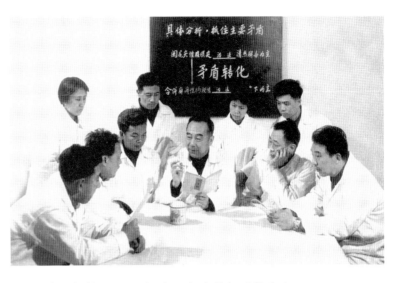

结合治疗急腹症的学术水平有所提高，科研思路不断扩展，以南开医院及遵义医学院为核心的协作研究网络逐步形成，使中西医结合治疗急腹症不论从广度及深度来看，都有所发展。在这一阶段值得一提的是，在探索理论研究的途径方面，取得了明显进展。在"重整家园"初见成效之后，吴咸中教授的思考重点转向如何开展理论研究这个新课题上。根据大量临床实践取得的认识，结合实验研究的初步结果，他提出了开展理论研究的三条原则和"以法（治则）为突破口，抓法求理"的研究思路。另外，根据中医"治病务求于本"及辨证论治的有关理论，提出以研究不同药物和方剂对急腹症基本病理及病理生理改变的影响为重点的研究方法，为以后的实验研究及研究生培养提供了重要参考。一篇题为"中西医结合治疗急腹症理论研究的一些设想与初步体会"的论文发表在《中华医学》杂志1973年第1期。当时，中西医结合理论研究尚处于起步阶段，对于其他学科的中西医结合亦有一定的参考价值。本文中所提到的不少设想，在20世纪80年代逐步得到实现，也有些设想通过科研实践得到补充、修正或提高。

（三）向高层次发展

20世纪80年代初期，中西医结合遇到了新困难。由于强调中医、西医与中西医结合都应按照自己的特点独立发展，大批"寄生"在中医或西医医疗、教学及科研单位的中西医结合机构被削弱，而当时具有独立活动条件的中西医结合机构又数量很少，条件很差，出现了中西医结合前景堪忧的局面。中西医结合研究会就是在这样的背景下诞生的，研究会的成立和吴咸中教授卓有成效的活动，对于稳定中西医结合队伍，鼓励中西医结合工作者坚定信心继续前进起到了积极作用。作为研究会工作的一个组成部分，从1982年到1983年中，在天津市科委的支持下，由吴教授带头组织了一个调研组，在各地研究会分会的支持下，查访了十几个省市，考察了几十个单位，写出了一份详细的调研报告。这个报告以"光明的前景，广阔的道路"为题，发表在《中西医结合杂志》1994年第8期。该报告就中西医结合的必要性、可行性、西学中队伍与中西医结合机构的现状、中西医结合的途径与方法、中西医结合的成就等进行了分析，对稳定中西医结合队伍及改善中西医结合工作条件等提出了建议。同年9月，他又在《医学与哲学》杂志上发

表了题为"关于加快中医与西医结合发展步伐的对策"的文章。两篇文章既分析情况，提出问题，向领导"进言"的内容，也有探讨途径与方法，可供同道们参考的内容，是适应当时客观需要，经过充分的调查研究后写出来的。

20世纪80年代初、中期，随着内镜、B超、CT等新的诊疗仪器的引进，先进的实验研究手段与方法的掌握，再加上中西医结合硕士与博士研究生的培养，在高层次上开展中西医结合研究的条件已初步具备，吴咸中工作团队又开始了一个新的尝试。选择的第一个课题是中西医结合治疗溃疡病急性穿孔，治疗方法没有大的改变，但治疗过程中的动态观察方法有所不同，急性期用多导生理记录仪观察腹直肌肌电，胸、腹式呼吸运动曲线，手指容积脉搏波及记录肠蠕动变化。治疗顺利的病人多在两次针刺后腹直肌肌电明显减弱，腹式呼吸运动曲线增强，容积脉搏波从低幅曲线转向正常，肠蠕动也开始恢复。对于少数疗效不好的病人，则上述指标变化不明显，可在4~6个小时内转为手术治疗。应用这些先进的客观指标进行观察，进一步减少了治疗中的盲目性，提高了临床疗效，同时也缩短了禁食及胃肠减压时间（平均缩短1~2天），减轻了病人的痛苦。急性期过后，工作团队在不同阶段，用内镜观察了穿孔后溃疡的愈合过程，从火山口状溃疡–皱折状紧缩–表浅瘢痕，也有极少数病人形成假憩室。这样的直观观察是前人没有做过的。由于改进了这两个阶段的观察方法，使中西医结合治疗溃疡病急性穿孔的科学水平有了进一步的提高。对于常见的胆总管结石，开展了经内镜十二指肠乳头括约肌切开与中药排石的联合治疗，使排石率达到90%以上，排净率达75%。其疗效既优于中西药物合用的"总攻排石"，也高于单纯的经内镜括约肌切开术。对于急性重症胆管炎，开展了经内镜鼻胆管引流及内服中药的联合治疗，临床疗效明显提高。该疗法与手术引流组的对比观察表明，中西医结合治疗组的血清减毒时间、血清C_3恢复时间、血清纤维结合素恢复时间及黄疸消退时间均优于手术引流组。相类似的较高层次的中西医结合在急性重症胰腺炎及阑尾周围脓肿的治疗也相继开展起来，与20世纪70年代相比均有不同程度的提高。在中医基础理论研究方面，三个研究生先后对腹部外科病人中的脾虚证、胃阴虚证及血瘀证，应用先进的实验手段进行了多指标观察，较深入地阐明了这三个证的本质（病理生理学基础），受到国内外同道的重视。自1987年以来，对于治疗急腹症最常用的三个治则，即通里攻下法、活血化瘀及清热解毒法，集中了急腹症研究所、四名博士

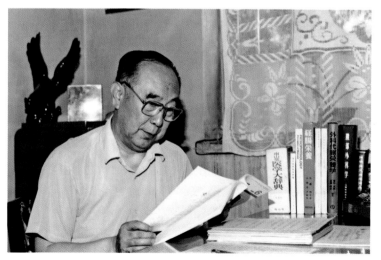

生并与天津医学院及南开大学部分基础教研室合作，进行了合作攻关，已经取得了重要进展。

认识来源于实践，又转过来指导实践。这是毛主席曾经多次强调过的认识论的基本观点。如果说20世纪80年代初期，工作团队对高层次中西医结合仅仅有了些初步认识，那么经过20世纪80年代中、后期的大量实践，他们的认识就深刻多了。现在看来可以把高层次中西医结合内容概括为以下四个方面。

（1）临床诊治上的高层次结合：采用先进的诊断技术，做出明确的定位、定性及定量诊断；采用中西医结合治疗后，取得优于单用西医或中医的治疗效果；通过临床及实验室指标的动态观察或实验研究，能说明其疗效机理。

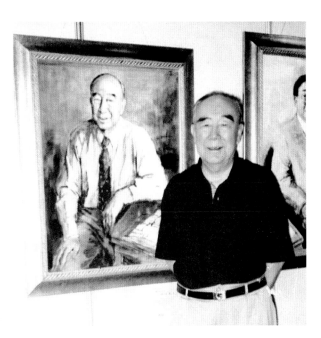

（2）医、理、药的系统结合：从临床治疗，剂型改革到机理探讨，形成经得起重复的较为系统的科研成果。

（3）在"难病"治疗中发挥中西医结合的优势，方法上有发展，疗效上有突破。

（4）在理论研究上有所发展，有所创新。

吴教授及其团队正走在通向高层次的道路上，只要坚持正确的思路与方法，积极采用先进技术，组织好不同学科的协作与联合，高层次的中西医结合是既可望又可及的，要继续为之努力。

五、医德医风

吴咸中教授认为，中国是一个医德遗产十分丰富的国家，医学理论观念虽然受到了封建道德与文化的影响，但就其主体与核心来说不外是"医乃仁术"，是爱人、助人之道，含有很多值得借鉴的内容。毛主席关于"救死扶伤实行革命的人道主义"的题词，以及他在"纪念白求恩"一文中所作的论述，使人们对医德的认识又提高了一步，在旧传统的基础上又增添了新的内涵。在市场经济的条件下，医院的管理要改革，不合理的分配制度要变革，医疗设备要更新，但"医乃仁术"的核心，以"救死扶伤"为己任的社会责任感和对病人极端负责的精神不能丢。在改革开放的浪潮中也有一股污泥浊水波及到医务界，凡有志成才的青年医生应慎之再慎之。近年来，法制逐步健全的国家提出了医疗关系中"告知-理解-同意"（informed consent）的概念，批判了形式主义的病情告知方式，强调以病人为中心，尊重真实、尊重病人的权利，认真执行医生的义务。有人还主张用协议的形式把医师与患者的关系联系起来，"informed consent"要贯彻在整个治疗过程中。这些观点与做法是医疗法规不断健全的表现，很值得我们的重视。在30余年的中西医结合实践中，根据急腹症病人病情重、变化快的特点，吴咸中教授始终把保证病人的最大安全放在首位，确定手术与非手术疗法的适应证，对于非手术疗法的病人又规定了动态观察指标及中转手术指征，不盲目追求非手术率的提高，从而使几类常见急腹症的死亡率、并发症发生率均保持着较低的水平。

国医大师 何 任

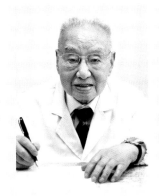

何任（1921~），字湛园，男，汉族，浙江杭州人。浙江中医药大学主任医师、教授。1941年1月起从事中医临床工作，精研仲景学说，尤其是《金匮要略》。为全国老中医药专家学术经验继承工作指导老师、浙江省名中医。

一、生平概述

何任，浙江杭州人，1921年1月出生于中医世家。父何公旦，为当时名医，誉满江南。何老医学得自家传，并于1941年毕业于上海新中国医学院。1959年参与浙江中医药大学筹建，并一直从教至今担任学校终身教授。何老精研仲景学说，尤其是《金匮要略》，日本学界誉之为"中国研究《金匮要略》的第一人"。2009年4月，又被国家人力资源社会保障部、卫生部和国家中医药管理局联合授予首届"国医大师"称号。

二、学术思想和思辨特点

（一）八纲辨证首重虚实

在临证中，何任教授运用八纲辨证首重对疾病进行虚实之辨。机体正气内存健旺，抗病能力强，则不易招致病邪侵扰，疾病不会发生；而机体正气内虚，不足以抗御病邪的侵扰，则易导致疾病的发生。邪气盛正气未衰，此为实；精气耗衰则为虚。根据数十年临床观察，何任教授认为，许多疾病的发生，往往是由于因虚而致病，而不是因病而致虚，这是一个值得广大医务者注意的问题。因此在临诊辨证中，何任教授强调对疾病应首先辨明其是实证还是虚证。在此基础上则可进一步细辨是阴虚或是阳虚，是表虚或是里虚，是气虚或是血虚，是虚热还是实热，是表实或是里实，抑或是虚中挟实等等。其后才可用药实则泻之，虚则补之。若虚实不明，治以"虚虚实实"，贻害无穷。如一韩姓老妇年80有余，患眩晕半月以上，他医以肝肾阴虚论治，投以补剂而眩晕更作，即请何老诊治。经四诊合参后，知韩氏眩晕伴有口苦，脘胁胀，大便不畅，溲黄，苔黄厚，脉弦等证候。何老辨之为实证，系肝胆湿火上扰清阳之府所致，予龙胆泻肝汤，五剂而平定眩晕。

1. 恶性肿瘤治疗的基本法则——扶正祛邪

恶性肿瘤是一种严重威胁人们的健康和生命的疾病。何老认为，虽然恶性肿瘤也归属在癥瘕、积聚的范围讨论，但从根本上来说都离不开正气与邪气两个方面。

何任教授强调：扶正祛邪的法则，总的就是以扶脾肾为重点。当然这中间包括对气、血、阴、阳的扶助补益在内。在运用扶正的补养方法时，首先照顾脾胃，因为，如果这个后天生化之源不能很好运化，那么任何补养都不能起到应有的作用。故临证使用扶正法时对脾胃的固护应放在首位。脾肾两者没有衰败，则抗病祛邪就有了基础。何任教授对防治肿瘤，按其不同病情或以补脾为主，或以补肾为主，或脾肾双补。在扶正的同时，并配以祛邪抗病（抗癌）药。将扶正的补益药与抗病（癌）药同用，比单纯的用抗癌药似乎更为有益，更少副作用。

2. 应用扶正祛邪法治疗恶性肿瘤的十二字要诀

何任教授认为对于恶性肿瘤的治疗应采取中西医结合的综合疗法，如手术、放疗、化疗，与中医中药相结合，取长补短，以期达到更好的治疗效果。就中医中药治疗而言，何任教授强调，使用扶正祛邪法则，必须掌握十二字要领——"不断扶正，适时攻邪，随证治之"。

"不断扶正"，就是指治疗自始至终要调整正气，培益本元，使病人提高抗病能力。但视不同的阶段，用药略有轻重而已。

"适时攻邪"，即适时地用中药抗癌药。所谓适时，比如说：一面在化疗或放疗，即其他医生用攻邪的多了，中药就不一定再用攻癌药物。如果化疗等告一段落或结束，恢复期间，可以适时多用些抗癌中药。

"随症治之"，癌肿治疗过程中，由于病证的轻重、病程的长短以及年龄、性别的各异，饮食、环境的不同，出现的症状多种多样，不尽相同，视症状而加减用药。如出现发热、疼痛、出血等症状，这就要随时加减药物，如解热、镇痛、止痛、止血等。有些轻的合并症状，如化疗后的胃纳差或呕吐等，就要针对症状而用药。一般随症常用清、解、和、渗以及消导、开胃、调达和营、解热止痛、消肿利尿以及安脏气。

3. 应用扶正祛邪法治疗恶性肿瘤的注意事项

中医中药治肿瘤方法较多，用药亦有各种学术见解之不同，应该加以选择。一是用单纯扶正补益药来治肿瘤，如确证能提高机体免疫功能，则对减少肿瘤转移和复发将会起到一定的作用，但目前尚少验证。二是以攻邪为主的方法，一般值得大力推广采用的，也是无数案例证实有效的果断做法。如果邪实明显，正气不衰，防止复发转移，攻坚散结宜急，药量可适当加重；若一般肿瘤手术、放疗、化疗以后，病邪趋于缓解，正气有恢复倾向，但气阴损伤还明显存在时，则攻邪之药宜适当减量并逐渐配合一些扶正、培本之品为妥。三是扶正祛邪同时合用的方法，如果病例选择恰当，本方法是可取的。面对邪正的矛盾，要做到"祛邪不伤正，扶正助祛邪"，至于扶正与祛邪何者为主，二者是有区别的，但也不能截然分割。机体情况差异很大，邪正力量对比亦各不相同，不能笼统说以何为主。大体早中期，体力未衰，气血未损，可偏重攻邪；若晚期，气血衰败，应以扶正为主，但也不能忽视攻邪。像肿瘤这样一种比较复杂的而病程迂回曲折的病证，要摸出一个精确平稳而又有效率的无疵的治疗方法，确实要细致体味和探索。"玉石俱焚"的做法并不可取，要做到既不伤正，又不助邪，探讨恰当的扶正祛邪同时进行的做法可能是另辟蹊径的。这是以"无虚虚"、"无实实"为根据的。不至于"故疾未已，新病复起。"用药要视病证而施，当用峻猛，如病人能承受，且有所见效，就得坚持守方，不可辍药。若是药后病人明显出现副作用，就应调换措施。"粗工凶凶，以为可攻"的蛮干，是欠妥当的。而扶正祛邪同时进行的做法，可以减少或者避免这种不足之处。在我国目前条件下，遇到明确诊断为肿瘤而又可适当做手术的，尽量使之手术，力争做得早，做得好。手术切除后，结合服中药治疗比较妥当。有些病人畏惧手术，或不具备手术指征的，要求单独用中医中药治疗，则要慎重对待，要加倍地注意，严密地定时检查，果断处理，决不能掉以轻心。

扶正祛邪的另一侧面就是饮食要恰当。有目的摄取有扶正祛邪作用的食物，亦是有助复健的。何任教授曾遇一多发性直肠息肉患者，经X摄片证实，但又不具备手术指征，乃嘱每日炖食薏米50～100g，代早餐，未服其他药，连服半年以后，再摄片肠息肉已不明显的例子。即使是癌瘤患者日服薏米、茯苓，对防止复发亦有益无害，其药理作用、机理如何，应该进一步探索。

4. 常用于恶性肿瘤的扶正祛邪方药

何任教授不仅掌握传统中药的性味功效，而且经常吸取现代医学研究中药的新知识。他常给我们介绍说：抗癌祛邪药如猫人参，为镊合猕猴桃之根，多用治麻风及肿瘤。薏仁，药理实验对癌瘤有抑制作用及治扁平疣有效，并有健脾渗湿作用。每日煮食30g，空腹代早餐，效用颇为理想。白花蛇舌草，药理实验对癌瘤、白血病有抑制作用并能促进抗体形成，增加白细胞吞噬力。半枝莲，药理实验显示对癌瘤有抑制作用，少数病例服用本品后略有大便次数增多之副作用。扶正药中有些也有抗癌作用的，如白术，药理实验显示能抑制某些癌瘤并有免疫促进作用。甘草对实验动物骨髓瘤等有抑制作用。茯苓、猪苓等也有抑瘤，增加抗体等功能。

（二）遣方重法而善用经方，用药味少而精灵严密

半个世纪的临床实践，何任教授在遣方用药方面，形成了其特别的风格。要而言之，有以下几个特点。

1. 注重立法施方

何任教授学得正传，一贯倡导弘扬中医学之真谛，于临诊治病强调辨证施治，遣方用药则注重立法施方，即辨证而立法，依法而用方，方随法施。因此，何任教授在临诊遣方用药方面很注重立法而处方。对病人总是先耐心认真地听取其主诉，继而对主要脉症，经过四诊的综合分析和八纲辨证，针对病变之根本所在，确立治疗法则，然后依法施方。例如其治火郁心烦之证，对症见烦而兼少气者，则治以清宣郁热，佐以益气和中，方用栀子甘草汤；若见病初愈而劳复，余热复聚之心烦，则治以清热除烦，佐以宽

中下气，方用枳实栀子汤；若心烦而卧起不安者，则治以清热除烦，行气除满，方用栀子厚朴汤；若烦而胸闷腹泻，则治以清上温下，方用栀子干姜汤，等等。立什么法，施什么方，法规严谨，医理明昭，颇有仲景风格。

2. 药少用精，组方严密精练

药少用精，组方严密精练，这是何任教授临诊遣方用药的一个特点。综观其所用之方药，多在9味左右，5~7味亦常用，一般不超过11味。如其治疗血管性头痛、神经性头痛、偏头痛之经验方，药仅5味，而功效熔祛风散寒，活血通络，养血止痛于一炉；治疗慢性胆囊炎之经验方，药只7味，而功效集平调寒热，升降阴阳，理气降逆，渗湿止痛于一体；治疗急、慢性胃炎之经验方，药8味而功效具理气和胃，散结消痞，养血合营，缓急止痛等等。临证应用，多获佳效。何任教授认为，医之用药，犹将之用兵，不在多而贵在精。

3. 善用经方

善用经方，这是何任教授临诊遣方用药的又一大特点。何老认为。仲景方组方有法，配伍有制，用药精灵，实用性强，源于实践而又经千百年临床之反复验证，多是有效良方。只要运用得当，投之疗效确凿。故每于临诊，善于运用仲景方治病疗疾。如其常用小青龙汤治疗老慢支、肺气肿；芍药甘草汤治疗脘腹部痛症；用复脉汤治心衰早期及舌有裂纹；用半夏厚朴汤治甲状腺腺瘤、颈淋巴结肿等；用黄芪建中汤治结核病及胃下垂；用大柴胡汤治急慢性胆囊炎、胃炎；用乌头赤石脂丸治重症脘腹冷痛；以五苓散治脾不散精之慢性腹泻；用猪苓汤治蛋白尿；用甘姜苓术汤治多年不愈之腰冷痛；用金匮肾气丸治慢性肾炎；以温经汤治宫寒瘀滞之功能性子宫出血；以胶姜汤、桂枝茯苓丸治子宫平滑肌增生；以桃仁承气汤、调胃承气汤疗由瘀滞所致的精神分裂症；用风引汤疗癫痫；以四逆散治疗情志病等等（详见《何任医案》、《金匮方临床应用选编》等书），均取得显著疗效。

4. 博采众长，务求实效

何任教授于临诊遣方用药，不但善用经方，而且着意于博采众长，择善运用历代各家名方、时方、验方及现代研究之成果。撷古采今，相得益彰，旨在务求实效。如其常用宋代名家钱乙之六味地黄汤治疗肾虚所致的干燥综合征、糖尿病、尿频尿急等；用李东垣之龙胆泻肝汤治疗肝胆湿火上扰之眩晕症，当归六黄汤治阴虚盗汗症，以补中益气汤治中气不足之脱肛，慢性泄泻及耳鸣失聪；用王孟英之甘露消毒丹治疗急性黄疸型肝炎及急性肠胃炎；用傅青主之定经汤治疗妇人月经失调，完带汤治疗脾虚不运，湿浊下注之带下等等，常获满意疗效。又如，现代研究表明，猪苓、薏苡仁、藤梨根等，有较好的抗癌作用，何老则常将此类药物应用于癌症病人，尤其把薏苡仁等介绍给广大肿瘤病人，作为他们的理想食疗品，使之服用者无不受益。此外，在临诊中对凡适宜于手术治疗或放、化疗的癌症患者，何老常常主张他（她）们及时进行手术或放、化疗，并结合中医药治疗，因为实践证明，采用中、西医结合治疗癌症，是目前最理想和行之有效的方法。何老认为，一个人的聪明才智是有限的，每个人均有自己的长处和不足。只有博采众长，才能有利于临床疗效的提高和中医学的发展。正如其在《江南中医学家的成就及其盛衰之探索》一文中指出："中医人士本身要努力奋进……必须择善而从，不善则改，精益求精，不存疆域异同之见。"

（三）治胃病着意和调，立四法治效显著

内科杂病中，何任教授尤擅长胃病（如急慢性胃炎，胃与十二指肠球部溃疡等）之诊治。其不但疗效明显，而且颇有心法。

1. 注重胃气之和调顺达

何任教授认为，诊治胃病之要，应着重于"和调"二字，即应以和调为治疗大法。盖胃居中焦，"承上启下"，主受纳和腐化，为"水谷之海"；与脾为表里，司运化而濡养周身，共为"后天之本"；又升清别浊而为精气升降运动之枢纽。而胃气以和降为顺，以通为用。顺其性则安，逆其性则病。临床上胃病常见之症候，如胃脘疼痛，胀满不适，呕逆、嗳气，或恶心、呕吐、纳滞等，多系胃气不和，失于通降所致。故治疗应着重于和调胃气，以复其和降顺达之性，脾胃气和降顺达，则诸症自能得解。

2. 设和胃四法，分治各奏其效

基于胃气以和降为顺之性，结合临床常见之证因，何任教授设理气和胃、散痞和胃、健中和胃、养阴和胃四法，分而治之，每能奏效。

（1）理气和胃法：本法适应于胃病因情志不舒，肝郁气滞，逆而犯胃，致胃气不和，通降失和而发者。主要脉症见胃脘疼痛、胀闷、嗳气、大便不畅，苔白或白厚，脉弦等。此类病人，常可因心情不畅而易发易重。治宜理气和胃法，基本方用柴胡9g，制香附9g，金铃子9g，绿萼梅6g，陈皮6g，白芍15g，炙甘草9g，延胡索9g，蒲公英15～30g。随症加减：恶心加姜竹茹12g；泛酸加煅瓦楞子12g；纳滞加焦六曲9g，鸡内金9g；便闭加生大黄3g；便黑加炒地榆9g，仙鹤草20g；口干加川石斛15g；疼痛剧烈者，可酌加五灵脂9～15g，炙刺猬皮9g。是方以柴胡、制香附、金铃子，舒肝解郁；陈皮、绿萼梅，理气和胃；以芍药、甘草、延胡索缓急止痛；而蒲公英能清肝胃郁热而消炎止痛。诸味合用，共奏理气和胃止痛之功效，凡胃病以上述脉症为主者投之多能显效。

（2）散痞和胃法：本法适用于胃病因误治或饮食等伤及脾胃之气，邪热乘虚内犯，使脾胃不和寒热错杂，虚实互见，升降失常，气机痞结中焦；或脾胃气虚，和降失常，气机痞滞所致之胃脘胀满不舒，或有如物塞滞，噫嗳不爽，干呕时作，纳滞，大便干稀不调，苔白，脉弦或濡等症，即但胀满而不痛是本法之主要适应证。基本方用姜半夏9g，干姜6～9g，黄芩9g，黄连3g，太子参15g，川朴9g，陈皮6g，白芍15g，蒲公英15～30g。随症加减：便闭黄连减量，加生大黄3g，或火麻仁15～20g；便溏次较多，加苍术12～15g；干呕频作加沉香曲9g；纳滞加焦六曲9g，鸡金9g；伴隐痛者，加延胡索9g。是方以半夏、干姜、陈皮、川朴，辛开温散，和胃降逆以消痞；佐黄芩、黄连、蒲公英，苦寒降火以清结热；辅以太子参、甘草、白芍等补中益气，以扶正祛邪。全方辛苦并用以顺其升降，寒热并进以和其阴阳，补泻同施以调虚热。立意周全而旨在调和胃气，复其升降，达到散痞和胃除病之目的。凡胃病以胀满不适而不痛为主者，加减治之，屡用达效。

（3）养阴和胃法：本法适用于郁热伤阴，胃失濡养，和降失常而致胃痛隐隐，口干咽燥，大便干结，舌红少津，脉细之证。基本方用北沙参15g，麦冬15g，当归12g，生地

15g，枸杞子15g，白芍15g，炙甘草9g，蒲公英15～30g，延胡索9g。随症加减：大便秘结，加火麻仁15～20g；泛酸加煅瓦楞子12g；便黑加炒地榆9～15g，仙鹤草20～30g。是方以"一贯煎"养阴和胃，佐芍药、甘草，既可酸甘育阴又能缓急止痛。辅以延胡索、蒲公英，止痛清郁热，合用而共达养阴和胃之功效。凡胃病以胃痛隐隐伴口干咽燥，舌红，便干等为主症者，用之常获佳效。

（4）健中和胃法：本法适用于胃病因脾胃虚弱，和降乏力，或中阳不足，脾胃虚寒，升降失和所致之胃脘隐痛，缠绵不已，喜温喜按，空腹痛甚，得食痛减，神疲乏力，或泛吐清水，大便溏，苔白，脉弱等症，方用黄芪15～30g，白芍15g，炙甘草9g，干姜6～9g，乌药6g，党参15～20g，茯苓15g，延胡索9g，蒲公英20～30g。随症加减；泛吐清水较多，加姜半夏9g；泛酸加吴茱萸4g，煅瓦楞子12g；纳差加炒谷芽30g，鸡内金9g；便溏加苍术15g。是方以黄芪、党参、茯苓健中益气；佐干姜、乌药温中散寒；辅以白芍、炙甘草、延胡索、蒲公英缓急止痛，合伍而有健中和胃止痛之功效。

3. 治胃病善用白芍、甘草、蒲公英

综观何任教授疗胃病之方药，白芍、炙甘草、蒲公英三味，是必用之。何老认为，芍药甘草汤既能和胃健中，补虚泻实，又能养血益阴，缓急止痛。蒲公英性味甘苦而寒，入肝胃之经。功效以清热解毒，散结消肿见长，并有良好的抗菌消炎作用。既可补脾和胃，又能清热消炎等。与芍药甘草配用，相得益彰。用治慢性胃炎等与他药辨证加减，常能获得满意疗效。

三、典型医案

1. 食管癌术后，咳嗽无痰

仲某，男，58岁。2005年11月28日初诊。

食管癌术后3月，咳嗽无痰，左侧卧位稍觉酸痛。

初诊：患者于2004年7月4日发热，自测体温达40℃，咳嗽少痰，无胸痛，病理检查示：食道鳞状细胞癌，胃窦浅表黏膜慢性炎症、糜烂。于同年8月12日手术，术后化疗4次。11月3日支气管镜检查示：右侧支气管肺癌。现咳嗽无痰，并面色少华，形体消瘦，舌质暗，苔薄，脉濡浮。此为噎膈病正虚邪实，血虚阴伤证，治当扶正祛邪，以自拟扶正祛邪方加减。

处方：北沙参20g，黄芪30g，女贞子15g，猪苓30g，茯苓30g，杞子20g，杭白菊10g，炙百部20g，猫人参40g，白花蛇舌草30g，焦枣仁15g，薏苡仁（另包）60g，桔梗10g，佛手片10g。15剂，水煎服，每日1剂。

复诊：服药15剂后，诸证均见减，夜寐亦安。效不更方，原方略行加减。服药2月后，病情稳定，咳嗽瘥，精神好。今继续以自拟扶正祛邪方加减治疗，病人满意。

按语：本案中的噎膈，即现代医学中的食道癌。"邪之所凑，其气必虚"，《医宗必读》也云"积之成也，正气不足，而后邪气锯之"。噎膈多由阴伤气结而成，且术后患者正气衰弱，故采用扶正祛邪并施之法，北沙参、黄芪等气阴双补，扶助正气；茯苓、猪苓、白花蛇舌草、杭白菊等消肿解毒、祛邪抗毒。

2. 肺癌胸痛、气急属肺积病痰瘀壅肺兼气阴虚损证

王某，男，51岁。2006年4月10日初诊。

确诊为右上肺癌及胸膜、自身转移，伴胸腔积液、纵隔淋巴结肿大3月。

初诊：去年10月开始感到右侧胸部隐痛，今年1月始明显感到体力下降，消瘦，右侧胸痛逐渐加重，入院检查诊断为右上肺癌及胸膜及自身转移，伴胸腔积液、纵隔淋巴结肿大。不能手术，故采取化疗4次。现胸痛气急，偶有咳嗽咳

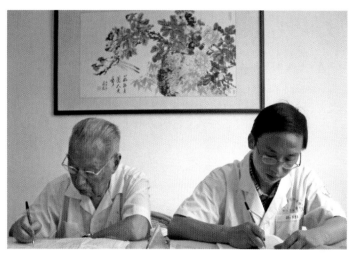

弟子徐光星与何任教授同出门诊

痰，胃纳欠佳，时做噩梦，语声沉闷；舌淡红，苔中厚腻，脉弦而虚。辨证属肺积病，正虚邪实。治拟养阴清肺，化痰排脓。以自拟肺痿肺痈汤加减治疗。

处方：玄参10g，麦冬10g，浙贝10g，忍冬藤20g，桔梗10g，炙百部20g，连翘15g，冬瓜子30g，生甘草10g，蒲公英30g，北沙参20g，蚤休15g，薏苡仁15g，黄芩10g，野荞麦根30g，鱼腥草20g。14剂，煎服，每日1剂。

复诊：服药14剂后，症状未见明显好转，精神困惫，气急、胸痛、胸闷；舌淡红，苔白腻，脉弦滑。辨证仍属正虚邪实，但痰浊深重，难以即时取效，原方再加化痰降气之药。服用14剂后，气急转平，精神好转，胸痛胸闷减轻，食欲改善。继以自拟参芪苓蛇汤加味治疗。一直服药，病情稳定。

按语：本则案例初诊虽辨证准确，方药对症，然疾病深重，未能即时见效，可见临证之难。经复诊加减用药后，病症渐见好转，终有成效。自拟肺痿肺痈汤，以玄参、麦冬、北沙参滋养肺阴；浙贝、桔梗、炙百部宣肺化痰；连翘、黄芩、蒲公英清热解毒；冬瓜子、薏仁化痰排脓；生甘草调和诸药。为治疗肺痿、肺痈、肺积病出现胸闷胸痛、咳嗽气急等症的有效方剂。

3. 慢性浅表性胃炎伴胃窦部糜烂，从肝胃不和论治

方某，男，54岁。2006年4月27日初诊。

慢性浅表性胃炎12年，伴间歇性胃脘胀痛加重4个月。

初诊：慢性浅表性胃炎12年，4月前间歇性胃脘胀痛加重，1周前胃镜检查为慢性浅表性胃炎伴胃窦部糜烂（胆汁返流？）。病理示：胃窦部轻度浅表性胃炎。疼痛部位在胃脘部，但不固定，胃部有烧灼感，疼痛时稍有恶心，饭后疼痛加重，情绪不好时疼痛亦加重；舌淡，苔白腻，脉弦。辨证属肝胃不和证。治拟理气解郁，和胃止痛。以自拟脘腹蠲痛汤加减治疗。

处方：延胡索20g，白芍20g，生甘草10g，川楝子10g，蒲公英30g，沉香曲10g，乌药10g，制香附10g，海螵蛸10g，郁金10g，炙刺猬皮15g，九香虫6g，玉米须30g。14剂，煎服，每日1剂。

复诊：未曾复诊。今电话询问，谓自己按原方配药服用2次共1个半月，至今未有疼

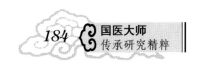

痛复发。

按语：本例慢性浅表性胃炎虽有12年之久，但病证单一，病机明确。以自拟脘腹蠲痛汤为基础，根据病人症候略行加减而收效。

四、成才之路

（一）打实基础

何老年少之时，其父即在当地负有医名。为培养何老学医兴趣，打实何老医学基础，在上小学之初，父亲就让何老诵读《汤头歌诀》、《药性赋》、《医学心悟》等医学入门著作，有些则是要求出口背诵。进入上海新中国医学院正规学习之后，何老更是对此孜孜以求。对于《内经》、《温病》，做到熟读细研，深有体会；对于《伤寒》、《金匮》，则是一一背诵，随用随取。就是这样，何老打下了坚实的中医基础。时常听何老提起，这等背诵的功夫可真是有用。一直到现在，在临床辨证论治之时，何老还会经常想起原先背诵的条文句子，将它们运用到临床，效果着实了得。

有了此等亲身经历，何老对自己的学生亦是非常强调基础这一关节。何老曾不止一次地著文写道："一宜坚实基础。就是要对中医重要的文献著作（当然先是《灵枢》、《素问》、《难经》、《伤寒论》、《金匮要略》，再及各家）有较深刻的理解。"

与何老求学时代不同的是，我们在拥有浓厚现代气息之时，传统文化气息却日趋淡薄，传统思维能力正日趋弱化。对此，何老甚为忧心，也特别强调古代经典的基础。何老经常对我们说，中医是成熟于古代传统文化之上的独特医学体系，要想理解它，发展它，就要有传统的思维，就要读好四书五经，掌握文字、音韵、训诂、校勘等知识，否则用现代医学思想去附会中医，那只会南辕北辙，从而怀疑中医，甚至否定中医，最终消灭中医。

（二）侍诊左右

有谓"读方三年，便谓天下无病可治；及治病三年，乃知天下无方可用"，临床病证，变化无端，几无辨证论治着力之处，因此欲成良医，随师侍诊亦成重要一关。

何老年少之时，在其熟读背诵《汤头歌诀》、《药性赋》之后，入新中国医学院系统学习之初，其父即让其侍诊左右。起先只是站在父亲后面，听父亲如何问诊，看父亲如何著案开方。后来则是能够坐在父亲身边，替父亲抄写脉案处方。接着便是坐在父亲对面，与父亲一道望病人舌象，切病人脉搏，还时不时也问上两句。当然脉案处方仍由父亲动手，自己则是帮忙抄写。最后则是自己处方的阶段，父亲则帮忙修改分析。如此几年下来，在新中国医学院学习毕业之时，何老已能独立从容应诊，奇证怪病亦能时出奇效。

对于自己的高徒，何老亦是十分重视侍诊的作用。何老认为，侍诊是学习名老中医临床经验的最好方式。这种方式，可以让学生原原本本地观察到名老中医辨证论治的整个过程，是完全真实的临床，而不像书本的介绍，总是脱离临床一段距离。

权且不说学术经验继承人侍诊三年，就说何老自己的女儿，虽然早已是主任医师，自己独立临床已近三十年，但至今仍侍诊何老左右。而据何老女儿介绍，直至今日，每次随父侍诊，还都有新的收获。如此看来，侍诊确实是中医学术承传的不二法门。

（三）参合学用

中医是一门实践性的学科，其宗旨是为治病救人。理论上头头是道，临床中遑遑无识，此等医生，不但于病人无益，甚至反而贻害无穷。因此，学以致用，用而问学，乃是承传中医的重要方法。

学以致用。何老认为，中医著作，汗牛充栋，但其中既有精华，又有糟粕，学习一定要选择那些历代公认并能真正指导临床的著作。即使是四大经典，何老亦认为不可均衡用力。何老认为，在四大经典之中，《伤寒杂病论》对临床最有指导意义，应该全文背诵，烂熟于心；《温病条辨》，别立心法，补《伤寒》之不足，临床运用较多，亦应该熟读熟记；《素问》构建了中医完整的理论体系，但相对古奥隐微，且部分内容无实际指导意义，可作选择精读。至于《灵枢》一书，着重于经络学说，对临床辨证处方相对联系疏远，可作一般理解。

学以致用的另一层含义，是要把所学的理论知识致用于临床。何老认为，学习中医，不是为学习而学习，而是要为临床治病救人服务。因此，要想发挥中医的作用，就要把所学知识运用于临床实践，并在临床实践中巩固、提升所学知识，这就是所谓的"博涉知病，多诊识脉，屡用达药"。何老曾撰文写道："治学贵在实践。我们学习钻研中医著作，就要在实践中反复分析它的理、法，反复运用它的方、药，知识学活了，体会也就深。比如医书上说麻黄能发汗，又能治水气，我们在临床上若单用麻黄，就很少能见到发汗的。若以麻黄与其他发汗药配合用，发汗就很明显；以麻黄与其他利水药配合用，尿亦增多。从这些实例中就说明钻研书本理论是重要的，但如学用结合，勤于实践，治学效果就更坚实，理论认识就更通透。"

用而问学。所谓用而问学，就是指在临床中遇到疑惑、发现问题，就要再去请教书本、请教名师。何老至今沿袭着父亲的一个习惯，那就是每次临诊回家之后，都会抽出时间仔细审阅自己所处的脉案，回忆每个病人的用药情况，以及病人前次服药后的效验结果。用药效果好的，则就此将体会巩固下来；用药不理想的，则查考资料，请教名师，又细细揣摩于心，以期下次更好地辨证用药。如此一直坚持下来，就会疑惑越来越少，学问越来越深，辨证越来越准，疗效越来越高。

（四）撰写论文

何老认为，撰写论文的过程，其实是一次整理资料、梳理知识、提升认识的过程，是一次将别人间接经验转化自身学识并使之系统化的过程，是一次最好的思维锻炼。因此，在学术承传之时，何老非常强调论文的撰写工作。

为了更好地总结、继承先父的临床经验，何老就写了多篇文章来系统介绍。《骈庵医学摭记》（骈庵为何老父亲的别号），分妇科、内科、儿科、方药，何老就写了五篇文章;《何公旦学术经验述略》，一篇文章，洋洋洒洒一万七千余字。经过这样的整理，何老基本上掌握了自己父亲的临床经验，并且能够很好地运用于自身的临床实践。而与此同时，何老还写了更多的文章来介绍自己的习医心得，临证体会。数十年来，仅仅论文，何老就发表了200多篇。

同样，为了把自己的学术思想与临床经验尽快地传授给高徒，何老常常敦促学生多多撰写论文。而每当论文写成之后，何老都会亲自审阅，并进行评点、修改，有时还会进行详细分析，这自然让学生们获益良多。

撰写论文，何老最喜欢对临床有切实指导意义的文章。何老认为，读书札记、经方时方运用、临床经验总结类的文章最有价值，这类文章可以多多撰写，而那些只有空泛理论，对临床毫无见解的浮耀文章，应全力避免，甚至不要去看，否则就会把自己带入华而不实的境地。

（五）坚定信念

中医严谨系统的理法方药，客观明确的治疗效果，那是毋庸置疑，然而现代医学凭借其清晰的构造，实在的数据，日新月异的变化，对中医造成了强大压力。于是在取舍之间，对中医应有的坚定信念，亦显得如此的重要。

对此，何老没有进行更多的说理，而是举了一个例子。这是一个何老亲手医治的案例，今将当年治疗始末照录于下。

沈某，男，45岁，职工，1991年6月6日初诊。

患者因右上腹持续性疼痛4月，伴恶心、呕吐、发热，于1991年4月13日住当地医院检查、治疗。经B超、CT等检查，初诊为肝癌晚期。半月后在硬麻下作剖腹探查，确诊为胆囊癌晚期肝浸润（癌肿12cm×10cm），并认为已无法医治，未作切除手术，缝合后4天送上海某医院，检查结果完全一样，亦认为晚矣，无法医治。并预言只能存活20天左右。患者与其家属深感绝望，回家后准备后事。无奈中，其在杭的亲戚在朋友介绍下，怀着试试看的心情前来代患者求诊。笔者根据其亲属代诉及综合嘉兴、上海二地医院的病案记录、检查结果，经熟虑后，诊断为证属肝郁气滞，血瘀热毒内积，日久正虚不胜邪而发。治则蠲痛祛邪，佐以扶正。

10月21日复诊：患者一人亲自来杭复诊，谓服上药7剂后，疼痛、恶心等减轻，自感有效而用原方连服3剂，体征消失，精神振奋，饮食、二便正常，体力渐复，并于10月1日、10月15日先后到当地及上海原检查诊断医院进行复查。经B超、CT等检查，两个医院结果一样：癌肿未见。当时，当地及上海医院的医生们感到很惊讶，认为这不太可能。但看到患者与原来检查时判若两人，身体恢复得这样好，也随之为其感到高兴。并谓"你遇到了一位医术高明的医生"。现未感到任何不适，效不更方，以原方续服。

12月12日，沈某专程来杭道谢，服药后一切稳好。经嘉兴及上海两地医院再次B超、CT等复查，癌肿消失，未见异殊。病得治愈，已于12月2日上班工作。其家属及其单位领导和同厂职工，无不为沈某康复感到高兴。沈某真诚地说："是何任教授给了我第2次生命！"令人欣喜的是，据其他患者介绍，沈某如今依然身体硬朗，根本看不出曾经有过大病。

医学，效验为先。类似的例子，在何老手上，可说是举不胜举。何老说，举这个例子，并非是说西医无用，中医绝对胜过西医，而是要说明，中医、西医为两个不同的医学体系，各有优劣，各有胜负，绝不可厚此薄彼，厚彼薄此，而应科学对待，互为补充。而作为名师之高徒，乃中医学术继承、发展之中坚力量，对中医的信念则应坚定不移，因为信念是成就事业的基石、支柱。

五、传人培养

何老特别关心中医的继承问题，对于青年医师的学习更是不遗余力的指导。2005年，针对很多医师学习中医的方法、困惑，何老特地撰写《和青年中医谈治学》，将治学的目的、方法、禁忌都作了详细的介绍，为青年中医师的成长指明方向。

何老在广泛授徒，无私教导的同时，在国家和省中医药管理局的安排下，指导自己的学术继承人。1991年，首批全国老中医药专家学术经验继承人何若苹医师、金国梁医师考评合格出师，2003年，又开始指导徐光星博士后作为自己的学术继承人。在这期间，又有浙江中医药大学，以及上海、北京等诸多院校的学生前来进修学习，何老都悉心指导，有问必答。如今，何老所有的学术继承人都是高级职称，2008年何若苹医师还被评为浙江省名中医。弟子们在各自的领域开拓进取，大展宏图，最高兴的当然是老师。但是何老从严治学，虽喜而不形于色，更多的时候是以一种更加严格的要求来要求

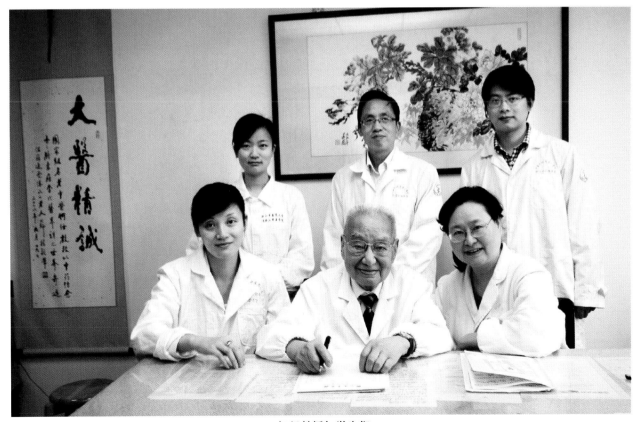

何任教授与学生们

门下弟子。九十高龄的何老门诊，还是会带上弟子一同坐诊，随时传教，有时候甚至还会检查弟子的学习笔记，处方记录。何老时刻不忘地告诫我们："医无小事，病人是性命相托，医生怎能掉以轻心？"

六、对中医事业的执着与热爱

（一）幼承庭训，长师岐黄，耄耋之年尤不悔

70多年来，从一个翩翩少年到一个耄耋老人，何老秉承祖辈的教诲，行医济世，不敢有半点松懈。即使1973年患上膀胱肿瘤，何老在积极配合手术治疗的同时，坚信中医有更好更妥当的方法治疗癌症。他搜集了各种抗肿瘤的方子，借机仿"神农"，亲尝大量中西药品，探索出了较完整的治疗膀胱肿瘤以及其他肿瘤的系列中药方。他仔细分析自己所服药物的性能功效以及副作用，并告诫门人以后处方时更当注意，至此心中还惦念的自己的病人。

而今，何老已经是九十高龄，依然工作在临床一线。何老四世同堂，儿孙皆有自己不错的事业，他们一次次劝阻何老在家休养，共享天伦。但是何老做不到，他说："我热爱中医，我的是生活离不开中医，更加离不开病人。"正因为对中医有如此的忠诚之心，当国内某些人士出来反对中医的时候，何老更是义愤填膺，或发表文章，或在各种场合发表演讲来维护中医，以自己的实际行动来捍卫中医。

（二）烛古犀今，博文广识

何老幼时家教甚严，加上其本身聪颖好学，成年之后虽然医务繁忙，但仍然颇多喜好，尤其是一些传统文化，更是喜爱有加。何老平时除了研究医术，还对医药文化，医史考据等颇有研究。早年著有《江南中医学家学术成就及其盛衰之探索》，对江南医家在中医理论体系的充实丰富、学术思想的创新、诊治经验的提高、学术争鸣、内外交流等方面贡献作了详实的论述。文章从对中医学理论的丰富和学术思想的创新、对药物学整理和制药业的开端及其《肘后救卒方》价值和其他著名医家的学术成就及江南中医学家学术盛衰之探索等方面对江南中医学家学术成就与盛衰作了阐述，第一次系统全面地整理了江南医家的相关史料，为江南诸省中医药文化的保护开发提供了很好得参考。

（三）诲人不倦，呕心沥血，桃李无言自成蹊

何老是病人眼中的救命神医，但是他更多的是学生眼中的严师。何老作为教育工作者，在三尺讲台上耕耘一生，把人生最美好的时光都奉献在了教育岗位上，为浙江省，为国家，为整个中医学培养了大批的精英分子。

中华人民共和国成立以后，何老负责浙江省中医进修学校的工作，不久又承担了筹建浙江中医学院的工作。而当时建校之初师资缺少，何老不得不亲自兼任多种中医学科的教课任务。有些课程还得从无到有的制订教课计划、教学大纲、编写教材，从中摸

索出规律。学院建院后，何老担任院长，但没有减少教学授课工作，亲自讲课、听课、批改作业、带学生实习。前后教授的课程有近十门，如《中医诊断学》、《中医各家学说》、《伤寒论》、《中药学》、《方剂学》、《中医内科学》、《中医妇科学》以及《金匮要略》等。而每上一堂课，都认真的备课。这些培育中医后辈的工作，既是有益于学生，也使得自己温故知新，不断充实，不断提高。而认真的高质量的授课，学生是十分欢迎的，从一位毕业生送来的一首律诗中可以得到反映："南阳经术蔚人师，今得先生实继之。字字切磋心若发，条条剖释义如丝。岂唯引证多成例，且复穷根直指疵。能溯渊源归一辙，医林长养盛师资。"

放眼浙江省，乃至整个中国，很多人都曾经在何老门下受教。历届毕业的学生中，目前都活跃在我省，乃至全国各大中医系统当中，成为各自的骨干力量。他们中有全国老中医药专家学术经验继承工作指导老师，也有各省市名老中医，更有甚者留洋国外推广中医中药，为中医中药走出国门作出自己的贡献。由于何老是全国知名的《金匮要略》研究专家，在各次国家组织的学习班上，何老都会将自己对《金匮要略》的研究体会和临床经验毫无保留的传授给学生，因此很多外省专家都自称是何老学生，何老门人，以敬师尊。

七、文化修养

何老喜欢金石书画，邀友品茶。及至近年，何老还多和西泠印社的朋友颇多唱和。何老的金石治印之道，外人所知不多，只有内中几个同道相知。何老曾谦虚地说怕拿出来贻笑大方。但是何老的朋友们都说，何老治印，颇有专业水准，有些方面更有独到之处。何老家中所藏，光"湛园"之印，不下数十枚。其中不乏何老自己珍爱之物，但是何老笑谈"敝帚自珍"。与金石治印不同，何老的书画作品更多地为人所知。何老七十岁之时还在中国美院请教名师，这种"珍珠倒卷帘"的做法一时成为美谈。何老的国画，色彩或淡雅，或艳丽，用笔或细腻，或洒脱，画面或张或弛，章法有度。而书法作品中，运笔流畅，变化多端，自成一家，近年来，在浙江中医药大学，在浙江省名中医馆内，颇多何老墨宝。纵观何老墨宝的内容，更多的是与医道联系在一起，教导后学"大医精诚"。2007年，杭州市委重修西湖边的岳湖景区，特邀何老做一"绉月廊"匾，以待修迄之时悬饰。

何老每周都会前去西湖边的郭庄邀友品茶，十多年来风雨无阻。有时候天气不好，家人劝阻，何老却说："你以为我真的去喝茶阿，我是去看老朋友！"以茶会友真境界也。何老与友人品茗阔论，借机交流信息。朋友中有一位艺术家知道他浩荡心胸、菩萨心肠，就依照古黟县人旧居联语，刻了一枚"桃花源里人家"印章送他。何老十分喜欢，并说："我就乐于做桃花源里人家，虽然'不知有汉，无论魏晋'，但是至少社会大同，人人安康，要是所有的病人都能够桃花源里人家，那我失业也高兴呢！"

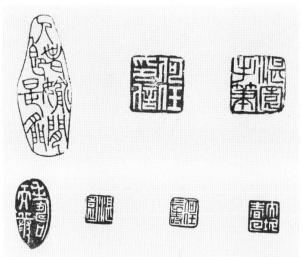

何任金石刻印

五十年前曾遇此夏发奔波
峰光烨火通地又离乡
屡解衣鸿若拯志留歧
黄嘉江乾坤已定心曾
桃李汀瀰而今承平围
高扬为成田化业何俱
鬓簪如霜

何任 丁丑盛夏时年七十八岁

何任诗作

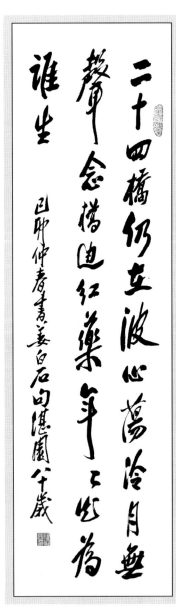

何任书法作品

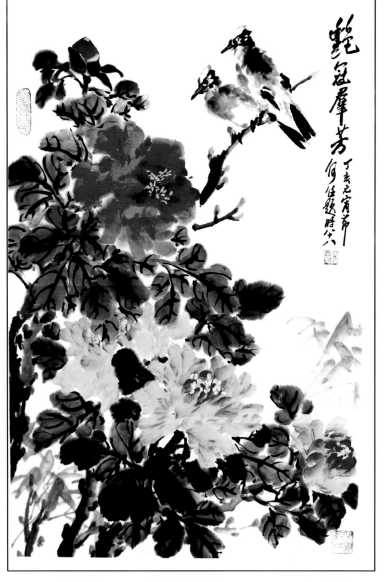

何任书画作品

八、医德医风

何老倾心为病人，及至退休以后更加如此。他一方面严于律己，远离吹嘘，对于很多媒体的报道，他都能推则推，推不过的则对他们的报道严加审核，坚决不做吹嘘。何老对病人默默奉献，答应病人的诺言一定兑现，而且还爱憎分明，对现实中的个别医生的做法直接批评，但同时对一些小辈的懵懂无知则宽容大度，以自己的言传身教，感化他们。"文革"期间何老也受到很大冲击，但是何老在事后并没有一句怨言，反而在以后的道路上对那些曾经对他诋毁的后学诸多帮助，让人感慨万千。

近年来，何老医术日进，声誉日隆，每次门诊前来的病人络绎不绝，但是何老还是保持着谦虚的品格，急病人之急，想病人之想。出于多方面的考虑，规定何老每周的门诊量为40人次，但是实际数字往往是其两倍，多出来的病人都是远道而来但是没有挂到号的病人或者其他危重病人。何老诊病，都是自己亲自问诊，自写脉案和处方，每个病人诊病时间多在10分钟左右，所以从早上七点开始，往往到下午一点还不能收工，期间还不能用餐。有时候病人太多，弟子们不肯加号，但是何老知道后，总是用商量的口吻给他们说："要不，加一个么好呗？"让晚辈们既感动又心疼。

2000年以后，根据浙江的医疗市场的实际情况，省中管局，物价局多次"督促"何老提高诊疗费用，但是何老就是压住不提。何老多次告诫学生们，医生心里不能装太多的东西，病人生病本来就已经很痛苦了，而且有些病人病程很长，买药的钱都不够，我怎么忍心提高我的诊疗费用呢？因此何老自己的处方当中也是以取效为第一标准，以价廉为第二标准，以此身先垂范。病人当中每有心结者，何老多能明察秋毫，在百忙之中依旧听其倾诉，不忍打断；每有重症绝望者，何老亦娓娓而谈，倾心鼓励；每有穷困病家慕名而来，何老多不收诊费，反而多多方便。正因为何老医术精湛，医德高尚，很多病人都说："只要和老先生说上几句，疾病就好了一半了！"

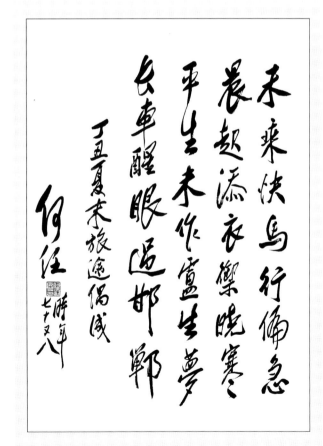

国医大师 张 琪

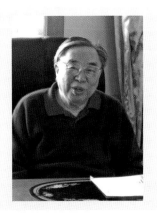

张琪（1922~ ），男，汉族，河北乐亭县人。黑龙江中医药大学教授，从1938年以来从事中医临床工作68年，积累了丰富的临床经验。他善用辨证法，重视临床实践；精于辨证论治，尤其精于辨证与辨病相结合，提出辨证抓主证理论；重视脏腑辨证，提出调补脾肾的学术思想。治病医理采众家之长，择善而从，并酌以己见；治法有宗，师古不泥；古方新用，创制新方；权衡药味，果敢精当；疑难病症，大方复治；擅用活血化瘀法。

一、生平概述

张琪教授，1922年12月出生于中医世家，河北省乐亭县芦河乡谢庄人。6岁在祖父指导下读《汤头歌》、《药性赋》等医典。年仅16岁时，其由长春辗转至哈尔滨市，自学中医。1939年在哈尔滨市天育堂药店开始学徒生活。1940年参加天津国医函授学校学习。1942年毕业，取得了中医师资格，开始正式行医。

新中国成立后，响应政府之号召与哈市名中医赵麟阁、高瑞圃、周国卿四人组建哈尔滨第四联合诊所。1951年至1953年就读于哈尔滨中医进修学校。1955年，他被调到黑龙江省中医进修学校（黑龙江中医药大学前身）任教，担任《伤寒论》、《温病学》教师，1986年被批准为黑龙江中医学院（现黑龙江中医药大学）内科博士研究生导师并承担国家"七五"科学技术攻关计划"中医药治疗劳淋的临床与实验研究"的研究课题。1956年调入黑龙江省祖国医药研究所（现黑龙江省中医研究院前身）参加筹建工作，并由黑龙江省卫生厅任命为中医内科研究室主任，后任副所长。1962年组建肾炎课题组，开始了对慢性肾小球肾炎的临床治疗研究。并于1990年主持完成"中西医结合治疗慢性肾小球肾炎"课题的研究工作。1996年9月主持完成"肝炎后肝硬化的临床与基础研究"的研究。1991年10月获国务院颁发政府特殊津贴。1994年由中华人民共和国人事部、卫生部、国家中医药管理局颁发"全国继承老中医药专家学术经验指导教师"荣誉证书。2003年9月获中华中医药学会成就奖，由中华中医学会授予中华中医学会终身理事。2005年4月27日参加在北京人民大会堂举行"十五"国家科技攻关计划"名老中医学术思想、经验传承研究"课题启动大会。2006年6月被聘为中国中医科学院首届学术委员会委员并出席大会。先后出版学术专著《脉学刍议》、《中草药》、《中医基础》、《临床经验集》、《张琪临证经验荟要》、《张琪临床经验辑要》。并于1993年与任继学等名老中医合著《中国名老中医经验集萃》出版。2009年4月，被人力资源和社会保障部、卫生部、国家中医药管理局评为首届"国医大师"。

二、学术思想和思辨特点

张琪教授精通中医内科、妇科、儿科，尤善内科，对中医肾病、肝病、心病、脾胃病、风湿病、温热病、消渴病等均有较深的造诣。自20世纪60年代起，张琪教授就把肾病的治疗与研究作为主攻方向，先后总结出一整套独具特色、行之有效的理法方药。提出益气养阴清热利湿法治疗肾小球肾炎、蛋白尿；益气养阴清热解毒利湿法治疗慢性泌尿系感染；益气滋阴凉血活血法治疗肾性血尿以及补脾肾泻湿浊解毒活血法治疗慢性肾功能衰竭、氮质血症理论与经验。益气养阴治疗糖尿病、益气养阴治疗心系疾病具有卓著的临床疗效，得到同行的高度认可，获得良好的社会效益和经济效益。

（一）精于辨证论治，提出辨证抓主证理论

"辨证抓主证理论"是张琪教授在继承传统中医辨证论治理论的基础上，结合临床经验提出的。"辨证抓主证理论"是运用辨证法思想，对中医"辨证论治"理论体系的继承和升华，提取出其辨证论治的核心内容是抓主证，是指导临证诊治的创新性中医理论学说。中医治疗疾病能否取得较好的疗效，辨证准确是其重要的前提，张琪教授之所以能够治愈大量疑难重症，精于辨证是重要原因之一。

张琪教授认为辨证论治是中医的精髓。他常说，一个经验丰富、高明的医生，主要是辨证熟练准确，立方遣药能中肯綮，有良好的疗效，这是中医的特色，必须弘扬光大。医者必须抓住主证，但当某些次证、兼证较明显、较重，会使主证发生变化，影响主证的治疗，因此抓主证的同时，还必须兼顾次证、兼证。主、次证兼顾的治疗，也是为了更好地治疗主证。无论是单纯抓主证，还是兼顾次证、兼证，均应根据具体病情来确定，如此有条不紊的辨证治疗，才能收到事半功倍之效果。当然，任何证候都不是一成不变的，主证也可能随疾病的发展变化而改变，因此，临证应随着证候的不断转化，随机抓住主证，确定治则治法，方能虽变不乱，直中肯綮。在错综复杂扑朔迷离的证候中，必须认清真伪抛弃非本质部分，抓住疾病的实质，达到辨证准确，论治中肯。《素问·标本病传论》谓："谨察间甚，以意调之，间者并行，甚者独行"。

（二）辨证辨病相结合

张琪教授认为，辨证论治是中医的精髓。但它毕竟受历史条件的局限，存在着不足之处，应借助于现代科学之诊断手段，中医辨证与西医辨病相结合，才会大大开阔诊治的思路。

张琪教授主张，一是在中医辨证的基础上，借助西医诊断手段为我所用，以开阔辨

证论治、立方遣药的思路;二是对某些疾病中西药合用,能相互协同,增强疗效,去除一些不良反应。辨证与辨病相结合,绝非抛开中医理论、中医辨证论治,按西医的诊断去应用中药。中西医结合是有机的结合,不是混合,而是取长补短,相得益彰。

中医西医结合、辨证与辨病结合互参,是提高疗效的关键,但是临床诊治疾病必须坚持中医特色。要用西医之长补我们中医之短。张琪教授治疗内科杂病,非常重视中医的辨证与辨病相结合。尤其对疑难顽疾,这些疾病西医多项检查往往无阳性结果及明确诊断及治法。张琪教授通过四诊诊察收集资料后,均能对既复杂、罕见,又怪异的疾病,施以正确的辨证与辨病的中医诊断,而后立法用药,疗效显著。

(三)重视脏腑辨证,提出调补脾肾理论

张琪教授认为辨证必求于本,本于八纲,本于脏腑,不论疾病如何复杂或如何简单,都要辨清寒热、虚实、阴阳、表里以明确病性;辨清脏腑,找到病位,强调脏腑辨证。疾病各有所属脏腑,找到病变脏腑即寻到了疾病的根源。而五脏之中,脾与肾即"后天"与"先天",生理上相互资助,相互促进,病理上相互影响。受前贤李东垣补脾治后天和张景岳补肾治先天的影响,在脏腑辨证中,尤为重视脾肾两脏,提出调补脾肾理论。

张琪教授推崇"水为万物之源,土为万物之母,二脏安和,则一身皆治,二脏不和,则百病丛生"的理论。他认为,"虚证虽有五脏之不同,阴阳气血之区别,但脾肾尤为重要。盖脾为后天之本,气血生化之源。肾为先天之本,主藏精。二者为五脏之根本。"《素问·厥论》曰:"脾主为胃,行其津液者也",脾运化水谷精微的功能正常,机体消化吸收功能方才健全,才能为生化精气、血、津液提供养料,使脏腑、经络、四肢、百骸及筋肉皮毛组织得到充分濡养,从而进行正常的生理功能活动,反之,"脾病不能为胃行其津液,四肢不得禀水谷气,气日以衰,脉道不利,筋骨肌肉皆无气以生,故不用焉"(《素问·太阴阳明论》)。肾为先天之本,五行属水,主骨生髓,主水液代谢,《素问·逆调论》称:"肾者,水脏,主津液",《素问·水热穴论》云:"肾者,胃之关也,关门不利,故聚水而从其类也……聚水而生病也",充分说明,一旦肾失气化、主水失司,就会使水湿积聚,浊毒内蕴。此外,"脾阳根于肾阳",脾之健运,须借肾阳之温煦,而肾中精气亦赖于脾所运化的水谷精微的充养。

调补脾肾理论,在临床上应视患者的具体情况灵活运用。"调"就是调理脾胃,"补"即是补肾。调脾重在促使脾气健运,不可过用香燥之品,以免伤津耗液,影响气血生化;补肾有滋补和温补之别,不可过用滋腻碍脾之物,以免造成脾气呆滞。

(四)善用辨证法,指导临床

张琪教授对伤寒、金匮、东垣学说造诣极深,临证喜用这些方剂,并善于针对病机之错综,应用两类作用相反,或者性质完全对立的药物组成同一方剂,如常用的散敛合用、寒湿并用、消补兼施等法,利用其相反相成的作用,以达到治疗的目的,体现出辨证法思想的内涵。

如对慢性泌尿系感染的治疗，他经大量临床病例观察，认为其病机多属气阴两虚、膀胱湿热，但有一部分患者，尤其是老年尿路感染病人，多伴有肾阳不足，失于温通化气之功，故常于大队清热利湿之剂中加入茴香、补骨脂、乌药、益智仁等温阳行气之品而收效。再如对肾结石的治疗，常于清热利湿排石之剂中加入乌药、茴香等温通阳气之品，有助于结石排出，俾气行则经络宣通。又如治疗尿崩症，辨证属上热下寒之证，上则肺胃燥热灼伤津液，下则肾阳衰微。治疗纯寒纯热之剂皆非所宜，上则清肺胃之热生津止渴，以白虎加人参汤合生脉饮"壮水之主以制阳光"，下则温肾助阳固摄缩尿，如桑螵蛸、龙骨、覆盆子，尤须温助肾阳，如附子、益智仁、补骨脂等，所谓"益火之源以消阴翳"。皆体现寒温并用的辨证思想。

（五）治法有宗，师古不泥

张琪教授的医学理论源于对《黄帝内经》、《伤寒杂病论》的精研，治法多尊仲景，兼采古今各家之长，但师古而不为古之陈规所限，有所创新。他主张读古人书用其方，既要不失古人原方原意，又不要被其束缚，"遵古而不泥于古"，依其法而不泥其方，非常重要。正如在《张琪临证经验荟要》中说："方药内容丰富多彩……还应在理论指导下变通应用，使之恰中病情。"如以桃核承气汤去芒硝加凉血止血之药以泻热逐瘀、凉血止血而自拟桃红止血汤，治疗肾病尿血属于热壅下焦、瘀热结滞、血不归经。他认为临床各类尿血，日久不愈而有瘀热之象者，用之多可收效。

（六）古方新用，创制新方

在古方的基础上加减变化，使之更加符合病情，切中病机，是张琪教授用药一大特点。如对肾衰的治疗，他认为慢性肾衰病位在脾肾，本虚标实，虚实夹杂，标证若以湿浊毒热入侵血分，血络瘀阻为主者，以清热解毒、活血化瘀为法，用《医林改错》解毒活血汤加味治疗，临床颇见效验。原方治"瘟毒烧炼，气血凝结，上吐下泻"，肾衰虽与之病因不同，但病机一致，故以此方治疗多有效。

张琪教授积数十年临床经验，创制出许多行之有效的新方剂。所处之方，配伍严谨，用药精当，每获良效。如瘿瘤内消饮治疗淋巴结核、甲状腺硬结、甲状腺囊肿等；活血解毒饮治疗静脉炎；决明子饮治疗高脂血症；利湿解毒饮治疗湿热毒邪蕴结下焦、精微外泄之慢性肾病日久，尿蛋白不消失者等等，均为他在多年临床实践中摸索和创制的有效经验方，确有较高疗效。

（七）权衡药味，果敢精当

经过多年临床，张琪教授总结出，临证时要敢用药，不敢用药会影响疗效。如曾治一例极危重肺结核并发感染患者，重用石膏200g，连续用之使病人转危为安。石膏剂量可随病人年龄体质不同而变更。再如用甘遂治疗肝硬化腹水、肾病综合征高度腹水，峻药宜从小量开始，人体差异较大，有人服药3～5g即泻水甚多，有人用10g才能达到药效下泻水样便，张老最多用至15g。

（八）疑难病症，大方复治

张老的又一特点就是他对疑难病症病机虚实寒热错杂，用大方复治法药味多达二十几味寒热虚实正邪兼顾，常取得较好的疗效。如治疗慢性肾小球肾炎、慢性肾功能衰竭就是如此，不然就效果不佳。他认为《千金方》《外台秘要》《太平惠民和剂局方》，其中很多大方复治药味多达20～30味，就是根据病机错综复杂而设，值得学习挖掘和发扬。

（九）擅用活血化瘀

张琪教授认为，目前国内刊物关于活血化瘀的报导较多，但大都从现代医学角度，探求其机制，而对中医学有关血瘀的病因病机治则探索较少。临证应用非常广泛，疗效卓著。但必须随证求因，审因论治，尤其应病证结合。血瘀的因素有气虚、气滞、因寒、因热、痰湿、水蓄，风气的不同，治疗不能千篇一律。

张琪教授临床应用血府逐瘀汤治疗多种疾病，如冠心病、心绞痛属于气滞血瘀者；由于凝血机能障碍的各种出血，如呕血、便血、尿血、阴道出血等；心肺功能障碍，出现呼吸困难，发绀及心衰、休克等（由于血流灌注不足所致）；脑外伤综合征、消化道各种瘀血；以及妇科瘀血等。癫狂梦醒汤治疗神志病如秽语综合征、痫证、神经官能症。补阳还五汤治缺血性中风及中风后遗症，脉见弦迟微弱者，甚效。他在临床应用此方，有时并不局限于上述病。凡肢体不遂，辨证属"气虚血滞"者，用此方皆效。自拟痛风汤治疗风湿痰热互结、血络痹阻形成痹证（痛风）；解毒活血汤治疗急慢性肾功能衰竭等。

（十）临证求精，思维独特

精于四诊合参诊病、善用脏腑八纲辨病、创立多元化论病、创新观论病四个方面是张琪教授治疗慢性肾衰竭的临证思辨特点。张琪教授临证中重视问诊、望诊及脉诊；运用脏腑与八纲论治相结合分期辨治慢性肾衰竭；创立了多元化的论治经验，应用大方复治法取得良效；临证善于辨证，以证立法，施法灵活，依法选方。在选方用药上，尚有古方新用、化裁古方、创制新方的独到的创新观。

1. 精于四诊合参诊病

张老认为，辨证论治是中医的精髓。他常说，一个经验丰富、高明的医生，主要是辨证熟练准确，立方遣药能中肯綮，有良好的疗效，这是中医的特色。在中医诊察疾病的望、闻、问、切四种方法中，在诊治慢性肾衰竭疾病时张琪教授尤为重视问、望及切诊。《灵枢·本藏》指出："视其外应，以知其内藏，则知所病矣"。《丹溪心法》也认为："欲知其内者，当以观乎外，诊于外者，斯以知其内，盖有诸内者形诸外。"通过诊察形体、面色和舌脉等外在变化，就可以了解体内脏腑的虚实、气血的盛衰和阴阳的消长，弄清病变的部位和性质，从而为"辨证"提供依据，是临证思维的基本形式之一，亦是以象测脏。象与脏，即表象与本质。"有诸内必形诸外"，临床证候（象）是人体组织器官（脏）在病理状态下的外在表现。

2. 善用脏腑八纲辨病

张老运用脏腑与八纲辨证相结合的方法，抓住慢性肾功能衰竭主要矛盾，来认知此病的病因、病机与发展变化规律。慢性肾衰竭病情复杂，疾病发展不同阶段机理错杂，病常损及多脏多腑，其表里寒热虚实交织在一起，阴阳可变可转化，辨证准确方能定准治则，用药有的放矢。他认为慢性肾衰竭多由慢性肾病日久发展而来，在慢性肾病阶段，虽然临床表现特点不尽相同，但就其疾病演变过程分析，与肺、脾、肾三脏功能失调，膀胱气化不利，三焦气化失司密切相关，尤其脾肾虚损是慢性肾病的病机关键。从慢性肾病发展至慢性肾衰竭，脾肾两虚贯穿其始终。诸如慢性肾衰竭病人临床上所出现的腰痛膝软、乏力贫血等均由脾虚肾虚日久所致，此为慢性肾衰竭之本虚。而脾虚运化失司，水湿内停，肾虚气化不利，浊不得泻。升清降浊之功能紊乱，湿浊内蕴，日久必化为浊毒，湿浊毒邪内蕴日久致血络瘀阻为患，临床出现脘闷纳呆、食少呕恶、少寐烦热、舌苔垢腻或舌紫瘀斑等症，此为本病之标实。张琪教授尤其强调，慢性肾病发展至慢性肾衰竭阶段，大多已有湿浊郁久化毒，湿毒入血，血络瘀阻的病理改变。这些病理改变虽然源于正虚，但其留滞停蕴，又会进一步加重正气的耗损，使慢性肾衰恶化。因此以脏腑八纲的辨证方法论治慢性肾衰竭，脾肾两虚、湿毒内蕴、血络瘀阻、正虚邪实、虚实夹杂为慢性肾衰竭病机演变的基本特征。这种特征决定了慢性肾衰竭病势缠绵，症候多变，难以速愈。但在病情发展变化的不同阶段，如慢性肾衰竭代偿期、失代偿期及肾功能衰竭期、尿毒症期等阶段，其虚实的变化亦有一定规律，分期分阶段的论治经验是张琪教授"由果论因"，注重病证的条分缕析，即注重"审证求因"这一中医重要的临床思维方式的结果。同时，他在实际临证时，既守上述经验归纳总结的常法，但亦有变法，灵活变通。所谓"知常达变"亦是张琪教授临床思维的重要内容与形式之一。因病有常证与变证，治有常法与变法，药有常方与变方。常是变的依据，变是常的演化，因此要动态辨治疾病。慢性肾衰竭的发生与发展既有自身所具有的规律性，同时又受到各种外部因素的影响。各期各阶段的病情均不是一成不变的，同病可异证。治疗也要考虑因人、因地、因时来确定。所谓"病无常形，治无常法，医无常方，药无常品"。这是张琪教授特有的临床思维特色。

3. 创立多元化论治病

慢性肾衰竭为慢性肾病发展的终末期，病情进行性受损加重，发病机制复杂，兼夹症状多而缠绵，寒热虚实，病机错综复杂并见，非一元化理论能阐明，更非一方一法所能奏效。因此，张琪教授多年来对慢性肾衰竭的治疗创用多元化论，喜用大方复治法，取得较好疗效。其多元化论的诊病、治病的临证经验，源于博采众家择善而从的思维，辨证与辨病相结合。他主张，一是在中医辨证的基础上，借助西医诊断手段为我所用，以开阔辨证论治、立方遣药的思路；二是对某些疾病中西药有机地合用，能相互协同，增强疗效，去除或减少一些副作用。辨证与辨病相结合是取长补短，相互资助。针对病机之错杂的慢性肾衰竭，他善用作用相反或性质对立的药物以应对其复杂的发病机制，如散与敛、寒与温并用，消与补兼施，气与血、阴与阳互补，为张琪教授的常用治法，多法合用体现多元化的思想。张琪教授的多元化论治疾病的思想和临证思维模式，是其

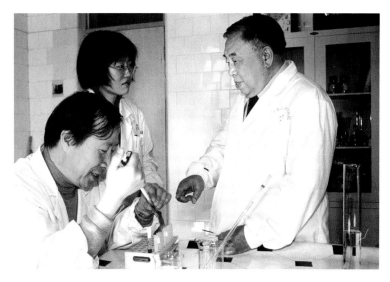

定式活用的结果。所谓定法定方在具体使用上又是变通和灵活的。他强调各种变数对疾病病情、病程、预后的影响和相互间的发展变化，并主张治疗的个体化和三因治宜，使其临床思维表现出不拘一格的动态性。

4.古为今用的创新观

张琪教授临证善于辨证，以证立法，施法灵活，依法选方。在选方用药上，尚有古方新用、化裁古方、创制新方的独到的创新观。多年临床实践的摸索，他亦创制出诸多行之有效的治疗肾病的经验方药，充实与完善了前人及西医之所未有的治法与方药。

三、典型医案

1.糖尿病肾病治以补肾阴、活血化瘀为法

孙某，男，62岁。2005年8月22日初诊。

多饮多尿12年，乏力腰酸，浮肿反复发作3年。

初诊：12年前诊为"2型糖尿病"。3年前无明显诱因 出现乏力、腰酸、浮肿，于哈医大二院就治，查尿Pr1+，诊断"糖尿病肾病"予黄葵胶囊等，未好转，2005年8月9日查尿Pr3+，肾功Cr116.4μmol/L就诊于哈医大二院，诊为"糖尿病肾病，慢性肾功不全（氮质血症期）"为进一步治疗而来我院。现症见：乏力，腰酸痛。察其肾功：Cr 115.8μmol/L，BUN 6.53mmol/L。血脂：CHOL 6.43mmol/L，TG 2.45mmol/L。血糖：空腹8.0mmol/L，餐后17.1mmol/L。内生肌酐清率77.4ml/min。尿液分析：Pr（+++），BLD（+），RBC（8~10）/HP。B超：双肾实质稍改变；胸透：高心病。头颅CT：腔隙性脑梗塞及脑软化灶。眼底：糖尿病性视网膜病变4期；舌质淡红，苔白，脉沉细。诊为虚劳，肾阴虚、湿浊瘀血内蕴型。糖尿病病久，肾阴亏耗。"肾为气之根"、"肾藏真精为脏腑阴液之根"，为元气之所系，故乏力，腰酸痛；而肾固涩失职，精微外泄则有蛋白尿；病久肾运化失职，水湿瘀血内停则时有水肿，治法：滋补肾阴，利湿活血。方以六味地黄丸加减。

处方：熟地25g，山萸肉20g，山药25g，茯苓20g，丹皮15g，泽泻20g，黄芪50g，太子参30g，车前子30g，牛膝20g，坤草30g，丹参20g，水蛭10g，茅根30g，桃仁15g，赤芍15g，川芎20g。水煎服，日1剂。

复诊：服乏力、腰酸减轻，尿液分析：Pr（++），BLD（+），RBC（3~5）/HP，于上方减黄芪、太子参恐其热伤阴，加滋补肾阴之品枸杞20g，菟丝子20g，女贞子20g，首乌15g，元参20g，天冬20g。随访：续以上方服半月余，尿蛋白Pr（+~++），血糖控制在正常范围，肾功能稳定。

按语： 张氏认为，糖尿病肾病主要以气阴两虚多见，常夹瘀血证。糖尿病肾病以脾肾两虚多见，常兼夹湿热、瘀血等。肾衰以脾肾虚衰多见，常兼夹湿浊、瘀毒等。治疗应根据各期不同病机和临床特点确定治法和选方用药。本病例糖尿病肾病大量蛋白尿，肾功能下降，属于糖尿病肾病期，以乏力、腰酸为主，故诊为虚劳，证属肾阴不足，兼见水湿、血瘀。治以六味地黄丸补肾滋阴为主，兼以利湿、活血。张氏认为糖尿病肾病无论哪一期均有血瘀之象，活血化瘀之药为必用之品，只是轻重而已。

2.慢性肾衰竭从肾劳论治，治以健脾补肾、解毒泻浊、活血，确有良效

冉某，女，51岁。2005年4月30日初诊。

倦怠、乏力6年。

初诊： 慢性肾盂肾炎多年。6年前出现倦怠、乏力，于哈医大一院诊为慢性肾功能不全（尿毒症期），当时肾功Cr 790μmol/L，BUN 28.9mmol/L，予对证治疗，症状无好转建议透析而来我门诊。现已服中药治疗6年，从2005年4月30日开始调理。现症见乏力、心悸、气短、易惊、胃脘灼热、食纳差。察其舌质紫，苔白厚，脉沉细。实验室检查：尿常规Pr（++），GLU>55mmol/L。血常规WBC $14.8×10^9$/L，RBC $1.95×10^{12}$/L，HGB 69g/L。肾功Cr 696μmol/L，BUN 20.3mmol/L，CO_2 19mmol/L，UA 326μmol/L。诊为慢性肾衰竭；虚劳，脾肾两虚，浊毒瘀血内蕴。病程日久脾肾两虚，湿浊内蕴，化为浊毒，日久致血络瘀阻为患。治以益气健脾补肾，养血活血，解毒泻浊。方拟参芪地黄汤和黄芪建中汤加味。

处方： 黄芪40g，党参20g，熟地20g，山萸肉20g，山药20g，茯苓20g，丹皮15g，泽泻15g，枸杞20g，菟丝子20g，巴戟15g，淫羊藿叶15g，何首乌20g，当归20g，白芍20g，桂枝15g，川芎15g，肉苁蓉15g，玉竹15g，砂仁15g，麦芽30g，神曲15g，石斛20g，山楂15g，大黄10g，黄连10g，陈皮15g，甘草15g，生姜15g，大枣5个。水煎服，日1剂。

二诊（2005年6月3日）： 服前方21剂后乏力、心悸、气短缓解，目胞肿，尿少、灼热感，纳食佳，无汗，腿麻木，大便2～3次/日，察其脉有力。目胞肿，尿少、灼热感为湿毒内蕴化热，湿热下注膀胱，气化失司所致，上方加瞿麦20g，萹蓄20g，车前子30g，双花30g，舌草30g清热利湿解毒。

三诊（2005年7月15日）： 服药后乏力减轻，尿见多，纳食佳，大便2-3次/天，腿麻木好转，稍有下肢浮肿，舌质淡，苔白，脉沉缓。尿见多说明湿邪渐除，治以益气健脾补肾，活血解毒泻浊。方药：自拟加味参芪地黄汤。

处方： 熟地20g，山萸20g，山药20g，茯苓15g，丹皮15g，泽泻15g，黄芪30g，红参15g，巴戟15g，肉苁蓉15g，千年健15g，地风15g，狗脊15g，川断15g，杜仲15g，牛膝15g，赤芍20g，丹参20g，当归20g，川芎15g，桃仁15g，川连15g，黄芩15g，大黄10g，败酱草20g，公英20g，双花30g，连翘20g，甘草15g。水煎服，日1剂。

四诊（2005年8月12日）： 近日饥饿感较甚，难以自制，不进食则全身乏力、颤抖，纳食尚可，喜冷饮，偶有腰痛，舌质淡，苔白，脉沉。脾肾两虚，阴阳俱伤，湿毒潴留，虚实夹杂，以虚为主，临床呈现乏力，腰痛脾肾两虚之象；虚风内动则颤抖。治应以补脾肾为主，泻浊、解毒活血为辅法，方用归芍六君子汤加味。

处方： 白术20g，茯苓20g，红参15g，甘草15g，砂仁15g，木香10g，白芍20g，当归

20g，黄芪40g，山萸20g，熟地20g，山药20g，巴戟天15g，肉苁蓉15g，石斛15g，淫羊藿叶15g，地风15g，千年健15g，狗脊20g，川断15g，杜仲15g，牛膝15g，赤芍15g，丹参15g，川芎15g，桃仁15g，大黄10g，黄连15g，花粉15g，桔梗15g，双花30g，连翘20g，黄芩15g。水煎服，日1剂。

五诊（2005年9月23日）：服前方后饥饿感减轻，但食不多，面色白，嗳气，全身乏力，偶有腰痛，查其舌质淡，苔白，脉沉。患者患病日久，肝气不舒，肝气郁结，肝气犯胃出现嗳气。法当疏肝健脾补肾，方拟四逆散、黄芪建中汤、参芪地黄汤合用。

处方：柴胡20g，白芍20g，枳壳15g，香附15g，川连10g，黄芩10g，大黄10g，麦芽30g，神曲15g，山楂15g，内金15g，熟地20g，山萸20g，山药20g，茯苓15g，丹皮15g，泽泻15g，黄芪30g，党参20g，当归20g，桂枝15g，枸杞20g，玉竹15g，肉苁蓉15g，淫羊藿叶15g，巴戟15g，石斛20g，菟丝子15g，女贞子20g，陈皮15g，甘草15g，生姜15g，大枣5个。水煎服，日1剂。

六诊（2005年11月4日）：服上药后病人嗳气减少，纳呆，全身乏力，偶有腰痛，舌质淡，苔白，脉沉。尿常规Pr（++），GLU（−），血常规：RBC 1.75×10^{12}/L，HGB 52g/L，肾功：Cr 614μmol/L，BUN 22.4mmol/L，CO_2 17mmol/L，UA 444μmol/L。病情好转，治以健脾补肾疏肝，解毒泻浊，继续以前方加减治疗。

处方：黄连10g，黄芩10g，大黄10g，麦芽30g，神曲20g，山楂15g，内金15g，熟地20g，山萸20g，首乌20g，茯苓20g，丹皮15g，泽泻15g，当归20g，白芍20g，桂枝15g，枸杞20g，玉竹15g，肉苁蓉15g，淫羊藿叶15g，巴戟15g，女贞子20g，柴胡15g，枳壳15g，香附15g，陈皮15g，生姜15g，大枣5个，黄芪40g。水煎服，日1剂。

七诊（2005年12月9日）：纳食尚可，有时呃逆，大便日2～3次，眠差，全身渐有力，偶有腰痛，舌质淡，苔白滑润，脉沉。脾肾两虚日久气血不足，心神失养，故眠差。治以健脾补肾疏肝，解毒泻浊，佐以养心安神。方药：自拟加味参芪地黄汤。

处方：熟地25g，山萸20g，山药20g，茯苓20g，丹皮15g，泽泻15g，黄芪30g，太子参20g，枸杞20g，何首乌20g，枣仁20g，远志15g，茯神15g，石菖蒲15g，柴胡15g，当归20g，白芍15g，川连10g，黄芩15g，大黄10g，枳壳15g，川朴15g，内金15g，麦芽30g，神曲15g，山楂15g，肉苁蓉15g，淫羊藿叶15g，巴戟15g，甘草15g，生姜15g，大枣5个。水煎服，日1剂。

八诊（2006年1月13日）：药后症见仍少寐，食欲尚可，大便正常，全身有力，偶有腰痛，察其舌质淡，苔白滑润，脉沉。症状有所好转，纳可为脾胃运化功能渐复之象，治疗仍以健脾补肾，泻浊解毒为主，佐以安神，效不更方，继用自拟加味参芪地黄汤。

处方：熟地25g，山萸20g，山药20g，茯苓20g，丹皮15g，泽泻15g，黄芪30g，党参20g，何首乌20g，枸杞20g，枣仁20g，远志15g，茯神20g，石菖蒲15g，龙骨20g，牡蛎20g，赭石30g，川连10g，黄芩10g，大黄10g，枳壳15g，川朴15g，内金15g，麦芽30g，神曲15g，山楂15g，肉苁蓉15g，淫羊藿叶15g，巴戟15g，甘草15g。水煎服，日1剂。

2006年6月16日实验室检查肾功：Cr 525μmol/L，BUN 22.3mmol/L；血常规RBC 2.60×10^{12}/L，HGB 85g/L。

按语： 本例病程日久脾肾两虚，脾虚运化失司，水湿内停，肾虚气化不利，浊不得泻，升清降浊之功能紊乱，湿浊内蕴，日久必化为浊毒，湿浊毒邪内蕴日久致血络瘀阻为患。参芪地黄汤脾肾双补，酌加枸杞、玉竹、石斛、女贞子滋补肾阴之品，菟丝子、巴戟、淫羊藿叶、肉苁蓉温补肾阳而不燥，使阴阳调和以助肾气，使肾功能恢复。黄芪、白芍、桂枝、甘草、生姜、大枣为黄芪建中汤补气健脾养血；砂仁、陈皮、麦芽、神曲、山楂化浊健脾，以助后天之本，使气血充足；何首乌、当归、白芍养血；丹参、桃仁、赤芍、川芎活血化瘀；大黄、川连、双花、连翘、黄芩泻浊清热解毒。补与泻熔于一炉，使补得消则补而不滞，消得补则泻浊益彰。并根据病情变化给以辨证治疗，症减继以加味参芪地黄汤治疗。本病例病机错综复杂，虚实寒热夹杂，采取多元化治疗。一是补脾肾益气以扶正固本，二是泻浊解毒给邪以出路，三是活血化瘀保护肾脏。体现了大方治重病的思想。

此病人肾功受损6年，西医院建议透析而来本院第三门诊，经张琪教授中药治疗，6年来一直坚持补脾肾、泻湿浊、活血化瘀中药治疗，未用西药亦未透析，病人体征精神佳，体力、行走自如，饮食正常，大便日2～3次，生活自理，可操持家务，可见中药之效。现仍在门诊治疗，因前期资料不全，未作整理。

大方复治法是张老针对病机寒热虚实交错为病而立的，大多在诊治慢性疑难病时应用。组方多至数十种，熔寒热补泻于一炉，否则就不能恰中病情，这是张老治疗慢性肾病立方之依据。

3. 慢性肾盂肾炎以劳淋论治，益气养阴、清热利湿为法

苏某，女，43岁。2005年12月14日初诊。

反复尿频、尿痛3年余。

初诊： 3年前出现尿频、尿痛，化验尿常规白细胞计数不详，曾在多家医院诊治，诊断"尿路感染"，经用抗生素后缓解，复检尿常规白细胞：0～满视野/HP，BLD（±～++），为求中西医结合治疗，故来门诊诊治。现症见：时有尿痛，尿频，腰痛，乏力，察其舌质淡红，苔薄白，脉沉细。12月9日化验尿红细胞形态示，RBC（30～40）/HP，皱缩RBC 80%以上。诊其为劳淋，气阴两虚、湿热内蕴证。感受湿热之邪，下注膀胱，膀胱气化功能失常，故见尿痛，尿频；湿热之邪蕴久，耗气伤阴，气虚推动无力，阴虚濡养失职，故见乏力、腰痛。治法为滋阴补肾，清热利湿。方拟加减知柏地黄丸。

处方： 熟地25g，山茱萸20g，山药20g，茯苓15g，牡丹皮15g，泽泻15g，知母15g，川柏15g，龟板20g，女贞子20g，旱莲草20g，小蓟30g，白茅根30g，金银花30g，连翘20g，白花蛇舌草30g，蒲公英30g，竹叶15g，滑石20g，甘草15g，瞿麦20g，萹蓄20g。水煎服，日1剂。

二诊： 服21剂后尿频、尿痛明显好转，但有排尿不适，尿不净，时有腰痛，仍乏力，时有气短，目胞、双下肢浮肿。尿RBC（8～12）/HP。湿热之邪渐除，阴损及阳，伴肾阳虚气化无力，水液不行，故见浮肿、尿不净。故应补气养阴，清热利湿，佐以温阳。方拟加味清心莲子饮。

处方： 黄芪40g，党参20g，石莲子15g，地骨皮15g，柴胡15g，茯苓15g，麦冬15g，车前子20g，益母草30g，金银花30g，连翘20g，小蓟30g，白茅根30g，龟板20g，女贞

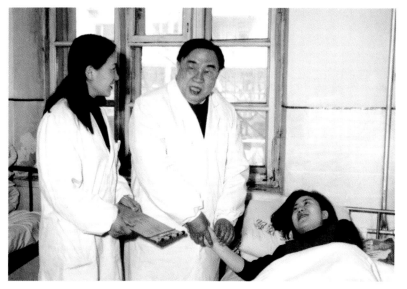

张琪教授为病人诊脉

子20g，旱莲草20g，舌草30g，桂枝15g，茴香15g，巴戟15g，益智仁15g，甘草15g。水煎服，日1剂。

三诊：服14剂仍有排尿不适，时有腰痛，乏力，余症不显，尿RBC（3～5）/HP。效不更方，续服21剂诸症消失。

按语：张琪教授通过临床观察总结出本虚标实，虚实夹杂，是劳淋的特点。根据其发病的特点分三期论治。本病例属于转化期气阴两虚、膀胱湿热证。先予知柏地黄丸加味滋阴补肾，清热利湿，继予清心莲子饮加减补气养阴清热利湿，佐以温阳之品助膀胱气化。方中黄芪、党参补气升阳；地骨皮、麦冬、石莲子滋阴清心火；黄芩清上焦心肺之热，肺热清则清肃下行；车前子、茯苓淡渗利湿；柴胡以疏散肝胆之郁热；双花、连翘、舌草清热解毒；桂枝、茴香、巴戟、益智仁温阳助膀胱气化。补气与养阴，清热利湿，解毒温阳同用，扶正祛邪兼顾。

四、成才之路

张琪教授在《临床经验集》前言中写到："予自少年即酷爱医学，遂遵'大医精诚'之训，悉心钻研医典，博览古今医著，在临床实践中亦采西医之长，期能尽医之天职，为人民群众服务，在医苑中微有建树。为洞悉医理，常苦苦思索，寻根溯源；为疗救危难，常潜心研究，以求效验；为启迪后学，常精写教案，循循诱导。"这是他治学上的成功经验。

1. 勤奋学习，成功之母

张琪教授在《张琪临证经验荟要》一书中讲："试观古今中外有成就的科学家、文学家，包括医学家，都是焚膏继晷地勤奋学习。学习中医也不例外，没有这种勤奋好学锲而不舍的精神，要想学而有成是不可能的。"在其所撰医论中曾云："'医者意也'，此'意'字寓意深刻，即言为医者必须思路广阔，善于运用思维分析病情，探微索隐，直中肯綮"，"思路来自学识"、"高超的技术来自勤学苦练"，学中医首先要学会辨证，只有辨证准确，用药得当才能看好病。这是要靠勤奋获得的。

张琪教授常教导学生要想学得好就要勤奋，多阅读。既要阅读古代经典文献著作，又要阅读现代书籍。几十年来他养成每天读书的习惯，几乎订全了国内发行的中医杂志，一有闲暇便广泛浏览细心阅读，坚持不懈，如今年过八旬仍每周写读书笔记和心得体会。他常说："在技术上精益求精，不断攀高峰，是一个医生的职责"，几十年来他就是这样刻苦钻研，勤奋学习，锲而不舍，使技术精益求精，突破了医疗和科研中一个又一个难关，表现出胜人一筹的真知灼见。

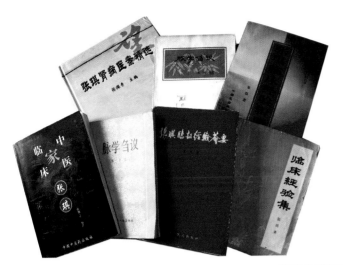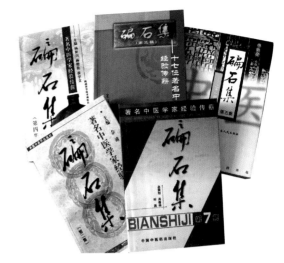

张琪教授著作等身

2. 注重实践，成功的关键

理论联系实际是张琪教授取得巨大成功的关键。他认为中医学的形成是从实践到理论，由理论指导实践，只有不断实践才能证实理论而发展理论。他经常对学生说："青年中医要成才首先得有扎实的中医基本功，多看中医书，如四部经典，它们内容丰富，博大精深。有了这些理论知识临床时才能得心应手，青年中医要不断地临床，光看书，不临床，就成了'本本先生'。只有理论与实际相结合，深厚的中医功底与不断的临床治疗相结合，将来才会有所成就"，"医生的天职是为了解决病人的疾苦，一个高明的医生时时刻刻离不开病人"，"勤于实践是中医临床医生提高学术水平，丰富经验最重要的方法"。他是这么说的，也是这么做的，自从医以来从未离开临床，如今年事已高仍坚持工作在临床科研第一线。正是由于不断实践，理论联系实际，临证中才屡有建树。如经多年临床经验总结出慢性肾衰竭病机复杂，多呈正虚邪实，正虚为本，邪实为标，虚实夹杂、寒热互见之证，其中由于脾肾衰败，酿成湿浊水毒瘀血潴留，正虚邪实是病机的关键。在辨治过程中，当分清标本缓急。治当攻补兼施，正邪两顾，确立补脾肾、泻湿浊、解毒活血的治疗大法。多读书、多临床、多总结，是他毕生的治学格言。

3. 热爱专业，矢志不渝

张琪教授曾祖父和祖父都是当地的名中医，时常叮咛他仔细研读医书。7岁开始读《黄帝内经》、《伤寒论》，但学而不知其味，背而不知其意；不能理解其中的深奥理论和用法的奥妙之处，体会较浅。但是，他亲眼目睹他们治好许多疑难疾病，中医能够为人民大众解除疾苦。所以受家庭的影响，矢志不渝，坚持学习中医。1938年汪精卫投降日本以后，中医面临取缔，不少的亲朋好友奉劝其不要学习中医。由于中医这个词在他的脑海里根深蒂固，加之对中医的爱好，对中医的疗效坚信不疑，故仍坚持学习中医。

张琪教授认为只有热爱自己的专业，才能深入学习专业、研究自己的专业知识。著名画家徐悲鸿从小就爱画画，正因为有兴趣才热爱钻研而成为著名画家。学习任何一种科学、任何一种知识，首先要热爱，而后才能钻研深入，日积月累，水到渠成，自然能成为一名好医生，为人民解除疾苦。

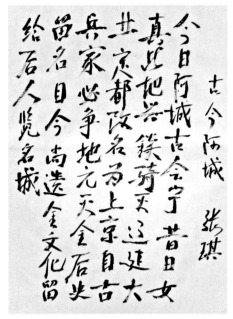

张琪教授墨宝

4. 知难而进，持之以恒

张琪教授说："中医药学博大精深，必须深入钻研，持之以恒，才能达到高深的境界，久而久之水到渠成，成为一名良好的医生。" 有持之以恒，才有事业的成功。持之以恒，应不骄不躁。持之以恒，更不因逆境而退缩。如果我们想取得成功，就必须持之以恒。

学无止境，学习必须持之以恒。中医的理论深奥而广博，没有坚韧不拔的毅力和勤奋学习持之以恒的精神，是不能达到造诣深邃的境界。他常告诫学生，临证遇到疑难病需要反复思考、深入探讨，才能有所领悟，不能知难而退，要知难而进。

5. 博览群书，采众家之长

张琪教授是全国著名中医临床学家，他认为中医学是一门高深的科学，他拥有浩如烟海的文献典籍宝库，为医者不应闭门自守，分门论派，应博览百家尽汲所长，正如他在书中写到"历代医家各有千秋，要想学好中医，必须博览历代名著，荟众家之萃为我所用"，善于吸取各家之长取其精华，弃其所短，融各家学说于一身，指导临床实践。精于仲景学说，但又不被所宥，对金元四大家、明清各家学派及叶氏温病学术理论有高深造诣，如《脾胃论》、《丹溪心法》、《景岳全书》、《温病条辨》等古典医籍研究精深。他思路清晰，善于吸收新事物，对中西汇通学派亦多涉猎，如王清任《医林改错》、唐容川《血证论》、张锡纯《医学衷中参西录》以及冉雪峰、恽铁樵等著作，尤以对王清任、张锡纯学说探索至深，临床常用其方取得疗效。例如他以李东垣甘温除热法治愈数月不退之低热；以刘河间地黄饮子治疗中风后遗症；师叶桂用虫类药治疗痹证；取王清任解毒活血之法治疗急慢性肾功衰竭；采《千金方》用海藻治腹水；仿张锡纯用海螵蛸、茜草治崩漏之法治疗顽固性血尿等等。

6. 谦虚严谨，德高术精

张琪教授常教导学生说"古云医乃仁术，为医者既要有精湛的医术，又要有高尚的医德，视病人如亲人，不论富贵贫贱都要一视同仁，才能成为一代名医。"张琪教授是一临床大家，在60多年的医疗生涯中，以振兴中医学为志，始终精研医理，博览兼收，治学严谨，精益求精。除了从书本学习外，他还向其他有经验老中医学习，如学习施今墨之药对处方，颜德馨教授之久病怪病有瘀之学说等。病有万端，药有万变，只有刻苦学习，才能把病看好。

对自己严格要求，从不文过饰非。他不仅严格要求自己，也严格要求学生。在学术上，则因材施教，按照学生不同情况提出不同的要求。他要求学生多读书，多看病。在学生有所撰作时，他多亲自审阅，认真指点，损益取舍。在他的严格要求、辛勤培育下，他的学生都已成为医疗、科研、教学方面的骨干。张老告诫学生说："成名后要保持谦虚谨慎，戒骄戒躁，业务上还要精益求精。学无止境，不要骄傲自满。"

在长期的行医生涯中他自己立下这样一条规矩：对待患者一视同仁，精心诊治。无论是在路上被患者拦住，还是找到他家，他都热心接待，耐心诊治。有时号已经挂满，外地慕名而来的患者，他都会给予特殊照顾，直到患者满意。他以能解除病人的疾苦，为人民服务为终生信条。他常说，我是一名共产党员，终生必须以党员的条件要求自己。

7.中西并蓄，摆正主从

张琪教授精于中医，但并不排斥西医，他认为在坚持中医为主的基础上，临床和科研中应充分利用现代化科学技术手段来探索和发展中医，使中医为人类作出更大的贡献。他认为中西医医学体系不同，各有所长。西医有他的优势，有些病特别是外科手术的适应证是他们的优势，我们解决不了的他们能解决，现代科学仪器诊断可供我们参考借鉴，但不能代替我们的四诊和辨证论治、整体观治疗的优势。中医辨证重视整体宏观角度考虑问题，同时又考虑局部变化；中医治疗疾病既辨病，又辨证治疗，这是中医的优势，独特的理论体系和独特的疗效从现代医学观点是难以理解的。

他临证兼采中西医之长，治疗中除用中医传统的辨证论治方法外还结合实验室检查、放射线、心电图、B型超声等现代医学先进的检测手段，以进一步推断病情、判断预后。他承担的国家"十五"攻关课题"劳淋的临床和实验研究"采用了先进的免疫检测手段及实验指标，对治疗劳淋的有效方药疗效机理进行了深入的探讨。

五、传人培养

张老作为黑龙江省中医研究院研究员、黑龙江中医药大学教授、博士研究生导师，广东省中医院客座教授，在繁忙的临床和科研的同时，致力于高级中医药人才的培养。他最大的愿望就是能够培养出更多高徒，让作为国粹的中医事业后继有人、人才辈出。他说："目前中医发展的关键在于传承，而传承的关键在于对青年人才的培养，为此我付出多少心血都值得。现在，我最最高兴的事就是听到徒弟们取得成绩、获得荣誉。"

作为师者，张琪教授认为："伴随着跨世纪中医药学发展的需要，中医药界必须培养和造就一大批对本专业具备深邃的学术理论造诣，有过硬的诊疗技能和研究能力的人才队伍，才能充分发挥中医药特色，适应新世纪发展的要求，承担起振兴和发展中医药的重任。"从医60余年，张老都是把总结出的学习心得无私传授给学生们。

如今，张老已培养学术经验继承人7名，培养医学博士32人、医学硕士12人，大多数已成为中医后继优秀人才，如现任中国中医科学院院长曹洪欣，中医学术造诣深厚，誉满全国；黑龙江省中医研究院副院长张佩青，天津中医药大学内分泌研究中心主任吴深涛，黑龙江中医药大学基础医学院院长姜德友，临床医学院副院长周亚滨，研究生学院院长谢宁，以及现黑龙江省中医研究院内科几个重要科室学科带头人，都曾为其博士研究生及其学生弟子，如张佩青、迟继铭、张晓昀、徐慧梅、潘洋、江伯华、孙伟义、王今朝等，皆为省名中医。2001年4月，在国家中医药管理局及广东省政府领导的见证下，广东省中医院副主任医师（现为主任医师）徐大基、林启展拜师张琪教授。在导师的悉心指导下，通过努力，他们被遴选位医院的"青年拔尖人才"、"广东省千百十人才工程"（校级）培养对象。他的学生遍及国内外，在哈尔滨、长春、大连、北京、天津、石家庄、郑州、上海、杭州、广州、昆明、香港、日本、洛杉矶、匈牙利等地方均有其

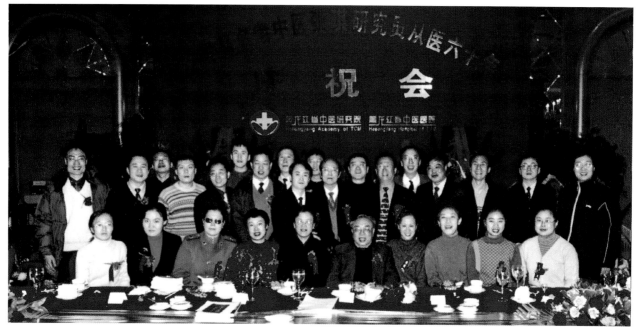

张琪教授从医六十周年合影

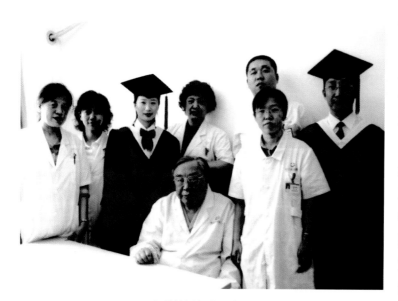

张琪教授与弟子合影

学生和弟子，可谓桃李满天下。他们之中有的已成为国家、省或市级中医领导人、学科带头人，有的已成为博士或硕士研究生导师，成为中医事业的栋梁之材。

张琪是一代名医，一代宗师，也是黑龙江省乃至我国中医药界具有影响力的人物之一，他和许多名老中医一样，已经成为中医药界的耆宿瑰宝。从医六十余年，为中医药事业作出巨大的贡献，受到各界人士的高度赞誉，对此给予高度的评价。前中华人民共和国卫生部副部长兼国家中医药管理局局长佘靖称赞道："张琪研究员从事中医工作六十年，敬业爱业，淡泊名利，职业道德高尚，工作作风扎实，在中医医疗、教学和科研工作中业绩卓著。张琪教授言传身教，教书育人，桃李成荫，他高尚的医德、精湛的医术，在中医药界赢得了同行的赞誉，在患者中享有盛名。我们要很好的学习与继承张琪教授的学术思想和诊疗经验，以张琪教授为榜样，勤以治学，潜心攻研，勤于实践，勇于创新。"

六、对中医事业的执着与热爱

张琪出生于中医世家，曾祖父岐声公、祖父张文蘭公均为乐亭名儒，精于岐黄，尤擅外科，精通中医学典籍，教书行医，在当地颇有声望。受家庭熏染，6岁在祖父的指导下，读经史《黄帝内经》、《伤寒论》、《金匮要略》、《温病条辨》等，为探究中医医理打下了坚实的基础。青少年时期，正值日本帝国主义入侵中国，战乱不息，国无宁日，疾病流行，百姓涂炭。为解除人民疾苦，立志从医，遂发愤攻读医书，勤不知倦，撷采众长，学问大增。1938年，正值日伪汪统治年代，中医药已濒临灭亡边缘，学习中医已无路可寻，为了寻求学医济民之路，年仅16岁只身闯荡东北，在天育堂药店开始学徒。蹬药碾子做药，拉药匣子抓药，侍候师傅生活。每当夜深人静时，点上油灯将坐堂先生给病人开具的药方对照医书细心揣摩。他还顶着日本人要取缔中医的压力，不顾他人"学汉医无用"的劝阻，坚持参加了哈尔滨汉医讲习所的学习，并于1942年毕业，取得了中医师资格，开始了正式行医生涯。

"文革"期间，张琪同许多知识分子一样遭受了莫须有的磨难，无端地接受改造，甚至不能正常地为患者治病。即便如此，他都不忘医生的天职，利用参加农村医疗队的机会为农民防病治病，他乐此不疲。1967年7～10月间，黑龙江省兰西县农村，听说从省城来了名医，十里八村的农民赶着车，骑着毛驴，用门板抬着病人来到张琪驻地。张琪不顾条件简陋，一一耐心地给乡亲们诊治，在缺医少药的农村，张琪的到来犹如及时雨，不少病人在他的精心调治下很快恢复了健康。有的农民朋友至今还与他保持着联系。

改革开放后，给张琪和他视为生命的中医事业带来了蓬勃发展的生机与活力。他强烈地感受到时间的紧迫，他要把自己几十年积累的经验毫无保留地传给后人，外出参加各种学术交流活动与讲学育人，让自己有限的生命发出更多的光和热。他"人老心不老"，他的思想与时俱进。如今，他虽已八十七岁高龄，仍工作在临床第一线，他常说："当医生应在技术上精益求精，才能担负起疗百病，起沉疴，造福于民的光荣职责"。

张琪为中医事业的发展作出巨大的贡献，自1978年起，他连续当选为第五、第六届全国人民代表大会代表，与中医界同道共同为振兴中医事业提出了一个又一个合理的提案。近年来，他更加关注中医事业的发展，与全国著名老中医一起为中医事业的振兴与发展奔走呼号，多次上书建言，为振兴中医药事业献计献策，为推动中医现代化的进程呕心沥血，鞠躬尽瘁。

这就是一代名医背后的辛劳与付出，亦是他"为事业而奋斗一生"的真实写照。

七、文化修养

张琪治学严谨，他曾云，前人有"医者，意也"，此"意"字寓意深刻，即为医者必须思路广阔，运用思考、思维、思辨，准确分析病情，探微索隐，直中肯綮。他认为学医者不仅要掌握专业知识，而且"上知天文，下知地理，中晓人事"，丰富的人文修养可以帮助医者充实自己的学术思想。

张琪常说："中医难学，这是大家公认的，中医系的学生不但要精通古汉语，还要懂得古代哲学。中医以古文化素养为基础，古文化的修养又不是一朝一夕立竿见影的事情，必须下苦功夫"。

医艺相通，如欲成为名医，不仅要有精深的专业理论，还要有广博的人文知识，如文、史、哲，天文、地理、人事……都在涉猎之列。他平日手不释卷，学识渊博，而且擅长书法，书法是中华民族的文化瑰宝，蕴藏着丰厚而深刻的文化内涵；它是一种文化素质与修养，可提高人文素质。他撰写欧体，他的办公桌上放着笔墨砚台，闲暇之余，写写字，以修身养性。正如秦伯未曾说："医非学养深者不足以鸣世"。

八、医德医风

从事中医工作65年来，张琪以救死扶伤、济世活人为己任。他说，曾祖父"淡利禄，精医术，视病人如亲人，不论贵贱贫富一视同仁"的行医准则，他牢记一生，受用一生。

张琪教授不但继承了前贤精湛的医术，同时也继承了中华民族优秀的医德医风，更念念不忘他作为一名老共产党员的优良传统与作风。他以"大医精诚"之训，铸成"救死扶伤"之心。他崇拜仲景论证之精辟，更佩服仲景"下以救贫贱之厄"之至诚，虽已久负盛名，毫无名医的高傲，待人和蔼可亲，无论高级干部和工作人员都是一视同仁。他认为："为医者，应待患者如亲人，至精至诚，让饱受病痛的人如饮橘之甘泉，啖杏林之蜜果，摆脱困境，步入坦途。"一般来说，来请张琪教授诊病的人，大都为重患或疑难病。人们常常看到，下班时间已经过了很久，他还在为"号外号"的病人悉心看病，特别是对那些慕名远道而来或一时挂不上号的农村病人，宁肯牺牲自己的休息，也要为他们诊治。有的病人跟到家中，或截在路上，他都是和颜悦色地接待，安排时间为他们耐心诊治，从不厌烦。对于一些来信、来电寻医问药的病人，他总是认真回复，或调剂药方，或鼓励病人增强信心。因此，许多患者不仅把他看作救病的医生，还把他当成自己的朋友，精神的寄托，康复的希望。他高尚的医德医风，在广大患者及同行中，有口皆碑。在几十年的行医中，张琪无数次地听到病人及其家属感激的话语，可他常对身边的人说："医乃仁术，治病救人，要见诸于行动，要为病人着想，不能发病人之财。"他崇高的形象被视为医学界的一面旗帜，鼓舞着中青年医生一代又一代。2002年12月27日黑龙江省晨报刊载"医乃仁术——访省中医研究院研究员张琪"，著名中医学家何任教授称赞其"仁心仁术，德济人民"。

国医大师 张灿玾

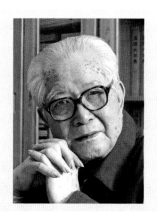

张灿玾（1928~），字昭华，号葆真，晚号暮村老人、五龙山人、杏林一丁、齐东野老，山东省荣成市人。现为山东中医药大学终身教授、博士生导师，作为中医文献学科的学术带头人及学术奠基人，为山东中医药大学文献学科建设做出了重大贡献；在教学方面也做出了突出成就；在医疗方面，通过长时期医疗实践，临床多科都具有丰富的临床经验，而且是一位多才多艺、医文并重的学者。

一、生平概述

张教授生于1928年，完小毕业后跟随祖父与父亲学医，自1948年开始独立行医。1955年于山东荣成县崂山区联合诊所行医，并任所长。1956年调入区卫生所，任中医师。1959年调入山东中医学院后，从事教学及临床带教工作，1964年在济南市传染病医院工作并带学生见习，"文革"期间曾带学生至博山、烟台一带实习。1971年始，承担了山东中医学院的管理工作，曾任山东中医学院中医系主任、院长等职，先后晋升副教授、教授，并于1990年被国务院学位委员会批准为博士生导师。1999年12月被山东中医药大学聘为终身教授。他从事教学、临床和中医文献研究60余年，在中医文献研究机构创建、中医文献整理研究、学科理论建设和人才培养等方面做出了重大贡献。张老系我国著名的中医药学家，曾任中国中医药学会理事，卫生部古籍整理华北山东片学术带头人、评审组组长，国家中医药管理局重大中医药科技成果评委会委员，中华全国中医学会第二届理事会理事、中华全国中医学会山东分会第二届理事会副理事长等职。先后承担和完成国家中医药管理局重点课题多项，著述丰富，出版学术著作20余部，发表学术论文80余篇，待出版著作1部（《张灿玾学术经验纂要》）。尚有未加整理的著作稿本（包括医案）数种。代表作有《中医古籍文献学》、《针灸甲乙经校注》、《黄帝内经文献研究》。获省部级奖励多项，其中《针灸甲乙经校释》、《黄帝内经素问校释》分别获得国家中医管理局科技进步二等奖、三等奖，《针灸甲乙经校注》获国家中医管理局中医药基础研究二等奖，《松峰说疫》点校本获山东省教育厅哲学社会科学优秀成果奖三等奖，《经穴解》点校本获山东省教委科技进步奖三等奖等，《中医古籍文献学》荣获1999年度山东省教委科研成果一等奖。1988年、1995年两次被山东省委、省政府选拔为"山东省专业技术拔尖人才",1991年被批准享受国务院政府特殊津贴,2003年获中国中医药学会"国医楷模"称号,2003年12月,山东省人事厅与山东省卫生厅授予"山东省有突出贡献的名老中医药专家"及"山东省名中医药专家"的称号。2009年被人力资源和社会保障部、卫生部、国家中医药管理局评为首届"国医大师"。

二、学术思想和思辨特点

张教授临证学术和思辨特点为辨证宜多面化,辨证亦需个性化;治病宜标本兼顾,急则治其标,缓则治其本;用药如用兵,治病如执政;用药配伍须注重双向或多向作用;治病善治人等。

(一)辨证宜多面化,辨证亦需个性化

中医学术流派纷呈,就外感来说,有六经辨证、三焦辨证、卫气营血辨证之别,在内伤来说,有脏腑辨证、经络辨证,又有通行之八纲辨证等。内科病方面,更是学派众多,既有金元四大家别具特色,又有明代温补学派盛行一时,外科方面,有全生派、心得派、正宗派等,每一派均有自己的长处与特点。张老认为不宜固守一家,宜博采众长,兼收并蓄。若某病是某派擅长的,则宜选用。治疗选方应扬长避短,应根据病证的情况选择用药。张老临证既用经方,也用时方,据病情灵活选用。此所谓"辨证宜多面化"。此外,辨证亦需个性化,同样一种疾病,在不同体质的人身上发病,其症状表现、发展、转归均有可能不同,故治疗时应因人而异。如同一感受风寒之证,在阳盛与阳虚的人身上发病,在年老与壮年之人及小儿身上发病,其发病特点、转归均不同,不可固守一方,应灵活辨证施治。

(二)治病宜标本兼顾,急则治其标,缓则治其本

张教授认为疾病的发展变化是十分复杂的,应分清主次缓急,采用急则治其标,缓则治其本和标本同治的原则进行治疗。有些疾病,如咳喘、大出血、剧痛、高热等病,若不及时治疗,会危及患者生命,应采用急则治其标的方法进行治疗。待病情相对稳定后,再考虑治疗本病。有些疾病,标病不急,可采用治本或是标本并治的原则进行治疗。对于久病之人,应以脾胃为本,因脾胃是后天之本,若是脾胃受伤,则化源不足,疾病则迁延难愈。

(三)用药如用兵,治病如执政

张教授认为治病用药如用兵,犹如排兵布阵,进退有章有法;治病又如执政,有王道与霸道之分。春秋战国的学术繁荣滋生出"王道"和"霸道"。所谓王道,在于行教化,施仁义,以儒家为代表。所谓霸道,霸道持力,在于行惩戒,施威慑,以法家为代表。陈士铎将其引入到中医治疗中,谓:"补正祛邪,王道也;单祛邪不补正,霸道也。补正多于祛邪,王道之纯也;祛邪多于补正,霸道之谲也。补正不敢祛邪,学王道

误者也；祛邪又敢于补正，学霸道之忍者。"对于外感实邪或是热毒炽盛，正气不虚者，应用霸道；内伤多为七情所伤，饥饱劳役，日积月累，正气日渐削夺，其来渐，其势缓，其伤深，应用王道进行治疗。王道荡荡，看之平常，用之奇妙，日计不足，岁计有余，日久必收奇功，此王道之法也。

（四）用药须注重双向及多向配伍

人体健康是一种阴平阳秘的状态，此为阴气平和，阳气固密，阴阳平和协调保持相对平衡。故张教授用药注重药性辛苦升降的平衡。注重补中有泻、泻中有补，散中有敛，敛中有散，辛开苦降并用。

（五）治病善治人

张教授认为治病应详细询问病人的病情，决不可"相对斯须，便处汤药"。医生治疗疾病是一个双边活动，不仅医生应认真负责，还应善于作病人的思想工作，争取病人的合作。且有的病是由情志方面的原因引起的，此时更应注意对病人情志的疏导，情志因素解决了，病人甚至可不药而愈。此即"治病善治人"。

三、典型医案

1.急则治标，缓则治本

[医案一] 荣成大落村老年男性鞠某，旧有慢性咳喘病，时发时止，今猝发喘甚，气促急不得卧，面青唇紫，胸闷，痰不出，舌暗红苔白而厚腻，脉沉涩。此肺气不宣，湿痰壅滞于肺，呼吸不畅，气道被阻，势颇危急，急予开痰利气，以缓其急。

处方： 白芥子一钱，莱菔子一钱，苏子一钱。共为细末，开水冲服。

服后约一时许，病情好转，另为立方，以平其喘。

处方： 苏子二钱，当归二钱，前胡二钱，制半夏二钱，桔梗二钱，川贝二钱，厚朴一钱，蒌仁三钱，麦冬三钱，葶苈子二钱，甘草一钱。水煎温服。

复诊： 服上方二剂后，滞化痰开，气道通畅，喘促遂平。

按语： 本案始用三子养亲汤方，此方据《杂病广要》引，云出《皆效方》，书后"引用书目"列于元王好古《医垒元戎》之后，似为元人作品（未著撰人），现已不详，后明龚庭贤引此方名"三子汤"，此方用于痰实壅塞于肺而引发之暴喘，或前人所谓"下虚上实"之喘证，效颇佳，开痰而不伤正，利气而非破气。故猝发之时，常选用之。后用苏子降气汤加减，去肉桂者，以肾阳虚不明，加诸利气化痰诸药，继平其喘也。

[医案二] 荣成下回头村王某，女，28岁。停经三月，忽因小产大出血，如崩倒之势。患者精神不振，脉象虚弱，卧床难起。此证急需先治其血，再做其他处理。

处方： 血余炭二钱，百草霜二钱，共为细末，黄酒冲服。

服药后，血渐止。约有三时之久，患者出现虚脱现象，自觉气息将竭，呼吸浅急，头昏痛，闭目无神，时将气竭。诊其脉浮而濡，乃出血亡阴，阳气无所依附，已将脱矣。盖有形之血不能速生，必生于无形之气，当速服回阳之剂以固脱壮神。

处方：人参三钱，附子二钱，水煎服。

服后半小时许，元气渐复，精神稍振。至次日，血未再下，唯觉四肢发热，此阴虚之征也。

处方：当归五钱，川芎二钱，白芍三钱，生地三钱，黄芪五钱，人参一钱，水煎服。

复诊：服后，发热略减，稍觉恶心，乃血液循行不足、脾气不振之故。当以补血健脾之法治之。

处方：人参一钱，白术二钱，茯苓二钱，当归三钱，川芎二钱，白芍二钱，生地二钱，艾叶二钱，阿胶珠二钱，炙甘草一钱半，水煎服。

复诊：服后，恶心止，唯觉身体无力，患者胃气欠佳，不愿服药。乃嘱其注意调节饮食，卧床休息，后乃痊愈。

按语：此病来势很急，故先以百草霜、血余炭二药，以处之方便，用之及时。以此法止血，亦为张家三世行医常用之经验。此证经服上方后，未再大出血，随即出现了一些阴阳虚脱、胃气不振等现象，以常法调理之，病人很快得以康复。

2. 用"霸道"以祛邪

荣成崂山屯村老年男性王某案，即用霸道法。患者于左股阴部，猝发一肿疡，漫肿无头，红紫疼痛，行走不便，别无它证，身体康健，舌红苔黄，脉沉数。此股阴疽也。皆热毒结聚而成。当重用清热解毒之药，以破阳结。

处方：金银花半斤，蒲公英二两，当归二两，天花粉五钱，生甘草五钱。用大锅水煎，随意服用。

复诊：服上方三剂后，肿已大消，痛亦减轻。遂以本方继服三剂，即消散。

按语：本案系热毒骤结，虽为老年，体力尚壮，可用重剂攻之，若勇士陷阵，可攻坚破隘，直入敌巢。本方仿《石室秘录》方义，重用金银花，药味少而用量大，取其专攻也。

3. 用"王道"以扶正

荣成下回头村女性小儿张某疳积病，用王道。由于饮食不节，生冷无常，伤及胃肠，食滞于中，蛔生于内，虫食并积，水谷运化功能失调，食欲不振，腹胀腹痛，大便不调，腹部痞满，面色萎黄，舌红苔厚腻，脉沉弦。此食积兼虫积也。当以消食杀虫之法以治。

处方：苍术二钱，厚朴二钱，陈皮二钱，神曲三钱，麦芽三钱，山楂三钱，槟榔二钱，鸡内金三钱，莱菔子三钱，甘草一钱。水煎温服。

复诊：服上方二剂后，食欲增加，腹胀痛减轻，此胃气已启，积滞稍减也。又因幼儿苦服汤剂，且本病需较长时间调治，故改丸剂，丸者，缓也。

处方：肥儿丸，每次二钱，早晚各一次，温开水送服。

复诊：服肥儿丸半月后，诸证明显见好，食欲增加，大便正常，腹部舒适，后继服此药而愈。

按语：肥儿丸方，自宋代以后医籍所载，同名异方甚多，今所用为明龚信与龚廷贤父子著《古今医鉴》卷十三"诸疳"方，注："刘尚书传"。原云："消疳化积，磨癖清热，伐肝补脾，进食杀虫，养元气。"后龚廷贤著《寿世保元·幼科》亦引此方，且云："真王道也。"此方为张教授祖父与父亲治小儿疳积常用之方，颇有效，张教授亦继用。录其方如下：

人参（去芦）三钱半，白术（去芦）三钱，白茯苓（去芦）三钱，黄连（姜汁炒）三钱半，胡黄连五钱，使君子（去壳）四钱半，神曲（炒）三钱半，麦芽（炒）三钱半，山楂肉三钱半，甘草（炙）三钱，芦荟二钱半（碗盛，泥封固，置土坑中，四面糠火煨透用之）。

上为细末，黄米糊为饼，米汤化下。或作小丸亦可，每服二、三十丸，量儿大小，加减服之。此方补中有消，为王道之纯者也。

4. 补中有泻，泻中有补

章丘男婴高某泄泻案。患者始患泻泻，治无效，复来济南住某医院，用西法治疗，数日后，仍无效，遂求诊，患者系未满周岁之婴儿，尚在哺乳期，大便稀溏，次数较多，稀便中夹杂未消化之食物残渣及乳瓣。体质较弱，精神不振，舌红苔薄白，脉沉细。此当系素体较弱，平日之乳食调节失当而损及脾胃，致胃肠消化及运化之功能不足，水食之分化机能失调，引发泄泻，当以甘温平和之剂，以温补脾胃，佐以消导之药，以化其余滞，则不必止泻，泻可止矣。

处方：党参10g，炒白术10g，茯苓10g，白扁豆10g，薏苡仁10g，砂仁6g，炒山药10g，莲肉10g，桔梗6g，鸡内金10g，甘草3g。水煎分多次适量温服。

患者遂出院，携上方回家治疗。

后不久，电话告知，服上方效甚佳，服初剂泻即减，连服数剂即愈。

按语：本案原系因脾胃虚弱所致之消化不良性腹泻。上方即参苓白术散加鸡内金也。详参苓白术散，乃四君子汤加扁豆、薏苡仁、山药等甘淡之药以平补之，莲肉甘补之中，具收涩之气，砂仁温阳，桔梗提气，加鸡内金一药，既有消导之力，又有收涩之功，使补中有消，助诸补剂以取效。

5. 治病先治人

老年女性宫某病案，除用药物综合调整外，在精神方面加以开导。通过大量的思想工作，解开了患者的心结。

患者30年前曾因家事不和，生活环境欠佳，导致多种疾病，近10余年，经多家大小医院检查治疗，并因子宫肌瘤，做过切除手术。据多家医院检查，患有高血压、冠心病、美尼尔氏综合征、植物神经紊乱等病。现主要感觉是失眠较甚，心烦，头晕，失去生活乐趣，表现精神不振，表情凄楚，痛苦悲伤，难以言状，饮食一般，小便正常，大便时干时稀，舌暗红，苔淡黄微干，左脉沉而有力，右脉沉弦。

据患者泣诉，原因精神创伤，后导致多种疾病，长期心情抑郁，导致脏腑功能紊乱，神志失于调节。凡此等疾病，非单靠药物所能收全功者，遂为详析病因，分析利害并明示治法，首在治神，次在治病。治神者，排解病因，正视现实，协调关系，为献上、中、下三策，即和、避、离。上策为正视问题，反思自己的所作所为，争取和解；中策为双方避开一段时间，让双方有冷静的时间与空间，再作处理；下策为二人离婚。

建议她采取上策，主动反思，以求互谅，争取和解。这需要有极大的忍耐、等待和诚意。再用药物以调其脏腑，疏其血气，安其神志，并治诸病证。

处方：柴胡10g，黄芩10g，制半夏10g，太子参10g，生龙骨15g，生牡蛎15g，丹参15g，百合10g，合欢皮15g，麦冬10g，五味子6g，全瓜蒌15g，檀香10g，远志10g，菖蒲10g，琥珀粉（分两次冲服）3g。水煎温服。

"五一"节前打电话告知，已服用10余剂，效果甚好，特表谢意，嘱继服此方。

后至9月下旬，陪同友人来就诊，并亲来致谢，并告，当日初来就诊时，感到无望，经张教授善为劝导并指示方向，感激不尽，回去后，遵嘱办理，并认真做了反思，建立信心，抱以诚意，问题很快得以解决，节日间夫妻还外出旅游了一次。前后服药共30余剂，效甚好。再嘱病已好，后当好自为之，以往为戒。

按语：本案接诊时，患者精神十分痛苦，泣诉告知，已有三十余年至今，历经诸多苦恼，虽患有多种疾病，亦跟精神因素不无关系，就现今病情而论，亦重在神志紊乱。兵法有云，攻心为上，攻城为下。故欲治此病，务在攻心，如果点破玄机，启悟谜团，加以药物调理，始能争取转机，跳出苦海。幸在患者能谨遵医嘱，始取得满意效果。故医者之要务，必以仁为本，德为先，苦病人所苦，急病人所急。医患同心，医患互信，尤胜于单纯的执技之术也。

四、成才之路

（一）行医经历

自张教授祖父张士洲先生行医始，至张教授已三世行医。在祖父与父亲的指导下，张教授少年时自《医学三字经》、《药性赋》、《濒湖脉学》读起，继读《医宗金鉴》临床各科诸"心法要诀"，均需背诵。白日则负责司药、制药等工作。其行医历程可分为以下几个阶段。

其一，初次行医，这是边学习，边行医的阶段。在老人的指点下从事临床，为病人看病，同时继续学习中医经典及临床各科书籍。1952年春，抗美援朝时期，为应对美帝国主义对我国沿海地区施行的细菌战，荣成县特组成防疫队，张教授作为崂山区医务人员应选参加，秋后，回本区，继续参与预防注射工作。

其二，联合诊所、卫生所工作。1955年，响应政府号召，带领全区个体医务人员组建"荣成县崂山区联合诊所"，并由有关部门指定任所长。在此期间，承担了大量的临床治疗工作，每当晚上没有出诊任务或不开会的时候，都在阅读中医典籍，并作了大量的病案记录和学习笔记。不断丰富自己的理论知识，并总结经验教训。由于疗效好，受到百姓的欢迎和肯定。1956年，出席了荣成县召开的中医代表会议，并作为崂山区代表在大会发言。

其三，脱产学习。1958年春至1959年夏，被选送去山东省中医进修学校及江苏省中医学校（同年秋，改为南京中医学院）教学研究班学习。这次脱产学习对张老以后的成长是个很关键的机遇，一是深入地学习中医经典著作及各学科著作，使知识更加系统化，并扩大了在各个学科的知识深度及广度；二是通过教学实践，培养了担任教学工作的知识和能力；三是接触到了马列理论著作，通过学习，认识到了哲学与医学的关系十分密切，认识到学习马列主义的理论，建立起科学的世界观及思想方法，对于学习理论及临床辨证均有十分重要的指导意义。

其四，教学相长。1959年进入山东省中医学院执教，承担了大量的教学工作。在领导的倡导下，自学了《教育学》等课程，使自己不再仅仅是一个临床大夫，而是成功的转型为培养中医药传人的大学教师。先后承担了《伤寒论》、《温病学》、《中医儿科学》、《中医内科学》、《中药学》、《方剂学》等课程的教学任务，在教学的过程中，体会到古人所谓"学然后知不足，教然后知困"的重要意义。在经济条件十分困难的情况下，购买了大量的图书，广收博采，充实自己的知识库。与此同时，多次承担门诊带学生实习的任务。1964年，在济南市传染病院中医科工作一年。该院以西医为主，凡需服中药者，由中医科负责，主任为汝兰洲先生，因汝先生身体健康状况欠佳，故杂病病房，服中药者，汝先生交由张教授负责，并代他在市办中医班主讲《儿科学》。是年夏，脑炎病流行，病号很多，来势很猛，治疗方面，以中医为主，亦委张教授负责，是时既要查房，又需讲课，工作十分繁重。通过此次临床，对急性传染病的治疗，也积累下许多实践经验，并得汝先生多次传授治儿科疑难杂证的经验。其时，白天看病，晚上看书，研究病案，使临床治疗水平有大幅度的提高。

其五，中医古籍整理。"文革"后，张教授走上了行政岗位，先后任中医系副主任、山东中医学院院长等职。与此同时，他先后承担了国家十年规划中"七本中医古医书整理研究项目"之一"针灸甲乙经校释"及卫生部重点课题"十一本中医古籍整理研究"之一"针灸甲乙经校注"的主编工作。1983年卫生部为贯彻1981年"中共中央关于整理我国古籍的指示"及"国务院古籍整理办公室"关于古籍整理会议精神，特成立中医古籍整理出版办公室。8月卫生部中医司在青岛召开了"全国中医古籍整理出版规划落实工作会议"。此次会议将全国第二批中医古籍整理任务分十大片管理，每片指定学术牵头人，张教授任华北山东片学术牵头人，这是一项新的工作，因《针灸甲乙经》年代久远，要想正确地校勘注释此书，必须有版本、目录、校勘、训诂等文献学方面的知识，张教授边学习、边工作，在实践工作中不断提高训释古医籍的能力。晚年之作《中医古籍文献学》、《黄帝内经文献研究》就是多年从事中医古籍整理研究的结晶之作。其中《中医古籍文献学》是中医文献理论的奠基之作，受到全国中医药专家的肯定与赞扬。

（二）成才经验

从张教授行医六十余年的历史来看，乃是一个不断学习、不断实践的过程。其成才经验包括以下几个方面。

1. 基本功的培养和训练是从医的重要基础

张教授青少年时期，仅读完六年小学，便辍学从医。由父亲教读一些中医启蒙读物，凡是规定要读的书，必须达到能熟练背诵的程度，同时需参阅诸多相关文献。在四年左右的时间里，对中医学的基本理论、基本知识和中医诊疗疾病的一些基本技能的了解和掌握，已经打下了比较好的基础。但这仅仅是开端，还要不断地拓宽和强化。就以《伤寒论》为例，此间仅仅是选读了一部分，通过后来的努力学习，张教授可以把《伤寒论》的398条原文在一个小时内全部背完；对《金匮要略》的大部分经文都能够背诵；对《温病条辨》和《温热经纬》的重要条文，基本上全能背诵；对《内经》的重要章节，亦能背诵。熟背经典的目的是为了活用经典。因此，张教授感觉到，只有熟悉经典，才能活用经方，因此强调对基本功的培养和训练，且认为不能满足于某一阶段的成就，必须通过长期不懈的努力，才能取得满意的效果。

2. 临床实践是体验中医理论和建立中医信念的关键

中医学术是实用之学，必须有坚实而丰富的实践经验。就其疗效而言，也主要是通过病人的感受而加以体验。因此，如果无切身体验，和对病人广泛的观察，也往往对中医的理论和疗效的可信性产生怀疑。张教授出生于中医世家，亲见祖父和父亲为病人看病的情景，稍长和学医期间，又亲自参与了力所能及的医事活动。司药、制药，以及某些饮片的加工炮制、丸散膏丹的制造，主要是由张教授负责。另一方面，经常闻见祖父和父亲看病时所运用的望闻问切的诊病方法，以及他们对病人的病因病机所进行的理论分析等，都对其有重大的影响。并亲眼看到了很多危重病人，通过治疗常可起死回生。在这个长期的体验中，对中医的理论和疗效自是坚信不疑的。在其行医之后，也有不少危重病人，是通过以中医的理论为指导把他们治好的。因此，张教授感到要建立对中医理论的信念和中医疗效的确认，最好是早临床和多临床。只有通过实践，才能解开心目中的诸多疑惑。所以在他多年的工作中，虽然承担过繁重的教学、科研和行政工作，但始终未有放弃应诊。

3. 集临床、理论、文献于一体，是加深掌握中医学术的需要

从张教授从医历程可以看出，集临床、理论、文献于一体，是加深掌握中医学术的需要。行医历程可分为二段。第一段，主要是从事临床，此时乃是忙于诊务，业余时间，继续进行业务方面的学习。在农村工作时，接触的病人也不分科，病种范围很广泛，包括内、外、妇、儿、五官等各个学科的病人，除正骨、外伤、产育、针灸外，其他学科的常见病、多发病都看过。到中医学院执教以后，又多次带学生在内科门诊实习。"文革"后，虽由于多种原因未能再从事临床工作，但仍不时有亲友及慕名者求诊。通过临床实践，不仅解决了理论和实践的结合问题，而且不断强化了理论对实践的指导，和实践对理论的体验。第二段，主要是从事教学工作。执教后，从事过本科班、进修班、师资班、西学中班、大专班、中专班、研究生等多层面的多门课程的教学工作。教学工作从基础理论学科来说，是对中医理论的进一步强化和深化；从临床学科来说，是对中医理论的验证和检验，以及对临床指导作用的进一步强化。在教学过程中，对中医理论的运用具有更加深入、广泛的理解，这对全面地把握中医学术，也是十分有益的。第三段，主要从事中医文献的整理研究工作。文献，作为一个学科，具有自己独立的学术特色。自1964年开始，参与承担古籍课题《针灸甲乙经校释》的编写工作，方留意查阅古今文献学家的文章与著作，又从事过大量的文献方面的学术活动，并多次承担过上级指定的古籍整理任务。通过上述种种实践活动，真正体会到中医古籍整理和中

医文献研究有自身的规律、方法和研究对象、研究目的，对继承发扬中医学术具有十分重要的意义。通过上述三点，张教授认为，能把临床研究、理论研究和文献研究结合为一体，方可完整地、全面地、系统地把握中医学术，真正体验到中医学术的博大精深。

4. 医文并重是中医学的一大特色

这里首先要明确医和文的关系。古人有云："文以载道。"中医学术，前人给我们留下了大量的医学文献，这些医学文献中，记载着大量的医学理论和医学知识，都是以文字为载体流传下来的。这些以文字为载体的医学文献，可以从两个方面来理解医和文的关系：一是从文字的组合形式来看，有多种文章体裁。概括地说，可以分为散文和韵文两种。不管是散文还是韵文，均有一个共同的特点，辛亥革命以前的古医籍，都是以文言文的形式出现的，这些文章中使用的语词、语法、音韵、语义等，也都带有时代的特征。就以《黄帝内经》为例，首先从它的文字气象来看，有些篇与篇之间的差异就十分明显，如《素问》中的前二篇与后七篇即是。学者们正是根据其文字风格，参照许多相关的内容，得知其非一时一人之作，这对研究《黄帝内经》中许多历史性问题，具有重要的学术价值。从韵文方面看，读音方面有很多差异，既有西汉以前的读音，也有西汉以后的读音，这种读音差异也可以进一步反映它成书年代的不同，也可以看出它非成于一时一人之手。再从其他的大量的医籍当中，亦可反映出医和文的关系是十分复杂的。依前所述，中医学是在中国传统文化这个大背景下形成的。因此，医学方面所涉及的广泛的内容，与天文学、地理学、历法学、气象学、术数学、哲学等有密切的关系。所以，要学习和研究中医学，在很大程度上需要借助于文史哲的相关知识，去解释其中的诸多难点、疑点，运用古汉语当中的相关知识，如语音学、语义学、语法学、文字学的知识和方法，才能扫除文字方面的某些障碍。从而说明对医学问题的研究，要解决某些高难度的问题，离开了文和文献学的知识、思路和方法，都是难以做到的。因此，医文并重对一个高明的医家来说，就显得非常重要。

5. 博览群书、兼容并蓄，是学术水平不断提高的源头活水

张教授在少年时代，父亲就经常要他多读书、勤读书，"开卷有益"。这要从多方面来看。就医学本身来说，从古至今，留下了大量的文献，据不完全统计，辛亥革命以前的现存医籍尚有万种左右，其中就包括了不同时代、不同医家、不同学派的著作，其中有理论的、临床的、养生的，多学科的不同内容。就一个学科来说，它又有诸多学派的不同，所以在学习和研究前人的著作时，不能囿于一家之言，也必须是兼容并蓄、博览群书。因此，作为一个医者，可以有门派的不同，但不可有门户之见。正由于此，才能把诸多知识熔于一炉，锻造出更高的知识产物。再从医学与其他相关学科的关系来看，也是如此。大量的古医籍中诸如儒家、道家、佛家的学术思想，古代反映自然科学方面的诸多内容，也不同程度地被用于医学著作中。这就要求对医学进行深入广泛的研究时，必须做到博览群书、兼容并蓄。张教授从少年时起，就养成了喜欢读书和藏书的习惯。通过几十年的收集，个人藏书约有五千余种，为自己创造了一个非常好的研读条件，他在医学这个领域里面能够做出卓著的成绩来，跟这个条件是分不开的。张教授看书的习惯也很广泛，除医学之外，对于文史哲、文学艺术、戏曲音乐等都有兴趣，得益匪浅。就是在临床医学方面，也是如此。张教授父亲常说不可拘于一家之言，"有是证

用是药"，不管经方还是时方，不管占代的还是近代的，只要是具有其适应证，都可以用。正是因为在学习的过程中博览群书、博采众长，提供了源头活水，方可达到健康成长的目的。

6. 坚持继承发扬，是立于不败之地的指导方针

中医学，自西学东渐之后，在近百年来，不断地遭到一些人的非议和批判。中华人民共和国成立以后，党中央和国务院及中央的很多领导同志都十分关注中医事业的发展，提出了很多的方针和指示，使中医事业得到了相应的发展。根据张教授个人几十年学习和实践的体会，中医学的发展必须遵循中医学自身的规律，在继承的基础上去发扬光大，这是惟一正确的道路。没有继承，就没有发展。没有发展，也就不需要继承。继承和发展是学术发展过程中紧密相连的两个环节，在学术上，任何一个学科都需要不断继承前人的成就，然后再去进行新的发展和新的创造，使它不断地提高。况且中医学这个伟大的宝库，谁都不敢说已经完全把它都继承下来了，在乏人乏术的情况下，更是如此。因而，继承发扬至少也应该是较长时期发展中医学术的指导方针。

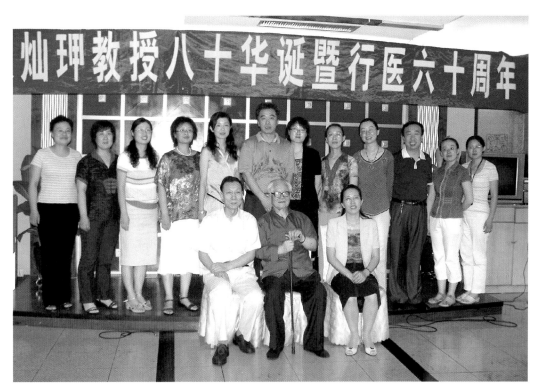

张灿玾教授与学生合影

五、传人培养

张教授从事临床、教学和中医文献研究60年，1990年11月经国务院学位委员批准招收博士生。已培养博士生13名、硕士生4名，现博士生在读2名。已毕业的硕士、博士均成为本学科的学术带头人或骨干。其中二名现已为博士生导师，另有硕士生导师多名。在中医医史文献研究方面，弟子柳长华教授现为中国中医科学院中医医史文献所所长，博导，学术带头人，已为国内中医医史文献研究的领军人物之一；徐春波教授曾留学日

本，现为世界中医药联合会项目部主任，硕导；米鹏为山东中医药大学文献所副所长，硕导；穆俊霞为山西中医学院内经教研室主任兼《山西中医学院学报》的执行总编等。在临床方面，谭奇纹现为山东中医药大学附属医院针灸科主任，博导，学术带头人；孔立为急症科主任，硕导等。另外，还培养韩国留学生一名。张教授还是国家"优秀中医药人才"指导老师，来自上海的杨悦娅医师拜其为师。许多乡村医生也慕名前来拜师学艺，2009年4月，为响应中央"中医向农村发展"的号召，新收二个基层执业医师为徒，期望通过将自己的学问传授给他们，使基层民众也能享受到较高的医疗水准。

六、对中医事业的执着与热爱

张教授对中医事业十分执着与热爱，对山东中医药大学文献所的创立及学科建设方面贡献良多。他根据多年来从事中医文献整理研究工作的实际情况，考虑到中医古籍的整理研究，需要有一个专业队伍和一定的基础设施及专门人才，方能胜任。为了争取此项工作的顺利开展，亦曾多次接受有关人员的采访，在报刊发表文章，向卫生部上书等等。终于取得了有关部门及院领导的重视和支持。1978年11月，经省教育局批准，成立中医文献研究室，由张教授负责，但诸多具体问题，如人员、经费、办公用房等，仍迟迟不能落实。且有人以研究科研为名，对中医文献研究，颇多非议。张教授则力排众议，予以驳斥。张教授任院长期间，认为中医学院为突出中医特色，必须有处一级中医研究机构，建议将现有中医文献室应升格为处级研究机构——中医文献研究所。省编委于1985年4月9日批复同意，1985年5月，中医文献研究所正式建立。此为全国中医院校之首创，亦为我院首次创建专业中医科研单位。经后来的不断发展，先为省级重点学科，现为国家、教育部、省级三级重点学科。

张教授还多次为中医事业的发展建言献策。1983年，上书卫生部中医司，谈《关于整理中医古籍的几点意见》，为中医古籍的整理与继承出谋划策。1984年与何任、李克光、丁光迪、李今庸等名老中医联名上书国务院总理，建议建立独立的中医药管理系统、成立国家中医药管理总局等，以保证中医事业的发展。2005年、2006年，上书吴仪副总理及卫生部副部长兼国家中医药管理局局长佘靖，谈"关于继承发扬中医药学之我见"，提到中医工作的五个问题与八个关系。佘部长到山东考察期间专门看望了张教授。

就其个人而论，他对学业与事业的执着与追求的精神，亦足堪称道。如孜孜不倦的学习精神，就医书而言，其能熟读背诵的不下20种，他一生读过的书，亦可谓广收博采，光读书笔记就有10余本，卡片万余张。又如矢志不移的敬业精神，临床应诊，曾留下大量医案资料（存有旧年医案四册），以便于总结经验教训。承担古籍整理任务时，在大量实践的基础上，著成《中医古籍文献学》这一开创性专著，并创建了中医文献研究机构。又如在教学方面，前后曾担任过10余门中医课程的主讲教师，每门课均能达到系统掌握，熟练讲授的要求，深得同学赞扬。其他如对文、史、哲多学科的学习与研究，均具有相当的造诣，为进一步研究中医学术，得益尤多。

七、文化修养

张教授兴趣广泛，琴棋书画诗词歌赋样样皆通。青年时期，即任村中剧团导演，兼司音乐伴奏，于文艺、戏剧、音乐、美术等方面，均为所好，未曾拜师，仅赖自学，故自幼养成喜读书的习惯。由喜读书，进而喜购书，善藏书。读书为求知，读书为致用。故读书为其生平第一需要。尝谓"箪瓢陋室犹无怨，黄卷青灯足可安。"室中藏书，有祖辈所遗者，有友朋馈赠者，有平生自购者。所藏有经、史、子、集等类，尤以医书为多，计有五千余种。晚年爱石习琴，有供石百余件，古琴一张，自撰"石论"、"琴说"等文，以石自勉，以琴自娱。命斋名曰"琴石书屋"，取此意也。

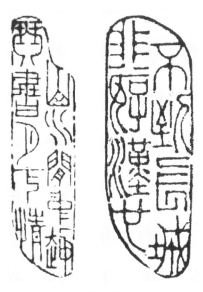

张灿玾金石之印

张教授雅好京剧。少年时，始学京胡，成年后，与当地票友，多有过从，且受益良多，并曾参与地方剧团组织的多次演出（司文场）。来济后，亦曾组织过演出。对民族乐器之笙、管、笛、箫等，亦有所好。

张教授擅作古体诗词。小学二年级时，以守岁之钱，购得白话注解《千家诗》一本，甚喜爱之，自此，业余之时每喜读《千家诗》及《古唐诗合集》、《白香词谱》等。每有余兴，尝寄意于诗词，以抒胸臆，曾撰有《不愠居诗稿》、《暮村吟草》、《咏石诗百首》、《琴石书屋医余吟草》、《琴石书屋文集》等多部诗文集，并在诸多报刊及诗集发表过数百首。

八、医德医风

张教授的祖父和父亲当时名噪乡里，每日诊务繁忙，然从不以医致富。他们布衣素食，勤俭为业，为人诊病，不计较个人得失，强调以医德为先，故而深得乡间父老及病家的赞誉。张教授自幼受家庭影响，又有多年党的培养教育，以"为人民服务"为己任，行医亦以医德为先。张教授看病有以下几个特点。

第一，用药简便廉验。开药时，为病人的经济着想，不开贵药，不开大方。有时介绍偏方给病人，病人不需拿药，用田间地头或家中常用的药物即可治好病。对于不确定的病，常用偏方做试探性的治疗。自来中医学院后，每次出差或回家，均随身带着针具，准备随时为病人治疗。如1961年3月，山东中医学院教务处派张教授与李世昌主任下去检查西学中班实习情况，在开往烟台的火车上，一位老大娘患病，腹痛难忍，喊叫不止。张教授见状，取出随身所带之针具，为之施针，不时，霍然而愈。老大娘感激不已。张教授每次放假回家，亦在村保健站协助父亲诊病，每日求诊者甚多。

第二，注重做病人的思想工作，疏导病人的情志。有些疾病是情志所引起，情志因素解除之后，病患就不药而愈。不仅要做患者本人的工作，争取病人的配合；有时某些慢性病，还应做患者家属的工作，争取病人家属的配合。如一外伤脑震荡，后又受惊吓所致的抑郁症，治疗已三年有余，不效。找张教授医治。张教授首先做病人及家属的思

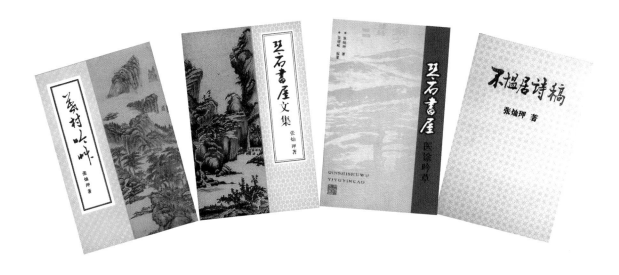

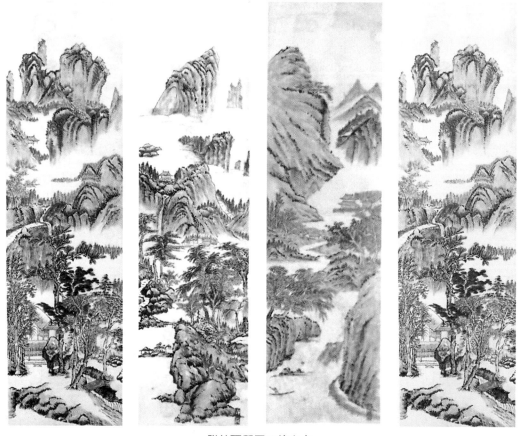

张灿玾所画工笔山水

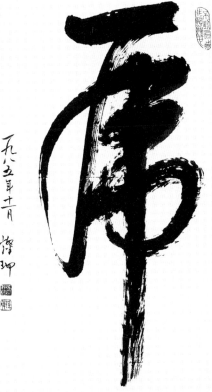

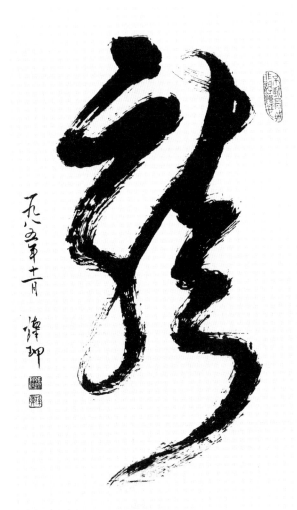

张灿玾挥毫泼墨

杏 林 颂 歌

1 = C   4/4

张灿玾词、曲

1 3 - 2 3 | 1 - 3 5 | 5 6 5 - | 0 5 3 1 6 5 6 |
神州 古 国，黄河 摇篮，　　有 一个 优秀的

5 4 3 - 3 | 5 3 1 - | 3 2 1 6 | 6 1 2 3 | 5 - 5 6 |
民 族，炎 黄子孙，尧舜 天下，　卿云烂 漫，日月

5 3 - 1·2 | 3 5 0 3 2 3 1 2 | 6 - 5 3 6 5 |
光华，五千 年来，英雄 儿 女，　智勇 勤劳，

0 3 5 5 6 6 3 | 5 5 2 3 1 | 1 3 2 3 1 2 3 |
　创造了辉煌的 东方文 化。　有一颗璀璨的

5 5 2 3 | 5 6 5 3 | 0 1 2 3 5 6 3 | 3 5 5 - |
明珠，乃是杏 林瑰宝，把光芒普 照，　万户

3 2 1 - - | 1 1 3 3 6 5 6 | 3 - 5 5 |
千 家，　　岐黄伟业，学海无 涯，千秋

6 5 3 5 | 3 1 0 5 3 5 5 | 1 1 6 1 | 1 6 5 - |
坟典，百代英华。让我们去继承挖掘，　发扬

3 5 - 0 3 | 5 5 5 3 6 5 | 6 3 - 5 5 | 6 5 3 6 5 4 |
光大，　为人类的健康幸福，永远 闪放着绚丽的

3 3 - 0 3 | 5 5 3 6 5 | 7 6 - 5 5 |
彩霞。　为人类的健康幸福。　永远

6 5 3 7 6 7 | 慢 6 5 1 - ‖
闪放着绚丽的彩 霞。

2005 年 5 月于山左历下琴石书屋

想工作。说明此病属慢性疾患，脏腑功能，已多紊乱，医患双方，均需有心理与精神上的准备，不可妄图急功近效；再者，应确立信心，经过治疗，是可以治愈的。通过大量的思想工作，一方面取得了病家的耐心坚持，另一方面取得了患者的信心和信任。具体治疗方法方面，虽然患者已长期精神受损，但不曾采用强力安神之药，仅遵《内经》所谓"勿致邪，勿伤正"的原则，始终以疏肝、理脾、安神为主的王道之剂，进行综合调控，使脏腑功能逐步协调。难得其父母能耐心坚持，服药年余，终得成功，非尽为中药之功，病人及家属的合作也是取得成功的重要原因。

第三，坚守治病救人和为人民服务的思想。治病救人是医药卫生工作者的本分，张教授自幼受家庭影响和古代先贤们的告诫，他随时能做到有求必应，凡有求诊者，无论

工作多忙，他都尽可能地满足病家的要求。另外，张教授自1940年起，在抗日根据地内就接受的是共产党的领导和教育，青年时期参加过多种抗日救亡组织。1950年入了团，1960年入了党。他始终是按党员的标准严格要求自己，他不仅要求自己把所承担的医药卫生工作和教育工作做好，而且凡是人民需要的，力所能及的事，他都竭力去做。譬如，他在晚年，考虑到村中没有一本志书，未能把村中的历史记录下来，甚为遗憾，所以，他立志要为村中编写一本村志，在他的二弟及两个儿子的协助下，经多方调查，三易其稿，终于完成了《荣成县下回头村村志》的编写工作，而且由自己出资将其印刷成书，甚得村党支部和村民的赞赏。

张教授表示，虽然他年事已高，身体与精力已不及年轻人，但是他还要为党、为国家、为社会、为学校做一些力所能及的事情，将自己的余生献给他所挚爱的中医事业。

国医大师 张 学 文

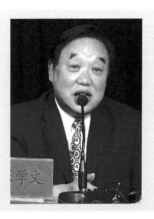

张学文（1935~），男，汉族，陕西汉中市人。陕西中医学院教授、主任医师，中医内科学家。长期从事医疗、教学、科研及行政管理工作，热爱中医事业。在疑难病症、瘀血证治、温病学说、脑病学说等方面均有独到见解，在活血化瘀法研究、中医急症探讨、中医脑病证治及温病学教学等方面取得了许多研究成果，学验俱丰。在人才培养方面主张走"名院名科名医"之路，研究生、师带徒并举；在科研方面主张继承创新并举，以创新理论、创新方药、创新手段为主。

一、生平概述

张学文教授，1935年出生于陕西省汉中市。自幼随父学医。18岁时经县统一考试，以优异成绩出师，开始了独立应诊的医学生涯。1956年考入"汉中中医进修班"。 1958年考入陕西省中医进修学校（陕西中医学院前身），毕业后留校工作，1959年被派往南京参加卫生部委托南京中医学院举办的"全国首届温病师资班"学习，师从孟澍江教授。其后历任陕西中医学院附属医院内科主任，陕西中医学院医疗系主任、副院长、院长等职。期间兼任北京中医药大学兼职博士生导师、中华全国中医药学会常务理事、国家中医药管理局医政司中医急症脑病协作组组长、陕西省科协常务理事、陕西省中医药学会副会长等职。1990年被国家二部一局确定为首批全国需要继承学术经验的名老中医之一。1991年起享受国务院特殊津贴。1991年被评为陕西省有突出贡献专家。1992年、1994年被国家中医药管理局评为先进急症协作组组长，1994年被评为全国中医急症先进工作者，2003年被评为陕西省首届老教授科技先进工作者。2009年4月，被人力资源和社会保障部、卫生部、国家中医药管理局评为首届"国医大师"。

二、学术思想和思辨特点

张学文教授在温热急症方面崇尚热毒交加、毒瘀互结理论；在中风病防治方面强调中风先兆的防治，对脑热血瘀证创清脑通络理论及方药，对气虚血瘀方面赞同王清任之理法，用药方面又有自己独到经验；对内科疑难杂病方面倡"久病多瘀"、"怪病多痰瘀互结"、"颅脑水瘀"、"肾虚血瘀"等观点。曾运用中医药方法治疗和抢救成功许多急危重症和一些疑难顽症。

（一）温热急症创新说——毒瘀交夹

张学文教授认为，开展中医急症学术研究，是深化中医药基本理论、开拓中医药治疗新领域、促进中医事业发展、使中医药走向世界的突破口，也是解决中医后继乏人、乏术和巩固中医队伍的重要途径之一。早在1978年，陕西中医学院附院组建了以张学文教授为首的中医急症科研小组，运用中医药救治一大批危重患者，取得了良好的临床效果。他认为要提高中医救治急症的疗效，应勇于临床实践，不断总结经验和教训，发现规律，将其上升为理论，进而反过来用它来指导临床实践，如此才能提高中医急症学术水平。

张学文教授在学习前贤经验的基础上，结合自己的临床实践，率先提出了"毒瘀交夹"说，指出六淫邪盛化火皆可成"毒"。盖有热（火）盛成毒、风盛成毒、暑热邪盛成毒、湿热邪盛化火成毒、燥盛化成毒、伏寒化温成毒等，并强调指出，外感热病尽管起病之初病因各异，但转化为"热毒证"后，具有共同之病机，概用清热解毒之法，方可切中病机。就卫分而言，有风毒壅卫、热毒壅卫、暑毒壅卫、燥毒壅卫之异；气分热毒证要详辨热毒壅肺、热毒阻肠、湿热邪毒壅遏中焦之不同；热毒侵入营血分，多搏血为瘀，毒瘀交结，灼营耗阴，侵犯心脑，迫血损络，险象丛生，当细心辨治为是。热毒波及营血，必挟瘀血见证，前贤已有定论；而卫、气分夹杂瘀血与否，前人尚无详论。

张老认为外感热病，热毒与血搏结为瘀，可见于卫气营血的各个病变过程之中，不为营血分所独有，只是瘀象有轻重缓急以及隐显不同而已。他将热性病变中的瘀血证分为卫分瘀证、气分瘀证、营血分瘀证，强调舌诊在热性病瘀血证诊断方面的重要意义，提出舌质青紫、深绛或舌尖后边出现瘀点，瘀斑，即为瘀血见证。此外，舌下脉络色暗，或脉形粗胀，或舌底有紫黑瘀点、瘀斑，以及口唇青紫，面色青灰黧黑、白睛赤丝；局部红肿热痛，皮肤斑疹，吐血便血，神昏谵语，抽风惊厥等，为热性病瘀血证的参见指标。针对热性病瘀血证候的特点，提出了以活血化瘀为基本法则的热病瘀血证治疗九法，即：清卫化瘀、清热化瘀、清营化瘀、凉血化瘀、解毒化瘀、开窍化瘀、息风化瘀、益气生津化瘀、滋阴透邪化瘀。九法之中，活血化瘀之法应贯穿在热病辨治的始终。证之临床实际，以此法治疗乙脑、流脑、出血热等热病，明显提高了治疗效果；经一系列实验研究表明，此学说具有科学性和实用性。1988年中国古籍出版社出版的首册《当代名医临证精华·温病专辑》中，对他的这一学术见解作了重点介绍。

（二）善治急症，尤重中风

张学文教授用自拟的"绿豆甘草解毒汤"（绿豆120g，甘草15～30g，丹参30g，连翘30g，白茅根30g，草石斛30g，大黄15～30g）加减，急煎多量频服，成功地救治过敌敌畏、苯妥英钠、利眠宁及鲜商陆等急性中毒患者；曾用中药内服外敷法成功抢救过出血热急性肾衰无尿患者；运用中医药辨证救治高热惊厥、吐血衄血、尿血便血等急症，更是得心应手。

近十几年来，他根据疾病谱发生的变化，紧紧抓住严重威胁人类生命的中风病作为中医急症的攻关突破口，带领科研组对中风病从预防到抢救乃至康复都进行了系统的研究，并在中药剂型改革、急症规范化研究等方面作出了显著成绩。在对中医急症的辨证施治规律进行研究的过程中，以中风作为突破口，认为因虚致瘀，瘀阻脑络为中风病发病之根本原因，指出了虚、瘀、风三者与中风的关系。在治疗中，特别重视对中风先兆的认识和处理。

张老在多年临床研究的基础上，提出了中风病证概括为四期六证，四期即中风先兆期、急性发作期、恢复期、后遗症期，六证即肝热血瘀、气虚血瘀、痰瘀阻窍、瘀热腑实、颅脑水瘀、肾虚血瘀证，张老强调各证型均要兼顾瘀血。

肝热血瘀证，为中风早期常见的病理表现，治宜清肝化瘀通络，自拟清脑通络汤，基本药物有菊花、葛根、草决明、川芎、地龙、赤芍、胆南星、山楂、磁石、鸡血藤、丹参、川牛膝等，可随证加减。

气虚血瘀证，可见于中风初期或缺血性中风发作期及中风恢复期。治宜益气活血。张老1978年研制了"通脉舒络液"作为静脉滴注加辨证口服，至今仍效验不减，用于缺血性中风，总有效率为98.2%。

瘀痰闭窍证，常见于中风急性期的闭证或康复初期。治宜涤痰开窍，活血化瘀。张老研制了"蒲金丹"针剂，收效甚佳。

瘀热腑实证，常见于中风急性期。治宜通腑化痰，活血化瘀，方用三化汤加减。

颅脑水瘀证，常见于中风急性期或恢复期以及其他脑病中。治宜通窍活血利水为大法，常仿王清任之通窍活血汤加丹参、川牛膝、白茅根、茯苓等，并在此基础上研制了"脑窍通口服液"治疗中风失语，降低颅内压，配合早期康复等，收到了明显效果，对小儿脑积水甚效，对一些颅脑肿瘤也有效。

肾虚血瘀证，见于中风后期，治宜补肾益精，活血化瘀，常用地黄饮子去桂、附加丹参、鹿衔草、肉苁蓉、桃仁、红花等，或稍佐黄芪以益气生精。

在中医急症研究方面，张老强调要以现代科学方法为手段，理论研究、方药剂型革新与临床观察相互结合。特别要注意在研究中如何发挥中医理论之长，扬长补短，防止只注意研究方药而不顾中医理论的倾向。特别是对中医治疗急症具有指导意义的卫气营血、津液、瘀血、痰湿、脏腑、六经等理论以及清热解毒、醒脑开窍、通里攻下、清营凉血、息风镇惊、回阳固脱、活血化瘀等治则，要组织力量，深入地进行研究，探索其实质，以求有较快的进展或突破。另外要组织大协作，组织水平较高的中医、中西医结合以及有关学科的人员，互相配合，尽可能集中兵力利用一切可利用的现代手段，充分调动各方面的积极性，发挥集体智慧，一点一滴，逐步深入，国家也要提供必需的物质条件。只要这样坚持下去，就一定会快出成果。

在疑难病研究方面，张教授提出了"前车之鉴须认真总结，广思路中西会参，辨证求精求细，筛方药知药善任，觅秘方出奇制胜，创新论另辟蹊径，持久战守方徐图，淹众长协同作战"八条经验。在治法上提出"启思路活血化瘀、祛痰浊可愈忧疾、顽病痼疾用虫药、奠中焦可解疑难、通二便可释疑难"等独到见解。对疑难病的方药运用，也提出了许多新看法。对中医疑难病的含义作出了明确地界定。认为所谓疑难病，应该以疑和难作为特点，具体应包括久治不愈者；目前尚无较好疗法者；罕见、少见疾病；尚无记载，难以命名的病证。提出了中医治疗疑难病的八个对策：认真总结前医得出，广思路中西互参，精辨证力求无误，择方用药恰到好处，觅秘方出奇制胜，创新论另辟蹊径，持久战守方徐图，淹众长协同作战。治疗应从十个方面入手，即从瘀着手，从痰论治，痰瘀同治，从虚考虑，运用反治，守方徐图，情志疗法，内外合治，应用单方偏方，以及特殊病因的消除等。在上述方法中，痰瘀同治尤其得心应手，亦为中医治疗疑难病证的一条重要途径。在上述思想的指导下，采用化瘀利水，祛邪通窍之法治疗小儿脑积水（颅脑水瘀证），以清肝活血化瘀，兼以疏肝通络，治疗脑萎缩取得较好效果。

（三）倡导中药剂型改革

众所周知，中风病因其发病急骤、病情危重，而传统的口服煎剂给药法，对于这类危重病人来说多有缓不济急之弊。张学文教授积极倡导方药的剂型改革，他将实践验证有效的方药，先后改制成中药静脉滴注剂（"通脉舒络液"）、肌肉注射剂（"金蒲丹针"）、肛肠灌注剂（"速渗通"）、片剂（"清脑通络片"，即"小中风片"）、口服液（"脑窍通"）等剂型，用于中风病急救，显著提高了疗效。他用"通脉舒络液"，配合中药汤剂辨证治疗中风急症237例，总有效率达99.1%，治愈率达74%，与传统疗法及西药对照观察比较，具有疗效高、疗程短、安全可靠、后遗症少等优点。由他主持研究的这项课题荣获"1986年度国家中医管理局重大科技成果二等奖"。

为了积极有效地预防和延缓中风病的发生，他带领科研组将中风先兆证的诊治率先列为专题进行深入研究。由他为主拟定的"清脑通络片"处方，具有清肝热、化瘀血，通脑络之功效，用其治疗中风先兆证723例，取得了总有效率达86%以上的良好效果，疗效明显优于101例西药对照组。此课题先后获"九零年度陕西省中医药管理局科技进步一等奖"、"陕西省科协自然科学论文一等奖"，"九二年陕西省科技进步三等奖"。对于中风病的康复治疗，他又独具见解地提出"颅脑水瘀证"的新观点，并相应提出"化瘀利水、醒脑通窍"的治疗大法，研制成"脑窍通口服液"，临床效果良好。

三、典型医案

1. 发热（前列腺炎术后）属气虚血亏，瘀血内阻者，治以益气补血、活血化瘀，佐以清虚热，可获良效

刘某，男，62岁。1981年3月初诊。

前列腺术后，觉全身烘热1年余。

初诊：1980年2月曾患前列腺肥大，行手术治疗后，渐觉周身皮肤阵发性烘热，日6至7次，以上半身为甚。现症见烘热时心中烦乱不堪，伴有汗出，体温不高，口不渴，需急解开衣襟，让风吹之始能缓解，烘热后如常。不论春夏秋冬，病情变化基本如此。舌质暗红而淡，舌下有瘀点数个，苔白而润；脉沉细弱。辨证为气虚血亏、瘀血内阻发热。治法以益气补血，活血化瘀，佐以清虚热。方拟当归补血汤、丹参桃红四物汤加减。

处方：丹参30g，桃仁10g，红花10g，生地10g，赤芍10g，川芎10g，当归10g，黄芪30g，牡蛎（先煎）15g，胡黄连10g，白薇10g，五加皮15g。日1剂，水煎2次合匀。分早晚温服。

复诊（1981年3月21日）：服药后，发热诸症大减，每日仅作1次，且热势轻微，很快即过，舌脉略有起色，惟药后大便稍溏，遂于原方去桃仁，减丹参、当归之量，并加茯苓15g，嘱继服。共进10剂而热退病愈。

按语：患者发烧时起时伏，烧时心烦不安，而无脉弦、口苦、往来寒热之症，知病机不在少阳；热甚汗出，但口不发渴，苔无黄燥，知病机不在阳明；舌无红赤少苔，五心并不烦热，知亦非阴虚骨蒸。据舌质暗淡，舌下瘀点等，分析此为术后瘀血不行，瘀郁生热。且患者年逾六旬，气血已衰，鼓动无力，瘀血日甚，故阳郁外发作烧。治以当归补血汤益气生血，丹参桃红四物汤活血化瘀；并佐胡黄连、白薇、五加皮以退虚热。药合病机，故3剂即效。二诊大便略溏，故去桃仁，减当归、丹参等滑润药品之量，加茯苓以扶脾益心，而病归痊愈。

2. 中风病，辨为气虚血瘀络阻，肾亏风动痰生，治以补气活血，益肾息风，兼化痰浊而取效

王某，男，63岁。1993年4月10日初诊。

左半身麻木3月。

初诊：左半身麻木3月，在西安某医院住院治疗1月，诊断为"脑梗塞"、"颈椎病"、"高血压"，经西药治疗有改善而半身麻木不除。诊见左半身麻木、无力，神疲气短，头部麻木，颈项不舒，精神差，记忆力减退，语言不利，左手功能差，握力弱，纳食可，舌质淡，苔薄，脉弦缓。中医辨病当属中风之中经络，气虚血瘀络阻，肾亏风动痰生；治法以补气活血，益肾息风，兼化痰浊，方选补阳还五汤加味。

处方：炙黄芪30g，当归10g，赤芍10g，川芎10g，桃仁10g，红花10g，地龙10g，丹参15g，生山楂15g，天麻10g，远志10g，水蛭5g，路路通15g，桑寄生15g，川牛膝15g，天竺黄10g。水煎服，日1剂。

复诊：上方服用近2个月，病情大为好转，麻木消失，气短乏力改善，半身功能无障碍。惟颈椎病症状仍在。去远志、天竺黄，加葛根12g，伸筋草15g，太子参12g，水煎服，日1剂。4个月后患者诉诸症已愈。嘱其注意生活起居，常服清脑通络片或丹参片，以预防再发。

按语：此案之治以补阳还五汤为基础，补元气通瘀阻。加丹参、生山楂、水蛭、路路通，以加强活血化瘀通络之力；桑寄生、川牛膝补益肝肾；天麻、远志、天竺黄化痰祛风。共奏补气养血活血益肾化痰祛风之效，故历经数月调治，终获良效。

3. 胸痹（冠心病心绞痛）属血脉痹阻、宗气不畅者，治以宣通宗气，畅通血脉而获良效

张某，女，59岁。1992年6月20日初诊。

阵发性胸闷气短2年，加重并伴胸痛15天。

初诊：阵发性胸闷气短2年，加重并伴胸痛15天，胸闷以下午多发。察见舌质暗，边有齿痕，苔薄白；脉沉细。诊其为血脉痹阻，宗气不畅故胸痹（冠心病心绞痛）。治法

为宣通宗气，畅通血脉。方拟瓜蒌薤白汤加减。

处方：瓜蒌15g，薤白10g，丹参15g，川芎10g，葛根12g，降香10g，赤芍10g，草决明15g，鹿衔草15g，莱菔子12g，枳实12g，菊花12g。12剂，水煎服，日1剂。

复诊：服药后，胸痹症状大减，偶有疼痛不甚。继用上方去莱菔子。前后服药1月余，诸症消失。

按语：此系比较典型的心痛案例。方用瓜蒌、薤白、枳实、莱菔子宽胸行气化痰；丹参、川芎、降香、赤芍、葛根活血祛瘀行气止痛；草决明、鹿衔草清肝补肾，

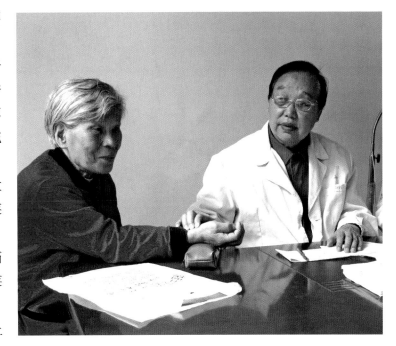

长期服用可降脂软化血脉；菊花清肝明目。此方以张仲景"瓜蒌薤白汤"，合"冠心Ⅱ号"化裁。借用现代药理学的一些研究成果，如葛根、草决明、鹿衔草、丹参降血压、降血脂，扩张血管的功能。标本兼顾，药性平和不燥，故收效迅速。

四、成才之路

1.幼承家学

张学文教授生于中医世家，自幼耳闻医道，日染家学，深得其父张致东先生嫡传。14岁起便在其父亲的严格要求下，背诵中医典籍、药性、脉诀、汤头歌诀，切药认药，并随父亲临证看病。16岁时已能熟诵《脉经》、《本草》，并已览学《内经》、《伤寒论》等医籍，深得中医之要旨。18岁经当地政府考试批准，悬壶故里。

2.进修学习

1956年至1959年，先后在汉中中医进修班、陕西中医学院师资班、南京中医学院举办的首届全国温病师资班学习深造，而后在陕西中医学院执教。

3.广采博收

张学文教授以温病、脑病专业为最大特长，但他并不轻视岐黄之理、仲景之言。对历代名医经验的继承，张老师更是广采博收，从无门户之见。张学文教授素有"张丹参"之雅称，自然以清代医家王清任先生为其宗，似乎言必丹参、法当活血，其实细观张老师的临床用方，也绝不尽然，关键在于辨证论治，因病而异。

4.勤于实践

张老自1959年留陕西中医学院任教以来，虽历任教研室主任、中医系主任、学院副院长及院长等职务，仍一直勤于临床实践。

张学文教授幼承家学、广拜名师，后又深造于陕西中医学院、南京中医学院，无论

在何时何地，从未脱离过病人。张老师常常说：党和群众是鱼水关系，我们医生和病人何尝不也是鱼水关系。任何一位医务工作者，如果离开了病人，即使水平再高，也只能是无源之水，无本之木。正因如此，不管他怎么繁忙，只要病人来诊，张老师从来没有推辞过，有时甚至就支在自己的腿上开出了药方。

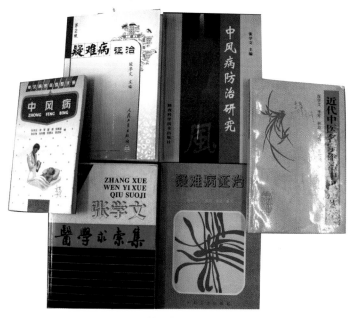

张学文教授的著作

5. 勤于笔耕

一位中医学家的最主要标志是他不但具有极其丰富的临床经验，而且也有独具特色的理论学说。

探究张学文教授成为著名中医学家的内在原因，乐于临证、勤于笔耕可谓是其关键。张老师在极其繁忙的临证、教学、科研、管理之余，硬是利用休息时间，在诸多弟子们的鼎力相助下，把自己的研究心得、临床经验撰写成文、汇集成书，一则总结自己，二则启迪他人。他发表的学术论文有百余篇，先后公开出版了《张学文中医世家经验辑要》、《医学求索集》、《疑难病论治》及《中风病》等学术专著10余部，一版再版，业已发行至海内外，受益者众。

五、传人培养

张学文教授从20世纪50年代开始，就一直在陕西中医学院从事着教学及研究工作。他曾担任学院首届本科生班主任，直至现在仍然奋斗在中医教育工作之中。从教50余年，除听过他课的数千名学生之外，直接受教于张老师的还有集体弟子45人，学术继承人4人，硕士及博士研究生74人，最近新纳浙江弟子2人、河南弟子1人，私淑弟子2人，他们都秉承着张老师的医德医风，不断弘扬着中医文化精华，业已成为推动中医事业发展的一支生力军。

在中医教学方面，张老特别注重向学生传授经得起临床考验的宝贵知识，无论讲哪一个专题，他都特别重视三个结合，即古代与现代结合、理论与经验结合、自己与他人结合。笔者特别记得，张老师授课，条理清晰、详略得当、深入浅出、妙语连珠，即使是再复杂的问题，再大的选题，只要由张老师来讲解，都让学生们感到非常轻松，而且很容易牢记在心。

出血热曾是陕西的一种多发病，常分为五个阶段，患者在少尿期和休克期极易死亡，因而属于一种危重之病。张学文教授在讲解温病学中卫气营血辨证之时，特别以此病的发生发展过程为临床实例，依次讲透了叶天士、吴又可、余师愚、喻嘉言等温病大家的有关论述。同时又引用了江苏、江西、湖南、浙江等地现代名家的有关见解，古今一体，一目了然；在治疗上，经过10余年的不懈努力，张学文教授和他的同事、学生们终于研制成功了"出血热预防片"，出版了中医防治出血热之专著，同时也培养了一批防治出血热的专业队伍，达到了教学相长，同步提高的目的。

在张学文教授教学风格的熏陶下，他的得意门生们也在不同的工作岗位上展示着导师的风采，个个思维活跃，言谈儒雅。张老师的弟子姜良铎教授、王景洪教授、刘华为教授、戴春福教授、李军教授，分别在北京中医药大学、陕西中医学院、福建中医学院等指导着博士、硕士研究生，获得颇多殊荣；万海同教授、解建国主任医

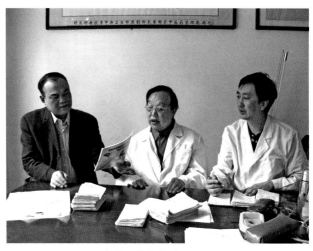

张学文教授与弟子讨论

师、申锦林、金杰博士等人也相当出众。在他们的共同努力下，一辈传一辈、一人传一人，共同继承着张学文教授的医风医术、教风教术，逐渐形成了"张学文教授学术流派"。

六、对中医事业的执着与热爱

为了推动中医急症学术的发展，振兴中医事业，张学文教授积极倡导要加强中医急症理论和临床研究工作，曾先后在许多报刊上发表文章，阐述有关治疗急症的思路与方法，在社会上引起了较大反响。

"七五"计划开始后，张学文教授先后任全国中医内科学会中风急症协作组副组长、组长以及国家中医药管理局医政司中风病急症协作组组长。他不负众望，与任继学、王永炎、孙塑伦等专家教授一道精心策划，团结协作，在全国形成了覆盖面达22个省市、百余家单位参与的医教研究相结合的网络，在短短8年间，中风协作组取得11项重大科技成果，多次受到国家中医药管理局的表彰。1983年全国中风急症协作组成立伊始，在他的积极倡导参与下，由北京中医学院牵头首先制订了一套能与国际交流的《中风病中医诊断、疗效评定标准》，为中医诊断与疗效评定标准的制定开创了先河。此后，又先后制订了"中风病护理常规、预防及康复规范"和"中风病证候辨证量表"以及"中风先兆证诊断及疗效评定标准"。这些艰苦细致而卓有成效的工作极大地推动了全国中风病急症规范化研究工作。

为了培育中医急症研究工作的新人，他在教学环节上，率先对在校本科生和研究生进行了中医内科急症的强化教学。几十年来为国家培养了一大批优秀的高级中医人才，其中大多数已成为省内外中医事业的骨干力量，不少人已脱颖而出，成为中医急症研究的专家。为了进一步强化中医急症的理论研究，自1978年以来，他先后招收了以研究中医急症为主的两个专业（温病、中风）的硕士研究生72名，有20余人继续攻读，已获得博士学位，并被北京中医药大学聘为博导，培养博士生4名。近年来，张学文教授退而不休，先后为广东省、浙江省、陕西省带教高级学徒7人。为了培育更多的中医急症新生力量，张学文教授不辞劳苦，常常奔波于各地讲学，曾先后五次应邀赴日本传播中医急

症研究的新思路、新方法和新成就，获得中医界同仁的一致好评。为了启迪后学，他与乔富渠医师一起主编了《中医内科急症学简编》一书。黄星垣等全国著名专家对该书给予了高度评价："该书收集了汉代以来治疗内科急症的主要方剂和经验，分门别类，并结合自己的临床经验提出了加减变化方法……书中收集了近年来中医治疗急症的经验，是对古人治疗经验的发展。书中广为收集了民间有效单方、验方，都具有很大的实用价值"。近年来他又主编了《中风病防治研究》、《疑难病证治》、《医学求索集》等专著，洋洋数百万言，处

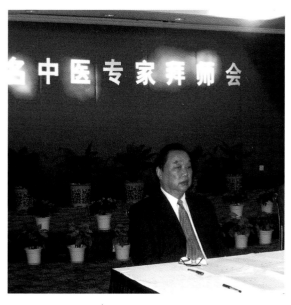

继承学术经验名中医专家拜师会

处凝聚着他为振兴中医急症事业的一片心血。他认为中医人才培养应研究生、师带徒并举，科研方面主张继承与创新并举，以创新为主，在理论、方法、方药等各方面均应不断有所创新。

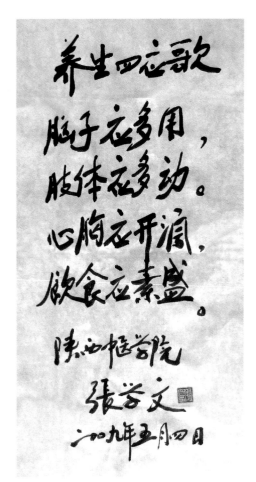

张学文教授所书养生四季歌

七、文化修养

大凡见过张学文教授的人，可能都会陶醉于他那高深的理论见解、深厚的中医功底，以及言必引经、用必据典的学者风采。他14岁起便随父亲学习经典临证诊病，辨认药材，"鸡鸣而起，星高而息"，孜孜汲汲，不敢懈怠。张学文青少年时期精力充沛，好学上进，求知欲望极强，读书若渴，对家藏医书精读细研，孙思邈《千金方》、钱乙《小儿药证直诀》、李杲《脾胃论》、李时珍《本草纲目》、王肯堂《证治准绳》、张介宾《景岳全书》、吴谦《医宗金鉴》、唐容川《血证论》、王清任《医林改错》、叶天士《温热论》、吴鞠通《温病条辨》等等都成为他囊中所藏，枕下所垫之物，每有体会则点批强记，案头典籍常揉翻卷曲渍汗。

八、医德医风

俗话说得好，"万事德为先"、"百业术为

重"，可见德、术在一个人一生中的重要性。对于我们以济世活人为要务的中医行业来说，医德和医术同样也至为重要。

张学文教授无论在为人方面，还是在学问方面，均以药王孙思邈所倡导的"大医"标准来要求自己，德术并重，把济世活人之术作为他积德行善之业，处处以病人为重。在学术上勇于创新、在临床上精益求精，在科研上成果累累、在教学上桃李满园。不管是行政工作多么繁杂，也不管社会活动多么繁重、社会兼职多么繁多，他总是那么有条不紊、井然有序，尤其是在临床诊疗方面，张学文教授总是认真周详，一丝不苟，遣方用药，环环相扣。成千上万的各类顽症病人接受了张老师的诊治之后，都有一种如遇亲人、绝处逢生的感觉，真正体会到了中医大家的接诊风范、处方艺术和神奇疗效。

张学文教授所书治学格言

除了切实搞好临床及业务工作之外，作为始终执著于中医事业的一员，张学文教授为了更好地发挥好他的带头作用，数十年来经常利用各种场合和机会，四处呼吁振兴中医的伟大事业。无论在省内还是省外、国内还是国外、行业内还是行业外，总是持之以恒、反复申明重视和支持中医事业的价值和意义，为快速发展陕西省及全国中医药事业奔走呼吁、呐喊助威！

"春日播下一粒子，秋月可收万斗粮"，德高望重的张学文教授以自己的实际行动给我们树立了振兴中医大业的榜样，让我们更加增强了弘扬和发展祖国传统医药文化的责任和信心。

国医大师 张 镜 人

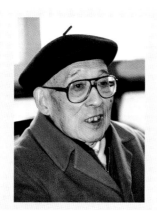

张镜人（1923～2009），男，汉族，上海市人。上海市第一人民医院主任医师、教授，著名中医理论家、中医临床学家。从医60余年，临床颇多创新。治热病主张"熔伤寒温病于一炉"，"祛邪"为先；治杂病宗东垣脾胃学说，擅长治疗急性感染性疾病、慢性萎缩性胃炎、病毒性心肌炎后遗症、冠心病、慢性肾炎、慢性肾功能不全、系统性红斑狼疮等病。

一、生平概述

张镜人教授，字存鉴，1923年出生于名医世家，是沪上张氏内科第十二代传人。少年时起即随长辈抄方，1941年起随父侍诊，1945年开始独立应诊。1950年当选嵩山区（现卢湾区）医务工作者协会主任委员。1952年上海市中医学会成立时当选为副理事长。同年，当选为市卫生工作者协会常务委员。建国初期，先生率先关闭私人诊所，进入上海市卫生局工作，曾任中医科副科长、中医处正、副处长等职。筹建上海中医学院及中医医疗机构，为推动中医事业的发展作出了巨大的贡献。

历任上海市第一人民医院中医科暨中医气血理论研究室主任、上海医科大学教授、上海市卫生局副局长、顾问。全国中医药学会副会长、上海市科学技术协会委员、上海市中医药学会理事长、顾问。上海中医药大学、上海市中医药研究院专家委员会顾问；上海市中医文献馆、上海市中医药情报研究所顾问等职。曾任全国政协第七、八届委员会委员，政协上海市第六届委员会常务委员，中国民主同盟中央委员会委员，民盟上海市委员会副主任委员。

1990年被人事部、卫生部、中医药管理局确认为全国首届继承名老中医药专家学术经验工作指导老师，1991年起享受国务院政府特殊津贴，1994年经人事部批准为终身教授，同年获首届上海市医学荣誉奖。1995年获首届"上海市名中医"称号。1996年荣获中央保健委员会优秀保健医奖。2009年4月，被人力资源和社会保障部、卫生部、国家中医药管理局评为首届"国医大师"。

二、学术思想与思辨特点

张镜人老先生一直潜心钻研医术，精益求精，对中医理论有深邃造诣，且能集思广益，博采众长，吸取新知，在多个领域都甚有建树；在临床上有着丰富独到的经验与用药特色，颇多创新，如对急性感染性疾病、慢性萎缩性胃炎、病毒性心肌炎后遗症、冠心病、慢性肾炎、慢性肾功能不全、系统性红斑狼疮等，均有深入研究，疗效卓著。先生在长期的临证实践中，逐渐形成了自己独特的临床经验及学术思想。

（一）诊治热病注重"表"与"透"，提倡"伤寒""温病"宜合不宜分

张老在诊治外感热病时，提出祛邪为要务，注重"表"与"透"；初则疏风解表发汗，进而清泻里热为主，透热转气，兼湿者必佐以化湿之品，热入营血者清营泻热，进一境，立一法，有规有章，但"表"与"透"贯穿始终。先生在继承家学的同时，吸收张仲景、吴又可、叶天士等名家治热病的理论和经验，提出"师古而不泥古，厚古而不薄今，圆机灵活，变化在我"，主张"解表与透里，祛邪为要务"。

热病历来有伤寒和温病之争。先生在《上海张氏家族对伤寒热病临诊证治薪传》一文中指出："伤寒与温病之争是不必要的，叶天士、吴鞠通分别倡导'卫气营血辨证'和'三焦辨证'，二家的理论和经验，也完全是《伤寒论》辨证论治具体运用的发展和补充。吴又可定三消饮，叶天士辨卫气营血，苟非深入仲景堂奥，何能有此领悟。毫无疑问，温病学说离不开《伤寒论》的理论指导，《伤寒论》得温病学说的结合，才更丰富和扩大了热病辨证论治的内容。"二者宜合不宜分，关键是如何掌握和应用，决非争论的问题，故一贯主张熔"伤寒"、"温病"于一炉，灵活运用伤寒方和温病方，可谓深得古人之奥秘，领悟家传之要诀，辨证层次分明，用药轻灵见长，既重继承，又多创新，开阔了热病的证治领域，拯救了众多重症危疾。

属于伤寒范畴的热病，其发病亦不外乎新感外袭和伏气内发二端，新感虽有寒温之分，但有外邪的侵犯，由表入里，治疗只宜表散；伏气因新感引动，由里出表，治疗亦宜透达。除了里结阳明的腑证可下夺外，新感与伏气的出路同在肌表，故"表"与"透"实为伤寒临证治疗的中心环节。新感务求"表透"，勿使内入；伏气务求"透表"，促其外达，这是长期临床实践中摸索到的两条基本经验。

由此可见，伤寒与温病的治疗，离不开"解表"与"透里"的两大法门，常谓："外感时气的治疗前提在祛邪，新感非表不解，伏气非透不达，救阴尚易，达邪最难，热退则津回，邪去则正安。"可见，在治疗上，抓住表与透的原则，在热病的各个阶段，选方用药，有机组合，乃治病之要旨。临证用药尤推崇豆豉一味，谓：豆豉一味兼擅"表"和"透"的功效，乃治新感与伏气的至当不易之品，贯穿热病治疗始终。盖豆豉乃经麻黄水浸制而成，治新感引动伏邪而寒邪偏重的疾患，虽不如麻、桂，而实不废麻、桂之意。将葱豉汤、栀豉汤、黑膏汤等方中豆豉不同的配伍组合，运用于热病的各个阶段，使表邪外达，伏邪透达，使治热病取得满意的疗效，也是张氏家族数代人临床实践之结晶。如邪在卫分者，以葱豉汤加减，因南方多湿而无北地的寒邪阴凝，故不用麻、桂之辛温反助邪热，不宜银翘的辛凉，恐遏邪湿，此时选用葱白、豆豉微辛微温，

发汗不伤阴，恰到好处；若表邪较重，发热、头痛、骨楚等，速拟表散，佐入柴胡、干葛等品；邪留气分者，从栀豉汤加味，豆豉的透达解肌表，山栀的轻清泻膈热，合之表里双解之意；如表邪尤重，合柴胡、牛蒡、荆芥；里热较盛，加知母、连翘；邪入营分或血分者，从黑膏方加减，常用生地、豆豉同捣，结合凉血散血、息风、清热祛痰之品，妙在育阴而不滞邪，透邪而不伤正。以上三方中均有豆豉，葱豉着重于解表散邪，犹叶氏《温热论》："在卫汗之可也"的原则；栀豉着重于轻清泻热，表里双解，犹叶氏"到气才可清气"之意；黑膏方着重于育阴达邪，犹叶氏"乍入营分，犹可透热转气，入血……直须凉血散血"的原则。此外，对发热、斑疹、战汗、神昏、下血等症候以及舌苔、脉象的变化，必须严密观察，用药丝丝入扣，才能收到应如桴鼓之效应。故张老认为：无汗取豆豉，有汗取豆卷，热甚取生地，津伤取石斛，邪热内炽、劫夺津液并取生地、石斛，随症损益，确为临证之结晶，经得起实践的考验。在临床上，先生运用温病学说的辨证规律和独到经验诊治变应性亚败血症、巨细胞病毒感染、急性胆道感染、胰腺炎、糖尿病合并感染等均取得满意疗效，体现了中医中药治疗的优势。

先生指出温病学说离不开《伤寒论》的理论指导，《伤寒论》得温病学说的结合，临床治疗热病应熔伤寒与温病于一炉，灵活运用伤寒方和温病方，辨证层次分明，因人、因病、因地制宜，才能丰富和扩大热病辨证论治的内容。

（二）辨治内科杂病，重视调理脾胃

先生在长期的临证实践中体会到重视脾胃的重要性和必要性，"脾胃强则诸脏强，脾胃弱则诸脏弱"，无论养生或治病都应重视脾胃，这在其临证实践中，特别是治疗疑难杂病中多有所体现。

诊治慢性胃炎，依此确立了升降并调、燥湿相适、寒温同用的治疗原则，获得了比较满意的治疗效果。治疗慢性胃炎，提出辨病分阶段，论治有"十法"。病变从浅表性胃炎到萎缩性胃炎，虽可见相同证候，但不同阶段亦各有不同的病情特点，在临床上分阶段辨病结合辨证治疗则更为合乎病情。其"十法"是清热和胃、疏肝和胃、益气养胃、养阴益胃、清化瘀热、调气活血、寒温相配、升降并调、化湿和中、消导悦胃法。

对脾胃理论的重视，不但体现在对脾胃病本身的治疗上，在对其他系统的一些疾病的诊治上更应引起充分重视，如对慢性肾炎，一般都比较强调治肾，而先生在论治此病时兼重脾肾，尤其重视对脾胃的调治，《内经》指出："诸湿肿满，皆属于脾"。脾土健旺，协调于肺肾之间，则津液精微当升则升，当降则降，敷布周身，滋养躯体；反之则清不升、浊不降，精微或随小溲排泄，出现蛋白尿、低蛋白血症等变化，饮食反成痰湿水浊，症见高脂血症或氮质潴留，治疗上应强调健脾以补土、益肾以壮水，二者不可偏废。同样在论治高脂血症、肥胖症等疾病，亦强调饮食不节与脾运不健两方面互为因果所致，脾胃运化不健，痰湿瘀浊滋生，出现脂质代谢紊乱，导致高脂血症或形体肥胖，治疗时应先立足于健脾化痰，脾运健旺，痰浊自蠲，脂质代谢从根本上恢复正常。在诊治肺系疾病时，如哮喘缓解期、慢支恢复期、肺结核吸收期、肺炎恢复期等，在治疗肺部疾病同时，从"土为万物母"，"土生金"的五行生克理论出发，重视脾土对肺

金的资生作用，强调培土生金法，以党参、白术、茯苓、甘草、山药、扁豆、莲肉之类益气健脾，助生化之源，滋养肺金，从而加速肺部疾病的痊愈，临床每获显效。

先生在临床遣方用药过程中，十分强调保护胃气。胃气一败，百药难进，而胃气来复，诸脏才得转机。因此切忌一味追求中病而大剂、重剂妄投，顾此失彼，非远见之举。对于一些峻利之药，宜峻药缓投之法，即通过改变给药途径以取其效。如治疗氮质潴留时，采用大黄煎汤保留灌肠之法，在处方时又经常配伍谷芽、甘草之味，和胃安中、醒脾悦胃，并且协调群药。此外在治疗一些杂病的同时，要告诫患者饮食节制，诸多疾病的成因往往与饮食不节有密切关系，同时诸多疾病的康复亦离不开饮食的合理和调养。

（三）治疗疑难杂病，重视活血化瘀

先生主张气血贵在流通，重视活血化瘀法在内科领域的应用。人体气血，贵在流通，一受病邪，气血必碍。血流滞涩，成为"恶血"、"蓄血"、"干血"等血瘀病变时，莫不壅塞气道，阻滞气机，那就更须采用活血化瘀的治法，所以活血化瘀法在内科有非常广阔的应用领域。

造成血瘀的病因很多，有气滞不畅而致血瘀的；有气虚血运无力而致血瘀的；有寒邪凝泣而致血瘀的；有热伤血络或煎熬血液而致血瘀的；有痰浊内蕴而致血瘀的。故活血化瘀法的应用决不应是单一的，需根据"必伏其所主，而先其所因"的原则，结合清除形成血瘀的致病因素，这样才可以充分发挥活血化瘀的治疗作用，否则，活而不行，化而又滞，徒劳无功。

1. 活血化瘀与行气相结合

气滞不畅而致血瘀者，多因情志不遂，气机失和所致，可见胸胁作胀，痛有定处等症状，治需气血并调，而以行气为主。胸痛宜合颠倒木金散，方出《医宗金鉴·四诊心法要诀》，由木香、郁金二味组成；治胸痛，属气郁痛者，以倍木香君之，属血郁痛者，以倍郁金君之；胁痛宜合柴胡疏肝散，本方出《景岳全书·古方八阵》，由柴胡、陈皮、枳壳、乌药、香附、甘草、川芎等组成。

2. 活血化瘀与补气相结合

气虚血运无力而致血瘀者，治须补气活血。盖血不自行，赖气以运行，元气复则血流通利，瘀无隐伏之机。半身不遂，宜合补阳还五汤；若心气不足，少阴之络瘀凝，症见胸闷且痛，脉细涩或结代，舌淡红或紫黯，苔薄白，应益心营以通络瘀，宜合人参养营汤。

3. 活血化瘀与散寒相结合

寒邪凝滞而致血瘀者，临床如痛痹、骨节疼楚、妇女经闭、少腹冷痛、遇寒更重等，治需散寒行瘀，痛痹骨节疼楚，宜合乌头汤；若妇女经闭、少腹冷痛，宜用小调经散。

4. 活血化瘀与清热相结合

热伤血络或煎熬血液而致血瘀者，临床可见皮肤斑疹，身痛如被杖，或热聚膀胱，

血渗入胞，发为血尿，治需清热活血化瘀。皮损红斑，肢体疼楚，宜用升麻鳖甲汤；若尿血宜用小蓟饮子。

5. 活血化瘀与祛痰相结合

痰浊内蕴而致血瘀者，临床可见胸痹、石瘿等症，治需祛痰化瘀。胸痹宜用栝楼薤白半夏汤；石瘿宜用海藻玉壶汤。

（四）宏观与微观相结合，开拓中医药研究的新途径

"借助微观检测手段，为我所用"，"宏观以辨证，微观以借鉴"是先生开展临床和科研工作一贯的主张。认为中医学的研究，尤其是临床研究和科研工作，尚应借鉴微观检测方法，积极运用现代科学技术、仪器设备及理化实验手段。

先生治疗疾病不受西医病名的局限，辨证论治从整体出发，诊病时细问病情，详察舌苔，除传统的观察舌苔方法外，很重视舌下静脉的观察，体会到舌下静脉瘀紫、曲张、增粗，均为血瘀证的辨证提供了客观依据。遵循"持脉有道，虚静为保"的教导，三部九候，反复推敲，脉证相合，重脉重舌，各有所主，四诊合参，力图透过现象去探求疾病的本质，为八纲辨证、脏腑辨证、气血辨证提供一定依据，这种宏观辨证的诊病方法，具有中医传统的特色，临床应用有很大的优越性。

随着医学科学的迅猛发展，现代化的客观检测手段不断丰富，中西医学要相互渗透、互相借鉴。张镜人教授认为中医更要善于汲取新的信息和知识，借助于此，可以加深对"病"和"症"的认识。在临床上有诸内者，未必尽形诸外，隐匿的、疑似的迹象无法完全依靠宏观辨证洞悉一切，因此，对中医学的研究，尤其是临床研究和科研工作，尚应借鉴微观检测方法，积极运用现代科学技术、仪器设备及理化实验手段。这样做一方面弥补了直观、宏观之不足，同时可不断充实四诊内涵，有助于提高疾病的诊断，也可为临床及科研提供客观指标，对于整理研究、继承、发扬中医学则可开拓更广阔的空间。比如诊治慢性胃炎时，借助胃镜直接观察及病理组织活检的微观所见，了解胃黏膜病变情况，指导辨证用药，可取得了比较满意的疗效。胃黏膜苍白色淡，当为脾虚；胃黏膜充血、水肿甚至糜烂，当为胃热；黏膜下血管纹显露，当为胃体受损，胃阴不足；黏膜颗粒样增生，则为血瘀痰浊阻滞。将微观所见用于中医辨证之中，使中医望诊获得延伸和发展。

对慢性肾小球肾炎，提出宏观辨证参机变，临证加减看微观；而对慢性肾功能不全，则提出分期辨证为主线，辅助灌肠疗效显；诊疗冠心病，提出"冠心"治疗理气血，兼清痰热效更确，认识到气滞血瘀是冠心病病变中必备的共有的中心环节，而痰浊则是气滞血瘀的基础；而治疗病毒性心肌炎，其主方固定守病机，灵活进退愈有期，其中主方是自创的复方四参饮。

先生重视后天之本，诊疗杂病崇尚脾胃学说，即在长期的临证实践中体会到重视脾胃的重要性和必要性，力倡宏观合微观，而开拓中医药研究的新途径。"借助微观检测手段，为我所用"，"宏观以辨证，微观以借鉴"是先生开展临床工作和科研工作的一贯主张。

（五）病证辨治体会

1. 慢性胃炎的辨治

张老认为，慢性胃炎的辨证要重视舌诊。望舌，对寒热、虚实、气血的辨证均有不可忽视的作用。除望舌质的色泽，更当注重舌苔的变化。舌苔禀胃气而生，正常舌苔为胃津上潮，凝聚舌面而成。推究脾胃本脏的疾病，望舌苔尤为重要，黄苔主热，白苔主寒，如见腻苔，必是夹湿，黄腻主湿热，白苔主寒湿，厚腻、灰腻主湿浊与邪热交阻，如反复腻不化，要考虑与幽门螺杆菌感染有关，必要时作相关检查。对胃络瘀阻的病理变化，往往可见舌质暗或有瘀点、瘀斑，舌下静脉可见增粗、曲张，这也是萎缩性胃炎血瘀证辨证的要点之一。

慢性浅表性胃炎，应从"气滞热郁"辨治，"清热和胃"为主治疗。慢性萎缩性胃炎，应从"气虚血瘀"辨治，"调气活血"为主治疗。慢性胃炎的治疗要守法坚持，不可朝令夕改。慢性胃炎，特别是萎缩性胃炎的发生是一个长期的过程，因此其治疗也非一日之功。在治疗过程中病情容易受到各种因素的影响而出现反复，如果因为患者症状反复而经常变更治疗原则和治法，肯定难以取得比较满意的疗效。在这种情况下，应在守法守方的基础上加减，同时积极寻找导致患者症情反复的诱因（比如饮食不节、情绪异常、环境改变、气候变化等）加以消除，医患配合，守法继进，最终使得病情得以改善。

2. 慢性肾炎的辨治

对于慢性肾炎的治疗，在辨证论治的基础上，结合微观指标辨病并配合用药，往往会收到比较满意的效果。

（1）血尿：多由气阴俱虚，湿热伤络所致。治疗可选用补肾养阴的炒生地、旱莲草，结合清热止血的炒赤芍、炒丹皮、荠菜花、乌蔹莓、小蓟草、白茅根、仙鹤草、炒藕节等。

（2）蛋白尿：多由湿热内扰，脾虚不能摄取精微，肾虚不能固密精气所致。治疗可选用健脾固肾的黄芪、山药、山萸肉、莲须、芡实，结合化湿清热的米仁根、大蓟根、石韦等。

（3）管型尿：多由脾肾气阴不足，湿热夹瘀所致。可选用祛瘀利水的扦扦活、益母草等。

（4）低血浆蛋白：多由肾脾两亏，生化乏源，气血虚弱所致。可选用黄芪、党参、山药、黄精、黑大豆等。

（5）高血胆固醇：多由脾失健运，清不升而浊不降，痰湿夹脂质沉积所致。可选用健脾化湿，除痰泻浊的苍白术、茯苓、制半夏、生米仁、炒陈皮、晚蚕砂、泽泻等。

3. 慢性肾功能不全的辨治

根据疾病发展的不同阶段，先生将本病分为早中期和疾病后期两个基本阶段，再参照各种变证灵活论治。以分期辨证为主线，辅助灌肠治疗，收效很好。

慢性肾功能不全的早、中期，从"湿热蕴阻，耗伤气阴"辨治，方用"保真汤"化裁；后期从"正气亏损，邪毒内盛"辨治，方用"黄连温胆汤"加减。分阶段论治之法，更易掌握，但本病终究是一极复杂的病症，临证仍需根据病情变化灵活掌握。尽早治疗对于慢性肾功能衰竭十分关键，恰当治疗可使肾功能恶化获得逆转，保护健康肾单位，对延缓肾功能的减退起到重要作用。

对慢性肾功能的治疗，张老提出慎用温法和泻法。因本病的病机主要是湿热久稽，以至气阴及营血的耗竭，气损虽可及阳，然亦处于从属地位，气阴复则阳虚自复，妄投桂附等刚燥药物，欲期温补，更伤阴血，误助邪火，临床上可见到部分病人出血症状加重。尿毒症期，一般主张投温阳祛浊的"温脾汤"，冀从肠道排除氮质代谢物。此期患者虽然湿浊内盛，但中气日益虚陷，阴血已趋衰竭，大黄破气伤正，附子耗阴助邪，愈虚虚，愈实实，非徒无益，抑且有害。临床观察见患者进服大黄，必致泻下，开始几天，神清气爽，诸症缓和，每在一周后转入嗜睡状态，旋即昏迷突变。由此可见，大黄确能导滞解毒，问题是口服峻猛，诛伐过甚，虚体难支。因此，改变给药途径，配入灌肠方内，并兼以生牡蛎的收涩敛阴可能更为合适，实践证明，大黄与其他四药相合，保留灌肠，峻药缓用，便行一日至多2~3次，溏而不泻，利而不伤，从而可获排泄氮质潴留的功效。

4. 冠心病的辨治

气滞血瘀是冠心病的基本环节，而痰浊则是气滞血瘀的基础，因此对于冠心病的治疗，化痰应贯穿于整个治疗过程中。宣痹理气，活血化瘀，只不过是"急则治其标"的方法，调整脏腑功能，和营软坚通络，才是治本之法，选用治本之药进行治疗，对于预防冠心病的发生和发展有重要的意义。

冠心病的治疗，应宣痹化痰与活血化瘀结合。宣痹，即宣通痹阻的心气和心阳，包括通阳药和理气药，宣痹化痰的代表方有瓜蒌薤白白酒汤、瓜蒌薤白半夏汤和枳实薤白桂枝汤，代表药物有桂枝、薤白、瓜蒌、半夏和枳实等。活血化瘀药分为两类：行气以化瘀如降香、乳香、郁金、川芎、延胡索等；活血以化瘀如丹参、红花、没药、赤芍、桃仁、三七、蒲黄、五灵脂等，而活血药首推丹参，"一味丹参，功同四物"，能养血活血，和营通脉。

在症状缓解期，则应采用丹参饮、芍药甘草汤、香砂六君子汤、指迷茯苓丸等加减，疏通心络，调整气血，改善脾胃功能，祛除痰湿和痰热，控制病情，巩固疗效。此外，心动过缓而脉见结代，宜仿桂枝甘草汤方意，取桂枝、甘草配合党参以益气养营；心动过速而脉见结代，宜仿生脉散方意，取北沙参、麦冬和杞子以养阴血，二者均可加苦参。

5. 病毒性心肌炎的辨治

病毒性心肌炎的恢复期、慢性期及后遗症期患者，往往以心律失常为主要表现，以气阴两虚，瘀热兼挟为主要病机，进一步发展可以表现为营血亏虚或痰凝气滞。治疗应以养阴清热、益气和络、宁心安神为主。中药既可以协调阴阳，调整内环境，改善机体免疫，又可以改善心肌代谢，抗心律失常，坚持中药治疗，临床疗效满意。另外，在临床上亦有部分患者以心动过缓为主要表现，胸闷、心悸、脉细迟而结，当属心气亏虚，心阳不振，心血运行不利，此时应佐入附子、麻黄等温通心阳，临证有守有变，灵活园括，方能不失其要。

三、典型医案

1. 巨细胞病毒感染，中医辨证为风温时邪。先予透表达邪、清温泻热法治疗，继治以益气养阴、清热化湿之法

袁某，女性，33岁。1979年12月3日初诊。

持续高热6天，伴头痛、咽痛。

初诊：患者持续高热6天，体温38.6℃～39.3℃，畏寒，微汗出，伴头痛，咽痛，恶心，上腹部不适，口唇干燥，胸闷不畅，四肢酸楚。曾口服抗生素和退热药（具体不详）。体检：体温39℃，面赤，巩膜略黄，扁桃体Ⅰ度肿大，咽充血。舌根苔白腻，前半苔黄少润，脉细数。检查：白细胞偏低，（3.5～8）×10⁹/L，谷丙转氨酶稍高，95U，直接胆红素1.8mg，总胆红素2.04mg，新鲜尿找到巨细胞病毒包含体。本患者巨细胞病毒感染诊断明确，根据其主症当属中医时行感冒范畴，乃风温时邪，挟湿交阻，卫气同病所致。拟先透表达邪，清温泻热。

处方：清水豆卷12g，炒牛蒡子9g，桑叶9g，杭菊9g，炒黄芩9g，连翘9g，金银花12g，野荞麦根30g，瓜蒌皮9g，广郁金9g，炒枳壳9g，钩藤（后下）9g，益元散（包）9g。3剂，每日1剂，早晚分服。医嘱：避风寒，清淡饮食。

二诊（1979年12月6日）：服药后微出汗，身热壮盛（T 38.6℃以上），头痛口干，巩膜色黄，胸闷不畅，右胁下按之疼痛；舌边红，舌苔黄腻满布，脉细滑数。湿热交遏，瘀热在里，少阳气郁，胆液外溢。治拟清温达邪，化湿泻热。

处方：清水豆卷12g，茵陈（另煎冲入）30g，炒山栀9g，连翘9g，金银花30g，瓜蒌皮9g，平地木15g，大青叶12g，黄芩9g，白花蛇舌草30g，甘露消毒丹（包）12g。3剂。

三诊（1979年12月9日）：热势朝衰暮甚，头痛无汗，巩膜色黄，胸闷不畅。舌红，苔黄腻，脉虚弦而带滑数。湿热熏蒸，气阴受烁，邪盛正虚。治拟益气养阴，清热化湿。白虎加人参汤加味。

处方：皮尾参（另煎冲入）9g，生石膏（先煎）30g，银花藤30g，白杏仁9g，炒黄芩9g，炙远志3g，茵陈（另煎冲入）15g，猪秧秧30g，炒赤芍15g，秦艽9g，广郁金9g，连翘9g，白花蛇舌草30g，甘露消毒丹（包）12g。3剂。

四诊（1979年12月12日）：药后得汗，热势大减，口干较缓，头痛胸闷亦瘥，唯巩膜仍黄染。舌质红已淡，舌苔黄腻渐化，脉转濡数。温邪虽获透达，湿热逗留未彻，再拟原方续进。继服上方2剂。

五诊（1979年12月14日）：身热已退，巩膜黄染渐淡。舌质偏红，舌根苔黄腻尚未化净，脉濡数带滑。身热渐退，余邪未净。法当清利湿热余邪而和胃气。竹叶石膏汤加味调治。

处方：皮尾参（另煎冲入）9g，生石膏（先煎）30g，茵陈（另煎冲入）15g，广郁金9g，连翘9g，银花藤15g，秦艽9g，炙远志3g，猪秧秧30g，炒桑枝12g，淮小麦15g，白杏仁9g，淡竹叶15g，益元散（包）9g，白花蛇舌草30g，香谷芽12g。5剂。

服药后黄疸渐退，胃纳渐增。随访2周，身热未见反复，咽部检查（－），巩膜无黄染。血白细胞4.4×10⁹/L，肝功能检查正常，尿检未找到巨细胞病毒包含体。

按语：陈平伯称："风温为病，春月与冬季居多"。吴坤安亦谓："凡天时晴暖，温风过暖，感其气者，即是风温之邪"。风温属阳邪燥热，燥热从金，热归阳明，常先犯肺胃，见身热，咳嗽，烦渴等症。然本案初起并无咳嗽，症为高热，口干，巩膜黄染，右胁下疼痛，显系少阳、阳明湿热交阻，客邪再至，内外相引，木火燔灼，热势鸱张，胆液泛溢，乃风温之变证。予透表达邪、清温泻热自拟方药以挫病势。方用清水豆卷、牛蒡、桑叶透邪解表；连翘、金银花、杭菊、黄芩、野荞麦根清热解毒；枳壳、瓜蒌皮畅中理气化湿；广郁金、钩藤平肝；益元散清热利湿，病势不减，再入茵陈、山栀、平地木、大青叶、白花蛇舌草、甘露消毒丹加大清热化湿之力。热势虽有减轻，但朝衰暮甚，头痛无汗，脉虚弦而带滑数，显系湿邪挟热内郁，耗伤气阴，正气不足。实验室检查，白细胞减少亦提示邪盛正虚。证变则论治亦更，遂仿白虎汤加人参法，掺入化湿泻热之品，三剂而热衰，六剂热平而黄淡，效应如桴鼓。病情缓解后，再参竹叶石膏汤方义，清泻余邪而和胃气，以收全功。夫医者必须知常达变，深思果断，毋失时机。若唯务按图索骥，因循贻误，又安能咎药石之无灵耶！

2. 头痛（血管神经性头痛）属营血不充，肝郁化热，痰热上扰，络脉瘀阻者，治以养血柔肝，清化痰热，活血化瘀，平潜肝阳，可获良效

孙某，女，20岁。1978年11月1日初诊。

自幼罹头痛之患10余载，近2年来头痛时作。

初诊：自幼罹头痛之患，曾脑电图检查未见异常，神经科检查未见明显异常，近2年来头痛偏右，发作时颔下及目眶部呈钝痛，有抽掣感，夜寐欠安，纳谷欠馨，经行如期，但量少，色暗成块，而伴腹痛。舌暗红，苔薄腻，左边见瘀点，脉濡细。诊其为头痛（血管神经性头痛）。此乃营血不充，木少滋荣，肝胆气郁化热，兼以脾失健运，湿盛生痰，痰热上扰，络脉瘀阻所致。治以养血柔肝，化痰清热。

处方：炒当归9g，炒川芎5g，生白芍9g，炒白术9g，陈胆星5g，泽泻12g，制半夏5g，生米仁15g，白蒺藜9g，炒黄芩5g，夜交藤30g，钩藤（后下）9g。14剂，每日1剂，早晚分服。

二诊（1978年11月15日）：服上药后食欲略增，夜寐较安，脾运稍健，化源渐充，唯偏头痛仍作。脉细，苔薄腻，左边瘀点未消。气机升降得调，立斋云"久头痛多主痰"，天士谓"久痛入络"。拟清厥、少二经痰瘀郁热，佐以平潜。

处方：丹参9g，桃仁5g，炒川芎5g，茺蔚子9g，炒滁菊9g，陈胆星3g，徐长卿15g，景天三七15g，钩藤（后下）9g，生石决明（先煎）15g，炒白芍9g，炒黄芩9g，白蒺藜9g。14剂，水煎服，日1剂。

三诊（1979年1月3日）：服上药后偏头痛已减，足跟及腓内筋胀掣引疼痛。脉细，舌暗红，苔薄，左边瘀点。厥少二经郁热已得清泄，痰瘀渐化，然肝主经，肝血不足，则血不养筋而挛痛，前法配加舒经通络之品。

处方：丹参9g，桃仁5g，炒川芎5g，茺蔚子9g，炒白芍9g，清炙草3g，生白术9g，陈胆星3g，徐长卿15g，景天三七15g，生石决明（先煎）15g，钩藤（后下）9g，白蒺藜9g，炒牛膝9g，炒桑枝15g，陈木瓜9g。14剂，水煎服，日1剂。

四诊（1979年3月8日）：服上药后头痛旬日未作，夜寐得安，原看书两页即头胀目

糊，现阅读1小时亦无不适，经行未见腹痛，量较前多，血块亦少。脉细，苔薄，边有瘀点。仍用原方巩固。

患者经中药治疗7月余，偏头痛痊愈，食欲增进，精神亦振，但舌边瘀点亦然。随访3年，未见复发，且学习成绩优良。

按语：头痛一症，病因多端，历来有"头痛之因不离风、火、痰、虚、瘀"之说。本例属顽固性头痛，病程10余载，其因复杂，观其脉症，此乃营血不足，木少滋荣，肝胆气郁化火，上扰清空，兼以脾失健运，痰湿内生，痰热挟瘀上扰，络脉瘀阻所致。初诊治拟养血柔肝，化痰清热，选当归配白芍养血柔肝；白术伍泽泻健脾化湿以升清；胆星合半夏清化痰湿。二诊辨治从"久痛入络"着手，选用川芎直达巅顶；合丹参、桃仁活血化瘀，通络止血；兼佐杭菊、钩藤、石决明等平潜之品。药后偏头痛明显改善，厥少二经瘀热已得清泻，痰瘀渐化，然肝血不足，血不养筋，而见下肢抽掣疼痛，故加用芍药、甘草以解痉止痛；桑枝、木瓜等舒筋通络。本病先后调整用药，决非固守一方，体现了药随证变，圆机活法的治疗方法。

四、成才之路

1. 入私塾，承家学，医学之路起步

先生医学世家的出身，决定其治学之路与一般人迥然不同，从小即由家族中人延请名师精心教导。四岁时，先生进入家族私塾习诵《三字经》、《千字文》等入门书籍并开始练习书法。九岁起，父亲张益君聘请陈琴溪老师教授其古籍文学，三年内修毕《幼学琼林》、《大学》、《中庸》、《论语》、《孟子》等著作。十二岁时开始接触医学，家中延请两位老师分别教授文学和中医学。先生上午跟随徐慕郭（清代贡生）学习《尚书》、《礼记》、《春秋》等书籍，下午则由沈墨仙（中医名家）教读《医学三字经》、《药性赋》、《汤头歌诀》、《本草便读》、《成方便读》、《濒湖脉学》、《医宗金鉴》等医学古籍。

随着时间的推移，先生在徐慕郭老师的指导下习完了《诗经》、《易经》、《古文观止》等书籍，还选学了唐宋八大家文集及诗词歌赋。对古汉语、古文学的广泛涉猎，使先生具备了良好的古文学素养，并为其学习和领会中医古籍创造了得天独厚的条件。先生师从沈墨仙系统学习了《内经》、《难经》、《伤寒论》、《金匮要略》、《温疫论》、《温病条辨》、《本草求真》等医学典籍，浏览了《东垣十书》、《丹溪心法》、《温热经纬》、《景岳全书》等众多医学著作。系统的学习为先生以后的医学之路打下了扎实的中医基本功。这种"文、史、哲与医学的统一"、"博与专的统一"的治学方法，为张先生日后成为一代名医奠定了坚实的理论基础。

张家对子弟学医要求十分严格，除了要熟练掌握中医理论外，更重视临证，主张在"临证中积累实践经验，在实践中深化理论认识"。先生从少年时起即跟随长辈抄方。1941年起，先生开始单独随父侍诊，每天白天侍诊，晚上由父亲督课。在父亲的指导下，先生又先后学习了《四诊抉微》、《临证指南医案》等医籍，同时反复习诵《伤寒论》、《金匮要略》等经典名著。这种边临床、边读书，理论和实践相互印证的学习方法，使先生进步很快。由于深厚的文学和医学理论基础，加之对医学的热爱，先生的临证能力很快得到父亲的认可，1945年开始独立应诊。1946年先生以优异的成绩通过民国政府举行的全国中医考试（抗战胜利后第一届），这既是家学渊源熏陶的结果，也是个人勤学精研的结果。

凭借深厚的理论功底和扎实的临床积累，先生临证颇多效验。其医德更为人称道，不论贫富一视同仁，对贫困的患家不仅免收诊治费用，还屡屡施药救济。随着声名日起，就诊病人络绎不绝，先生很快在沪上中医界崭露头角。

2. 倡"五勤"，学习实践中不断提高自己

"生也有涯，而知也无涯"，张镜人诊病之余，手不释卷，学习之勤，老而弥笃，理论所得，必证之于实践。总结自己的治学经验，归纳为："五勤"。一曰勤学，学无止境，不学则知识无以积累，亦无以更新，提倡向书学、向人学，遇到疑难病证，虚心向前辈及同道请教学习，取长补短，不断充实自己，"学，然后知不足"。二曰勤读，勤学是治学的根本要求，勤读则是手段之一，"书读百遍，其义自现"，张老认为对重点的书籍，需要精读，有的篇章必须反复读，背诵如流，才能有所感悟，才能受到启迪并有所创新。三曰勤问，解疑除惑最好的办法是发问，要善学又善问，50年代张镜人为程门雪整理校订《伤寒论歌诀》，即利用这一机缘，执弟子礼，就《伤寒论》的有关问题虚心讨教，程老娓娓不倦"疑义相与析"，裨益殊匪，如坐春风。四曰勤写，勤写就是把学到的知识技术，读到的文献资料，问到的见解经验，及时做好笔记、文摘，或写成总结、论文，扎下坚实的学术根基，锻炼酣畅的写作能力。五曰勤实践，理论与实践相结合，是学和用的关系，学以致用，是张镜人的一贯主张。

3. 勤临床，重科研，学术硕果累累

临床是医生的根基，救死扶伤是医生的天职。作为一名医生，先生从单独应诊开始，从来没有脱离过临床一线的工作。尽管身兼数职，事务繁忙，每周固定的门诊、会诊和查房等都"雷打不动"，即使在担任卫生局副局长期间，也从未停止过自己的业务工作。"文革"期间被下放，先生依然坚持为周边的群众进行诊疗，有时甚至半夜也要出诊。常常是一面"检查"、一面劳动、一面学习，在自己临证的同时还不忘为当地的赤脚医生编写教材，组织学习，提高他们的医疗水平。正因为这样"数十年如一日"潜心于中医临床，先生在中医事业上更是取得了令人瞩目的成绩。

先生长期致力于内科疾病的中医药治疗，悬壶六十余载，对急性感染性疾病、慢性胃炎、病毒性心肌炎后遗症、冠心病、慢性肾炎、慢性肾功能不全、风湿病等均有深入研究，特别是在热病和脾胃病的研究方面有深厚的造诣。治热病，全面总结了家族治疗热病的经验，继承并发扬家学，熔伤寒与温病于一炉，主张祛邪为先，提倡"表"与"透"；疗杂病每从脾胃入手，崇东垣、景岳之说，临床强调"宏观以辨证，微观以借鉴"，自20世纪70年代首创"调气活血法"为主治疗萎缩性胃炎，对胃黏膜腺体萎缩疗效显著，打破了"胃黏膜腺体萎缩不可逆转"的观点，为中医药治疗萎缩性胃炎及防治胃癌开创了新思路。

由于先生医术精湛，活人无数，再加之医德高尚，声名远播，全国就诊者络绎不绝。很多国际友人亦慕名前来。凡经先生诊疗过的患者无不为其神奇的医术和对病人极

端负责的态度所折服。由于先生在中医界的影响，先后多次受卫生部国际交流中心委托，应日中中医学研究会及日中友好协会的邀请，赴日进行中日中医学术交流会。受此影响，中日中医界的学者、民间团体之间也开展了互访。此外，在澳大利亚、泰国、马来西亚、印尼、新加坡、瑞士等国都留下了先生的讲学足迹，所到之处，人们无不为中医药的神奇魅力所倾倒。

先生重视临床，但他更看重科研，十分强调科研对于临床的作用，认为"科研是临床的翅膀，科研做得好，可以更好地促进临床水平的提升，一个好的临床医生不能排斥科研"，这种观点对于一个出身中医世家的中医人来讲尤其是难能可贵的。先生能结合临证提出自己的想法，运用科研的手段和思路去验证、去探索。他创建了上海市第一人民医院中医研究室，先后承担多项科研项目，凡课题立题与设计、方药拟订与解析，课题实施与观察、资料收集和总结等，均事必躬亲，带领大家一丝不苟地去完成。辛勤的耕耘换来了累累硕果："张镜人老中医治疗慢性肾功能不全的经验"于1985年获"上海市卫生局上海市中医、中西医结合科研成果二等奖"。"张镜人老中医对慢性胃炎治疗经验的临床研究"分别于1986、1987年获"国家中医药管理局重大成果甲级奖"、"国家科技进步三等奖"。"张镜人治疗慢性胃炎专家系统"获"1991年上海市卫生局科技进步三等奖"。"中医脉象客观化的研究及分析"于1994年获"国家中医药管理局中医药科技进步二等奖"……先生先后获各级科研成果奖10余项，每一项奖项都浸润着他对中医事业的热爱和付出。"科研一定要转化为生产力"，先生先后研制了10余种院内制剂，长期应用于临床，使众多的患者从中受益。其中治疗萎缩性胃炎的经验制剂——"胃安颗粒"经SFDA批准列为新药开发项目，Ⅲ期临床试验将于近期结束，有望在不久的将来推向市场，造福更多的患者。先生还长期致力于脉象研究，研制"脉象仪"和相关软件，为中医"切诊"的客观化研究进行了有益的探索。

先生在医教研工作的同时，还笔耕不辍，每有所感悟及心得，便及时记录，尽量整理成文。他先后发表论文100余篇，主编、参编专著近20余部。主编的代表性书籍有：《辞海》中医分科、《中医治疗疑难杂病秘要》、《中医古籍选读》、《中华名医治病囊秘·张镜人卷》、《中医临床家·张镜人》等多部。2000年由上海科技教育出版社出版《张镜人谈胃肠病》，由于深受广大胃肠病患者的喜爱，应出版社要求，增加肠病部分，于2005年再版《张镜人谈胃肠病》等。

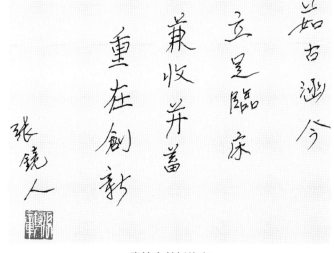

张镜人教授格言

五、传人培养

"一花独放不是春，万紫千红春满园"，张镜人在不断提高、不断完善自我的过程中，非常关注人才的培养，特别是在中青年医生培养方面倾注了大量心血，年逾八旬还担任上海市优秀青年医学人才指导导师，诲人不倦。张镜人常教导学生"读书当厚古而不薄今，要融汇诸说，务明真谛。治病应师法而不拘方，宜变化在我，唯求实效"。从20世纪80年代开始，张镜人在科室定期开展"读书会"活动，温习典籍，畅谈读书心得，释疑解难，既活跃了学习气氛，又在无形中提高了中青年医师的学术水平。张镜人长期主抓上海中医工作，负责全市的中医带徒工作，同时又兼任上海中医学院、上海医科大学、上海医专等教职，参与培养了成批的中医人才。即使在浩劫的十年，在"下放"时还自编教材，带教农民和工人医生。张镜人作为全国和上海市继承名老中医专家学术经验工作指导老师亲自带教多名学生。在海外张镜人亦有不少门人，在他们遇到困难时都会向张镜人请教，而张镜人都每问必答，每求必应。

"桃李无言，下自成蹊"，张镜人一生授业解惑，育人无数，带教出严佩贞、杨虎天、沈霞君、宋安妮、朱凌云、徐国缵、周萍等一大批门人。许多学生已经成长为独当一面的业务专家，活跃在全国乃至世界各地，为传播中医文化，为保障人民的生命健康辛勤工作着……每当提及这些门人，张镜人都如数家珍。

张存钧教授、主任医师，张镜人学术继承人。先后承担和参加多项中医科研项目并获成果鉴定，获上海市卫生局中医药科技进步三等奖等多项奖励。发表论文30余篇，参加编写中医专著5部。先后赴日本、瑞士等国讲学和交流。曾任上海交通大学附属第一人民医院中医科主任、中医教研室主任等职。兼任上海市中医药学会理事、上海市中医药学会综合性医院中医发展研究分会副主任委员，上海市中医慢性胃炎特色专科主任等学术职务。

张亚声教授、主任医师，张镜人学术经验继承人。擅长于中医药治疗消化系疾病、心脑血管疾病以及中医药调补防病。承担多项中医、中西医结合科研项目，曾获国家科技进步三等奖。在国内外医学杂志发表论文近40余篇，曾赴美国参加国际中医学术交流大会。上海交通大学附属第一人民医院中医科副主任，中医内科教研室副主任。兼任中华中医药学会全国脾胃病分会常务委员，上海中西医结合学会理事，上海中医药学会脾胃病分会副主任委员，上海市中医、中西医结合慢性胃炎专病中心副主任等学术职务。

王松坡医学博士，教授，主任医师，张镜人教授学术继承人。一直从事中医脾胃病

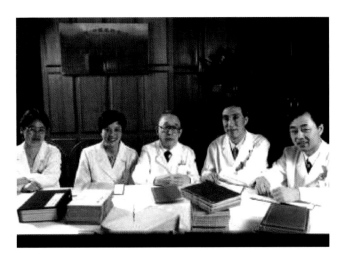

慢性胃炎协作中心部分成员
（自左起：周萍、徐国缵、张镜人、张存钧、张亚声）

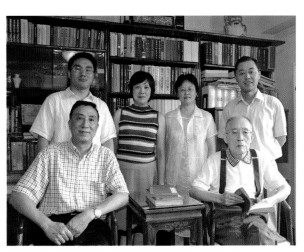

前排：张存钧、张镜人
后排左起：王松坡、徐国缵、周萍、张亚声

研究。先后承担 "十五"国家攻关子课题，国家中医药管理局、上海市科委、上海市卫生局等多项科研项目，获上海市科技进步三等奖。发表学术论文30余篇，参编专著5部。上海交通大学附属第一人民医院中医科主任，中医教研室主任。兼任中华中医药学会脾胃病分会急症委员，上海市中医药学会理事，上海市中医胃病优势专科主任，上海交通大学中医胃病诊治中心主任，上海中医药学会脾胃病分会常务委员等学术职务。

六、对中医事业的执着与热爱

新中国成立后，先生积极投身到新上海的公共医疗事业之中。1950年，嵩山区（现卢湾区）成立医务工作者协会，先生众望所归地被推选为主任委员。同年10月全市开展大规模的天花防治工作，由张镜人任种痘大队长，通过积极发动本区中西医务人员参与，胜利完成任务。1952年6月，市卫生局为了执行政务院关于国家工作人员实行公费医疗的指示，拟规划成立一所公费医院，四所公费医疗门诊部，并邀请部分中西医代表听取意见。先生提出干部保健是党和国家的一项重要工作，中医医疗义不容辞，应积极争取参与。建议得到支持采纳，不久即促成了卫生局直属公费医疗中医门诊部（称公费第五门诊部）的成立，这是建国后上海第一所国家创办的中医医疗机构。1952年7月，上海市中医学会成立，选举产生了首届执行委员会，先生任副理事长。同年9月，市卫生工作者协会成立，先生当选为常务委员。

正是由于先生对中医医疗卫生事业的执著和贡献，1954年7月27日先生接受上海市人民政府第一任市长陈毅署名的委任状，担任市卫生局医疗预防处中医科副科长，于是先生毅然关闭了自己繁忙的私人诊所，放弃了自己的高薪收入，义无反顾地投身到政府领导的中医药事业中，成为沪上中医界加入公共医疗机构的第一人，并由此走上行政管理与医疗业务双肩挑的生涯。先生又曾先后担任上海市卫生局中医处副处长、上海市卫生局副局长等职务多年，将自己的生命与党的中医药事业紧紧地联系在了一起。

1956年上海市卫生局规划筹建上海中医学院，举办2～3年学制的西医离职学习中医研究班，由先生等全程筹备并负责，设立河滨大楼临时校舍。上海中医学院62届学生和第一届西医离职学习中医研究班学员，即在河滨大楼开课。第一批中医带徒工作结束，先生等修订了《上海市中医师带徒暂行管理办法》，在固定师徒关系、临证口授的同时，改变过去"分散带"的方式，提倡"个别带，集体教"，要求各区县设立中医带徒班，由带教老师组成教研组，规定教学计划和课程，按各人所长，分工上课，既发扬了中医带徒的优良传统，又保证了教学质量，开创了中医师承教育改革的先河。由于在中医教育改革工作中的出色成绩，年仅35岁的张镜人于1958年被推选为上海市中医学会第二届委员会副理事长，继续在行政工作领域及中医教育领域发挥自己的才干。1975年先生又当选中华全国中医学会第二届委员会常委暨副会长。

先生将全部身心都投入到了新上海的中医药事业中，与医坛硕彦陆渊雷、程门雪、章巨膺、丁济民、张赞臣等主持筹建了上海市中医学会、上海市卫生工作者协会、上海市公费医疗中医门诊部、上海市第十一人民医院、上海中医学院以及全市综合性医院的中医科室，开创了上海中医事业的新局面。先生还长期担任上海市中医文献馆顾问，为团结上海市名老中医及开展中医文献研究，提供了不少关键性的建议。退休后还被上海市政府委任为市卫生局顾问，一直为上海的中医药事业献计献策。

先生的经历其实可以看成上海中医药事业发展的缩影，其参与了新中国成立后上海中医药发展的每个重要历史进程，更对上海市中医事业的发展贡献了自己毕生的心血。先生长期兼任各级行政职务，主抓中医工作，为建国后上海市中医政策的制定、各级中医机构的建立和建设、中医人才的培养等方面都作出了巨大的贡献，为新中国成立后上海市中医事业的发展"立下了开创奠基之功"。

香港《文汇报》早于1992年即专题对先生教授进行了介绍，并冠以"沪上中医第一人，堪称上海现代中医业奠基人"，可谓对一代中医名师真实、客观的评价。

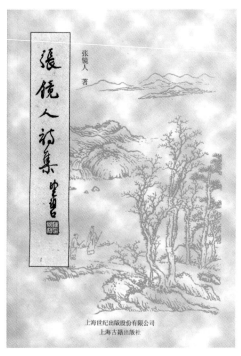

《张镜人诗集》（上海古籍出版社，
2006年出版）

七、文化修养

张老家学源渊，国学功底深厚。少年、青年时间随父张益君学习中医期间，即秉承中医儒医相通、注重文化的传统，在医术日趋精湛的同时，书法、诗词、绘画也齐头并进。1937年，他年方17岁，随父母游览杭州时即写下了两首五言绝句和一首五言律诗，诗情画意跃然纸上。

此后，他每有朋友相会、重要会议、游历祖国名山大川、中医界的盛事佳话、亲情友情师生情，情动于中，有感而发，思绪如潮，涌向笔端，巨构佳篇，自然天成。他的能诗之名也不胫而走。他40岁时，裘沛然都写了一首《庆张镜人医师四秩寿辰》的七律，其尾联写到："借问江东吟咏者，风流人物属张生。"由此可见张老的诗词功力和造诣影响之大。

张老于古典诗词的修养甚深。2006年7月出版了个人诗集《张镜人诗集》。诗集中有五绝、五律、七绝、七律，有排律长句，有各种词牌的词。

八、医德医风

"医乃仁术"，"仁者爱人"。张老以医德高尚，医术如神，仁心敬业，而称誉社会，口碑极佳。

国医大师 陆广莘

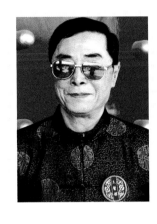

陆广莘（1927～），男，汉族，江苏松江县人。为中国中医科学院中医基础理论研究所创始人，现任国家中医药管理局中医基础理论重点学科学术带头人，中国中医科学院首席研究员，中国中医科学院著名中医药专家学术经验传承博士后合作导师。曾为第八、九届全国政协委员，享受国务院颁发的政府特殊津贴。

一、生平概述

陆广莘，1927年1月出生于江苏省松江县颛桥镇（今上海市闵行区）。1945年初师从家乡老中医马书绅学习中医，先后从师上海陆渊雷，丹徒章次公，武进徐衡之。1948年出师行医，1950年组建颛桥联合诊所。1952年应考中央卫生部中医药研究人员，录取后入北京大学医学院，学习西医五年。毕业后，分配到中央人民医院（现北京大学人民医院），从事中医科研、临床、教学工作30年。其间曾为北大医学院创建了中医病房和设置了全国第一个西医院校的中医课程，推动了医院临床各科更广泛的中西医合作。他在中西医结合治疗急腹症、乙脑、小儿肺炎、肝炎、肝硬化、肾病、糖尿病等方面，注重理论，立足临床，发表多篇文章，见解独到，被诸多名家称叹。

1980年陆广莘被聘为中国中医研究院（现中国中医科学院）客座研究员，1983年奉调中国中医研究院中心实验室任副主任，1985年组建中医基础理论研究所任业务副所长，提出中医研究和研究中医的互补并进，旁开一寸更上一层的科研选题思路，主持"肝血风瘀"和"脾津痰湿"两项"七五"攻关课题，先后获多项部级成果奖。他曾任《中国大百科全书·传统医学》卷编委会副主任，是首批赴坦桑尼亚参加防治艾滋病研究的专家组成员，并多次应邀在香港、美国等地讲学。

陆广莘不断进行中医学理论和实践的探索，发表中医基础理论研究论文百余篇，并出版中医理论专著《中医学之道》。他高屋建瓴地指出了中医学为健康医学的本质属性，奠定了我国健康医学发展的理论基础，为中医学继承与创新发展的事业发挥了重要作用，在国内外具有广泛的学术影响。2009年4月，被人力资源和社会保障部、卫生部、国家中医药管理局评为首届"国医大师"。

二、学术思想和思辨特点

陆广莘从医已逾六旬，学验俱丰，蜚声杏林。他常念张仲景"勤求古训，博采众方"为学医必由之路，早年聆听陆渊雷"发皇古义，融会新知"的谆谆教诲，其后遵从章次公"欲求融合，必先求我之卓然自立"的殷殷期望，博极医源，精勤不倦，上自《内》、《难》诸经，下迄近代各家之著述，勤求博采，融会贯通。他铭记徐衡之告诫：对西方医学诊疗思想应"心知其意，不为所囿"，立足中医学自身特点，广泛吸收现代科学研究进展，不断进行中医学理论探索和实践创新。他常自问：医学为何？中医何为？通过切身体悟，他认为，百年中医困惑在于"废医存药"地扭曲中医诊疗思想，用疾病医学的观念和方法研究中医、改造中医。而当代全球性的医疗危机却又根源于近代医学模式的主要针对疾病的技术统治医学的长期结果。中医药的本质功能是"方技者皆生生之具"，医生，医的是"生"，医学，学的是"生"，天地之大德曰"生"。人类的文化自觉，实践的价值观是："参赞天地之化育"。中医学是一门以"养生保健治病必求于本"为主要任务的创生性实践生生之道。应当重铸中华医魂，重建中医主体价值体系：对"医药-卫生"资源的努力发掘和加以提高，才能真正实现"中西医并重"和真正能够"扶持中医药和民族医药事业"。

（一）本立而道生

"君子务本，本立而道生"，这是陆广莘最常引用的一句话。务本论道，也是他一生勤求博采、发古融新的真实写照。他认为中医学之本，决定着中医学之道，欲寻出路，必先求本。中医学之本就是中医学研究的对象，即人的自我的"生生之气"，在其与环境非我的"利害药毒"相互作用中，表现为健康和疾病相互转化的过程，是天人之际的健病之变，并不局限在疾病实体。中医学的这一研究对象与西方"疾病医学"有着本质的不同，前者是研究人的"生生之气"，后者是研究"疾病"。本之不同，道亦各异。中医学之道是"养生治病必求于本"为主旨的生生之道，是辨证论治的发现和发展人的生生之气，是聚毒药以供医事转化利用为生生之具，是通变合和谋求实现天人合德生生之效的健康生态的实践智慧学。因此陆广莘认为，中医药是为人的生生之气服务的方法技术工具，《汉书·艺文志》所云："方技者，皆生生之具"，即此意。中医用药之目的，不同于疾病医学的直接对抗，不是直接消灭疾病，而是通过发展人的自我健康能力和自我痊愈能力，祛除疾病。人的生生之气，是人作为一个主体性开放系统的、流通自组演化的目标指向过程及其稳态适应性调节的能力，也就是人的自我健康能力和自我痊愈能力。因而，发现人的生生之气、发展人的生生之气是中医辨证论治的目标和方向。

（二）从实际出发

从实际出发，这是陆广莘对"养生保健治病必求于本"的更深层次的认识。他认为，"究天人之际，通古今之变，成一家之言"，是中国固有的学术传统。中国的学术传统，是研究天人之际相互作用的天人之学，是通过对人与环境相互作用过程的观察和实践，发展对自然社会环境的认识和对自我的认识。应用于中医学，陆广莘则归结为："究天人之际，通健病之变，成中医家言。"他认为，中医学对象是天人之际的健病之变的生生之气；"证"是"天人之际中人的生生之气的健病之变"的出入信息。出入信息的证，它发生在天人之际相互作用的界面，发生在人的整体边界。"证"包括了"人"的主体性反应的状态变量和"天"的环境变量两个方面。其中人的状态变量包括：生理性的"藏象"反应、病理性的"病形反应"、药理性的"疗效"反应，以及这三者之间的相互转化。环境变量则包括：有利的养生因素、有害的致病因素、有效的治疗因素，以及它们之间的互相转化。因此，养生保健治病必求于本，"求本"必须从天人之际相互作用的实际出发，从人的状态变量及其相应的环境变量的关系实际出发。

（三）辨证与辨病

陆广莘认为"证"包括"人"的主体性反应的状态变量和"天"的环境变量两个方面，同时他以黑格尔所论："对生命体发生影响的东西，都是由生命体独立地决定、改变和改造着的东西"，强调"人"的主体性反应的状态变量在"证"当中的决定性作用。他认为，"天"的环境变量，都不过是在与人的相互作用中对生命体发生影响的东西，都是由人的生生之气独立地决定、改变和改造着的东西。因此，环境因素的利害性质，是养生因素、治疗因素，还是致病因素，完全取决于人的生生之气对它们的主体性反应的具体结果。"四时之化，万物之变，莫不为利，莫不为害"，即此意。没有什么绝对的毒，也没有什么绝对的药；没有什么绝对有利的养生因素，也没有绝对有害的致病因素，环境变量的利害性质，决定于状态变量的反应结果。因此说"因病始知病源之理"，"愈疾之功，非疾不能以知之"，"察阴阳之宜，辨万物之利"，中医学通过状态变量的反应，判断其是致病因素、治疗因素还是养生因素。

基于上述对"证"及"证"的主体性创新性的认识，陆广莘指出了辨证的任务有五：一，从状态变量中识别健病之变；二，"因发而知受"，从状态变量中识别健病之变，去识别相应环境变量的"利害药毒"；三，去粗取精地"知丑，知善"，从致病作用中去发现其可被利用的治疗作用，以备化毒为药，发展"方技者，皆生生之具"；四，去伪存真地"知病，知不病"，从"病形"反应中去发现其背后隐藏的生理功能，即病理反应的生理学基础问题；五，由表入里地从"视其外应，以知其内藏"，即从出入信息去发现其中介主体，以做出"神气应乎中"的理论模型建构。

他明确指出了辨证与辨病的本质区别，在于两者在观察重视的对象和目标上的不同：前者在天人之际中以人为本，在医患关系中以病人为本，在正邪相争中以正气为本，在神形统一中强调"上守神"；后者重视环境致病因素、以邪为本，重视医生诊治手段、以工为本，重视微观形态结构的"下守形"。

（四）生生之为道

"生生之为道"，是陆广莘对医学的目的、中医学的特色进行思考后的结论。他认为"当代世界性的医疗危机，根本上是由于近代医学模式的只是针对疾病的技术，统治医学的长期结果。"针对疾病的技术，造成了与治疗目标相反的反目的性效果：其消除病因的抗代谢性化学疗法，会很快出现耐药甚至多元抗药，这加速了病原体的变异，导致新的病源和新的疾病，也使药物加速淘汰，增加新药研制的难度和费用；纠正病理的受体或通道阻滞剂的广泛应用，出现了"受体超敏"现象，减药停药就反跳，这加重了内环境的振荡，加重了慢性病变和复发的可能性；消除病灶的针对靶点的化学药物长驱直入，加剧了体内的化学污染，使抗原负荷过重，免疫应答错误，导致免疫超敏和自身免疫疾病增多；外源性的直接对抗和外源性的直接补充导致内源性激发作用和内源性的功能抑制；另外，有关研究发现，近几十年来人类外周白细胞数下降1/3，男性精子数量和活动度显著下降，人类的身体受到了重创，生存和繁殖能力在下降。总之，近百年来大量使用化学合成药的化学疗法，带来与药物有关的化学污染，使人体不断受到化学物质的冲击，使人体内、外生态环境受到破坏，对人类产生了长期的不良后果。

陆广莘呼吁，应该认识到这些问题的严重性，有必要对直接对抗和直接补充的治疗方式进行深刻的反思，并积极去寻求新的适合人类健康生存的医学模式和诊疗方法。

他认为中医学就是谋求实现天人合德生生之效的健康生态的实践智慧学，是创生性实践的生生之道。它的主旨是"万物并育而不相害"、"与万物沉浮于生长之门"。中医学养生治病的目的是人的健康，中医学关于人的健康目标模式是："阴平阳秘，精神乃治"的稳态医学；"精神内守，病安从来"的健康医学；"正气存内，邪不可干"的生态医学。它并不要求必须是"邪"的彻底消灭，因此中医治病之道是恢复生态学，养生之道是发展生态学。

他进一步指出，百年中医困惑在于"废医存药"地扭曲中医诊疗思想，用疾病医学的观念和方法研究中医、改造中医，没有真正理解和阐发中医学的"道"。所谓"欲求融合，必先求我之卓然自立"，中医学应在自知之明的基础上加强主体性的发展。

三、典型医案

1. 以病者之身为宗师，"扶正祛邪"

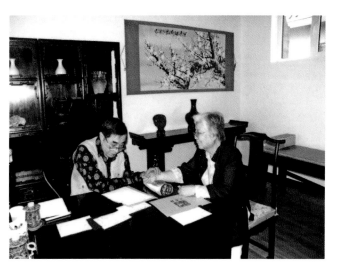

病例一：一个20多岁的青年人，高烧5日不退，抗菌素、退烧药均罔效，地塞米松用上以后体温可短时下降，而后又反跳性升高。就诊时病人体温40℃，血中白细胞升高，咽部可见脓点。陆老查看病人后分析，古人云："用药如用兵，用兵需分清敌我"。白细胞升高、体温上升、咽部脓点是机体对抗疾病的反应，这说明机体在奋力抗敌。一味地降体温、降白细胞，把抗病反应当敌人打，这是不对的，应该给邪以出路，帮助机体赶走外侵之敌。于是，他给予一剂柴葛解肌汤合升降散去大黄，体温很快恢复正常。

病例二：一个80多岁的老人，术后肠梗阻，大便数日未解。陆老认为，老年人正气不足，贵在以少量药物鼓舞正气，而非以大量药物替代人体之功能，故选用四味药物：川椒3g，川军3g，川附3g，吴茱萸3g予以灌肠。不到一小时便出现肠鸣音。

病例三：1978年曾于陆军总医院治一女19岁，SLE肾病综合征，尿蛋白（++++），肾衰合并心衰，经大剂量激素冲击，撤之不下。名医遍至，有人预言活不过三个月。陆老以三个月撤完激素，调治数载，1982年结婚，今子已二十余岁。陆老认为，这是人体的奇迹，不是医生创造的奇迹；功在病本，不在医标。如云有功，在战略不在战术，不是哪张方子的功劳。

2. 医者易也，贵活泼灵机

病例四：7岁左右男童，腹部剧痛，大汗淋漓，弯腰捧腹，哭喊不止。仓促无药，予醋煎花椒饮之，腹痛立止。此化裁乌梅丸、椒梅汤法。所谓"药无难代之品，有不善代之人"。

四、成才之路

纵观陆广莘医师半个多世纪的学医生涯，可以三句古语概之：初如王夫之的"由用以得体"，继之似胡瑗的"明体以达用"，晚年则是崔憬所说的"言其妙理之用以扶其体"为指南。中医作为一门生命科学，如中国文化一样，从被研究开始的第一天起，就承负了以另一种文明尺度为标准强行"校正"的磨难。在他中医学术观点形成与完善的过程中，不难看出他对中医学执著的热爱和自信以及弘扬学说的坚实底蕴。

1927年1月，他出生在江苏省松江县颛桥镇（今上海市闵行区）。1932年上小学，父兄为了其能考上重点学校以进一步深造，小学转学四次。1939年考取上海中学，因1940年参加反对汪精卫汉奸政权的斗争而险遭开除。1942年考入高中工科，为机械专业。1945年初辍学回家，因家中急于让其学得一技之长，拜家乡老中医为师临诊学医。东西方文化的背景差异，有机论与机械论的观念冲突，中医关于目标动力性实践论和西医关于溯因分析性认识论的巨大碰撞，成了初入中医之门的陆广莘思维方式格格不入的重要成因。中学期间，每年假期师从老学究学习古文，对《东莱博议》等论辩文字尤感兴趣。带着对近代中西医论争的探究心理，随上海陆渊雷先生为函授弟子。陆渊雷先生早年与徐衡之、章次公等倡办上海国医学院，章太炎先生为院长，旨在"发皇古义，融会新知"，既要文史哲，又要数理化，这对于现代科学思想与古代文史知识兼备的他来说，从师之举可谓如鱼得水。

1948年10月毕业行医，1950年组织颛桥联合诊所，参加了反细菌战的爱国卫生运动和血吸虫病防治工作。

1950年召开的全国卫生会议，提出团结中西医为三大卫生方针之一，贺诚部长在中医座谈会上说："我们打算成立中医研究所，以便加以实验研究，目的是用现代科学方法，整理中医的经验和成就，保持中医学术的独立性，保持其固有价值，并发扬下去。如何用今天的科学方法，对中医丰富的经验和理论给以证实和说明，这个问题希望大家本着实事求是的精神，加以研究才对。"从此，结束了旧社会中西医对峙和歧视中医的局面，此番谈话的精髓实质一直融会于他为学的进程中。

1952年应考中央卫生部中医药研究人员学习班，该班在全国60万中医中招60人，实际录取43名，经短期补习数理化后入北京医学院医疗系系统学习西医五年。

1955年冬，章次公先生来京任卫生部中医顾问，每逢节假日他便去抄方侍诊。其时叶圣陶先生来访，十分关注中医学术前途，对他引诵的章太炎论医之语十分赞同："取法东方，勿震远西；下问铃串，勿贵儒医。通天人，陈五行者，医之稗莠；多议论，少成功者，虽是亦非。道不远人，以病者之身为宗师；名非苟得，以瘳者之口为据依。"

1956年关于五行存废问题的讨论，次公先生鼓励他发表意见，文章发表在上海《新中医药》，在文章中他这样写道："一、历史地探讨本源，只是评价理论的一个方面，依当时历史时代条件，可认为有时代进步意义，但在今天并不能引申为应予发扬的精华，反之也不能因源流有别而下否定结论。二、五行配五脏，用本世纪初的解剖知识，因其对机体内部功能联系的整体性缺乏正确理解，不能因此否定五行学说。三、理论的主要功能是指导实践，评价其价值只能视其指导实践的贡献程度来衡量。"此时，他的学术见解的卓越之处已见锋芒。

1957年他从北医毕业，一些同学留京。阎润茗、方药中、费开扬、傅东藩、施奠邦、唐由之等分配到中医研究院。陆广莘至中央人民医院中医科，徐衡之任主任，肖龙友为顾问。当时人民医院中医科只是为西医病房的疑难病会诊。他深知，"发皇古义，融会新知"是中医学的自身建设，而面对综合医院疑难病会诊，徐先生总结了一条：对疾病分类学诊疗思想的结论，"要心知其意而不为所囿"，才能充分发挥中医学术优势，帮助解决难题。全国首例再障的治疗成功，乙脑中医治疗的效果，证明了其正确性。次公先生后来归结为："欲求融合，必先求我之卓然自立。"中医学要成为融会新知的主体，必须在通古今之变的基础上，在回答现实医学难题中"发皇古义"。这一观点时时体现在他随后的学术生涯中。

1957年倡议开设中医门诊，1958年创建中医病房，扩大中医在综合医院中的临床领域。1958年秋，人民医院划归北医教学医院。先生首开北医《中医学概论》课程，医疗系四、五年级和儿科系四年级都到人民医院听课，他充分利用人民医院中医临床病例，亲自参与编写教材，推动了北医临床各科更广泛的中西医合作。在参加乙脑、急腹症、小儿肺炎、肝炎、肝硬化、糖尿病、高血压、肾炎、喘息性支气管炎、苯中毒等中西医合作治疗观察和论文总结的过程中，先后得到钟惠澜、吴阶平、王志均、刘思职、王叔咸、马万森、傅正恺、黄大有等名家教授的指点和合作，受益良多。在中医理论的指导下制定了阑尾合剂和肺炎合剂等协定处方，供西医外科和儿科直接使用。他在总结乙脑论文中，提出"暑邪直入心包"的概念。他发现清代叶天士、程文囿、张畹香等已提出早期诊断"邪入心包"之证，及时应用紫雪、至宝、安宫等"以截其路"的治疗思想，开近代"截断疗法"之先河。对四氧嘧啶糖尿病实验得出六味地黄丸升高血糖的实验结论，他大胆地提出质疑，不能说明中医辨证论治的实际疗效，该实验方法的结论还不能指导临床。

1961年全国首届药理学会，交流筛选中药的结果，用对抗疗法的疗效观进行筛选，大部分是阴性结果，即无效，少数阳性结果其疗效也大大不如同类西药。三年自然灾害期间，北京有几例中医治疗阑尾炎发生穿孔，于是在中华医学会的会议上，人们开始对中医的治疗效果发难，并进而涉及到中医理论的正确性。此时，中医学再次陷入举步维艰的窘迫困境。陆广莘则以其对中医理论更上一层的理解，针对这一倾向提出：对于阑尾炎治疗上的失误其实只是协定处方之故，它没有从根本上依照辨证论治的准则，治疗有失误非但不能说明中医的治疗无效，反而提示作为中医特色的辨证论治是何等重要！如果这一论据在今天为广大进行中医研究的人们所理解和接受，也许会令我们幡然醒悟，许多先进科学技术研究着的中药，其实不过是为西医学增加了个新的西药，而离开了中医理论的中药，更无优势可言。20世纪60年代即提出这一观点证实，他已从临床实践中切实地悟出了中医理论的本质所在，这一"由用以达体"过程的完成，为由工匠迈向大师的台阶奠定了基础。

继上一观点提出之后，他于1963年发表了"王履医学思想"和"命门学说源流考"，王履在"积热沉寒论"中指出对抗疗法之弊的"治其旺气，是以反也"，在于"不知求属之道"。重读"病机十九条"，他发现其主旨在于批判以邪为本的消极疾病观和以工为本的对抗疗法。他体会到王履的"端本澄源，中含至理；执其枢要，众妙俱呈"；领会到对"有名而无形"的命门学说，实为寻求体内调节"枢要"的一种努力。并由此提出血压和血糖不应当是治疗对象，不赞成肝炎大量吃糖，再障大量输血，肾炎严格禁盐。认为黑锡丹中铅与硫化合而无毒，寒喘丸中砷与豆豉化合为对氨苯砷酸是人工抗原等见解，这一观念在"文革"中受到批判，指责为把病人当试验品。

1976年全国中医研究班上，他主讲高血压病研究中的辨证和辨病问题，1978年后参与"北医中医药研究成果汇编"的编辑，发表"论中医的诊疗思想"，1979年在广州自然辩证法研究会上，发言概括中医基础理论是关于人的心身相关自稳调节。1980年全国中医理论研究思路方法讨论会上，提出治病必求于"本"，不是疾病本质的病因病理病位的溯因分析，而是"正虚邪实传变"三要素，是关于自稳调节发动的抗病反应传变时态的动力机制。1981年在南京医学辨证法会上，发表"三驾马车向何处进军"，主旨是调节机制和防卫抗病机制的进一步阐明，将会对医学的发展产生质的飞跃。至此，他的学术思想日趋精辟，卓立于群，对中医之体的理解更上一层。

1980年他被中医研究院聘为客座研究员，1983年奉调任中心实验室副主任，发表了"中医研究和中西医结合"、"阴阳自和稳态模型"。提出"中医研究和研究中医"的命题，形成"旁开一寸，更上一层"的研究策略。在原来工作基础上，扩展为"肝血风（郁）瘀"和"脾津痰湿"两大课题系列。从肝为将军之官与防卫适应功能，脾为后天之本与稳态屏障功能，创立大小动物模型，开展多学科研究，探索中医基础理论研究和发展中医实验科学的路子。先后获卫生部和"七五"中标课题，成果获部级一、二、三等奖。

1985年中医研究院成立基础理论研究所，他先后组织了"证的研究"全国和国际会议，对"证"区分为诊察对象和判断对象，前者为"视其外应"的证，后者为"以知内藏"的症和证。1990年发表"证——病症正辨"，提出："证"是天人之际中人的健病之变在整体边界上的出入信息和全息效应；"病"是病因病理病位三要素；"症"为正虚邪实传变三要素；"正"是神气形的统一。辨证求本的诊断和辨证养生及辨证论治，具有前体医学、动员医学和动态医学的优势。养生治病实践追求的健康目标，是"正气存内"的自我稳定和"邪不可干"的生态平衡；因此中医治病之道是"恢复生态学"，中医养生之道是"发展生态学"。

余云岫曾贬中医疗效只是"精神慰藉和贪天之功"。对此，他指出，余只知西医学发现的是医药对抗的对象，不知道中医学实践论发现的是医学的依靠对象。粗守形而上守神，"一切邪犯者，皆是神失守位故也"，而"精神内守，病安从来"。贪天之功根本上是贪人之功，学习和依靠人的"神机—气机—病机"和屏障功能的稳态调节抗病愈病机制，以此来选择环境利害药毒，并通过组合效应和因势利导，实现化害为利，化毒为药，化阻力为助力，化腐朽为神奇的"贪天之功"。治好病是病人自愈机制的功，医生只是没有犯错误而已，医学的错误却在于"目无全人"和"目中无人"。在此基础上，他指出，"天人之际中以人为本，健病之变中以健为本，正邪相争中以正为本，医患关系中以患（者）为本，药物与病机中以病机为本"等一系列医学与对象关系中以对象为本观点，这在以后国际研究课题医学的目的研讨会中国组分会上得到一致首肯。

1987年他奉派赴坦桑尼亚首批中医治疗艾滋病专家组，对方首席提问：一、中国有艾滋病吗？你们见过艾滋病吗？二、你们做过中药抗艾滋病病毒的实验吗？陆广莘答：中国只发生一例外籍病例，很快死亡，我们小组没见过艾滋病。但中医不单纯是经验医学，而且是一门理论医学，按照一般对经验医学的理解，过去经历过的就有经验，而理论医学可以应付新出现的病。例如过去没有放射病，没有微波病，中医运用其理论指导可以治疗这些病。其二，艾滋病无疑的是病毒感染，但病毒性疾病是否只有抗病毒治疗是唯一的，或者是最佳方案，不见得。我们现在和过去治疗乙脑、乙肝、天花、麻疹等并不必须依靠抗病毒治疗。其三。中医治疗病毒性疾病和自身免疫病有经验，在治疗艾滋病上可以借鉴，而抗病毒的AZT等抑制核酸代谢，造成骨髓抑制，以及加速病毒变异并非最佳治疗。中医治疗重在提高免疫和屏障功能，犹如天花的消灭，并不是消灭病毒的

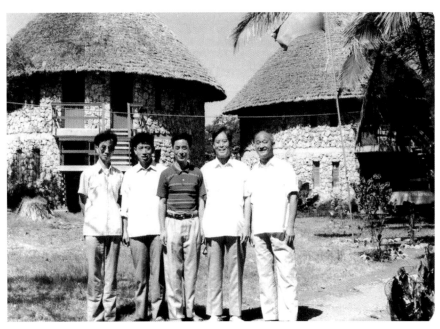

陆广莘（左一）教授赴坦桑尼亚防治艾滋病

结果，而是依靠人体完全的免疫反应以及群体人工免疫的结果，是中医以病人为依靠对象而非以疾病为治疗对象的结果，依此大法，中医可以推立于百病而不惑。这里清晰地体现了他"明体以达用"的学术造诣。具有大师风范的学者于学术的高寒之处游刃有余的挥洒，正是基于他对事物本质超乎常人的深邃领悟和体验。他完成了第二次升华之后，正以"言其妙理之用以扶其体"为座右铭，进一步完善自己的学术观点，这大约是时至暮年仍

目不停览、手不停卷、好学不厌的原因吧。

1991年他退居二线，1992年获国务院颁发的政府特殊津贴，1993年任八届全国政协委员，1994年实现了他四十年的不懈追求——加入中国共产党。1996年受聘国家中医药管理局专家咨询委员。2003年主持香山科学会议，主题为：中医药的理论建构与研究方法；2005年参加科技部论证973计划中医理论基础研究专项。他在做人上至纯完善的追求；始终遵循"大道无术"的原则，与他相处总会令人想起"淡泊以明志，宁静而致远"，故而无论何时他总有一种恬淡和从容。现时经济浪潮中急功近利的局促，进而危及基础研究这个肃静乃至寂寞的天地，而在研究中医的人们中常有人将"不懂中医"视为一种近乎优越的清白，每当此时，他于高一层次上对中医学的俯瞰性明视，便令后来学人顿生自信，大有一种无助中寻得依靠的欣幸。

五、传人培养

2001～2006年在广东省中医院以师带徒式的形式带教两位中医外科大夫：谭志健、黄学阳。2008年开始在中国中医科学院基础理论研究所就传承性博士后研究工作，开始与李海玉博士合作，课题题目为："养生保健治病必求于本，创生性实践的健康医学研究。"

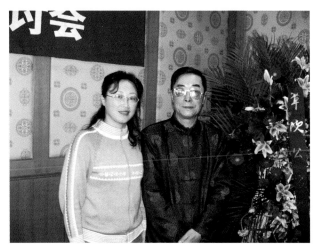
陆广莘与传承博士后李海玉

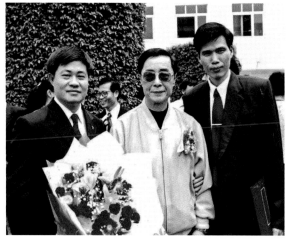
陆广莘与谭志健（右）、黄学阳（左）

六、对中医事业的执着与热爱

中医作为一门生命科学似中国文化一样，从被研究开始的第一天起，就承负了以另一种文明尺度为标准强行"校正"的磨难。在陆老中医学术观点形成与完善的过程中，不难看出他对中医学执着的热爱和自信弘扬学说的坚实底蕴。

1961年，针对中医协定处方治疗阑尾炎发生穿孔而产生的"废医存药"的倾向，他提出：协定处方没有从根本上依照辨证论治的准则，其治疗有失误非但不能说明中医的治疗无效，反而提示作为中医特色的辨证论治非常重要。许多先进科学技术研究着的中药，其实不过是为西医学增加了个新的西药，而离开了中医理论的中药，更无优势可言。

1983年，他提出"中医研究和研究中医"的命题，辨析"中医研究"和"研究中医"的区别，强调中医界应以"中医研究"为主，加强中医学的自身建设，必须以自己科学为主题，发展自身的感性工具，丰富中医的诊治技术方法。

1986年，经他循循善诱，原计划中无中医学内容的《中国大百科全书》中增加了传统医学卷，向国人传扬中医学。

2003年，主持香山科学会议，主题为：中医药的理论建构与研究方法。2005年参加科技部论证"973"项目，强力主张"中医理论基础研究"，阐发自主性的中医理论研究的重要性。

2006年，针对"中医是否科学？"的争议，他提出"医学不能拜倒在科学的脚下"。医学不是人意识外的物质世界的认识论的科学，它是从人出发的对于人的健康的实践。医学的发展是多元化的发展，不强调所谓科学的一元论、独尊性，而这必须要有非科学的力量，冲破科学的阻力才能够成功。

近百年来，对于中医这门学科的怀疑、无端指责、迷惘从未停止过。陆老本着中医当卓然自立的民族精神及发展中医的强烈的责任感和使命感，于高一层次上对中医学的俯瞰性明视，使后学者顿生自信，也使中医人在茫然无助中寻到了精神依靠。

七、文化修养

"陆师望七之年，发黑而眉寿，仰之蔼蔼然谆谆然，古有道君子也。行健如少壮，安步以当车，一如履践工夫；饮啖多咀嚼，饭蔬食饮水，亦如含英咀华。"陆老弟子对他的贴切描述，体现了他卓而不群的神韵。

陆老善于思辨，"思辨能力独上高楼"，"行文别具风格"。陆老的论述旁征博引，发人所未发，文采斐然，有独到的看法。这与他自小的古文功底有关。中学期间每逢假期，他师从老学究学习古文，而对《东莱博议》等论辩文字尤感兴趣。宋人吕祖谦所作《东莱博议》是作者读《左传》时，对春秋左传中人物或事件所发表的议论。后世多以此书为传习策论之范本应对科举，有立竿见影之功效。每谈及此书，陆老都非常兴致勃勃。

陆老好学不厌，目不停览，手不停批。他善于并勤于记笔记。他记了很多笔记，有时同时携带多个笔记本，随时记录。他循循善诱，诲人不倦。不论是对于初学者粗浅的提问，还是好辩者咄咄逼人的质疑，他都是从容不迫，耐心地加以说明和解释。

无论何时，陆老总有一种恬淡和从容，与他相处总会令人想起"淡泊以明志，宁静而致远"。

八、医德医风

"以病者之身为宗师"，以患者为"本"，是陆老临床诊疗中的写照。余云岫曾贬中医疗效只是"精神慰藉和贪天之功"。对此，陆老认为，余只知西医学发现的是医药对抗的对象，不知道中医学实践论发现的是医学的依靠对象。粗守形而上守神，"一切邪犯者，皆是神失守位故也"，而"精神内守，病安从来"。贪天之功根本上是贪人之功，学习和依靠人的"生机—神机—气机—病机"和屏障功能的稳态调节抗病愈病机制，以此来选择环境利害药毒，并通过组合效应和因势利导，实现化害为利，化毒为药，化阻力为助力，化腐朽为神奇的"贪天之功"。治好病是病人自愈机制的功，医生只是没有犯错误而已，医学的错误却在于"目无全人"和"目中无人"。因此，在医患关系中，患者为"本"。

"聚毒药以供医事"，以病机为本，是陆老对自身的要求。他认为，人们周围环境中的诸因素，无论是自然的或社会的，无论是物理的、化学的、生物的；无论是物质的、能量的、信息的环境因素，既可以是有利的养生因素，也可以是有害的致病因素，或者是可被利用的治疗因素。医者的任务是在识别利害药物"令民所避就"的基础上，应该能动地化害为利和化毒为药，转化利用来作为医药手段。治病，目的在于帮助机体自稳调节的正常化，而非替代机体的功能。因而，在审查病机的基础上，力求少用药，或不用药，达到"四两拨千斤"之效。

"气可鼓而不可泄"，这是陆老治疗疾病的原则，也是对患者的要求。他认为，就医者而言，敏锐地审查到患者机体的稳态调节抗病愈病的能力后，以各种手段和方法，帮助这种能力得以恢复是责任和义务。他认真、仔细地帮助患者分析病情，并给予积极鼓励。他纠正患者普遍存在的营养和药物治疗方面"多多益善"的思想，让患者认识到自身存在的抗病愈病能力，提高患者养生保健意识。

"上工治未病"，这是陆老对自身乃至医者的要求。

国医大师 周仲瑛

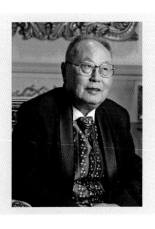

周仲瑛（1928~　），男，汉族，江苏如东人。南京中医药大学教授、主任医师，全国老中医药专家学术经验继承工作指导老师，国家级非物质文化遗产传统医药项目代表性传承人、江苏省名中医。

一、生平概述

周仲瑛，江苏如东人，1941~1946年随父周筱斋教授学医，1947年就读于上海中国医学院中医师进修班，1955~1956年在江苏省中医进修学校学习，1948年~1955年开业行医，1956~1983年在南京中医学院附属医院工作，历任住院医师、主治医师、讲师、副教授、副主任、医师、内科教研室主任、副院长。1983~1991年于南京中医学院任院长（曾兼中医系主任）、教授、主任医师、博士生导师（1985年起）。1991年至今在南京中医药大学任教授、主任医师、博士生导师。

周仲瑛教授是江苏省重点学科"中医内科（急难症）学"的学科带头人，第七届全国人大代表，国务院学位委员会学科评议组（中医）二、三届成员，江苏省教委学位委员会第一届委员，国家教委、科技委医药卫生学科组一、二届组员，中华全国中医学会第二届常务理事，卫生部药品评审委员会一、二、三、四届委员，国家中药品种保护审评委员会委员，国家自然科学基金评审委员会第五届委员，《中医杂志》编委及特约编审，《江苏中医》编委会常委（1986年至今），江苏省中医学会四、五、六、七届副会长（暨中医急症专业委员会主任），江苏省药品审评委员会一、二、三、四届副主任委员，江苏省科学技术进步奖评审委员会第三届委员，江苏省第一届中医药科学技术委员会副主任委员，天津中医学院、新加坡中医学院、美国普士顿大学客座教授。1990年荣获全国高等学校先进科技工作者称号，1991年获全国优秀研究生导师称号，1993年被省教委评为优秀学科带头人。1994年省卫生厅、中医药管理局授予著名名中医称号，为首批政府特殊津贴获得者。2009年4月，被人力资源和社会保障部、卫生部、国家中医药管理局评为"国医大师"。

二、学术思想和思辨特点

周仲瑛教授是一位勤于思考、精于思辨、善于创新的中医内科大家，在临床、教学和科研方面均有精深的造诣和突出贡献，尤其在急危重症和疑难病症的研究方面取得了丰硕成果，逐渐形成自己独特的临证思辨特点与学术思想。

周老把病机作为理论联系实际的纽带和通向论治的桥梁，辨证应首重病机，并以脏腑为核心。在大量临床实践的基础上，周老曾创造性地提出"审证求机论"、"知常达变论"、"药随证转论"、"复合施治论"等；对外感热病提出"气营中心说"、"到气就可气营两清"，急性肾衰创"三毒说"，内伤杂病提倡"内生六淫说"，消渴倡导"三热论"，哮喘提倡"风痰夙根论"，擅长从"风火痰瘀毒虚"和"瘀热"等病机学说辨治急难重症。这些把临床经验升华为理论的创新，均能够切实指导临床应用，提高疗效，丰富了临证思辨内涵。

（一）学术思想

周老的学术思想理论有十：其一"瘀热论"，具体内容是出血性中风急性期治以凉血通瘀；出血热急性肾衰治予泻下通瘀；治血证创瘀热血溢；重症肝炎治以凉血化瘀解毒；络热血瘀证治以清泻络热、凉血化瘀。其二"痰瘀相关论"，即先生认为津血本属同源，血以津液生，津以血液存，故在病理状态下，不仅可以津凝为痰，血滞为瘀，且痰与瘀常可兼夹同病；其三"湿热论"，即湿热是湿与热合邪所形成的不同于湿也不同于热的一种复合致病因素，既可从外感受，也可由内而生，常以脾胃为中心，病机表现多阴阳交错，寒热并见，临床涉及面广，可引起诸多病症；其四"三热论"，即先生对糖尿病中医病机提出"三热论"（瘀热、燥热、湿热）创新见解，认为阴虚燥热、湿热化燥，久则络热血瘀，三热交炽，进而导致阴伤气耗，成为糖尿病的主要病理基础。其五"癌毒论"，认为癌病为患，必有毒伤人，从而提出"癌毒"学说；其六"风火同气论"，认为内科急症，无论是外感或内伤，其病机如何错综复杂多变，但在发病中起重要主导作用的病理因素为风、火二邪，因风火同气，皆为阳邪；其七出血热"三毒论"，认为出血热表现为"热毒"、"血毒"、"水毒"并见，瘀热互结，水热潴留，阴津耗伤；其八病毒感染性高热"到气就可气营两清"论，认为病毒感染性高热虽有温病卫气营血传变的一般规律，但其病理中心在气营，故确立清气凉营为治疗大法，首创"到气就可气营两清"的治则；其九厥脱气血同治、理气活血论，提出气滞血瘀、正虚欲脱是厥脱证的基本病理特点，首创气血同治、理气活血与扶正固脱相合法；其十疑难杂症十纲辨治论，从疑病多郁、难病多毒、怪病多痰、久病多瘀、急为风火、湿热缠绵、多因复合、病实体虚、多脏相关及治疗策略十个方面对疑难杂病的中医辨治规律进行了系统概括，被称为疑难杂症辨治十纲。

另外周先生还提出"审证求机论"、"知常达变论"、"药随证转论"、"复合施治论"等临证思辨的理论。

1. 瘀热论

自20世纪70年代后期开始，周老对瘀血学说、活血化瘀治则进行较为系统的研究，周老在临床体会到凉血化瘀法治疗瘀热相搏证有其独特的应用价值，广泛涉及外感内伤多种急难病证，并从《伤寒论》的"瘀热"一词及"蓄血"证的论述，桃仁承气汤、抵当汤等的创立，《千金要方》犀角地黄汤治疗蓄血、瘀血，《温疫论》所言"血为热搏"，《温热论》的凉血散瘀法等，得到启发，将"瘀热相搏证"及凉血化瘀治法的应用，以"瘀热相搏"主证为基础，根据病证、病位、病理特点，分列若干子证，进行了理论、临床、实验及新药开发等系统研究。从20世纪70年代末，在流行性出血热、急性肾功能衰竭防治中提出"瘀热水结证"，到后来在重症肝炎治疗中"瘀热发黄证"的发现、出血性病症治疗中"瘀热血溢证——瘀热型血证"的命名、高脂血症治疗中"络热血瘀证"的提出，直到近年治疗出血性中风中"瘀热阻窍证"的确立。历时20多年，逐渐形成了以"证候"为中心的较为系统的瘀热论学术思想。

周老在长期临床实践中发现，在急性外感热病及某些内伤杂病（尤其是疑难病症）发展到一定阶段，许多患者同时兼具血热血瘀见证，单纯运用清热凉血法或活血化瘀法治疗，往往疗效欠佳。为探求其内在规律，周老通过复习有关文献，推求病理，并经临床验证和实验研究，明确提出瘀热相搏这一临床常见证候，指出它是在急性外感热病或内伤杂病病变发展到一定阶段，火热毒邪或兼夹痰湿壅于血分，搏血为瘀，致血热、血瘀两种病理因素互为搏结、相合为患而形成的一种特殊的证候类别。其病因为火热毒邪；病位深在营血、脉络；病理变化为瘀热搏结，脏腑受损；治疗大法为凉血化瘀。临床实践证明，用此理论指导处方用药，治疗多种疾病中的瘀热相搏证，如流行性出血热、伤寒、支气管扩张、系统性红斑狼疮、重症肝炎、慢性乙型肝炎、高脂血症、糖尿病、过敏性紫癜、真性红细胞增多症等，临床疗效可显著提高。

瘀热作为一种特殊的病理因素，除了具有瘀和热两种病理因素的致病特点外，尚具有自身的特性。在中医学有关理论中迄今只有零星的阐述，尚无系统专论。由于瘀热普遍存在于多种外感和内伤杂病过程中，尤其是急难重症的病程中。因此，周老认为有必要在总结历代医家有关认识的基础上，通过实验研究和临床验证，升华和发展瘀热学说，形成系统的瘀热理论。有鉴于此，几十年来，周老率领课题组成员从理论、临床和实验三方面对瘀热之中的五大常见证型——瘀热阻窍证、瘀热血溢证、瘀热发黄证、瘀热水结证和络热血瘀证进行了系列研究，并将这一研究的成果整理为《瘀热论》一书，已交由人民卫生出版社出版发行。

（1）出血性中风急性期治以凉血通瘀：周老在前人有关理论认识的基础上，结合自己长期的临床实践探索，首次在国内提出"瘀热阻窍"是出血性中风急性期的基本病机。并认为瘀热阻窍是风、火、痰、虚等多种病理因素的基础，从而平内风、外风之争，统主火、主痰、主虚诸说于一炉，使中医对中风病因病机的理论认识更臻完善。在此基础上，周老提出凉血通瘀法是出血性中风急性期的基本治法。该法不仅能清血分之热、散血中之瘀、折冲逆之势，可止妄行之血、息内动之风，并寓有上病下取、釜底抽薪、顺降气血之意。既不同于仅从局部病理变化着眼，予见血止血的治法，也有别于当前过分强调瘀血，主张单一活血化瘀甚或破血逐瘀的观点。并研制成凉血通瘀注射液及凉血通瘀口服液配套制剂，分别对该制剂进行了较为系统的动物实验研究及临床疗效观察。

凉血通瘀制剂由大黄、水牛角、生地、赤芍、三七、地龙等药组成。方以大黄、水牛角为君，大黄清热泻火、凉血祛瘀、通腑泻热，是历代治疗中风主药之一，河间"三化汤"中即有该品，《本经》谓其能"下瘀血，血闭寒热……荡涤肠胃，推陈致新"；水牛角功类犀角，有清热凉血之功。两药相合互补，更能加强凉血化瘀作用。生地为臣，滋阴清热、凉血宁血，更兼散瘀之功，是治疗营血热盛的代表药物，古方"清营汤"、"犀角地黄汤"等均含本品，《本草求真》说"生地黄……凡吐血……蓄血，其证果因于热盛者，无不用此调治"，可见其效之佳。佐以三七活血祛瘀止血，地龙清热通络。诸药配合，共奏凉血化瘀，通腑泻热之功。临床和实验证明，该制剂有促进脑内血肿吸收、减轻脑水肿、改善瘀热阻窍证症状和神经功能缺损等多种作用。临床研究表明，凉血通瘀注射液和凉血通瘀口服液总有效率均明显优于对照组，且制剂稳定，使用方便，无明显的不良反应，具有高效、速效的特点，适应抢救危重病人的需要，有广阔的开发前景。特别是注射液的研制，更能体现中医治疗急症的特色，填补了国内空白。

（2）出血热急性肾衰治予泻下通瘀：周老经过近20年的临床实践，针对出血热急性肾衰蓄血、蓄水及易于伤阴的病理特点，提出出血热急性肾衰的治疗大法以泻下通瘀为主，兼以滋阴利水，从而达到泻下热毒、凉血散瘀、增液生津、通利二便的目的。周老认为在出血热少尿期，无论其发热与否，凡见到小便赤涩量少，欲解不得，甚至尿闭不通，血尿或尿中夹血性膜状物，大便秘，小腹胀满或拒按，心烦不寐，神志烦躁或不清，呕恶频繁，面部浮肿，舌质红绛，苔焦黄，或光红少苔，脉小数等症者皆可用之。方用《温疫论》桃仁承气汤及《温病条辨》增液承气汤、《伤寒论》猪苓汤、《千金》犀角地黄汤等加减。药用大黄、芒硝各10～15g（便秘者可重用之），枳实、桃仁各10g，生地、麦冬、猪苓各15g，白茅根30g，怀牛膝10g。若水邪犯肺，喘咳气促不得卧，加葶苈子泻肺行水；血分瘀热壅盛，加水牛角、丹皮、赤芍等凉血化瘀；津伤明显，舌绛干裂，口干渴，可合入玄参，取增液汤全方以滋阴生津；小便赤少不畅，可再加阿胶、泽泻、车前子等滋阴利水；瘀热阻窍，邪陷营血而神昏，可加犀角、黄连清心开窍；邪陷厥阴，热动肝风而抽搐，可参镇肝息风汤意。概言之，泻下通瘀法它包括下热毒、下瘀毒、下水毒等几个方面，通过与滋阴生津法配合，可具备增液通腑、通瘀散结、滋阴利水的功能，起到通大便、利小水，"急下存阴"、凉血止血、祛除水毒，使津液归于正化等作用。

（3）治血证创瘀热血溢论：历来中医对血证的认识，强调气火逆乱，血不循经，络伤血溢为其基本病机，在治疗方面，以治血、治气、治火为基本原则，组成了许多名方良剂。周老在总结前人经验的基础上，根据多年的临床实践，提出了瘀热血溢证这一特殊证候类别，突出了瘀热相搏、络损血溢导致出血的重要性，强调凉血散瘀为治疗瘀热型血证基本大法。

临证应用时，周老强调首先要明确外感内伤，其次要辨别瘀热的轻重，同时还应详察兼证变证，从而突破了仅把这一方法视为外感温病血分证治法的局限，发展了血证理论，充实了有效的治疗方法。并在实践中体会到凉血与化瘀联用，可以发挥清血分之热、散血中之瘀、解血分之毒、止妄行之血的作用。据此研制的丹地合剂和地丹注射液，由水牛角、生地、丹皮、赤芍、制大黄、山栀、煅人中白、紫珠草组成。临证时灵活化裁，常收捷效。

（4）重症肝炎治以凉血化瘀解毒：周老认为重症肝炎在湿热疫毒深入营血的极期，由于热毒化火，火热炽盛，热蕴营血，煎熬熏蒸，热与血搏，而致血液稠浊，血涩不畅，形成瘀血，血瘀又可郁酿化热，而致血热愈炽。瘀热郁于血分，常易促使黄疸迅速进一步加深，持续难退，病程超过十天至二周者，标志病情的恶化、难治。正如仲景所说："黄疸之病，当以十八日为期，治之十日以上瘥，反剧为难治。"于此可知瘀热发黄与一般单纯的湿热发黄轻重差异极大。为此，周老提出应采用凉血化瘀解毒法进行治疗，并据此研制成清肝解毒静脉注射剂，经临床观察对重型病毒性肝炎有较好治疗效果，动物实验亦证明，本方具有清热、解毒、退黄、凉血、化瘀、止血等作用。

清肝解毒注射液由犀角地黄汤合茵陈蒿汤合方加减组成。方中水牛角、茵陈、大黄清热凉血、解毒化瘀，共为君药。水牛角"凉血解毒、止衄，治热病昏迷……吐血、衄血，血热溺赤"，实验证明可使凝血时间缩短，血小板计数增加。大黄为"足太阳、手足阳明、手足厥阴五经血分药"，能泻热毒、破积滞、行瘀血，"通利解毒"，"血分之结热，唯兹可以逐之"。治疗重型肝炎，主要作用是保肝利胆、解除微循环障碍，抗病原微生物和抗内毒素、止血、调控免疫，几乎可作用于其病理转化的各个环节。茵陈"除湿散热结"，"治通身发黄，小便不利"，有利胆、保肝、解热、抗病毒和促进肝细胞生长等作用。生地、赤芍、山栀共为臣药，加强君药凉血散瘀止血功能。生地清热凉血生津，"能消瘀血，凉血补血有功"，"血热妄行，或吐血、或衄血、或下血，宜用之为主"，实验表明可降低血液黏稠度，改善微循环；赤芍能"行血破瘀血，散血块，以散血热"；山栀清热泻火凉血，能利胆、抗肝损伤，与茵陈配合则作用更为明显，《本草思辨录》谓其"苦寒涤热，而所涤为瘀郁之热……黄疸之热，热在表，其本在胃，栀子入胃涤热下行，更以走表利便之茵陈辅之，则瘀清热解而疸以愈"。丹皮、煅人中白加强凉血解毒，是为佐药，丹皮入肝经，清热凉血，和血消瘀，《滇南本草》谓其"破血行血，消癥瘕之疾、除血分之热"，《本草经疏》则称其"味苦而微辛，辛以散结聚，苦寒除血热，入血分，凉血热之要药"；煅人中白咸寒而能清热除火消瘀，善解热毒。全方凉血而不伤阴，活血而不破血，解毒不妨正，止血不留瘀，具有清热、凉血、解毒、散瘀、止血、利胆、保肝、养阴等多方面作用，体现了凉血化瘀解毒的基本大法。从而取得了明显的临床疗效。

（5）络热血瘀证治以清泻络热、凉血化瘀：周老认为络热血瘀证每由肝肾阴虚所致，可兼挟湿浊、痰、火，是瘀热相搏证范畴内的重要子证之一，病变深在络脉，特别是微小的孙络。其病具有广泛性，外而体表四肢百骸，内而脏腑组织，可表现于多种慢性久病，如心脑血管病、血液病、糖尿病等。周老在临床实践中发现，高脂血症与络热血瘀病机病证有密切的相关性，并以升降散为主通过病证结合研究已初步显示出络热血瘀证的实用价值。

诊治高脂血症，证分二型：其一痰瘀阻络证，治以化痰祛瘀，方选降脂Ⅰ号方；其二肝肾亏虚证，治以滋肾养肝，方选降脂Ⅱ号方。

治疗高血压病，将证分五型：风阳上亢证，方选息风潜阳方；痰火内盛证，方选清火化痰方；气血失调证，方选调气和血方；肝肾阴虚证，方选滋柔肝肾方；阴虚及阳证，方选温养肝肾方。

诊疗肺炎，证分三型：卫分证，治宜辛凉解表，疏风透热，轻宣肺气；气分证，治宜清热泻火，泻肺化痰；心营证，治宜清营泻热，化痰开窍为大法。

而治疗慢性肺源性心脏病，证分六型：肺病及心，痰瘀阻碍肺气，治当化痰行瘀，降气平喘；虚体受感，邪实正虚错杂，治或解表散寒，温肺化饮，或温肺化痰，降气平喘，或清肺化痰，降逆平喘；上盛下虚，肺肾出纳失常，治当化痰降逆，宣泻其上，补肾纳气，培益其下；浊邪害清，痰瘀蒙蔽神机，治当涤痰泻浊，化瘀开窍；三阴交病，水饮泛溢肌表，治当健脾温肾，化饮利水；肺气耗散，心肾衰竭致脱，治当补肺纳肾，益气救阴，回阳固脱。

2. 痰瘀相关论

痰瘀为津血失于正常输化所形成的病理产物。周老认为津血本属同源，血以津液生，津以血液存，故在病理状态下，不仅可以津凝为痰，血滞为瘀，且痰与瘀常可兼夹同病。由于临床上不少病证常痰瘀相伴为患，周老强调在具体治疗时尚需分清二者先后及主次关系，抑是痰瘀并重，确定化痰与祛瘀的主从或是痰瘀并治。治痰治瘀虽然主次有别，但痰化则气机调畅，有利于活血；瘀祛则脉道通畅，而有助于痰清。若痰瘀并重则当兼顾合治，分消其势，使其不致互相狼狈为患。同时应注意不可孟浪过剂，宜"中病即止"，以免耗伤气血阴阳，变生坏病。选药以平稳有效为原则，慎用毒猛辛烈之品。又因痰瘀的生成，实缘五脏功能之失调、津血不归正化变异而成。故周老还强调调整五脏功能，扶正补虚，则痰瘀自消，所谓："不治痰而痰化，不治瘀而瘀祛"是也。此外，痰瘀是津血停聚所成，津血赖气化以宣通，故痰瘀病变又与气滞密切有关，此即"气滞则血瘀痰结"。因"气行则痰行"、"气行则血行"，所以治疗痰瘀同病，周老还强调一般应配理气药，行滞开郁，条达气机，以助化痰祛瘀药发挥效应。

由于痰瘀的生成既可因于邪实，亦可缘于正虚，病变涉及脏腑肢体骨节经络九窍。故对痰瘀的治疗不仅有轻重缓峻之分，还应审证求因，在化痰祛瘀的基础上，配合相应治法。因邪实所致的"寒痰瘀阻"当温通祛寒，"痰热瘀阻"者当清热凉血，"风痰瘀阻"者当祛风和络，"燥痰瘀结"者当润燥滋液，"湿痰瘀阻"者当苦温燥湿，"痰气瘀阻"者当理气解郁；因正虚所致的又当据证配合益气、养血、滋阴、助阳等法。同时必须区别脏腑病位治疗，"痰瘀阻肺"者宣利肺气，"痰瘀心脉"者养心通脉，"脾胃痰瘀"当健脾和胃，"肝胆痰瘀"当疏肝利胆，"肾虚痰瘀"当补肾培元，"痰瘀阻窍"者当开窍醒脑，"痰瘀络脉"当宣痹通络，"痰瘀结聚"当软坚散结。

3. 湿热论

湿热是湿与热结合所形成的不同于湿也不同于热的一种复合致病因素，既可从外感受，也可由内而生，常以脾胃为中心，病机表现多阴阳交错，寒热并见，临床涉及面广，可引起诸多病症。周老认为随着全球气温的不断上升，天热下逼，地湿上蒸，气交之中湿热日盛；加之生活水平的不断提高，饮食结构的改变，大多数人已由数千年的"藜藿之体"渐转变成"膏粱之躯"，酒肉炙煿及各种保健品、营养品、补品不绝于口，湿热也易从内而生。内外相合，故目前湿热为病最为多见，也最为难治。

周老认为外来湿热多与急性感染性疾病有关，如伤寒、菌痢等；内生湿热多与体内非感染性炎症有关，如肾炎、类风湿性关节炎等。湿热常以脾胃为中心，上蒸下注，可致多脏受损。同时湿热致病具有二重性，易夹痰夹瘀化毒，变症百出。尽管湿热的临床表现多样，但与湿温、痰热、瘀热、郁热同中有异。

周老强调治疗湿热贵在分消，"开上"、"宣中"、"导下"，临床还必须辨清热偏重、湿偏重、湿热并重三类倾向，针对"湿象"和"热象"孰轻孰重及其消长变化，决定祛湿与清热的主次。同时也要结合湿热病证所累及的脏腑特点和兼证情况，与相应的治法相配合。如属肝胆湿热者配以疏肝利胆，属大肠湿热者佐以通调腑气，属膀胱湿热者伍以通淋利尿，遇痰热壅肺者清肺化痰，属痰蒙心包者当豁痰开窍；遇挟积、挟瘀、挟风、挟毒者，分别配以导滞、化瘀、疏风、解毒之法等。

4. 三热论

中医传统理论历来认为消渴（糖尿病）的病机主要表现为阴虚与燥热互为因果，但周老通过长期临床实践认为，本病亦可由过食膏粱厚味酿生湿热，进而湿热化燥，表现燥热之象，久则热灼津伤，津枯血燥，络热血瘀，形成瘀热，终致湿热、燥热、瘀热合而为病，从而对糖尿病中医病机提出"三热论"（瘀热、燥热、湿热）这一创新性见解，认为阴虚燥热，湿热化燥，久则络热血瘀，三热交织，进而导致阴伤气耗，成为糖尿病的主要病理基础。周老进而提出"三热"并清，气血同治，标本兼顾应当作为"三热"病证治疗的基本原则。由于燥热宜润，湿热、瘀热需化，故有关这一治疗原则的具体运用则当清化与润燥并进、化湿祛瘀与生津凉润并举，即辛苦微寒、化湿散瘀之品与甘寒微苦、润燥凉泻之品同方共用，相辅相成。但从临床实际来看，在运用上述治疗原则时，还应根据"三热"中是以何热偏胜为主，燥热当头者则清热润燥为先，湿热为主者则清热化湿重投，瘀热偏胜者则凉血化瘀首选。

关于清化润燥法的运用，在一般情况下，首先应注意清化重于润燥，清化之中，还当以清为主，以化为辅。因"三热"为患，虽有燥热、湿热、瘀热之异，而其热一也，故当以清热泻火为先，伏其所主，直折其势，热清火消，则燥、湿、瘀三者势单无依，再行剿灭不难。其次，再重化湿祛瘀之法，因二者均系有形邪实，极易郁结化热，又为新的酿热之源；加之湿浊、瘀血均为黏滞重浊之邪，邪热易附，则胶结难解；同时，湿聚易于成痰，瘀结易于滞气，痰随气而升降，无处不到，痰瘀互结，为害尤深。

至于将润燥一法置于上述二法之后，诚因火热一清，则燥热易遁，正如张子和《儒门事亲·辨十二经水火分治法》所说："休治风，休治燥，治得火时风燥了"。除此之外，升清可布液，流气能输津，加之津血同源，互可资生转化。湿化津承，瘀化气畅，清升浊降，则燥热易解，阴液可生。

由上可见，有关清化润燥法的运用，还有次第侧重之说。总之，对其治疗，应祛邪重于扶正，清热重于湿、瘀，化湿祛瘀重于润燥。但祛邪不能伤正，补正不可滞邪，清热不可太寒，祛湿不可太燥，祛瘀不可太破，润燥不可太腻。

临床还可在治疗大法的指导下，灵活选用下列三类药物，并注意辛开苦降、清气凉营、釜底抽薪、酸甘化阴等治法的灵活运用，则可左右逢源，灵活组方。兹列举周老临床上对"三热"的不同治疗药物如下,以供参考。

(1)燥热:常选生地、南沙参、北沙参、麦冬、天冬、玄参、川石斛、天花粉、炒玉竹、芦根、白茅根、桑叶、桑皮、地骨皮、川百合、知母、瓜蒌等。

(2)湿热:常选藿香、佩兰、白蔻仁、黄连、薏苡仁、黄芩、炒苍术、黄柏、栀子、竹茹、茵陈、蒲公英、凤尾草、晚蚕砂、泽泻、车前子、冬瓜皮、玉米须等。

(3)瘀热:常选水牛角、大黄、桃仁、土鳖虫、炙水蛭、炮山甲、鬼箭羽、泽兰、川牛膝、丹参、丹皮、赤芍、郁金、益母草、广地龙、茜草、生蒲黄、紫草、马鞭草、防己、大蓟、凌霄花等。

5. 癌毒论

由于癌的致病性与难治性,周老认为癌病为患,必有毒伤人,从而提出"癌毒"学说。癌症病理过程,虽异常复杂,但总由癌毒留驻某处为先。癌毒一旦留结,阻碍经络气机运行,津液不能正常输布则留结为痰,血气不能正常运行则停留为瘀,癌毒与痰瘀搏结,则形成肿块,或软、或硬、或坚硬如岩,附着某处,推之不移。瘤体一旦形成,则狂夺精微以自养,致使机体迅速衰弱或失调,诸症叠起。正气亏虚,更无力制约癌毒,而癌毒愈强,又愈益耗伤正气,如此反复,则癌毒与日俱增,机体愈益虚弱,终致毒猖正损,难以回复之恶境。故对癌症之治疗,周老提出以抗癌解毒为基本大法。初期,正虚不显时,以抗癌解毒配合化痰软坚、逐瘀散结为主;中期,兼有脏腑功能失调时,可适当伍入调理脏腑功能之品;晚期,正虚明显者,则以补益气血阴阳为主,兼顾抗癌解毒、化痰软坚、散瘀消肿。周老临床常用抗癌解毒药有白花蛇舌草、白毛夏枯草、山慈菇、制南星、土茯苓、炙僵蚕、炙蜈蚣、蜂房、漏芦、炙蟾皮、马钱子等;常用化痰消瘀、软坚散结类药有石打穿、八月札、莪术、炙水蛭、制大黄、海藻、炙鳖甲、王不留行、炮穿山甲、桃仁、地龙、路路通等。在抗癌复方中,抗癌解毒药与逐瘀消痰软坚药的选用,应视病情而辨证择药,如热毒甚者,当选白花蛇舌草、山慈菇、漏芦;瘀毒重者,当用炙蜈蚣;痰毒剧者,用制南星、炙僵蚕等;病以血分瘀邪为主者,可逐瘀为先,伍用炙水蛭、莪术、炮穿山甲、桃仁;兼气分者,可配用八月札、路路通;肿著者,配王不留行、海藻等。

6. 风火同气论

周老认为内科急症,无论是外感或内伤,其病机如何错综复杂多变,但在发病中起重要主导作用的病理因素为风、火二邪。因风火同气,皆为阳邪。风性善行数变,"风胜则动",故致病多快,病变部位广泛不定,且为"六淫"之首,每多兼夹它邪伤人;火为热之极,故火热为病发病亦快,变化较多,病势较重。而外感之邪,又每可致"五气化火"。若风与火两阳相合,则为病更烈。风助火势,火动生风,风火相煽,相互转化,互为因果,加剧病情。如昏闭卒中、痉厥抽搐、动血出血、高热中暑等急重危症均直接与风火病邪有关。可见风火是急症致病因素中最为重要的病理因素,风火邪气的特性,决定了急症病机的易变、速变、多变。

风胜则见抽搐、手足蠕动、角弓反张、口眼㖞斜、肢体不遂。火盛则见身热、渴饮、面红目赤、身发斑疹、狂躁妄动。若属热毒炽盛,火动风生、热极生风,则每与外感高热(疫斑热、中暑)互为因果;如风热灼津成痰,热毒痰饮瘀肺,可致暴喘;火盛气逆，或络热血瘀，可以动血出血；热毒血瘀或瘀阻气滞，可成为卒痛的病理基础；若热与湿合，湿热伤中，可致急性吐泻；湿热酿毒，每可发为急黄；热毒、瘀毒、水毒壅阻下焦，气化失司，可致癃闭（急性肾衰）。急症中瘀、痰、饮（水）、湿（浊）等病邪的形成也多与风火有因果联系及转化关系，如邪热亢盛，血液受热煎熬，胶凝成瘀，则瘀热互结；火热炼津蒸液，则津凝成痰，痰郁化火，可致痰热互结，所谓"痰即有形之火，火即无形之痰"。风动痰升，内风挟痰，上蒙清窍、横窜经络，则见风痰征象。因此，周老强调对急症的治疗息风泻火显得特别重要。

7. 出血热之"三毒论"

周老曾率先在国内对流行性出血热进行系列的临床及实验研究，在国内首次提出该病"病理中心在气营"的最新论点，并创造性地提出了"三毒"（热毒、瘀毒、水毒）学说；同时针对不同病期及主症特点，制定相应的治法和系列专方，充分体现中医辨治急重症的优势。并深入疫区十余载，治疗野鼠型出血热患者1127例，使病死率从当时的7.66%，降至1.11%；特别是死亡率最高的少尿期急性肾衰，通过采用泻下通瘀、滋阴利水方药，病死率仅为4%，明显优于西医对照组的22%，于1988年获卫生部科技进步一等奖，并送往前苏联代表我国出血热中医治疗最高水平进行国际交流，同时并被国家科委和经贸部选入1979～1989年中华人民共和国重大科技成果项目。

周老认为出血热少尿期病理变化以蓄血为基础，而蓄血与蓄水又常互为因果，阴伤与蓄水又可并见。表现为"热毒"、"血毒"、"水毒"并见，瘀热互结，水热潴留，阴津耗伤。周老提出治疗当以泻下通瘀为主，兼以滋阴利水，以达到泻下热毒，凉血散瘀，增液生津，通利二便的目的。方自《温疫论》桃仁承气汤及《温病条辨》增液承气汤、导赤承气汤、《伤寒论》猪苓汤等加减而成，药用大黄、芒硝、枳实、生地、麦冬、白茅根、木通、桃仁、牛膝等，日1～2剂。呕恶不能进食者，可予煎剂保留灌肠，日2～3次。通过数十年的临床研究，周老发现：①凉血化瘀可以清散血分热毒，清血分之热，可免血液受热煎熬成瘀，化血中之瘀，能防止瘀郁生热，化火酿毒。而实验提示凉血化瘀药的抑菌、抗病毒、降温解毒、改善微循环障碍等作用，当是其疗效机理所在。②凉血化瘀可以活血止血，凉血能使血液循经，化瘀有助于脉道流畅，从而控制因瘀热动血所致的出血、发斑。实验表明，凉血化瘀剂能明显改善微循环障碍，降低血细胞聚集性、黏滞性，故尤适用于DIC所致的瘀热型血证。③凉血化瘀可利小便，凉血可使瘀热分消，防止下焦蓄血；化瘀能使脉络通畅，水津得以布散，故对血瘀水停所致之少尿，用之小便可以增多。实验证明，通瘀有助于增加肾血流量，提示其药效机理在于疏通肾脏壅结的瘀热。

8. 病毒感染性高热"到气就可气营两清"论

急性病毒感染性高热主要见于流行性出血热、流行性乙型脑炎、流行性腮腺炎、重症感冒等疾病，重者可因心、脑、肾受到严重损害而危及生命，目前国内外尚无特效抗病毒药物。周老在临床实践中不断探索总结，认为病毒感染性高热虽有温病卫气营血传变的一般规律，但其病理中心在气营，故确立清气凉营为治疗大法，首创"到气就可气营两清"的治则，认为只要见到身热而面红目赤、肌肤黏膜隐有疹点，舌红、少津、口渴等症，就须在清气的同时加入凉营泻热之品，先安未受邪之地，以防止热毒进一步内陷营血，阻断病变的发展。基本方药为大青叶、银花、青蒿、野菊花、鸭跖草各30g，知母15g，生石膏60g，赤芍15g，大黄10g，白茅根30g。若湿热偏盛，内蕴中焦，脘痞呕恶、便溏，脉濡而数，苔腻色黄，去大黄、知母，酌加法半夏、藿香、厚朴、黄连；腑实明显，腹满腹痛便秘，则可掺入芒硝、枳实等加强泻下之力；阴伤较重者，可加鲜生地、鲜石斛、鲜芦根、天花粉等养阴生津；营分邪热内扰神明，症见神昏谵语、或昏聩不语、舌蹇肢厥，甚至循衣摸床、撮空理线者，则可酌情选用安宫牛黄丸、至宝丹、紫雪丹清心开窍；热甚动风，症见口噤肢厥、手足抽搐、甚至角弓反张者，用羚羊角、钩藤、石决明、地龙、僵蚕、玳瑁等凉肝息风。

9. 厥脱气血同治、理气活血论

厥脱是常见的危重急症，虽然厥与脱是两种不同的病证，但又互有联系，厥为脱之轻证，脱为厥之变证，两者常易并见，难以截然分开，故厥脱是以由厥至脱，厥脱并见、虚实共存为特点的综合征。特别是热厥气脱证的病机关键是在全身性气滞络瘀的基础上出现宗气外脱。气与血，在生理上相互依赖，血载气，气行血；在病理上相互影响，气滞则血瘀，血瘀则气愈滞。未有气病而血不病者，也没有血病而气不病者。厥脱证由于存在着全身性气滞络瘀，故须气血同治。又由于在气闭的基础上已经出现了宗气外脱，故又须在行气活血的同时固脱，阻断病情向阴阳离决的方向发展。

周老根据中医理论和临床实践，提出气滞络瘀、正虚欲脱是厥脱证的基本病理特点，"气滞者宣其气机，血凝者通其络瘀"，外脱者固其宗气。因此，周老首创气血同治、理气活血与扶正固脱合法，方取血府逐瘀汤加减。方中寓有四逆散（白芍易赤芍）理气宣郁配伍活血化瘀之品，气血同治。常用药如柴胡、枳实、青皮、陈皮、炙草、赤芍、丹参、桃仁、牛膝等。热郁加丹皮、生地；寒盛配红花、川芎；阳虚加附子、干姜；阴虚加生地、麦冬、萸肉、五味子；气虚合人参、黄芪；血虚合当归、白芍、熟地；脉伏气闭，病危势急者，可予麝香6～9mg研散，水调饲服，以理气宣郁通脉。同时需注意兼夹证的不同灵活论治。若热毒内陷，郁阻气血者，可用解毒活血汤（即四逆散加连翘、葛根、当归、桃仁、红花）加减；阳气虚衰，阴寒内盛，气血涩滞者，用急救回阳汤（即四逆加人参汤加桃仁、红花、白术）加减；气阴耗竭者，可选生脉散加龙牡或加减复脉汤增损；正虚阳亡者，可用四逆汤、参附龙牡汤加味。提出行气活血、扶正固脱是厥脱证的重要治疗大法。根据这一治法，选择行气和活血之品，伍以扶正固脱药物，共同制成静脉针剂——抗厥注射液（由枳实、牛膝、山萸肉等组成）。

10. 疑难杂症十纲辨治论

为深化中医对众多疑难杂病辨治规律的探讨，构建内科疑难杂病辨治理论体系，周老以病机学说为核心，结合自己多年的临床体会，从疑病多郁、难病多毒、怪病多痰、久病多瘀、急为风火、湿热缠绵、多因复合、病实体虚、多脏相关及治疗策略十个方面对疑难杂病的中医辨治规律进行了系统概括，称为疑难杂症辨治十纲，切合临床实用。

（1）疑病多郁：疑病多郁是指在患者所诉症状繁杂多端，疑似难辨之际，当着重从郁入手。从临床上看，这类疾病与精神、心理因素密切相关，患者往往自觉痛苦很多，症状繁杂多变，有多系统表现，但大多查无实质性病变，或虽疑为实质性病变，而又不能定性、定位，明确诊断。临床上常以心身疾病、功能性疾病及亚健康状态者为主，多

"无形"可辨，但部分患者失治误治、年深日久可发展为器质性损害。病位常以肝为主，涉及心、脾。故周老强调疑难杂症在疑似难辨之际，应着重从肝入手，首辨气郁，注意其化火、生风及挟痰、挟瘀的情况，从而在疑难杂症辨治中起到执简驭繁的作用，特别是对女性患者。

对郁证的治疗，当以疏肝理气解郁为大法。选方方面，肝脾不和者主以四逆散，肝郁脾虚者调以逍遥散，肝郁气滞者选用柴胡疏肝散，六郁杂陈者施以越鞠丸、肝气郁结者投以五磨饮子。至于气郁化火则主以丹栀逍遥散，化风则主以羚羊钩藤汤、天麻钩藤饮、镇肝息风汤，挟痰者主以半夏厚朴汤，挟瘀者主以血府逐瘀汤，皆可随症灵活加减化裁。

（2）难病多毒：难病多毒是指难治重症多与毒邪有关。毒的含义，一是指温热病中的一些传染性、致病力强的外邪；二是指火热之极，所谓"火盛者必有毒"，"温热成毒，毒即火邪也"；三是指疾病过程中病理因素的酿毒，如热毒、水毒、瘀毒等。毒是诸多病邪的进一步发展，邪盛生毒，毒必兼邪，无论其性质为何，均可概称为"毒邪"。

毒邪既可从外感受，也可由内而生。毒邪致病具有以下证候特点：①凶：致病暴戾，病势急剧，如"非典"、禽流感等；②顽：病情顽固，易于反复，如难治性肾病、慢性肝炎等；③难：常规辨治，难以奏效，如系统性红斑狼疮、癌肿等；④痼：病期冗长，病位深痼，如尿毒症、狼疮等；⑤杂：由于毒邪每与风、火、痰、瘀等邪兼挟为患，临床见症多端，病情复杂难辨。正因为如此，所以在难治性疾病的治疗中，尤应注意毒邪的特殊性。

对毒邪的治疗有解毒、化毒、攻毒等法，但解毒当求因。首先要区别毒邪的性质，其次要注意毒邪所在的脏腑部位及所兼挟的其他病邪。如热毒重在清热解毒，然热毒在肺则选鱼腥草、金荞麦根、黄芩清肺解毒，热毒在上咽则用泽漆、蚤休、一枝黄花、土牛膝利咽解毒，热毒入胃则选石膏、蒲公英、人中黄清胃泻火解毒，热毒攻心则用牛黄、朱砂、黄连清心安神解毒，热毒伤肝则用羚羊角、龙胆草、栀子凉肝解毒，热毒蕴结膀胱则用黄柏、苦参、金钱草清热利湿解毒，热毒入血则用犀角（水牛角）、生地、丹皮、紫草、大青叶等凉血解毒。对于风毒则常用全蝎、蜈蚣、乌梢蛇、炙僵蚕搜风解毒，寒毒则用川乌、草乌、附子、干姜散寒解毒，湿毒常用土茯苓、拔葜、石上柏、半边莲除湿解毒，痰毒常用制南星、白附子、法半夏、露蜂房、白毛夏枯草化痰解毒，瘀毒常用穿山甲、水蛭、土鳖虫、地龙、鬼箭羽、凌霄花等祛瘀解毒。

另外，还应重视不同疾病"毒"的特异性。对麻疹、天花用宣表透毒法，对晚期肾病当注意化浊泻毒，对多脏衰竭病人阳明气机通降失常者当通腑下毒，对外科疮疡久不收口、正虚毒恋者当重用黄芪扶正托毒，癌毒常用山慈菇、炙蟾皮、马钱子、红豆杉、白花蛇舌草等抗癌解毒。

（3）怪病多痰：这也是古代医家的一种提法，周老将其引申用于疑难病的诊治，主要是因为许多疑难病的临床症状怪异奇特，表现中医所说的"痰"证（包括无形之痰），采用中医化痰、祛痰等法治疗，常常能收到意想不到的疗效。

古代医家所指的怪病，从今天来看大都是精神神经、体液之类的疾病，虽与疑病等以精神症状为主的病证有相似的地方，但从临床表现上一为繁杂多变，一为怪异奇特；一者多无形可征，以功能性疾病为主，一者多有形可查，以实质性疾病为多。目前，从临床上来看由痰引起的疾病远远超出了这一范围，它涉及到现代医学的多个系统的疾病。不论任何病变，凡表现有"痰"的特异性证候的，俱可根据异病同治的原则从痰论治。

痰之生成，涉及到外感内伤各个方面，是遭受多种致病因素所形成的病理产物。但另一方面，当因痰导致某一病证之后，则痰已成为直接发病之因，每与原始病因或其他同期病理产物合邪而致病。故在疑难杂症辨治中，必须分别考虑痰的先后双重因素以为辨治章本。由于痰可随气上下，无处不到，既可阻于肺、蒙于心、蕴于脾、郁于肝、动于肾，亦可外流骨节经络，表现不同的脏腑经络见症。从痰的性质方面来看，还可进一步区分为风痰、寒痰、湿痰、热痰、燥痰及郁痰。

对痰的治疗，周老强调应首分脏腑虚实，其次应审标本缓急。凡因病生痰者，不能见痰治痰，应先治其病，病去则痰自清；若因痰而续发某些病证时，则应以治痰为先，痰去则诸证自愈。再次，脾湿是成痰的基础，理脾化湿为治痰要着。而且治痰还必理气，气顺则一身之津液亦随气而顺，自无停积成痰之患。同时治痰应兼治火，气火偏盛灼津成痰者，治宜清降；气火偏虚津凝为痰者，又当温补。至于治痰原则必须以化痰、祛痰为大法。化痰能使痰归正化，消散于无形，或使其稀释排出体外，其适应的范围最广，可用于实证病势不甚，或脏气不足，因虚生痰者。祛痰能荡涤祛除内壅的积痰，包括涤痰、豁痰、吐利等法，适用于邪实而正不虚，病势骤急，或病延日久，顽痰、老痰胶固不去者。

（4）久病多瘀：因疑难杂症一般病程较长，迁延不愈，往往引起人体脏腑经络气血的瘀滞，也就是古代医家所说的"久病入络"。现代血液流变学的研究也证实：久病患者血流变缓，新陈代谢减退，血液黏度增高，血液循环减慢。此皆为久病多瘀之理论依据。

瘀血与痰浊一样，既是某些病因所形成的病理产物，又是导致多种病证的病理因素，在临床上涉及的范围也甚为广泛，不论何种疾病，或是在病的某一阶段，凡是反映"瘀血"这一共同的病理特征，或兼有"瘀血"症状，如"瘀痛"，青紫瘀斑，癥积肿块，"瘀热"，舌有青紫斑点，脉涩、结、沉、迟，或出血，精神神志和感觉、运动异常而有瘀象者，都可按照异病同治的原则，采用（或佐用）"活血祛瘀"法。

在疑难杂症中，虽为同一血瘀证，由于病情有轻重缓急的不同；致病因素多端，标本邪正虚实有别；脏腑病位不一，症状特点各异；或为主证，或仅为兼夹证，并可因病的不同，而反应各自的特殊性。为此，在应用活血祛瘀这一治疗大法时，还当具体情况具体分析。如病情轻者，当予缓消，采用活血、消瘀、化瘀、散瘀之品；病情重者，当予急攻，采用破血，通瘀，逐（下）瘀之品，依此准则，选方用药自可恰到好处。对因邪实而致的血瘀，当祛邪以化瘀；对正虚而致的血瘀，则应扶正以祛瘀。同时还应强调辨别脏腑病位，掌握主症特点和病的特殊性，采取相应的各种具体祛瘀法，才能加强治疗的针对性，提高对疑难杂症治疗的疗效。

古人有"见血休治血"之说，周老认为还要"见瘀休治瘀"，治瘀当求因、定位。在临床上首先应辨瘀血的成因，分虚实论治，分别采用理气祛瘀、散寒（温经）祛瘀、清热（凉血）祛瘀、补阳祛瘀、益气祛瘀、养血祛瘀及滋阴祛瘀等求因祛瘀七法。而根据病变部位，按主症特点进行论治的常用治法又有通窍祛瘀、通脉祛瘀、理肺祛瘀、消积（软坚）祛瘀、理胃祛瘀、通腑祛瘀、利水祛瘀、通经祛瘀、和络祛瘀、止血祛瘀、消痈祛瘀及疗伤祛瘀等定位祛瘀十二法。临床对活血祛瘀法的应用，虽然甚为广泛，并有一定的独特效果，但必须注意人身之气血宜和而不宜伐，宜养而不宜破。一般说来，无瘀象者，均应慎用，体弱无瘀者，则尤当倍加谨慎，孕妇原则上当禁用。在用祛瘀药时，应做到瘀去即止，不可过剂久用，以免出现耗气伤血的副作用。至于对活血祛瘀药的选择，必须符合辨证要求，尽量注意发挥各个药物的特长和归经作用。特别是虫类祛瘀药，为血肉有情之品，形胜于气，走窜善行，无处不到，如水蛭、虻虫、地鳖虫、穿山甲、蜣螂虫等，均属祛瘀之峻剂，性虽猛而效甚捷，必要时可权衡用之。

（5）急为风火：疑难杂症与急症有密切的关系，某些急症本身就是疑难杂症，疑难病证亦可突变而为急症。风和火是危急难症中常见的病理表现，虽有外因、内因的不同，但都具有发病暴急、变化迅速，病势猛烈的特点。缘于风火同气，皆为阳邪。风性善行数变，"风胜则动"，故致病多快，病变部位广泛不定，且为"外六淫"之首，每多兼夹它邪伤人；火为热之极，故火热为病发病亦快，变化较多，病势较重。而外感之邪，又每致"五气化火"。若风与火两阳相合，则为病更烈。"风能化火，火能生风"，风助火势，火动生风，风火相煽，相互转化，互为因果，从而加剧病情。如昏闭卒中、痉厥抽搐、动血出血、高热中暑等急重危症均直接与风火病邪有关。可见风火是危急难症中最为重要的病理因素，风火邪气的特性，决定了某些疑难杂症突发为急症时易变、速变、多变的特点。风胜则见抽搐、手足蠕动、角弓反张、口眼喝斜，肢体不遂；火盛则见身热、渴饮、面红目赤、身发斑疹、狂躁妄动；若风火相煽则高热、抽搐并见。

风有内外，火分虚实。外风一般常以肢体经络见症为主，内风多以头目眩晕为主。对风的治疗，原则上外风宜祛，内风宜熄，但在外风引动内风时，祛风与息风两法可以同时并用。临床上常用的祛散外风药有羌活、防风、秦艽、豨莶草、白芷等，祛风止痉药有全蝎、蜈蚣、僵蚕、蝉衣等，镇肝息风药有石决明、代赭石、牡蛎、龟版，凉肝息风药有羚羊角、钩藤、菊花、桑叶，滋阴息风药有生地、阿胶、白芍、鸡子黄、鳖甲等。风虽有内外表里之分，但彼此之间又不能绝对分开，如对中风病因病机的认识，历经了由外风到内风的过程，但并不等于治外风药不可用以治疗内风，临床上治疗中风有肢体经络见症的，用治外风的防风、秦艽、全蝎、僵蚕、地龙等，每获良效，又如治内伤头痛，常配合运用藁本、蔓荆子等治外风药，也有很好的效果，这表明外风、内风有时俱属疾病的病理反应，而其病位表里主次有别。

热为火之渐，火为热之极。对外感火热疾病的治疗，当根据卫、气、营、血的深浅，分别选用辛凉解表、和解清热、辛寒清气、气营两清、清营凉血等法，同时还应结合其兼邪或病机特点，兼用它法，如清热祛暑、泻火解毒、清热燥湿（化湿、利湿）、清热化痰（饮）、清热理气、凉血散血（瘀）、清热开窍、清热息风、通腑泻热、清暑益气、清热生津、清热养阴、清热润燥等。对内伤火热证的治疗，当根据脏腑病位，分别治以清心火、清肝火、清胃火、清脾火（湿火）、清肺火；清心安神、清肺化痰（止咳）、清肝解郁、清肝息风、清肝利胆、清胃生津、清肠化湿、清热止血、清热通淋、清热止带等等，如属虚热也应分辨脏腑所在给予滋阴清热，如滋肾泻火、甘寒清肺、养胃清中、滋水清肝、养肝清热……。

（6）湿热缠绵：湿热既可从外感受，也可由内而生。湿为阴邪，其性黏滞，重浊趋下，易损阳气，常起病缓、病程长、难速愈；热为阳邪，其性炎上，生风动血，易伤阴液，多发病急，传变快，为害烈。二者阴阳相合，热蒸湿动，病涉三焦，上可达脑窍，下可至二阴、下肢；外可在肌表皮毛，内可壅五脏六腑；不但可滞气入血，而且耗阴损阳，可致多脏受损。由于湿热二邪的阴阳属性不同，在疑难杂症中的表现也具有二重性。湿热为患既可以隐匿起病，自觉症状不多，也可以突然发作，呈急性病变经过。其临床表现从病位上讲既可以在表，而又可以在里；病性既可以似热，而又可以似寒；病势既可以似虚，而又可以似实，阴阳错杂，主次轻重，疑似难决，或病情持续迁延，呈慢性进行性损害；或时起时伏，反复发作。所以，在疑难杂症中因湿热致病者当予格外重视。

对湿热的治疗当以清热祛湿为主。清热药性多苦寒，其特点是寒可胜热，苦能燥湿，但毕竟以清热为长。祛湿的具体治法涉及多个方面，湿在上焦而有卫表症状者，当芳香化湿（浊）；湿在中焦，困遏脾运者，当苦温燥湿；湿蕴下焦，小便不利者当淡渗利湿。而且清热与祛湿必须兼顾，湿祛则热孤，热清则湿化。临床必须辨清热偏重、湿偏重、湿热并重三类倾向，针对"湿象"和"热象"孰轻孰重及其消长变化，决定祛湿与清热的主次。同时，也要结合湿热病证所累及的脏腑特点和兼证情况，与相应的治法相配合。如属肝胆湿热者配以疏肝利胆，属大肠湿热者佐以通调腑气，属膀胱湿热者伍以通淋利尿，遇痰热壅肺者清肺化痰，属痰蒙心包者当豁痰开窍。遇夹积、夹瘀、夹风、夹毒者，分别配以导滞、化瘀、祛风、解毒之法等。

临床常用的清热燥湿药有黄芩、黄连、黄柏、山栀。若热重，还可选加大黄、龙胆草、苦参。湿重，郁遏卫表，寒热，身楚酸困，胸闷，苔白罩黄者，可加秦艽、豆卷、藿香、佩兰疏表祛湿，芳香化浊；湿困中焦，胸闷脘痞、恶心呕吐，腹胀，大便溏垢，口中黏腻者，可加苍术、厚朴、法半夏、陈皮、白蔻仁等苦温燥湿，舌苔厚浊，腹胀满者，配草果、槟榔疏利宣泄；湿在下焦，小便黄赤热涩，量少不利，加赤苓、猪苓、泽泻、通草、车前草、碧玉散等淡渗利湿。在药对配伍方面，湿热中阻，可选黄芩、厚朴；肠腑湿热，加凤尾草、败酱草；湿热在下，加炒苍术、黄柏；湿热发黄加茵陈、黑山栀；热毒偏重，加龙胆草、大青叶；湿浊偏重加煨草果、晚蚕砂；血分瘀热，加水牛角片、丹皮、紫草；食欲不振，配鸡内金、炒谷芽；泛恶配白蔻仁、橘皮；衄血，配茜草根、白茅根。在选方方面，热重于湿者，可选黄连解毒汤、茵陈蒿汤；湿重于热者，可用胃苓汤、加减藿香正气散；湿热并重者，则用甘露消毒丹、王氏连朴饮等。与此同时，还必须注意苦寒太过常易损伤脾胃，即使偏于热重，在病势获得缓解后，亦应酌情减轻药量，不宜大剂量持续滥用。

（7）多因复合：在疑难杂症发病中，内、外病邪并非单独致病，而常内外合邪，因果夹杂为患。因外感邪气与内生病邪具有"同气相召"的特性，而致内外相引。如卒中，每因外风引动内风；真心痛，原本存在心脉不利、气机郁滞的病理基础，可因气候寒冷，寒邪痹阻心脉，"大寒犯心"，而加重气滞血瘀，心脉闭塞，诱发心胸剧痛。

疑难杂症无论是外感或内伤，其病机如何错综复杂多变，但在发病中起重要主导作用的病理因素为风、火（热）、痰（湿、浊、饮、水皆为同源之物）、瘀、毒五者之间的相互转化，多种病理因素之间的兼夹并见。风火同气，皆为阳邪，风性善行数变，

"风胜则动",故致病多快,病变部位广泛不定,且为"六淫之首",每多兼夹它邪伤人;火为热之极,故火热为病发病速,变化快,病势重;而外感之邪,又每可致"五气化火"。若风与火两阳相合,则为病更烈。瘀、痰、饮(水)、湿(浊)等病邪的形成也多与风火有因果联系及转化关系。如邪热亢盛,血液受热煎熬,胶凝成瘀,则瘀热互结。火热炼津蒸液,则津凝成痰;痰郁化火,可致痰热互结,所谓"痰即有形之火,火即无形之痰"。风动痰升,内风挟痰,上蒙清窍、横窜经络,则见风痰征象。津血同源,痰瘀相关,因痰生瘀者,痰浊阻滞脉道,妨碍血行,则气阻血滞成瘀。因瘀生痰者,瘀阻脉道,水津失其输布,则聚而成痰,或瘀阻水停。湿热浊瘀互结,阻遏气机,三焦气化失司,肺脾肾功能失调,而使水毒内生,上逆凌心犯肺,下则肾失司化。而毒的生成,也是在疾病发展演变过程中,由风、火、痰、瘀等多种病理因素所酿生,常见的如风毒、热毒、火毒、湿毒、水毒、痰毒、瘀毒等,其性质多端,且可交错为患,使多个脏器发生实质性损害,功能严重失调,并成为影响疾病顺逆转归的决定性因素。

(8)病机交错:疑难杂症常见多种病机交错互呈,证候兼夹多变,其病机的复杂性主要集中在寒热错杂(包括真假)、病机相反及病实体虚三个方面。

寒证与热证,多系脏腑阴阳失去平衡而产生的临床表现。各个脏腑之间的寒热表现各有差异,或一脏有寒、一脏有热,或同一脏腑既有热象又有寒象,临证时不可不详细辨别,如肝热脾寒之泄泻、痢疾;肾阳虚寒、痰热蕴肺之咳嗽、哮喘;寒热互结之痞证、胃痛等。尤其是中焦脾胃疾病,即使无明显寒热夹杂之象,但采用辛温与苦寒合法,按主次配伍,亦每能提高疗效,如半夏泻心汤合左金丸之治胃痞等。寒热的真假是指内有真寒,外现假热;或内有真热,外现假寒,也即"寒极似热"、"热极似寒",对其真假的辨别,当着重于里证的推敲,"详察其因证,细审其病机",则真象自明。

病机相反在疑难杂症中表现得尤为突出,涉及的病证更为广泛。如肺热咽痛痰黄,与肠寒腹泻冷痛交错并见的上热下寒证;上感客寒,下有湿热的上寒下热证;外邪传里化热,表寒未解,或本有内热,又感寒邪的表寒里热证;脾胃虚寒,又感风热的表热里寒证;表虚卫弱受风,肠胃热结的表虚里实证;脏气素虚,又感外邪,或外感寒邪,误用攻下的表实里虚证;肾虚肝旺上实下虚之眩晕,痰气壅于上,肾气虚于下的上盛下虚之喘证等,在临床上不胜枚举,在疑难杂症辨治中尤当注意。

病实体虚是指疑难杂症往往表现为既有邪气实的一面,又有正气虚的一面,多呈虚实相兼的局面。由于人是一个极其复杂的有机体,邪正虚实往往错杂相兼,初病未必就实,如虚体感冒,治当扶正解表;久病亦未必就虚,往往伴有气滞、痰饮、水湿、瘀血等,例如慢性肝炎既有疲劳乏力、腰酸膝软、口干便溏等肝脾肾俱损的征象,又有胁痛、脘痞、尿黄、纳差、目赤、口苦、口臭、舌红苔黄腻、脉弦滑等湿热瘀毒互结之表现。治疗当视其虚实程度,选用水牛角、丹皮、赤芍、紫草、草果、虎杖、田基黄、白花蛇舌草、半枝莲、茵陈、大黄、龙胆草、山栀等药泻其实,同时又须酌用太子参、炙鳖甲、茯苓、白术、枸杞子、桑寄生、石斛、生地、楮实子等补其虚。

(9)多脏相关:疑难杂症多非一脏一腑为病,病变往往涉及多个层次、多个脏腑。既可同时患有数病,也可见于同一疾病,如合病(起病即二经、三经病证同时出现)、并病(一经未愈,另一经证候又起)等。由于五脏互为资生制约,脏与腑表里相合,病则互相影响，故治疗不仅要按其相生、相克关系从整体角度立法，有时还需两脏或多脏同治，把握疾病传变的规律，采取先期治疗，切忌顾此失彼，只看表象，不求本质，只看现状，忽视因果关系。

由于病的特异性，首犯部位不同，所病脏腑亦有先后主次之别。如哮喘的病变过程涉及到肺、心、肾等多个脏器，但总以肺气上逆为主，病变主脏在肺，同时因肺为气之主，肾为气之根，心脉上通于肺，病则互为因果，故与心、肾亦有密切关系，后期可因肺不主气、肾不纳气、命门火衰、心阳失用导致喘脱。此外，基于脏腑之间的生克制约关系，疑难杂症极易传及相关脏腑，如表里相传（胃病传脾等）、母子相传（肾病及肝等）、乘侮相传（肝病及脾等）。或因某一脏腑功能失调产生的病理产物，损伤其他脏腑而致病，如水邪凌心犯肺，痰瘀蒙蔽心脑神机等。

人体各个脏腑是一个统一的有机整体，在疾病过程中可以互相传变，尤其在疑难急症中就更为突出。因此，治疗某一系统的病，不仅要针对它的主要病变脏腑，还要根据症状表现从脏腑的相关性辨析，采取对应处理。同时，必须把握病的特异性传变规律，进行先期治疗，未病先防，既病防变。正如张仲景所说"见肝之病，知肝传脾，当先实脾"。

（10）治疗策略：对疑难杂症的治疗，周老强调首先要重视个体。重视个体，以人为本，具体情况，具体分析，具体治疗，这是中医治病的基本要求，也是疑难杂症治疗的重要指导思想之一。其次，周老强调，临床对多种病理因素错杂同病者，必须注意抓住主要矛盾方面，治有主次。如痰瘀相兼者，应分析因痰致瘀，还是因瘀停痰，探求其形成原因，以确定直接治痰治瘀的主次，或是间接地调整脏腑功能，通过治痰之本，治瘀之因而解决。第三，周老认为复合立法，复法合方以解决病机的兼挟复合情况，在疑难杂症的治疗中也显得格外重要。如寒凉清泄的处方中配以温热药；通降下沉的处方中，配以升散药；阴柔滋补的处方中，配以香燥药；疏泄宣散的处方中，配以收敛药，这样才能适应具体的病情，切中病机及各种病理因素，兼顾到虚实寒热的错杂和体质等各种情况，避免单一治法造成药性的偏颇。第四，投石问路。投石问路就是以药（方）测证。这是由于不少患者病情表现错综复杂，往往难以把握病机，辨证难，施治难，获效尤难。周老认为可宗《医验录》"治重病先须用药探之，方为小胆细心"之观点，效而行之以治疑难杂症，先以轻轻平和之小方探其病机，病情好转者可少少加量，静观药效，若方不对证，则再作推敲。对辨证不明，真假疑似者，先以缓药投之；拟用峻补者，先予平调；拟用攻剂者，可先重药轻投，如无明显不良反应，再做调整。第五，周老强调一药多用，一举两得，同时药随证转是疑难杂症组方遣药时所应遵循的基本原则。临证用药还必须把医理与药理相结合，遵循辨证用药、按法用药的基本原则，结合辨病用药补充中药的新用途，参以对症用药缓解主要痛苦，将个人用药的独特经验上升为理性认识。在掌握药物性味、功能、主治等基本知识的基础上，从共性求个性，如发散风寒类药，麻黄可平喘，紫苏能和中，荆芥能止血，防风能止泻，各具殊能。同时，还应按中药归经理论重视脏腑用药，如清热燥湿、苦寒泻火类药，黄连清心火而厚肠胃，黄芩泻肺火而清肠热，黄柏泻肾火而清膀胱湿热等。第六，防传杜变。在疾病发展过程中，证并不是一成不变的，随着时间的推移，这一证可以转化或传变为另一证。

证具有时相性，它比西医诊断的时相概念要强得多，在急性病中，甚者旦夕可变，故中医有"朝'白虎'暮'四逆'"之说。第七，久病治胃。脾胃属土有长养万物之功，在人体生理功能中具有十分重要的作用，因此治病应以"胃气为本"，"得谷者昌，失谷者亡"。倘脾胃一败，则百药难施。唯有中央健，方能四旁如，因而凡遇疑难杂症久治不愈，在遍试各种治法均难以取效的情况下，应着重从调理脾胃入手。这就是"久病不愈从胃治，上下交损治其中"。最后，注意综合治疗。由于疑难杂症病机复杂，多脏同病，单用一法一方，难以奏效，必须采取多途径、多疗法综合治疗，集各种治疗措施之长，内服与外治相结合，药物疗法与非药物疗法相结合，心理疏导与体育锻炼、生活调摄相结合，才能进一步提高疑难杂症的临床疗效。

（二）临证思辨特点

1. 审证求机论

人身百病，多有形可征、有因可寻。周老提出，中医通常所说的"审证求因"，实质是指求"机"而言，比如《素问·至真要大论》"审察病机，无失其宜"和"谨守病机，各司其属"两条，就要求我们临证必须谨慎的审察和掌握病机，认清各种症状的所属关系。通过对临床现象的分析、总结、推演，寻求病理本质。抓住了病机，就抓住了病变的实质，治疗也有了更强的针对性，能有效地指导临床实际。

（1）内外六淫之思辨：传统理论一般将六淫病邪归属外因，认为是自然界的六种非时之气，但对于同一疾病，可能由于年龄、气候、季节、地域、个体之差，性质迥然不同。如流行性出血热，江苏地区多为阳热亢盛的温热性证候，而江西地区则常见湿热性证候，东北地区气候凛冽，则多呈伤寒型表现。尤其值得注意的是，由于个体差异，机体对病邪的反应性也各不相同，凡属青壮年，阳气旺盛，易于从热化，一般均见阳热亢盛表现，但也有少数病人，素体阳虚，寒疫直中，不从热化，而表现少阴病候。

另一方面，对六淫的认识不能单纯看作是不正之气，而应从病机上着眼，应该理解为各种外因和内因作用于人体后在病理过程中的一组反应，应该把病因和病机、个体差异、地域时限等统一起来，这对认识"内生六淫"有极为重要的意义，所谓"内生六淫"，就是对多种因素作用下，在疾病发生发展过程中表现出来的病理属性，应用取类比象的方法，确定其类别及病理演变。例如痹证，既属外感风、寒、湿、热所致，亦可自内而生，寒湿痹久可以化热，热痹可以生风，或热去湿留转成寒化，就此可知，治内生六淫与治外感六淫可以互相通假。如对中风的病因病机认识，历经了由外风到内风的过程，但否定了外风所致的中风，并不等于治外风药不可用以治疗内风，临床上治疗中风有肢体经络见症的，用治外风药如防风、秦艽、全蝎、僵蚕、地龙等，每获良效，这既表明外风、内风俱属疾病的病理反映，同时从某种意义上说，外风是指肢体经络等体表部位的一组证候，具有相对的定位性。

（2）病理因素之探究：痰、浊、水饮、湿、瘀、火、毒等病理因素是疾病发生发展重要的中间环节，它决定疾病的性质、演变及转归，现代称之为"第二病因"。临证当灵活细审病理因素的来龙去脉，即从何而生，有何发展趋势，有何危害，如何防治，这对认识疾病性质，抓主要矛盾，对控制病情发展有积极意义。

临证之际，在审证求因的同时，还可依据病位、病机进行推理定性。如水、饮、湿、痰、浊同为阴类，互相派生。但水邪流动，易于泛溢肌肤；饮留于内，多在脏腑组织之间；湿邪黏滞，常病脘腹下肢；痰则随气上下，无处不到；浊邪氤氲，常犯脑腑清窍；至于瘀血停着，闭阻经隧，则影响机体功能；火邪攻窜，每易逼血灼阴，而毒之为病，或由外感，或从内生，多有起病急，病情重，痼结难愈，后果严重的特点，且多与它邪相兼，如火毒、湿毒、水毒、瘀毒等。流行性出血热就常为热毒、瘀毒、水毒等"三毒"错杂并见；慢性乙型肝炎即常因湿热、瘀毒交结为患，故在治疗上应重视其特性，不能泛泛而论。临床对多种病理因素错杂同病者，必须注意抓住主要矛盾方面。

（3）脏腑病机是辨证之核心：临证在确定病理因素后，当进而分析病理变化，从气血病机和脏腑病机联系考虑。气血病机，虚证比较单纯，实证多为气滞气逆，导致血郁血瘀，升降出入失其常度，影响脏腑功能。常法多投疏泄，但气滞不畅，须分清原委，治有疏利、柔养、辛通的不同，同是气逆，有潜镇、泻降、酸敛、甘缓诸法。脏腑病机，是辨证的核心，必须熟练掌握，准确运用。尤其应该弄清常用脏腑病机的基本概念和类证鉴别。如肾病病机中的肾气不固与肾不纳气，肾阳不振与肾虚水泛，肾阴亏虚与肾精不足，肾阴亏虚与水亏火旺或相火偏旺等概念的鉴别，弄清了他们之间的关系，治疗也就有了更强的针对性。认识脏腑病机一般应从生理功能和特性入手，结合脏腑相关理论，如肺主呼吸，肃肺勿忘宣肺；心主血脉，养心勿忘行血；脾为后天之本，补脾宜加运化；肝体阴而用阳，清肝勿忘柔养；肾司封藏而主水，有补还要有泻。

具体地说，治肺宜宣肃结合，如治疗呼吸系统感染，目前一般喜用清肺化痰药，但结合宣畅肺气以开壅塞，用麻黄分别配石膏、黄芩、葶苈子等，其效常优于徒事清化；如治肺炎喘咳汗少，表证未除者，单用清肃苦降药，体温不降，辨证配用麻黄和薄荷，则每见咳喘缓减，汗出热平。

心主血，赖心气以推动，以通为贵，故心病多在气、血、阴、阳亏虚的基础上，导致气滞、血瘀、停痰、留饮、生火诸变。既可诸虚互见，也可诸实并呈，且每见本虚标实错杂。治应通补兼施，或补中寓泻，或以通为补，以冀心宁神安，如益气化瘀、滋阴降火、温阳化饮等。且心为五脏六腑之大主，故尤应从内脏整体相关全面考虑，偏实者重在心肝、心肺；偏虚者重在心脾、心肾，从而为辨证、立法拓宽思路。

肝主疏泄，体阴而用阳，故治肝病忌太克伐，宜疏泄和柔养并举，一般而言，肝气郁结，气机不伸者以胁肋胀痛，胸满不舒、情怀抑郁为主，宜疏利；肝气横逆，上冒或旁走，有时又宜结合柔养或敛肝。传统的"肝无补法"乃指温补而言，这是因为肝为刚脏，甘温补气易于助火，而对真正的寒滞肝脉，或肝脏阳气虚衰者，则又宜温肝散寒，或温养肝肾，或温肝暖胃。临证若见慢性肝炎、胆囊炎患者，表现肝区冷痛，面部晦黯或色素斑沉着，腰酸腿软，脉细，舌质淡胖者，治以温肝之品如肉桂、细辛、仙灵脾、苁蓉、枸杞子等，每收良效。

治肾既要补还要重视泻，这是因为肾藏精而又主水，肾病既有本虚的一面，也可因水液代谢失常而致水潴、湿停、热郁、瘀阻，每常因虚致实，而为本虚标实，甚至在病的某一阶段或某种情况下，表现为肾实证，而须辨证分别应用清湿热、利水邪、泻相火、祛瘀血等泻肾法，或和补肾法配伍合用，同时还当注意水湿、湿浊、湿热、瘀热之间的相互影响为患。

（4）审证求机之方法：掌握病机的程序是先认识症——运用四诊，收集症状、体征；再辨证——通过分析归纳，判断病因、病位及其发展转归，辨别证候属性，认清病变机理；最后提出准确的病机词汇（术语），执简驭繁地表达辨证所得印象。常用病机词汇多以脏腑生理、病理学说为主体，而准确应用病机词汇，则是临床十分重要的基本功。为此，平时既要提高"类证鉴别"的能力，还要了解某些类证之间的联系，突出矛盾的主要方面。若证候交叉复合、病机错杂多端者，则应采用不同的病机词汇组合表达，体现其因果及内在联系。切忌内涵不清，外延过大，主次不明，层次混乱，过于笼统，生搬硬套，似是而非，或复合用词而难以反映其内在关系等。

"审证求机"的过程，就是辨证的过程。既要运用常规思维对待一般疾病，又要善于运用特殊思维辨治疑难杂症。常规思维包括循因法，抓主症特点法，类证对比分析法，综合判断法等。特殊思维则是在疑难杂证或疗效不显时采用诸如逆向思维法，投石问路法等。所谓逆向思维法就是在久经治疗疗效不显时，重新审察症情，反思其道，是否存在失误，采用相反或正误的治疗方法，亦即"久治不效反其治"。曾治某男患慢性活动性肝炎多年，肝功能持续异常，两对半阳性，胁痛，尿黄，疲倦足跟疼痛，面晦黯而浮，舌质隐紫胖大，苔淡黄腻，既往久用清化肝经湿毒之品，症情益甚，来我处求诊，因即将出国，求愈心切。据证分析，病属过用苦寒，阳气郁遏，湿毒瘀结，肝肾亏虚，治予温养肝肾，化瘀解毒法，用仙灵脾、仙茅、补骨脂、肉苁蓉、虎杖、土茯苓、贯众等，投十余剂症状大减，加减连服三月，复查肝功能转好至正常，二对半转阴。试证法亦可称为投石问路法，就是以药（方）测证。这是由于不少患者病情表现错综复杂，往往难以把握病机，辨证难、施治难、获效尤难，可宗《医验录》"治重病先须用药探之，方为小胆细心"之观点，效而行之以治难症，先以轻轻平和之小方探其病机，病情好转者可少少加量，静观药效，若方不对证，则再作推敲，对辨证不明，真假疑似者，先以缓药投之；拟用峻补者，先予平调；拟用攻剂者，可先重药轻投，如无明显不良反应，再做调整。反复辨析，有助提高疗效。

2. 知常达变论

周老提出："通过学习掌握了中医理论，只是具备了临证的基本素质，但要获得良好的疗效，就必须通过活化理论，准确理解应用，才能开拓思路，这个过程就是临证思辨能力得以强化的过程。公式化的、闭锁的思维模式是难以体现灵活的辨证论治精神的，也是收不到好效果的"。

我们并不反对进行中医证候规范化方面的研究，但应充分考虑到中医理论实践性强的特点，应在临床实际中不断总结、充实，灵活掌握应用。《伤寒论》中柴胡证条有"但见一证便是，不必悉具"的论述，提示我们在临床工作中有时必须抓住个别有代表性的主症，如症状、体征、舌苔、脉象等来确定疾病性质。诊病必须有法，这个法就是中医的基本理论和治病的法规，但在具体应用时，需要的是"圆机治法"，或者说"法无定法"，这样才能真正掌握中医辨证学的思想实质和灵魂。临床上，求变比知常更为重要，它要求我们善于从疾病的多变中考虑问题。首先，证候有一定的自身发生发展规律，这是常中有变，如慢性肝炎的湿热瘀毒证，可在发展过程中转为肝脾两虚，进而肝肾亏虚。其次是变中有常，如对出血病人，用祛瘀止血法治疗是变中之常，而用祛瘀破血以止血则是变中之变。了解这些变证变治，有助于多途径寻求治法。

（1）辨证辨病论：周老认为病证结合更能充分体现辨证论治的灵活性。辨证和辨病是两种认识疾病的不同方法和过程，辨病能揭示疾病的根本矛盾，有利于认识病的特异性，掌握病变发生发展的特殊规律；辨证可以揭示疾病阶段性的主要矛盾，是把握疾病重点的关键，能加强治疗的针对性。如中医辨证同属阴虚火旺证，治疗原则为滋阴降火，但在不同的病，各有其特殊性，选方用药也有差异。如见于肺痨，用秦艽鳖甲散；见于失眠，用黄连阿胶汤；见于遗精，用知柏地黄丸；见于心悸，用天王补心丹；见于汗证，用当归六黄汤；见于郁证，用滋水清肝饮。

因此，辨证与辨病有相互补充的关系。但必须明确中医的辨病不能单纯理解成辨西医的病。中医的病名内容很多，有些至今仍有特殊意义。如中风病，表明它有肝阳亢盛，热极生风，内中脏腑，外客肢体经络的病理变化，为使用息风潜阳、祛风和络法提供了依据。对现代医学病名的认识，也必须以临床表现和病机为依据，切忌"对号入座"。如西医的"糖尿病"若患者无"三多一少"的临床表现，则不等于中医的"消渴"。而中医的消渴，也绝不仅含糖尿病。又如本属风寒咳嗽，因西医诊断为肺炎而用麻杏石甘汤加黄芩、鱼腥草等苦寒清热药，无疑为方证不符。总之，中医的辨证和以证名病，与其自身理论体系和临床实际密切联系，但同时也有辨病要求。那种认为中医只有辨证，而辨病仅是指西医病名诊断，是不够全面的。从中医辨证和西医辨病来看，两者各有主次侧重，而中医的病证诊断是必不可少的。应防止以西代中的倾向，干扰中医的临床思维。

辨证与辨病相结合还能体现中医"同病异证异治"、"异病同证同治"的基本精神。证在横的方面涉及到许多中医或西医的病，通过辨证就能突出疾病的主要矛盾，给予相应施治。对现代医学病名的认识，则必须以临床表现和病机为依据，如流行性出血热具有独特的病因病机，传变规律及临床特点，应在临床实践中根据中医理论，总结辨治规律，这样才能使辨证与辨病得到有机的结合。20世纪70年代末，肆虐整个欧亚大陆的流行性出血热，使我国为发病最多、流行最严重的国家之一。周老提出该病"病理中心在气营"的论点，发热期病机以"气营两燔"为主，主张"到气就可气营两清"，以清气凉营，截断病势为法，创立清气凉营汤为主的治疗方法，取得很好的临床效果。以后周老对病毒感染性高热疾病进行扩大研究，根据不同疾病的传遍规律，提出先期治疗的思路，如乙脑、病毒性腮腺炎、时行感冒等病病机都有"气营两燔"的特点，强调重视"截断病势，清气凉营"防止病邪深入，突出体现了辨证与辨病相结合、异病同治的治疗思想。

（2）辨证五性论：在临床实践中通过对辨证的具体应用，周老总结出中医的辨证"五性"，即特异性、可变性、非典型性、交叉性、夹杂性。临床能熟练地掌握这"五性"，就能做到知常达变。

一是证的特异性，指证候的独特主症和特异性体征，即"但见一证便是，不必悉具"之谓，这对临床辨证有重要的意义。如"痰热蕴肺证"，痰黄稠为特异性表现，如系患者主诉兼医者望诊所得，只此一端，即基本可构成本证，其他"咳嗽、气粗、苔黄腻、脉滑数"等症若单一出现则不能轻断属该证。曾治1例肝癌患者，肝脏肿大、腹水明显、肝功异常，诸症纷呈，但仅抓住舌质光红无苔、口干少津这一特异现象，辨为阴虚鼓胀，重用养阴的生地黄、天冬、麦冬、鳖甲等甘寒、咸寒药，伍以清热解毒、凉血化瘀之品，水消胀缓。据证化裁，前后服药2周，肝功正常，至今仍然健在。而对于特异性程度较低的证，则不能轻许，治疗也不可孟浪。

二是可变性，在疾病发展过程中，证并不是一成不变的，随着时间的推移，这一证可以转化或传变为另一证。证具有时相性，它比西医诊断的时相概念要强得多，在急性病中，甚者旦夕可变。掌握证势、病势，对证的可变性是可以预见的。所谓"证势"，即指一种证向另一种证或若干种证转化的一般趋势。如肝气郁结可化火、生痰，故气郁证每多转化为气火证、痰气郁结证等；痰湿蕴肺型的慢性年老咳嗽患者，久咳可致脾肺两伤，甚则病延及肾，阳气渐衰，津液失于输布，痰湿转从寒化表现为"寒饮伏肺"的痰饮。

由于"证势"在很多情况下尚不足以把握疾病转化，必须兼顾"病势"。所谓"病势"，是"证势"的特殊规律，即指某些疾病，证的转化有自己的特殊趋势。如痹证，日久可致气血不足，肝肾亏虚，或津凝为痰、络脉痹阻，以致痰瘀交阻于骨节之间，导致骨节畸形肿痛，屈伸不利。

三是证的交叉性。内科疑难杂病证情复杂，一般均表现有证的交叉，如内伤脾胃病之中虚湿阻与肝木乘克多互为因果。其辨析要点有两个方面，即从症状上认清主次，从病机上把握两者的因果关系，以确定证与证之间的轻重缓急，明确治疗的先后主次。如气血两亏，若源于气虚不能生血，症状上又突出身倦乏力、少气懒言，汗出较多，则以气虚为主，治疗也重在益气，令气旺生血。对某些夹杂性证候，还可以脏腑的资生关系来掌握辨治的重点，如肺肾阴虚重在治肾，肺脾气虚重在治脾。

四是证的夹杂性，既可因同时患有数病，也可见于同一疾病，如合病（起病即二经、三经合病）、并病（一经未愈，又见另一经证候）等。其辨治要点是"间者并行，甚者独行"，把握标本主次，或标本兼顾，或突出重点。如眩晕的阴虚阳亢证，治用滋阴潜阳并行，但若阳亢化火，动风生痰，发为中风时，又当"急则治其标"，从实处理，予息风潜阳，清火化痰。交叉性与夹杂性都是两种或两种以上证候的兼夹并见，但交叉性是指互相有联系的两种以上证候在病机上有因果关系，而夹杂性则各证之间并无内在联系，但两者在治疗原则上是一致的，即确定证的轻重缓急，明确治疗的先后主次。

五是证的非典型性，是指某一证应该出现的特异性表现在程度上和数量上不足，与常见的、典型的症状和体征不全相符。对于非典型性证的辨识，应注意证的发生、发展、转归的全过程，把握"初期性证"、"过渡性证"、"隐伏性证"与"轻型性证"以避免思维的局限。

初期性证是指疾病初起阶段特有的症状尚未显现，缺乏差异性。如风温、悬饮、肺痈初期均可有风热犯肺的过程，这一阶段病的特异性表现不显，但皆可治予疏风清热宣肺，以阻止其发展，一旦病的特异性显露，再结合辨病处理。

过渡性证又称临界性证，是由一证向另一证转化发展过程中出现的证候。如胃脘痛，喜热敷，苔白腻，同时又有口干苦，舌质偏红，乃属寒热并见的过渡性证，既可进一步化热，也可转从寒化。对过渡性证必须及时抓住病机的演变趋势，予以相应处理。

隐伏性证又叫"潜证"，其特点是临床症状极少甚至缺如，对此需注意从病史、体质、个性、嗜好等细微处探索，并借助现代检验结果，根据疾病的基本病理特点进行辨析。如哮喘、癫痫等具有发作性特点的疾病，在缓解期除对现有的一般情况辨证外，还可通过追溯病史，了解发作时的病情，并联系疾病的基本病理进行辨证。

轻型性证是指构成证的临床表现虽存在质的差异，但由于严重程度不著而缺乏典型性。如肺痨，仅有轻微咳嗽，或略感乏力，而发热、盗汗、手足心热等阴虚火旺表现不著。临证对轻型性证候亦不可忽视，因它虽然反应病情轻浅，但也可能为严重疾患的不典型表现，仍当高度警惕，仔细辨析。

总之，周老认为抓住了证的"五性"，对灵活掌握辨证，提高辨证的精确度，加强辨证的预见性具有十分重要的意义。

（3）标本缓急论

理论是规范的，而临床则是灵活多变的。如何把握"标本缓急"在临床就有很大的灵活性，"急则治标，缓则治本"是普遍的原则，理应遵循。如因某一疾病并发厥脱时，原发病为本，厥脱为标，而救治厥脱就非常重要，所谓"标急从权"。又如中风，阴精亏损于下，血气并逆于上，风阳痰火升腾，属本虚标实，当先息风化痰、清火散瘀，治标缓急，继则滋肾养肝治本。但另一方面，有时急时治本，缓时治标也能收到好的效果。如治疗咳喘长期持续发作，用化痰、平喘、宣肺、泻肺治标诸法，喘不能平，辨证属肺阴虚，痰热内蕴者，用滋养肺肾，佐以清化痰热之品，反可控制发作，这就说明发时未必皆为治标，平时亦不尽完全治本。对肝硬化腹水鼓胀患者，虽属标实为主，但温养肝肾或滋养肝肾治本之法，每能收到利水消胀的效果，且优于逐水治标之法。由此可知，对标本的处理，宜灵活对待。

3. 药随证转论

组方用药是临床治疗的重要环节，而"药随证转"是其基本原则。周老提出："临证组方既应紧扣病机，组合严谨，又要活泼灵动，一方面强调处方大势，同时也须注重小方复合、配伍关系、经验用药等"。

（1）辨处方大势：处方大势是针对辨证需要而产生的概念。即升降浮沉，寒热温凉，消补通涩等。但临床证候错综复杂，处方常有寒热并投，升降互用，消补兼施的情况，在根据证候主流，确定处方基本大法后，以主方为基础，辨证配合相应的辅助治疗方药，解决病机的复合情况，可有助于增强疗效。如寒凉清泻的处方中配以温热药；通降下沉的处方中，配以升散药；阴柔滋补的处方中，配以香燥药；疏泄宣散的处方中，配以收敛药，这样才能适应具体的病情，切中病机及各种病理因素，兼顾到虚实寒热的错杂和体质等各种情况，避免单一治法造成药性的偏颇，如周教授自制的治疗阴虚胃痛之验方"滋胃饮"，就是在酸甘养阴药（乌梅，炒白芍，北沙参，大麦冬，金钗石斛）的基础上配丹参，玫瑰花，炙鸡内金，生麦芽，使其静中有动，补中兼消，行气活血，健胃消食。

（2）小方复合：一般小方用药仅一至四味，但其组合多很精当，经过长期的临床检验，疗效可靠，应用灵活。如治疗心悸，属心气不足而有气滞瘀阻见证者，可用生脉散合丹参饮加味；有湿热郁结、心肾失交、心神不宁者用温胆汤合交泰丸等。至于使用经典方，则应将主药突出，体现方的精神，如桂枝汤之桂芍，小柴胡汤之柴芩半夏，承气汤之硝黄等。

（3）对药配伍：临床在处方大势确定以后，灵活选择对药配伍，十分重要。常用对药有性味相近，功能协同者，如桃红活血，硝黄通下，参芪益气；有性味相反，相互牵制者，如黄连配肉桂或吴萸，白术合枳实；还有性味功能不同，经配合使用可加强效果的，如知母、贝母清热化痰，黄芪、防己益气利水，桔梗、枳实升降调气，桂枝、芍药调和营卫等。"对药"的运用既可汲取古方，也可以从前人医案及医疗经验记录中悟得，或是自身长期反复临床实践后的体会。如痹证，对湿热成毒者，用漏芦、功劳叶解毒清热；瘀血闭络者，用穿山甲、鬼箭羽活血开痹；阴虚血热者，用秦艽、生地、白薇养阴退热；湿滞关节者，用松节、天仙藤利水消肿。治高血压、高脂血症，对肾亏肝旺者，用首乌、白蒺藜益肾平肝；痰瘀痹阻者，用僵蚕、山楂化痰行瘀；肾虚水停者，用楮实子、天仙藤益肾利水；对虚风内动者，用牡蛎、珍珠母介类潜镇；内风窜络者，用天麻、豨莶草祛风和络等。

（4）组方经验：临证组方首应针对基本病机病证，小方复合处理各个环节，对药配伍遵循七情和合，以求增强药效。同时在选药思路上，还可把现代研究知识，纳入传统的辨证范畴，以实践经验为依据，有机的结合运用。如治疗心悸，对有热象者用黄连、苦参，就是根据其具有抗心律失常作用的报道，治肺心咳喘用苏木、葶苈子，既基于肺朝百脉，苏木治肺通络，有助肺气宣通血脉，葶苈泻肺祛痰利气的理论，另一方面也是结合了苏木能平喘、葶苈可强心的报道。他如见症多端者，尤当利用一药多能的长处，充分发挥各种药物的多向效应，才能使组方配药精纯而不杂。

4. 复法大方及复法组合论

（1）复法大方之渊源：针对疾病发生发展过程中多种病理因素并存的复杂病机，正虚与邪实夹杂，邪深毒盛，正气虚败，希冀从某一点入手，以常法处方，难免顾此失彼或者病重药轻，难以逆转病势。经过多年的临床反复实践、探索，周老提出："集数法于一方、熔攻补于一炉的复法大方是针对疑难病证的一种有效的、值得深入研究的治疗方法，能充分发挥中药多途径、多靶点、多环节的综合疗效优势"。在以辨证论治基础上的"复法大方论"，是周老擅治内科疑难杂病重要的经验之一。

大方虽为七方之首，但历代名医多提倡用药轻灵，小方治病，反对滥用大方，但古人也不乏使用复法组方的例子。张仲景是提倡小方疗病的代表，但《金匮要略》中的鳖甲煎丸23味，全方寒热并用、攻补兼施、行气化瘀、除痰消癥。后世《宣明论方》之防风通圣散、《证治准绳》之调营饮、《兰台轨范》之大活络丹、《太平惠民和剂局方》之紫雪丹、《素问宣明论方》之地黄饮子等都是复法大方的代表，至今仍然在临床广泛使用。近年来，在对疑难病的治疗研究中，在常法不效的情况下，复法大方又重新受到了许多有识之士的重视。如上海裘沛然教授就曾指出："大方复治法是治疗危急大症取得较好疗效的有效方法之一"，岳美中教授亦指出："对于症状非常复杂的疾病，要用许多药物组成大方来治疗"，这些都体现了复法大方在治疗疑难病症中的地位，与周老可谓是"英雄所见略同"。

（2）复法大方之要点：多年来，周老对应用复法大方深有研究，经验丰富。周老认为，临床见到证候交叉复合，表里、寒热、虚实错杂，多脏传变并病，复合立法能够适应具体病情，取得较好的疗效。尤其对多病多证的患者，还应按辨证做到主次有别，在针对主病主证，采用某一主法的同时，又要把握其整体情况，注意兼病、兼证，复合立法，兼顾并治。针对"复法大方"药味多、药力强、药量大等特点，适用于病有兼证，尤其是疑难杂症患者。

即使单一的证，有时也需通过复合立法，求得相互为用，以形成新的功效，如温下法、酸甘化阴法、苦辛通降法等。此外还可借复法取得反佐从治，或监制缓和其不良反应。实践证明，温与清的合用，通与补的兼施，气与血的并调，升与降的配伍等，确能进一步增强疗效，消除一法所致的弊端，如纯补滞气、寒热格拒等。

周老特别强调，应用"复法大方"不是多种治法的简单相加和多味药物的罗列堆砌，而是针对某些病理机制复杂的特殊疾病而采用的一种变法，其具体治法和方药是根据该病病理变化的各个方面有机地组合起来的，它仍然遵循中医治疗思想的基本原则，如治病求本、扶正祛邪、调整阴阳、调理气血等，因此复法大方同样是在辨证论治下进行的。

① 主次分明，组合有序：复法组方必须在确立病机的基础上，以法统方。复法大方，法多药杂，但复法中有主法、有次法，大方中有主药、有辅药，而主次的确定，应根据每一个病人具体情况、具体病情而决定。如病者癌肿未能切除，或术后复发而体质尚强者，当以攻邪为主，而攻邪之中，各个不同的脏腑因为生理病理的不同而有差异，如脑部肿瘤一般又以风痰毒为主，则祛邪之治则当以祛风化痰解毒为主，化瘀清热扶正为次，如此等等。

② 精选药味，一药多用：由于复法大方中每一治法下所涉及的药物均有多种，因而在药物的遴选上，周老常从传统中医对药物性味功用认识出发，结合现代药理研究的成果选择用药，尽可能一药多用。如鬼馒头既能抗癌又能滋补，八月札既能疏肝理气又能解毒抗癌，泽漆消痰利水又善抗癌止咳，生薏仁健脾化湿又善于抗癌解毒等等。

③ 顾护脾胃，以畅化源：脾胃是后天之本、气血生化之源。故古人有言云："有胃气则生，无胃气则死"。周老在运用复法大方时非常注意患者胃气的保护，常于方中再配以半夏、陈皮、焦六曲、谷麦芽、砂仁等和胃之品。另一方面，在遣药组方上也十分注意患者的脾胃运化情况，时刻存"顾护脾胃，畅通化源"之念于心中。并且，用法越多用药越杂越要顾护脾胃。

（3）复法组合之经验：复法不仅是治疗证候兼夹、病机错杂一类疾病的主要手段，对单一的证有时也需通过复合立法，组方配药，使其相互为用，形成新的功用，进一步增强疗效。

① 升降结合：升降是人体脏腑气机运动的一种形式，人体脏腑气机的正常活动，维持着人体正常的生命活动。如肺气的宣发与肃降，肝气的升发与疏泄，脾气的升清与胃气的降浊，肾水的上升与心火的下降等，都是脏腑气机升降运行的具体表现。临床所见气机升降失常的表现很多，如肺失宣肃、肝失疏泄、心肾不交、脾不升清、胃失和降

等，但综其病理变化，不外升降不及、太过和反常三类。升降不及是指脏腑虚弱，运行无力，或气机阻滞，运行不畅，如肺虚之咳嗽无力，呼吸少气；脾虚之便溏、头昏乏力；肠腑气虚之便秘等。升降太过是指脏腑气机的升降运行虽然与其主导趋势一致，但却已超过正常程度，如肝气升发太过之肝阳上亢，肝火上炎之眩晕、头痛、目赤等，肠腑、膀胱气机泻降太过所致之泄泻、尿频失禁等。升降反常是指脏腑气机升降运行与其正常生理趋势相反，亦即当升不升而反下陷，应降不降而反上逆，如中气下陷之泄泻、脱肛、阴挺、内脏下垂，胃气上逆之呕恶、嗳气、脘胀，心肾不交之心悸、失眠等。临床以升降反常的病症为多见，其治疗非单纯升清（阳）或降逆所能奏效，必须升降并用，以达到调整人体气机升降紊乱、使之回复正常的目的。

② 补泻兼施：补法是指补益人体气血阴阳的不足；泻法从广义上说是指祛除客犯于人体的各种病邪。内伤杂病虽多，然其要不外虚实两端。《素问·通评虚实论》云："邪气盛则实，精气夺则虚。"虚实是邪正盛衰在临床表现上的具体反映。邪实是指侵入人体的外感六淫、或由气化障碍所产生的水湿、痰饮、湿热、瘀血等病理产物以及脏腑气机失调所产生的气机阻滞等；正虚，原发于先天者因禀赋不足，继发于后天者是因各种致病因素的长期影响，以致气血阴阳津液精髓不足。一般来说初病多实，久病多虚，然而由于人是一个极其复杂的有机体，邪正虚实往往错杂相兼，初病未必就实，如虚体感冒，治当扶正解表；久病亦未必就虚，往往伴有气滞、痰饮、水湿、瘀血等。例如慢性肝炎既有疲劳乏力、腰酸膝软、口干便溏等肝脾肾俱损的征象，又有胁痛、脘痞、尿黄、纳差、目赤、口苦、口臭、舌红苔黄腻、脉弦滑等湿热瘀毒互结之表现。治疗当视其虚实程度，选用水牛角、丹皮、赤芍、紫草、草果、虎杖、田基黄、白花蛇舌草、半枝莲、茵陈、大黄、龙胆草、山栀等药泻其实，同时又须酌用太子参、炙鳖甲、茯苓、白术、枸杞、桑寄生、石斛、生地、楮实子等补其虚。

③ 寒热并用：寒证与热证，多系脏腑阴阳失去平衡而产生的临床表现。各个脏腑之间的寒热表现各有差异，或一脏有寒、一脏有热，或同一脏腑既有热象又有寒象，临证时不可不详细辨别，如肝热脾寒之泄泻、痢疾；肾阳虚寒、痰热蕴肺之咳嗽、哮喘；或寒热互结之痞证、胃痛等。尤其是中焦脾胃疾病，既使无明显寒热夹杂之象，但采用辛温与苦寒合法，按主次配伍，每能提高疗效，如半夏泻心汤合左金丸之治胃痞等。

④ 敛散相伍：适用于病情复杂之证，如既有气阴耗散、或卫阳不固，又有外邪客表、或气机郁滞、或内热郁蒸等表现。故治疗既需收敛固涩，又需疏散外邪，或行气解郁、或清中泻热。如慢性腹泻脾肾两虚，同时兼有肝气横逆者，可用香砂六君子汤、四神丸合痛泻要方化裁，并加石榴皮、乌梅炭等；若慢性咳嗽、哮喘，既有痰伏于肺，又见肺气耗散者，可取炙麻黄合诃子（或五味子），一散一敛，以适应肺气的开合。正所谓"肺欲收，急食酸以收之，以酸补之，以辛泻之"。

⑤ 阴阳互求：阴和阳在整个病变过程中，关系非常密切，一方虚损，往往可导致对方失衡，阴虚及阳，阳虚及阴，最终演变成阴阳两虚者，治疗固需阴阳双补，而单纯的阴虚或阳虚，亦要从阴阳互根之义求之，尤其对肾虚病证更有实用价值。此即张景岳所云："善补阳者，必于阴中求阳，则阳得阴助而生化无穷；善补阴者，必于阳中求阴，则阴得阳升而泉源不竭。"临床在治疗中风后遗症、糖尿病、慢性支气管炎、阳痿、水

肿等疾病时，往往体现阴阳互求的重要性。

⑥ 表里相合：表证和里证可以单独出现，亦可兼见，表里同病者表里双解，此乃常规，但对内伤杂病里证的治疗适当配入表散之品，可以达到调和表里、提高疗效之目的。如在治疗水肿、头痛、眩晕等疾病时，可以在辨证施治的同时掺入羌活、防风等疏风解表药；既使"阴水"致肿，配用疏风解表药也可起到"风能胜湿"消肿的作用；内伤性头痛、眩晕配用风药上行，则是基于"巅顶之上唯风可到"的认识。

⑦ 气血互调：气与血是人体生命活动的重要物质基础，相互资生为用，亦每多影响为病。气与血的不足，失于温煦、濡养，固需益气以生血，或补血以益气，然在补气血药中，参以活血行血，更有助于增强疗效。至于气与血运行失常所致的病变，尤当注意气血互调，如治疗咯血、吐血、咳血，除针对病机辨证止血外，表现有气滞、气逆者，还应注重行气、降气药的应用，配青皮、沉香、枳壳、香附、川楝子等；在治疗郁证、胃痛、胁痛等气机郁滞一类疾病时，亦应重视血分药的运用，配伍川芎、赤芍、丹参、失笑散等。

⑧ 多脏兼顾：五脏互为资生制约，脏与腑表里相合，病则互相影响，故治疗不仅要按其相生、相克关系从整体角度立法，有时还需两脏或多脏同治，把握疾病传变的规律，采取先期治疗，如肝病当宗"见肝之病，知肝传脾"之意，肝脾同治。切忌顾此失彼，只看表象，不求本质，只看现状，忽视因果关系。

综上所述，可知按照复合立法的思路。组方用药，不仅可以适应疾病的复杂性，既使单一性质的病变，亦有助于提高疗效，临证有时还常需数法联合，用以治疗多病多证杂见的病情，正如《素问·异法方宜论》所说："杂合以治，各得其所宜，故治所以异，而病皆愈者，得病之情，知治之大体也"。

三、典型医案

1. 过敏性紫癜下肢散发出血瘀点，属阴虚血热者，治以清热凉血、滋阴化瘀止血为法，治收全功

郑某，女，10岁。2005年4月21日初诊。

初诊：今年3月两下肢外发针尖样小出血点，无大片青紫，以身半以下为主，住儿童医院治疗，查为过敏性紫癜，曾用激素。现症见下肢散发出血瘀点，口干，喜凉饮，面色欠华。苔黄质暗红，脉细滑；尿常规检查隐血（±～+）。诊其为阴虚血热肌衄。治宜滋阴清热、凉血祛风，方拟犀角地黄汤加味。

处方：水牛角片（先下）15g，赤芍10g，丹皮10g，大生地15g，连翘10g，地肤子12g，生甘草3g，紫草6g，地锦草15g，玄参10g。日1剂，水煎服，14剂。

二诊（2005年5月5日）：药后下肢瘀点逐渐减少，但左腿尚明显，喷嚏较多，尿频，苔黄质偏红，脉细弦滑。上周尿常规正常。

处方：4月21日方加炙女贞10g，旱莲草12g。

三诊（2005年5月19日）：饮食不当，下肢瘀点发作1次，晨尿黄，苔黄质红，脉小滑。尿常规：BLD（+）（2005-5-17）。

处方：4月21日方加炙女贞10g，旱莲草10g，苍耳草12g，白茅根15g。

四诊（2005年6月2日）：最近2次尿常规正常，左下肢出血点时有发作，苔淡黄质淡，脉细。尿常规正常。肝肾不足，血热阴伤。

处方：水牛角片（先下）15g，赤芍10g，丹皮10g，大生地15g，炙女贞10g，旱莲草10g，炙甘草3g，地肤子15g，紫草6g，连翘10g，白茅根15g，苍耳草10g，炙僵蚕10g。

五诊（2005年6月16日）：下肢出血点减少，臀部有红疹样斑点，但非出血，面黄欠华，流涕，苔淡黄质暗，脉细滑。尿检正常。

处方：6月2日方加生槐花10g。

六诊（2005年6月30日）：下肢出血性紫癜消退，纳差，二便调，苔淡黄薄腻，质暗红，脉细。尿检正常。

处方：6月2日方加生槐花10g，地锦草12g，炒六曲10g。

按语：该患者主要症状为双下肢皮肤出血点，口干喜凉饮，舌暗，苔黄，脉细滑。属阴虚络损，血热生风，动血妄行。周医师治以滋阴清热，凉血祛风为法。方用犀角地黄汤，加入玄参、紫草、地锦草滋阴凉血；先后用连翘、地肤子、苍耳草、炙僵蚕清热祛风。二诊紫癜减轻，又因其小便数、腰酸，此乃素体阴亏、肝肾不足，故加入二至丸以补益肝肾之阴。

本例虚实夹杂，先治急标以清热凉血祛风，后顾本虚，滋肝肾之阴，立法依据疾病的主要矛盾不同而异，紧扣病机，辨证准确。

2. 胃痛，从湿热中阻治疗

释某，男，15岁。2006年3月24日初诊。

胃痛不适，多年不愈，时有胃胀、泛酸。

初诊：胃脘疼痛、不适多年，时有胃胀，泛酸，大便2～3日1行，形瘦；舌质偏红，苔黄，脉小滑兼数。诊为胃痛（慢性胃炎），湿热中阻证。治以清热化湿，理气和中。方拟连苏饮、左金丸、小陷胸加枳实汤、香苏饮、橘皮竹茹汤复法合方调治。

处方：藿、苏叶各10g，法半夏10g，黄连3g，厚朴5g，炒黄芩10g，全瓜蒌15g，炒枳实15g，陈皮6g，竹茹6g，生姜衣3g，制香附10g，吴茱萸3g，炒六曲10g。水煎服，日1剂。

二诊（2006年4月14日）：胃脘痛胀近平，食少不多，大便偏干，2～3天一次，苔黄，质暗红，脉小弦滑。

处方：3月24日方加太子参10g、生白术10g、砂仁3g，去竹茹、生姜衣，改全瓜蒌20g，14剂

三诊（2006年5月17日）：胃脘痛胀未发，食纳略多，面容略有增胖，大便2～3日一次，脉虚弦滑。

处方：潞党参10g，太子参10g，生白术10g，茯苓10g，炙甘草3g，炒枳实15g，全瓜蒌20g，法半夏10g，厚朴5g，藿苏梗各10g，黄连3g，陈皮6g，炒六曲10g。水煎服，14剂。

四诊（2006年6月2日）：胃脘痛胀未发，食纳略多，大便1～2天1次，成条，苔薄，质淡红，脉小弦。

处方：5月17日方加砂仁3g、炒谷麦芽各10g，炙鸡金10g，7剂。

按语：患者为方外之人，常年素食，后天失养，脾之化源不足，脾虚湿停，蕴久化热，湿热中阻，胃气郁滞，则胃痛不适。土壅木郁，肝胃郁热则胃脘胀满，泛酸时作。脾弱气滞，腑气不畅，则大便秘结。苔黄，质偏红，脉小滑兼数均为湿热中阻之象，故治以清热化湿，理气和中。方中连苏饮，清热化湿，理气和中；左金丸清肝和胃泻热；小陷胸加枳实汤清热化湿开痞；香苏饮理气疏肝和胃；橘皮竹茹汤和中降逆。药后胃脘痛胀即除，转从健脾益气、清化湿热治疗，标本兼治，故二诊去降逆和胃之竹茹、生姜，加入四君子汤，病情进一步好转，食欲增加。后转用枳实消痞丸消补兼施，令消不伤正，补不碍满，以复脾胃运纳之职。

本案初诊以湿热中阻、肝胃气滞郁热之标实证为主，故治以清热化湿，理气和中，病情得以改善。但患者形体消瘦，常年素食，后天失养，提示存在脾胃气虚的病理表现，故二诊后加参、术、苓、草等补益脾胃之品，与清热化湿、理气和中药物组成消补兼施之方，服药50剂，多年之胃脘痛胀之疾霍然而去，食欲增加，大便通畅，形体也有增胖。

四、成才之路

（一）秉承家学　精诚岐黄

周先生世业中医，祖籍浙江宁波，后因战乱迁居到江苏南通如东县，至其父辈周筱斋老先生时业医已愈五世，周老先生继承祖业，专攻内科，兼事妇科，着重临证实践，其时家乡疫痢、疫疟、登革热、麻疹、猩红热、肠伤寒、天花等时病流行，经治痊愈者众，得病家赞许，新中国成立后周老先生首批应聘于江苏省中医院、南京中医学院任教，对院校的创建工作作出了积极贡献，是全国著名老中医之一。

周先生成长在这样的家庭背景下，可以说幼承家训、奉侍临证、耳濡目染、潜移默化的作用是非常重要的。当先生亲眼看到父辈平日诊务繁忙，活人无算，逐渐认识到中医药能够为人们解除疾苦，能够得到乡邻、同道的尊敬。因而，先生在专业思想上是自然得到巩固，对中医的兴趣爱好也是自然而然形成。周先生曾谓后学："那时我很年轻，中医中药能够治病救人，造福乡里，每睹急症之转安，沉疴之复起，便油然产生当为良医的愿望！"。

先生父辈深知："业医必先精文"，所以先生起初受到的教育是文化学习，即"先读文"，读文的内容包括除了《四书》、《五经》、《古文观止》、《唐诗宋词》等等外，历代中医重要文献的医论、序言和名医小传等也是重要的内容，如《伤寒论》序论、《千金方》序论等。这样，先生从小受到医文并重的熏陶，不仅提高了文学素养，而且加深了对经文的理解和记忆。周先生回忆道："看来这条路是有效的，能够打下良好文化基础，对于学习中医很有帮助，如看中医脉案、古代文献等都能够得心应手"。

从1942年开始，从先生14岁一直到16岁的三年间，周先生正式涉猎中医专著，同时正式随父亲临证出诊，晚上还要听父亲传授医理、医道。学习方法是"从源到流"。所学第一本书是《素灵类纂约注》（汪忍庵编著），然后读《伤寒论》、《金匮要略》、

《神农本草经》等经典著作；再读《汤头歌诀》、《药性赋》、《医学三字经》、《濒湖脉学》等；第二年读《医学心悟》、《医宗金鉴·内科心法》、《杂病广要》、《类证治裁》、《医门法律》；第三年涉及金元四大学派的《丹溪心法》、《东垣十书》、《兰台轨范》、《河间六书》、《张氏医通》，以及温病学派的《临证指南》、《名医类案》、《温疫论》、《温病条辨》等。这些著作都是周老先生根据自己的经验，在汗牛充栋的中医书籍中精心挑选出来，由浅及深，由医理到临证，讲解清楚、纲领明白，实用性又强，因此，这些内容不仅要求先生背诵，还在临证时结合实际反复讲解，由此，使得周先生打下了扎实的中医根底。

在以后的临床中，先生还进一步选阅一些代表性著作，如《诸病源候论》、《千金要方》、《外台秘要》、《证治准绳》、《古今医统》、《景岳全书》、等，同时涉猎一些参考工具书，如《本草纲目》、《图书集成》等，以及专病专科书籍，如《风劳鼓膈四大证治》、《血证论》、《外科正宗》、《济阴纲目》等，最终达到由博至约，构成自己所特有的知识结构。

到了1946年，周先生已经是痴迷于中医药学，矢志精研岐黄之术。适逢上海中国医学院"（中医师进修班）招生，先生遂报考深造。在上海研修期间，先生得到许多任教的著名老中医的指点，如章次公、朱鹤皋、蒋文芳、钱今扬、黄文东、盛心如等。这些老师们采用自己编写的油印讲义，通过边授课边临床带教的形式，把经典理论、个人见解和临床进行结合分析探讨。这一阶段使得先生得以有机会开拓思路，理解不同学派特长的机会。

到了1954年，在改造中医的形势之下，周先生参加了政府开办的中医学习西医进修班，又初步掌握了西医基本知识，通过对中西医比较，周先生愈感中医药学之博大精深，决心继续攀登中医药学高峰。

1955年，国家出台了新的中医政策之后，江苏省建立了"江苏省中医进修学校（南京中医药大学前身）"，周先生第一批通过考试参加学习，在这里先生广览博取，钩沉发微，向名师问业，学有专攻，医术精进。从此，他便与古城南京结下不解之缘，遨游于中医药学的大海之中，劈风斩浪，屡有所获，并因成绩和业务能力出众，一年后尚未毕业就进入附属医院——江苏省中医院开始临床和教学工作。

先生常说："我这一生都交给了中医药事业"。先生研学中医一生，至今仍然坚持不懈的读书、思考和临证。先生早期毕业的学生，常面对先生不断开拓新领域的能力感到自愧不如，常主动回过头来重新跟随先生临证侍诊。

（二）临证六十载　践行大医之道

早在1947年，周先生学成回乡之后，即悬壶桑梓，初施医技。开诊期间，先生以敬业为怀，主动接近贫苦大众，凡遇有病情严重而不能来所就诊者，则亲至病家诊视，不避污秽、不嫌烦琐，详询始末，务得其情，分析判断，然后悉心治疗，每每能够解决患者疾苦所需，受到当地群众的认可，名气渐扬。

1956年，江苏省中医院刚刚组建，全国尚没有如何办理中医院的模式，先生同老一批名老中医一道，从零开始组建了中医病房，逐步形成了病房管理的一批规章制度。从住院医师、讲师干起，周先生在临床和教学、科研第一线，一步一个脚印辛勤耕耘，直至晋升为主任医师、教授，并走上领导岗位，担任业务副院长。期间，多少个日日夜夜守候在病房、门诊第一线，使得无数个急难重症患者转危为安。为救治伤寒、乙脑、麻疹等时行疫病，先生常常通宵达旦、废寝忘食；为攻克流行性出血热，先生北至徐州、连云港的贫困乡下，南至常州的田间小道，足迹遍及省内外。往年的这些旧事，先生至今仍然历历在目，记忆犹新，令后学钦佩不已。

在先生临证生涯中，妙手回春的病例不胜枚举。先生有胆有识，拥有深厚的学术造诣，曾屡起沉疴，使许多疑难杂症和危重病人康复，闻名遐迩，饮誉海内外，许多佳话至今令人称道。

本校曾有一女大学生，因发热、咳嗽、胸痛于1998年8月26日入住某西医综合三甲医院，诊断为"重症肺炎、胸膜炎"，先后使用数十种抗生素及多种支持疗法，仍然持续发热，并出现呼吸困难，胸片见"右侧气胸，双侧胸腔积液"，血培养示"金葡菌和霉菌生长"，至9月30日始出现"中毒性休克，多脏器衰竭"。乃邀先生会诊。

患者此时表现为高热、神昏、痉厥、喘脱等多症相叠，病情极为凶险。先生临危不惧，准确辨证为"痰热壅盛、闭塞肺气、内陷心包，引动肝风、伤阴耗气，而致内闭外脱"，先生先以扶正固脱、清化痰热、平肝息风、开窍醒神等数法复合并投、协同增效，以冀脱固、窍开、热清、风定、喘平。同时，使用急救药安宫牛黄丸、紫雪丹、羚羊粉、猴枣散；二诊热毒仍盛，且有正气外脱之势，故加重清透之力，祛邪以防脱，加用银花、连翘、淡竹叶、青蒿等药；三诊，鸱张之热势得以遏制，外脱之正气得以顾护，峰回路转，继予清化、固脱、开窍、息风，危候基本缓解，窍机渐开，脱象得固。四诊，邪热之势渐缓，身热渐平，神志已清，痰热、肝风、气阴受损成为主要矛盾，遂在原方中减去大队清热之品，加重平肝息风、清化痰热、补益气阴之力。病情继续稳步好转康复。

先生向后学谈起上述救治体会时，提出"越是急危重症，越能体现中医辨证论治的特色，我们并不排除西医的综合疗法的作用，但不能轻视我们自身的优势"。

先生临证，不辞辛苦，无论贫富、贵贱，还是来自远近，先生对患者总怀仁义之心，耐心接待每一位患者，他常说："每个患者都不容易，人家信任我们，我们就要好好的为他们服务"。先生临证，望闻问切，细致入微，一丝不苟；若遇疑难病例，总是详察病情，明察秋毫，对这类患者的诊疗时间往往超过半小时，在耐心反复揣摩、斟酌之后，方才仔细处方用药。周先生的高尚医德和高超医术，不仅及时地挽救了无数患者的生命，深受患者及其家属的高度信赖，而且也为他的学生们树立了良医的楷模。

多年来，为使广大患者普遍得到就医机会，他不顾年事已高，常年坚持在省中医院、南京中医药大学的国医堂、百草堂门诊部等处，带领研究生们施医术授医道。每逢他坐堂施诊，原则上每天上午限挂20个专家门诊号，但省内外患者纷纷慕名而至，迫切要求额外加号，周先生不顾辛劳，总是尽量满足患者要求，往往要增加到30号以上。至今，年近八十，先生仍然无论寒冬酷暑，每周坚持工作6天，上午的门诊往往需要延时到中午一两点才能下班，先生稍作闭目养神，下午三点总会准时来到办公室，继续接诊、研读、著书和向后学传授经验。

（三）为了中医内科学科建设，不断实践和创新

先生从1957年开始涉足中医教育，开始以临床为主。至1983年起直到1991年，先生出任南京中医学院（现更名为南京中医药大学）院长，兼中医系系主任。为了光大中医高等教育事业、培养下一代人才和中医事业发展，先生不仅要面对繁重的行政工作，还要亲自承担大量教学任务，同时还坚持门诊，从未间断。这期间，可以说是南京中医药大学从复建到振兴的一段光辉历程，教学成果、科研成果、学科建设都有了质的飞跃，硕士生、博士生招生和教育制度建设，对一批老教授的经验传承，方剂大辞典和中华本草等巨著的编著，保持和发挥南京中医药大学办校特色等等，都倾注了周先生的大量心血。

先生为了中医内科学事业的发展，可以说是呕心沥血。先生相当重视中医学科建设，倡导学科的发展必须独立自主、自主创新。先后创建了内科学总论和辨证施治纲要，确立了以脏腑为辨证核心、内科疾病系统分类的基础，为临床专业化的发展开辟了途径。作为《中医内科学》及其教学参考书五版副主编、七版主编，其价值和意义有目共睹。

在中医内科学发展的战略问题上，先生认为中医内科是当前中医临床专业最重要的基础学科。经过先生等中医大家多年的构建，对中医内科疾病发生、发展、转归、预后演变过程的机理描述的比较完整，最能反映辨证论治的特点。因此，先生始终认为应该坚持这个特色，包括病名问题在内，都应坚持中医辨证论治体系为主体，联系西医相关疾病，而不能用西医病名替代，一替代就反映不出中医内科辨证论治这个完整体系了；先生尝谓："这些年我们编写的内科教材，尽量着眼于构建内科学的学科体系。我认为内科是大学科，如果没有一个纲和目是不足以使得中医内科学科发展创新的。所以，在学科体系上与相关老师和相关编写单位，共同构建的是中医内科学的总论体系，它体现了脏腑的相关作用、脏腑的系统功能，体现了病因病机的特点。因为，中医病机学说实际上涵盖了病因，是在脏腑理论体系基础上最切合实用的一些说理，比如风、痰、湿、火、瘀等，这些病机表现，实际上就是相关脏腑发病机制过程的一些病理因素、病理特点问题，这些是辨证过程的证候要素，如果把辨证搞活，就要把这些脏腑病机理论化解到各论当中去"。

在教学实践中，先生亲身体会到："在分系统问题上，原来总担心中医某些病证的归属上有困难，存在跨界问题，但反复思考认为分系统是必要的，这样才能逐渐完善中医内科体系，虽然目前尚不能尽人如意，但有利于推动学科的发展"。

先生认为，书本知识始终是规范的东西，要把教材规范的知识变成活的理论和实践指导的原则，这需要在教学过程中加以体现，老师要花工夫，不能照本宣读，要充实教师的见解、经验、体会和一些实例加以启发。比如对一个疾病，可以分成虚证、实证、寒证、热证，到临床可以是寒热错杂，也可以是虚实相兼，或多脏同病，这些问题在第一轮规范性教学当中是难以说清的。为此，周老建议开展多层次的继续教育。体现出本

科生、硕士生、博士生的不同层次的教育过程，还包括研修教育、进修教育，逐渐深化提高；同时，还要抓好临床带教。根据书本知识与临床实际结合起来，使得学生融会贯通，这个磨合的过程需要强化临床技巧。

（四）首创办中医内科急难症学科，呕心沥血

先生在中医内科领域，尤其在危重症及疑难病症研究方面，为攻克中医内科急难重症倾注了大量精力，孜孜不倦地为中医内科急症医学做了大量开拓性的奠基工作，造诣精深，成就卓著。在先生的主持下，南京中医药大学在国内中医界较早的创立了中医急难病学科。

20世纪70年代末，流行性出血热肆虐整个欧亚大陆，其中我国是发病最多、流行最严重的国家之一，全国除青海省外，无一幸免。在当年举国恐慌、人人为之色变的情况下，周仲瑛教授身先士卒，深入疫区，通过对上千例出血热患者的治疗摸索，率先在国内提出该病"病理中心在气营"的全新论点，并创造性地提出了"三毒"（热毒、瘀毒、水毒）学说；同时针对该病不同病期及主症特点，制定相应的治法和系列专方，充分发挥了中医辨治急重症的优势。在此基础上，周仲瑛教授对病毒感染性高热疾病进行扩大研究，提出乙脑、病毒性腮腺炎、时行感冒等病的病机特点为"气营两燔"，主张"到气就可气营两清"，以该理论指导研制而成的清气凉营注射液，已被列入国家科委引导项目，并于1994年获国家教委科技进步三等奖。

先生在内科领域中重点开展两个大问题。一个是中医急诊学科，认为对急性病的研究是补中医之短，先生面对临床需要，以出血热研究为契机，开展了一系列急性病的研究，包括休克，出血、肾衰，重症肝炎等，形成系列研究，初见成效，编写了《中医内科急症学》教材；另一个是疑难病症，认为可以扬中医之长。包括在内科领域有优势和特色的，而西医诊断不明，或者是西医未能解决的疑难病证问题。比如，免疫性疾病、老年性疾病，如类风湿、系统性红斑狼疮、老年性痴呆等等。先生认为，中医把急性病和疑难病的研究结合起来更有其深意，因为，许多疑难病在某些阶段上就是急症，而急症也有很多就是疑难病，从而可以拓宽中医内科研究的新领域。

先生认为，疑难杂症是指辨证求因诊断难明（疑），病症复杂多变（杂），缺乏特效治疗（难）的一类病症，中医药对这类疾病的治疗有其一定的优势。为深化中医对众多疑难杂病辨治规律的探讨，构建内科疑难杂病辨治理论体系，先生以病机学说为核心，结合自己多年的临床体会，提出从"疑病多郁"、"难病多毒"、"怪病多痰"、"久病多瘀"、"急为风火"、"湿热缠绵"、"多因复合"、"病实体虚"、"多脏相关"等多个层次、多角度灵活论治疑难病症。

先生1991年从院长位置上退下后，宝刀不老，奉献余热，仍任教授、博士研究生导师和江苏省重点学科——"中医内科急难症学"的学科带头人。这期间，不仅使得更多的年轻后学有机会跟随先生学习中医，领悟中医大家风范，先生本人也是成果不断，几乎每年都有新的论著呈现在我们面前，令后学大有望尘莫及之感。

对所带教的研究生，先生从来都是耐心、慈爱有加，总是希望学生能够把他毕生的

经验和学术思想全部接受下来。在先生眼中，中医的出路在于未来，老中医不应该把自己经验秘而不传，否则，不利于中医发扬光大。

（五）从实践到理论创新，硕果累累

周先生不仅在临床、教学和科研均有精深的造诣和突出贡献，取得了丰硕成果，更是一位善于思考、精于思辨、善于创新的中医内科学家。

先生临证，精于辨证论治的灵活性，认为辨证应首重病机，病机为理论联系实际的纽带，是通向论治的桥梁。创造性地提出："审证求机、辨证五性、知常达变、复合施治"诸论，首创"第二病因说"、"瘀热相搏论"、"湿热瘀毒说"、"癌毒病因说"、"伏毒学说"等多种学说，擅长从"风痰瘀热毒虚"论治、采用"复法大方"治疗难症顽疾。由先生任主编、副主编的内科学教材、著作27部，其中任副主编的教学参考丛书《中医内科学》，1992年获国家教委优秀教材特等奖。他还在国家级、部级、省级专业刊物上发表学术论文100余篇。这些学术观点和科研成果，不仅有效地指导着临床诊疗，而且被多部学术专著所引用，影响颇大。

周先生不仅悉心地进行诊疗和教学，而且与科研同步进展，相得益彰。他在科研中坚持以中医理论为指导，临床实践为基础，在大量临床经验中找出病证的病理特点、诊治规律，进行辨证立法、制方选药，作为课题研究设计的基础。他先后主持国家级、部级、省级课题30多项，取得科研成果24项，获科技进步奖22项，如"中医药治疗流行性出血热的研究"1988年获国家中医药管理局科技进步一等奖；"中医药治疗病毒性高热的研究"1994年获国家教委科技进步三等奖；"清化瘀毒、调养肝脾法治疗乙型肝炎的研究"1998年获国家中医药管理局科技进步三等奖；"凉血通瘀法治疗出血性中风急性期的研究"2001年获江苏省科技进步二等奖等等。多项成果在国内外处于领先地位。创制的科研用药已有6种转让给制药企业，投入生产。

周先生作为一位优秀的中医药学教育家。他多年承担本科课堂系统教学及临床带教，并培养出硕士9名、博士26名、博士后2名、访问学者1名、国家指定学术继承人6名。他们均已成为有关医院、科研院校的骨干。1990年获全国高等学校先进科技工作者称号，1991年获全国优秀研究生导师称号。

由于周先生长期以来呕心沥血，成就卓著。党和国家给予他很高的荣誉，他担负着繁重的社会工作。曾任七届全国人大代表、国务院学位委员会学科评议组（中医）成员、国家中医药管理局中医药工作专家咨询委员会委员、国家教委科技委医药卫生学科组组员、中华全国中医药学会终身理事、卫生部药品审评委员会委员、江苏省教委学位委员会委员、江苏省中医学会名誉会长暨急症研究会主任、江苏省中医药科学技术委员会副主任委员，国家中医药管理局首批授予的全国著名老中医（500名）之一，是首批国务院政府特殊津贴获得者。

周先生每常用以自勉的座右铭曰："古为今用，根深则叶茂；西为中用，老干发新芽；知常达变，法外求法臻化境；学以致用，实践创新绽奇葩。"这是周先生半个多世

纪以来，执著地在中医药学领域内，夜以继日地忘我工作的切身心得，也是他长期治学思想的集中而概括的表达，由衷地抒发了他献身于中医药事业的满腔热忱！

五、传人培养

1. 培养学术继承人，桃李满天下

（1）周仲瑛教授是国家中管局第一、三、四批继承工作指导老师，先后指导带教国家指定的6名传承弟子：第一批是江苏省中医院的唐蜀华、李七一，第三批是广东省中医院的林琳、罗翌，第四批是江苏省中医院陈四清和南京中医药大学郭立中，前两批四位弟子都已经出师，并成为中医战线上的佼佼者，均为中医博导、教授、主任医师和各专业学科的领军人物。如弟子林琳教授在2003年非典肆虐的日子，通过向周教授请教治疗经验与措施，取得显著疗效，被评为"广东省抗非一等功"、"南粤巾帼十杰"、香港"抗非勇士"金质奖章等各种荣誉称号。周教授于2008年1月获"全国老中医药专家学术经验继承工作优秀指导老师"。其指导的学生，江苏省中医院副院长、博士生导师——李七一教授和广东省中医院呼吸科林琳主任、急症科罗翌主任三人都荣获"全国老中医药专家学术经验继承工作高足奖"。

（2）周教授自1984年开始担任博士生导师，先后指导博士生26名、博士后2名、访问学者1名，硕士研究生9名。这些弟子遍及全国各地，大都成为各学科、各地方的领军人物，如北京广安门医院全小林教授、南京中医药大学周珉教授、南京中医药大学校长吴勉华教授，中医内科学科带头人薛博瑜教授，江苏省高校优秀创新团队带头人周学平教授等。

（3）周教授接收了浙江中医药大学学术继承人宋欣伟、何煜舟，常州市中医院继承人葛兴国。近年来，又积极配合江苏省"优秀中青年中医临床人才高级研修班"的工作，指导郭立中、叶丽红、陈四清、叶放、王敬卿、史锁芳等6名弟子，着力提高其中医理论水平和临床能力，使他们尽快成长为新一代名中医。

（4）近数年来，周教授一直坚持在临床第一线继续带教慕名前来学习的留学生、再传弟子和江苏省中医院的优秀青年中医等计60余名。

桃李无言，下自成蹊。周仲瑛教授培养的上述百余位学术继承人、弟子、再弟子，如今均已成为学科研究中的骨干力量，他（她）们在各自不同的工作岗位上不断光大着周仲瑛教授的学术思想与临证经验，服务于更多的人民群众。

2. 重视学科和学术梯队建设，培养优秀学术创新团队

周仲瑛教授从20世纪70年代开始担任南京中医药大学内科教研室主任、中医内科重点学科带头人等，一直致力于理论联系实际的教学改革试点工作，为教学、科研质量的提高，为教研室的建设，为开创阶段的南京中医学院的教学、医疗、科研工作，发挥了卓有成效的奠基作用。

其中，从中医内科教研室中开辟建立了中医内科急难症研究所，从而创建了医、教、研三者有机结合的以中医内科为核心的教学和科研两支队伍。随着年龄的增长，为

了培养后继人才，亲自选拔指导尤松鑫、周珉（弟子）、金实、薛博瑜（弟子）先后分别担任中医内科学科带头人，金妙文、司晓晨（弟子）、王志英（弟子）、郭立中（弟子）等先后担任中医内科急难症研究所所长。

目前，两支团队都已形成梯队合理、老中青结合、医教研配套、多学科协作的科研团队，1993年"中医内科急症学"被江苏省政府评为省级重点学科，1994年"中医内科学"被江苏省政府评为省级重点学科，1997年获"江苏省普通高校优秀学科梯队"称号，2005年为江苏省"国家重点学科培育建设单位"，2007年教育部"国家重点培育学科"，2007年8月被确立为"江苏省高校优秀科技创新团队"，"内科难治病瘀热病机重点研究室"又已成为国家中医药管理局重点研究室。

3. 担任同济大学"中医大师传承班"导师，为国家培养中医后备领军人才

2008年，由国家中医药管理局批准为国家级中医传承工作试点项目——同济大学中医研究所承办的"中医大师传承人才培养计划"启动。周教授是其中6位著名中医学家（颜德馨教授、邓铁涛教授、路志正教授、朱良春教授、张琪教授）组成核心导师团队之一。

该计划结合教育部重大研究课题，依据"原汁原味、百花齐放、与时俱进"的方针，以中医临床实践为立足点，汲取中医传统教育的合理内核，光大中医学术精华，结合中国文化和现代医学科学发展动态，以拓展、创新为目标，坚持理论与实践相结合、

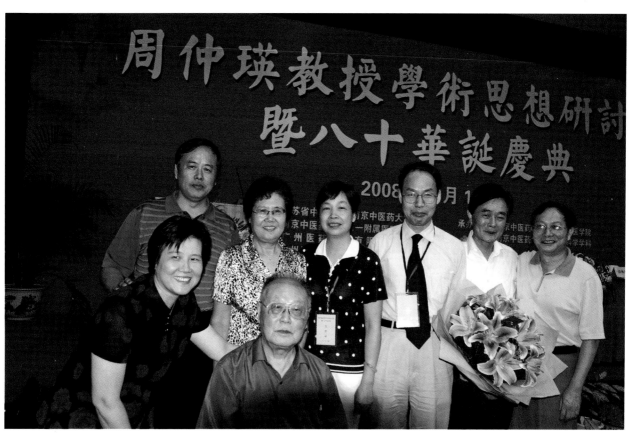

周仲瑛教授学术思想研讨暨八十华诞庆典

授课与临床相结合、继承与发展相结合、院校教育与师承教育相结合的原则，注重中医主体思想和中医临床能力的提高，培养有潜质的中青年中医师，使他们尽快成长为有影响的中医学术带头人。

六、对中医事业的执着与热爱

周仲瑛教授自1956年毕业留校后，他从住院医师、助教干起，一步一个脚印，辛勤耕耘，直至晋升为主任医师、教授，并走上领导岗位。他曾日夜守候在病房、门诊，用中医治愈了许多急、难、重症患者。在伤寒、乙脑、麻疹等疫病流行期间，他常常通宵达旦，废寝忘食；为攻克流行性出血热，他北至徐州、连云港，南至常州、高淳，足迹遍及大江南北。

周仲瑛始终认为，中医的生命力在于临床疗效。从医60余年，他始终不脱离临床工作。在担任南京中医学院院长期间，仍按时坐诊，接待患者。80岁后，仍坚持每周6次门诊，雨雪寒暑从不间断。偶因外出公干，也必争取连夜赶回，不顾疲劳，准时到达诊室。由于求医者过多，每每误了午餐时间，但他对病人从不敷衍了事。耐心收集四诊资料，认真看好每一个病人。

20世纪70年代末，周仲瑛临危受命，开始了流行性出血热的临床研究。他身先士卒，带领研究团队深入疫区，到疾病流行最为猖獗的高淳、东台等地，建立临床研究基地。当地的生活条件异常艰苦，医护人员随时有被感染病倒的危险，但周仲瑛和他的研

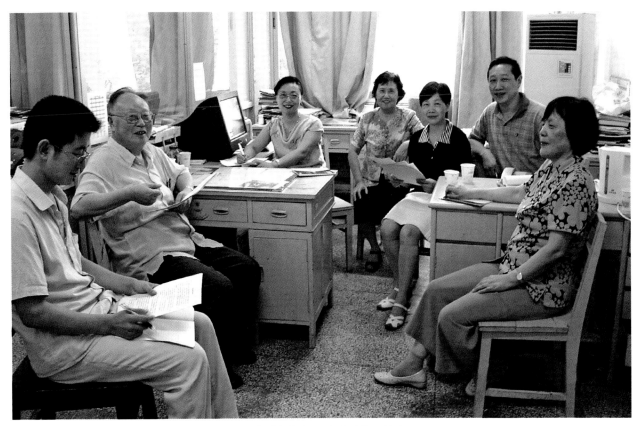

周仲瑛教授与团队成员共同讨论

究小组不惧困难和危险，在防护设施极为有限的情况下，上门诊、管病床，在临床第一线救治患者。

此后，周仲瑛围绕传染性疾病进行了多项研究，充分展示了中医在该领域的特色和优势。他对乙脑、病毒性腮腺炎和重症感冒等病毒感染性高热的研究，被列入国家"七五"攻关课题，研究成果于1994年获得国家教委科技进步三等奖；研制的新药"清瘟合剂"、"清气凉营注射液"，被列入国家科委引导项目；"清化瘀毒、调养肝脾法治疗乙型肝炎的研究"于1998年获国家中医药管理局科技进步三等奖。

2003年春的一个晚上，周仲瑛刚要上床休息，家里的电话急促地响起来。那是他远在广州的学生、广东省中医院呼吸内科的林琳主任打来的！林主任说，他们那里遇到了几个病程症状极为相似的肺炎患者，病情重且变化很快，按常规处理效果不佳，因此来电请教老师。以其多年来应对传染性疾病的丰富经验，周仲瑛敏感地意识到，这可能是另一种类型的疫病。他让林琳详细记录患者的病情，严密观察病情的变化，认真分析脉症特征。提醒她这可能是某种类型的"温疫"，须按照卫气营血和三焦辨证的方法进行辨治；同时应注意察舌按脉，分析湿邪是否存在。后来的事实证明，这些不同寻常的肺炎就是曾经引起全国恐慌的"传染性非典型肺炎"。那年，周仲瑛应邀参加了广东省中医院的远程会诊，参与"非典"救治方案的制订。在这场抗击"非典"的战役中，周仲瑛的两个学生——中国中医科学院广安门医院的全小林博士和广东省中医院呼吸内科的林琳主任，都做出了突出贡献。

1983年56岁的周仲瑛被任命为南京中医学院院长，在此后的近9年的时间里，他始终以发展中医为己任，坚持走中医特色的办学道路。他认为，中医高等教育一定要找准方向，要定位、定专业、定规模，强化内涵建设；必须走自我发展的道路，而不能照搬西医院校或者综合性大学的办学模式。在以他为核心的领导班子努力下，南京中医学院成为当年最具中医特色的中医院校之一，取得了一系列引人注目的成就：率先完成了中医研究生教育制度的建设，倡办各种中医研修班、进修班，强化了中医继续教育；促成了对一批老教授老专家学术经验的传承；组织老专家编写了《中华本草》、《中医方剂大辞典》等医药学巨著；尝试中医国际化办学模式的探索；编写了一大批具有影响力的全国统编教材。

1988年，周仲瑛当选为第七届全国人大代表，到北京出席会议。他不忘以振兴中医为己任，诚恳地向国家献计献策，提交了"关于从更深层次引导中医药事业持续稳定协调地发展"的议案。1992年5月，国家中医药管理局对七届全国人大五次会议第2251号建议作了答复。各省陆续出台"中医发展条例"，使中医的生存和发展有了保障。

七、文化修养

周仲瑛教授的童年时代读的是现代式的小学，但也读过《三字经》、《论语》等不少传统文化的代表性著作。13岁时周老小学毕业，因日本人侵占了他的家乡南通马塘。学校没有了，便由此失学。于是周老开始正式随父研习中医。

习医之始，父亲认为"业医必先精文"，首先要先熟背《四书》，然后再系统学习

《内经》、《伤寒》、《本草》等医学典籍。所以，他一开始学习的内容，既包括《四书》、《古文观止》、《唐诗宋词》，也包括历代中医典籍的医论、序言，以及名医小传等。此后，才正式涉猎中医专著。2006年10月，中国中医药出版社的肖培新编辑为编写医学人生丛书《走近中医大家——周仲瑛》，专程从北京赶来采访周老及其弟子，在谈到文化修养时，周老真情吐露："我学文最主要的就是《古文观止》，单这一本书我能背得滚瓜烂熟的就有一百多篇，包括《桃花源记》、《归去来辞》、《师说》等。这些文章的背诵确实有好处。中医本身就属于中国传统文化、科技、艺术范畴，如果没有传统文化基础，就不易搞懂中医理论的内在含义。而知晓传统文化，懂得古汉语的词义，对中医古代医籍的理解和感悟，就比那些没有学过古汉语的要容易入门。"

周老虽深受传统文学的熏陶，但在学医之初，也曾感到过枯燥、茫然，难以领悟医理奥义，不能联系实际进行消化吸收。回忆往事，周老把自己的学医门径归纳为"死读"："我通宵达旦刻苦攻读，劲头十足，却读得糊里糊涂。尤其在背医经、脉经等典籍时，就像老和尚念经，真是苦啊！"学习的效果如何，父亲也是要进行考察的。"一两百篇古文篇目拧成一个一个纸卷，父亲让你摸一个你就要背出来……需要背诵的《药性赋》、《汤头歌诀》也是这样办的。这是一种非常好的基本功训练，虽很原始，但也很成功。"几十年后，周老对《伤寒论》和《千金方》的序言仍然烂熟于心，倒背如流。

1945年，17岁的周老开始随父出诊。他白天随父诊脉看病，晚上听父亲传授医道。当时采取的是"从源到流"的学习方法。第一年，从学习汪忍庵编著的《素灵类纂约注》开始，再研读《伤寒论》、《金匮要略》、《神农本草经》等经典著作；然后是《汤头歌诀》、《药性赋》、《医学三字经》、《濒湖脉学》等。第二年，重点研读了《医学心悟》、《医宗金鉴·杂病心法》、《杂病广要》、《类证治裁》、《医门法律》等典籍。第三年，学习金元四大家的著作，包括《丹溪心法》、《东垣十书》、《兰台轨范》、《河间六书》等，学习温病学派的代表著作如《临证指南医案》、《温病条辨》、《温疫论》、《温热论》、《温热经纬》等。这些著作都是父亲根据自己多年的临证经验，在汗牛充栋的中医书籍中精心挑选出来的。他要求周老不但要听懂、理解，还要背诵这些内容，并在临床上反复揣摩。这样的学习和实践，为周老奠定了坚实的中医基础。

"学医无取巧之门。"周老总结经验说，"主要篇章条目烂熟于心，到临床后就能触类旁通。"周老生活俭朴，不追求物质享受，唯以读书为平生最好。其实，研读医书，不仅是他的兴趣爱好，也是他的养生秘诀！沉浸于充满墨香的古籍之中，与先贤智者进行心灵的沟通、思想的交流，灵感的火花时时被激发出来。

值得一提的是，周老选读医书非常重视临床实用，对于书中那些"精辟的警句、实用的论点"，往往能过目不忘。在浩如烟海的古医籍中，他更重视经典，常以"旧书不厌百回读，熟读深思子自知"作为自己读书的诀窍。在品读经典过程中，周老结合临床，常能悟出切合实用的辨治方法，顿悟之后的喜悦油然而生。孔子说："学而时习之，不亦乐乎！"体现在周老身上，就是他将读书悟到的知识不断应用于临床，又不断得到良好效果的验证，能不高兴吗？这也是他独特的学乐养生真法！

2008年9月9日在江苏省优秀中青年中医临床人才高级研修班上，周老作了《读经

述怀铭

岐黄仁术，博大精深，
中华瑰宝，世界先声，
泽惠华夏，昌我民生，
传统绝学，实效为凭，
承先启后，赖我同仁，
与时俱进，业贵专精，
求同存异，和中悟真，
青胜于蓝，春满杏林，
老骥追风，宿志永存。

周仲瑛

戊子年八月书以自勉　时年八十周岁

周仲瑛墨宝

典，谈感悟》的专题报告，他从《灵枢·经脉》："手少阴气绝则脉不通，脉不通则血不流，血不流则髦色不泽，故其面黑如漆柴者，血先死"；《素问·平人气象论》曰："颈脉动，喘，疾欬，曰水"这两段经文中悟出心衰的病机特点为气（阳）虚血瘀，水饮上犯心肺，治当温阳益气、活血通脉，祛痰（饮）利水，研制的养心通脉冲剂临床观察表明总有效率为93.85%，明显优于对照组的72.97%。周老又从《素问·调

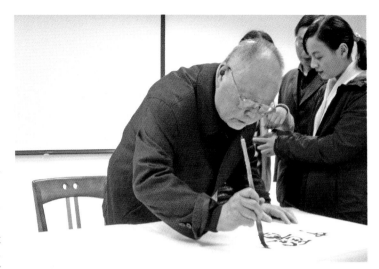

周仲瑛挥毫泼墨

经论》所说："血之与气，并走于上，则为大厥"，领悟到中风的血随气逆病理基础主要在于瘀血和火热两种病理因素的共同参与，从而提出瘀热阻窍是中风的基本病机。从《伤寒论》"凡厥者，阴阳气不相顺接便为厥"提出"气滞络瘀"为休克（厥脱）的病理基础。又从《伤寒论》太阳蓄血、蓄水的辨析，提出出血热少尿期的病机核心是"瘀热水结"，因热毒里结，阳明腑实，热入下焦，瘀热在里，下焦蓄血，进而血结水阻，表现太阳蓄血、阳明蓄血之候。从叶天士："卫之后方言气，营之后方言血。在卫汗之可也，到气才可清气，入营犹可透热转气"，提出流行性出血热、乙脑、腮腺炎、重症流感等病毒感染性高热疾病"病理中心在气营"的新论点，强调"到气就可气营两清"，确立"清气泻热、凉营解毒"治法，创制了口服清瘟合剂，静滴清气凉营针剂用于临床治疗，每能起到热退病解的作用，并能阻断病势，减少传变，取得了明显的临床疗效。因而周老提出，纵观历代名医，大凡成为中医大家者，无一不娴熟经典，并通过临床实践灵活运用而创立新说，推动学术的发展。并强调中医学具有深厚的历史底蕴，她是在不断继承、不断创新的过程中逐步形成的，既应采纳现代科技知识为我所用，但仍需按自身发展规律前进，沿着前人继承创新的轨迹走下去，多读经典，用好经典，坚持以继承为基础，在继承中求发展，在实践中再创新。

2008年9月24日在南京中医药大学举办的"周仲瑛教授学术思想研讨会暨八十华诞庆典"大会上，周老回忆自己走过的人生道路，展望中医美好的未来，欣然命笔："岐黄仁术，博大精深。中华瑰宝，世界先声。泽惠华夏，昌我民生。传统绝学，实效为凭。承前启后，赖我同仁。与时俱进，业贵专精。求同存异，和中悟真。青胜于蓝，春满杏林。老骥追风，宿志永存。"这既是周老真情的吐露，也可以作为我们医界同仁的座右铭，录此以共勉。

八、医德医风

周仲瑛教授临床工作中，数十年如一日，救死扶伤，屡起沉疴，不论风雨寒暑，不辞劳苦，有求必应，深受病人爱戴，具有极高的医德修养。

由于显著的临床效果吸引了越来越多的病人，每周上六次门诊，每次都要诊治40余号患者。对待病人不分高低贵贱，无论是平民百姓，还是政界要人、学术名流，他都一视同仁，按号排队；诊治时耐心细致，绝不敷衍。遇有农村患者，述症用方言土语，听不明白时，他都耐心询问，诱导患者慢慢讲述；遇到远程赶来而挂不上号的外地患者，不管时间多晚，身心多忙多累，他也都给予加号，认真诊治。跟周仲瑛抄方的学生，深切地领会了大医精诚的真实含义！

周仲瑛带教学生从不保守。他常说，医学本来就是为人服务的，多一个人掌握了医术，就会有一批人因此受益。在他的门诊，除了自己的硕士生、博士生，经常还有慕名而来的本科生、进修生、留学生前来学习、抄方。一位身患重症的患者，经调治康复后，对周仲瑛说："一定要把您的医术传下去，教给子女，这样我们才有希望啊！"周仲瑛笑着回答："传给学生也是一样的！"门诊时，一有机会，他就会讲述辨证思路，分析病机治法，讲解具体方药。特别对是一些几代传下来的、既符合医理又行之有效的单验方，他都会重点说明，甚至还会提问，检验学生是否用心学习，是否已经掌握。

生活中的周仲瑛是非常谦和的。和他一起进餐或闲聊，是学生们最开心的时候。此时，他总是和善地望着大家，谈天说地，还时不时幽它一默。胆子大的学生这时就会跟他开玩笑，说他是"长生果"、"开心果"。师生在一起，完全没有拘束，就像一家人一样，气氛和谐，其乐融融。

周仲瑛生活俭朴，不追求物质享受，唯以读书为平生最好。其实，研读医书，不仅是他的兴趣爱好，也是他的养生秘诀。闲暇时，出道的弟子登门拜访，也往往是他最高兴的时候。学生的近况如何，有何新的感悟，有没有不顺心的事，常常一聊就是半天。

2008年5月12日，四川汶川发生了8.0级的强烈地震，全国人民立即投入到支援灾区的运动中。已经80岁高龄的周仲瑛以其丰富的阅历，意识到震后疫病流行的可能。经过深思熟虑，周仲瑛提笔写下了这样两个处方：

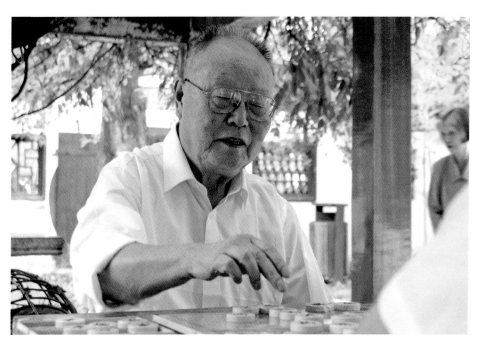

处方一：蚤休10g，贯众10g，淡豆豉10g，青蒿12g，连翘10g，一枝黄花15g，前胡10g，光杏仁10g，桔梗5g。水煎服，每日2次。

周仲瑛将这个方子命名为"防疫清解方"，主要用于防治疫毒犯肺所引起的呼吸道感染性疾病，表现为发烧、浑身酸痛、咽痛、咳嗽等症者。

处方二：炒苍术10g，白芷10g，苏叶

10g，藿香10g，陈香薷5g，清水豆卷10g，厚朴5g，法半夏10g，陈皮6g，石菖蒲9g。水煎服，每日2次。

周仲瑛将这个方子命名为"防疫化浊方"，主要用于防治秽浊伤中所引起的消化系统感染，表现为头目昏沉、胸闷呕恶、腹泻等症者。

根据其药方，南京中医药大学迅速配制了6000服颗粒剂，随校医疗队紧急送往灾区。

"这两个方药既可以预防，也有一定的治疗效果。"周仲瑛解释说："身体健康的人，服用一些可以起到预防作用；已经出现症状的人服用，则有治疗效果。"

防疫推荐方的发布会吸引了众多媒体。当问及为何要将这么珍贵的配方公开时，周仲瑛说："这两个方子说珍贵也珍贵，因为这是我60年从医经历积累而成；说不珍贵也不珍贵，因为中医原本就是要为人民服务的！"

国医大师 贺普仁

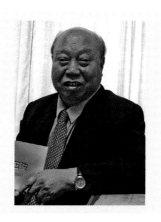

贺普仁（1926～），字师牛，号空水，男，汉族，河北涞水县人。现任首都医科大学附属北京中医医院教授、主任医师、硕士研究生导师，全国科协委员，北京八卦掌协会会长。1990年被卫生部、人事部和国家中医药管理局授予"全国名老中医"称号。2008年被文化部授予"国家非物质文化遗产代表性传承人"。

一、生平概述

贺普仁教授自1940年开始师从京城针灸名家牛泽华先生学习中医针灸，1943年拜曹钟声老师学八卦掌。1948年即在天桥附近的永安路上开设了"普仁诊所"，开始悬壶应诊。1956年调入北京中医医院针灸科，任针灸科主任达30年之久。因患病于1989年退居二线，但仍担任着北京中医医院学术委员会顾问工作。

贺普仁教授是北京中医医院针灸科学科带头人，全国科协委员，现任中国针灸学会高级顾问、中国国际针灸考试委员会副主任、中国中医药研究促进会理事、国际中医中药研究学院名誉院长、国际针灸培训中心北京分部名誉主任、北京中医药大学客座教授、针灸三通法研究会名誉会长、北京医师协会理事等职。曾任北京针灸学会会长、中国针灸学会副会长、针灸三通法研究会会长、北京八卦掌协会会长、北京市武协委员等职。1990年被卫生部、人事部和国家中医药管理局授予"全国名老中医"称号。1997年被收入英国剑桥名人传记中心第十二版《国际名人录》、《澳大利亚及太平洋国家名人录》。1998年获世界知名医家金奖，并荣获二十世纪杰出医学奖证书。2008年被文化部授予"国家级非物质文化遗产代表性传承人"。2009年被北京市卫生局、北京市人事局、北京市中医药管理局授予"首都国医名师"荣誉称号。2009年4月，被人力资源和社会保障部、卫生部、国家中医药管理局评为首届"国医大师"。

二、学术思想和思辨特点

（一）"病多气滞"的病机学说，"法用三通"的治疗法则

1."病多气滞"

疾病的病因有内伤、外感、七情、六淫，还有饮食劳倦、跌打损伤等。但在任何疾病的发生过程中，气滞都是非常重要的病机之一。当人体正虚或邪实之时，致病因素干扰了人体脏腑和经络的正常功能，出现了经络不调，气血郁滞。经络是病邪由外入内的通道，具体表现为相应经络不调，气血运行不畅。如外邪侵袭，邪入经络，则使经络中的气血运行不畅，病邪通过经络由表入里，则出现脏腑病变，又因气血是脏腑功能活动的基础，气血不和则出现脏腑病变，脏腑病变也可反映在相应的经络上，表现为经络中的气血运行不利。所以说疾病的产生，皆由于气血不通。《素问·调经论》："五脏之道，皆出于经隧，以行气血，血气不和，百病乃变化而生，是故守经隧焉。"《灵枢·经脉》："经脉者，所以能决生死，处百病，调虚实，不可不通。"七情出于五脏，七情过激则能直伤内脏，导致脏腑气机失常而发病，气病及血，气血瘀滞，经络不调。饮食不节、劳倦太过也可使经络空虚或邪气内停，使经络中气血不畅而致病。故疾病之传变均通过经络进行，均表现为经络不调，气血郁滞，故针灸治疗各种疾病的作用在于调气血，通经络。因此在任何疾病的发展过程中，气滞是不可逾越的病机，气滞则病，气通则调，调则病愈，故称"病多气滞"。正如《千金翼方》所云："诸病皆因气血壅滞，不得宣通"。

2."法用三通"

"三通法"的关键在于"通"和"调"，"通"是方法，"调"是目的。"通"和"调"表达了"三通法"的理论基础，反映了针刺治疗疾病的基本原理为通经络，调气血。"气血不通"是各种疾病的共同机制，选择适当的针灸方法，通过不同的渠道疏通经络、调节气血，三种方法有机结合，对症使用，称为"法用三通"。疾病不论虚实，皆可用"三通法"，多种不同的治疗方法结合应用是针灸治疗疾病的重要途径。例如，对于实证，可借助毫针的泻法，火针的温热、主升主动、行气发散之性，放血的活血调气之功，合同调气血，激发经气，泻除实邪。虚证是人体阴阳脏腑气血不足而导致的疾病，气血是脏腑经络活动的基础，虚证的本质是气虚血亏，气血运行不畅，可借助毫针的补法，火针的温热助阳益气，放血的活血调气，激发气血来复，达到扶助正气，使气盛血充的目的。故无论疾病发展到何种阶段，无论外感、内伤、寒、热、虚、实，仔细把握病机的演变，将三种方法有机结合使用，运用更加丰富完备的针刺治疗技术，将获得更好的疗效。

（二）贺氏针灸三通法

1.微通法的概念及适应证

微通法指的是以毫针针刺为主的一种针法。将临床最常用、最基本的毫针刺法命名为微通法，是有其深刻含义的。其一，从微通法所选用的针具看，毫针在古代有"微

针"、"小针"之称，《灵枢·九针十二原》"欲以微针通其经脉，调其血气"，后世《标幽赋》也指出"观夫九针之法毫针最微"，又说"众穴主持"，"微"在此有细、小之意，说明针尖如"蚊虻喙"，针身细巧的毫针，可以针刺全身各部的穴位，应用广泛。其二，"微"字的深刻内涵还在于毫针刺法的微妙。应用毫针，从持针、进针、行针、补泻直到留针各个环节都要求正确运用针法，掌握气机变化的规律，从而真正理解针刺的精微奥妙之处。微通法的功效在于通经络、调气血。微通法被广泛用于临床各科，涉及呼吸、消化、循环、免疫、神经等多个系统的常见病、多发病，以及疑难病证，可治疗大约三百多种疾病，其中有确切疗效的约有一百多种。不仅适用于治疗慢性疾病，如半身不遂、哮喘、眩晕、麻木、皮肤病、月经不调等，也可以治疗一些急症、重症，如晕厥、中风、脑震荡等，有起死回生之效。它是一切针法的基础之法。

2. 温通法的概念及适应证

温通法是以火针和艾灸施于穴位或一定部位，借火力和温热刺激，激发经气，疏通气血，以治疗疾病的一种治疗方法。温通法包括火针和艾灸两种方法，临床以火针应用范围更广。

贺普仁教授从60年代起在火针疗法的适应证及治病机理方面作了尝试和探讨，首先发起和倡导了火针疗法的临床使用，使这一古老疗法焕发了新的活力，规范了火针操作方法，较古人扩大了施术部位，扩大了火针的适应证，使火针疗法治疗的病种大有突破。突破了热病不用火针、面部不用火针及火针不留针的禁忌；归纳了注意事项和禁忌证等。独创贺氏火针针具，建立了成熟稳定的制作工艺，并研制出一系列适用于不同临床适应证的火针，有细火针、中粗火针、粗火针、平头火针、多头火针、三棱火针六种，在治疗过程中依据患者的年龄、体质、患病的部位（或取穴部位）、疾病的种类等选用；并对火针刺法进行归纳和分类，按针刺方法有点刺法、密刺法、散刺法、围刺法，按出针快慢有快针法和慢针法；再次确立了火针施术间隔时间，间隔时间一般视病情而定，急性期与痛症可连续每日施用火针，但每天不应超过3次，慢性病可隔1～3日1次，突破了古人"凡下火针须隔日以报之"的束缚。贺普仁教授在数十年的临床中总结火针疗法，认为其具有增加人体阳气、激发经气，调节脏腑机能，使经络通、气血畅，有祛寒除湿、清热解毒、消癥散结、去腐排脓、生肌敛疮、益肾壮阳、温中和胃、升阳举陷、宣肺定喘、止痛、止痒除麻、定痉、息风等功效。他根据临床需要倡导挖掘、应用、发展了这一传统的治疗方法，扩大了临床上的适应证，使火针疗法的治疗病种达100多种，特别对于一些疑难病症取得了很好的疗效，如癫狂、耳鸣、耳聋、外阴白斑、痉挛、麻痹、麻木、湿疹等症。

3. 强通法的概念及适应证

"强通法"就是放血疗法，即用三棱针或其他针具刺破人体一定部位的浅表血管，根据不同病情，放出适量血液，通过活血调气，通经活络以达治疗病痛的针刺方法。有报道用放血疗法所治疗的疾病已达百余种，涉及范围很广，主要应用于清热泻火、止痛、消肿、治麻、镇吐、止泻、救急危症等方面。可治疗发热、疼痛性疾病、疮疡、口舌生疮、暴发火眼、头晕目眩、呕吐、泄泻、昏厥、狂痫及一些皮肤病等。

贺普仁教授在临床上灵活运用三通法，辨证论治，治愈了许多疑难杂症。

（三）临证思辨特点

1. 面肌痉挛

面肌痉挛是指一侧面肌阵发性不自主的抽搐，现代医学又称之为原发性面肌抽搐。开始多由眼轮匝肌不定时抽搐，逐渐扩张至颜面下部的肌肉，表现为阵发性不规则的一侧或双侧眼轮匝肌及口角抽动，持续数秒或数分钟，每日发作次数不规则，可因精神紧张、疲劳而加剧，入睡后症状消失。神经系统查体无阳性体征。引起此病的原因有精神刺激、过度疲劳、寒冷刺激等。中医学认为属"筋惕肉瞤"、"面瞤"、"目瞤"范畴。贺普仁教授认为，该病的发生与风寒之邪客于少阳、阳明，其邪留滞而经气运行不畅、筋脉收引而致面部肌肉拘挛瞤动，或素体脾胃虚弱，或因病致虚，脾胃受纳功能失常，津液气血之源不足，气血之源不足，气血亏虚，肌肉失养，血虚而发；或因年老久病体弱，肾精不足，阴液亏耗，水不涵木，阴虚阳亢，风阳上扰而发。治则为调理气血，通经活络。以局部阿是穴为主，配以地仓、丝竹空、风池、合谷、太冲、足三里、三阴交，面部用细火针速刺，余穴毫针刺法。

2. 三叉神经痛

三叉神经痛是三叉神经分布区内反复出现阵发性短暂的剧烈疼痛、无感觉缺损等神经功能障碍，病理检查亦无异常的一种病症。西医认为本病病因目前尚不明了，分为原发性、继发性。40岁以上男性居多。中医称为"两颌痛"、"颊痛"等。贺普仁教授认为，该病的发生为风寒之邪袭于阳明筋脉，寒性收引，凝滞筋脉，血气痹阻，遂致面痛；或因风热毒邪，浸淫面部，影响筋脉气血运行而致面痛，《张氏医通》云："面痛……不能开口言语，手触之即痛，此是阳明经络受风毒，传入经络，血凝滞而不行。"亦可为肝郁化火所致，此类患者多属性情急躁，肝胆郁火灼伤胃胆亦可导致本病。治则为疏风散邪，通理面络。取穴合谷、内庭、二间、大迎。风寒挟痰阻滞经络者加风池；风热挟痰阻滞经络者加曲池；肝郁化火、肝火上逆者加行间。毫针刺，大迎放血。

3. 子宫肌瘤

此病多发于中青年妇女，尤以30岁以上的妇女多见，为女性盆腔最多见的肿瘤，发病率很高，约占10%～20%，并且肌瘤的恶变在0.13%～0.39%之间。现代医学认为，子宫肌瘤又称子宫纤维肌瘤，是子宫的实性、良性肿瘤，本病的发生可能与雌激素的刺激有关。本病相当于中医"石瘕"一病。

贺普仁教授认为，该病的发生多由情志失调，忧思过度引起肝脾不和致使冲任功能紊乱，气血瘀积或痰湿凝滞郁久而成积，如久病失血，则气血双亏，出现体虚病实之证。治法为活血化瘀，通经散结。取穴关元、中极、水道、归来、痞根。以毫针刺入腹部穴位1.5寸深，或用火针速刺腹部穴位，痞根用灸法。

4. 带状疱疹

带状疱疹是由病毒感染所引起的一种急性疱疹性皮肤病。可发生于任何部位，多见于腰部，常沿一定的神经部位分布，好发于单侧，亦偶有对称者。本病可发生于任何年龄，以成年人较多。中医称之为"缠腰火丹"、"蛇串疮"、"串腰龙"、"蜘蛛疮"

等。贺普仁教授认为，本病多由情志不遂，饮食失调，以致脾失健运，湿浊内生，郁而化热，湿热搏结，兼感毒邪而发病。治则为调气解郁，清热解毒。取穴为龙眼、阿是穴、支沟、阳陵泉，发于手臂、颈项者加取合谷穴。用75%酒精棉球消毒皮损及周围皮肤，不擦破水疱，用三棱针沿皮损边缘点刺，间隔0.5～1.5cm，病重者间隔小，病轻者间隔大，点刺完毕，以闪火法在其上拔罐1～4个，罐内可见少许血液拔出，10分钟左右起罐。起罐后用消毒棉球将血液擦净。并用三棱针点刺龙眼穴，出血3～5滴后擦净。毫针针刺支沟、阳陵泉、合谷，施以泻法，10分钟行捻转手法1次，留针30分钟。

5. 下肢静脉曲张

下肢静脉曲张指下肢表浅静脉的曲张交错结聚成团块状的病变。中医学称之为"筋瘤"。本病多见于中老年人。贺普仁教授认为，本病是因过度劳累，耗伤气血，中气下陷，筋脉松弛；或经久站立工作，经常负重以及妊娠等因素，使得血壅于下，筋脉扩张充盈；或因劳累之后，血脉充盈，再涉水淋雨，寒湿侵袭，瘀血阻络。也可因肝火亢盛，血涸筋脉失养所致。治法为活血化瘀，舒筋散结。取穴为阿是穴（即凸起静脉处）、血海。刺法：①选中粗火针，以散刺法，在患肢找较大的曲张血管，常规消毒，再将火针于酒精灯上烧红，迅速准确地刺入血管中，随针拔出即有紫黑色血液顺针孔流出，无须干棉球按压，使血自然流出，"血变而止"，待血止后，用干棉球擦拭针孔；②毫针刺血海，进针后捻转或平补平泻，得气后留针20分钟。

三、典型医案

1. 面肌痉挛

陈某，女，58岁。

左眼睑抽动20余年，左面部抽动两年。

20年前因意外精神刺激导致左眼睑时有抽动，未予治疗。近两年来症状加重，扩大到左面颊肌肉抽动，严重发作时左眼几乎不能睁开，引颊移口，面部紧涩，有时整个面部不能自主。精神紧张或遇寒冷后症状明显加重。纳可，便调，寝安。舌质淡，苔薄白，脉弦滑。

辨证：肝郁气滞，气血失调，筋脉失养。

治法：行气活血，养血荣筋，疏导阳明。

取穴：针刺角孙、头临泣、丝竹空、地仓、阿是穴、合谷、太冲。针后患者自觉面部轻松有舒适感。

五诊后面部颤动次数减少，望诊已能看到面部抽动频率、次数明显好转，舌脉如前。治疗穴位不变，2个疗程后，患者只诉偶有面部轻微蠕动。望诊肌肉震动已消失，面肌活动自如，原方巩固治疗两个疗程后临床痊愈。

2. 三叉神经痛

杜某，男，62岁。

右下唇疼痛3年。

3年前拔牙后出现右下唇疼痛，说话则痛，洗面触及则痛，夜不能寐。伴有口干舌燥，小便黄，大便秘结。舌质红，苔薄黄，脉弦滑。

辨证： 热入阳明，经脉壅滞，气血失调。

治法： 清泻阳明，通经活络，调和气血。

取穴： 合谷、内庭、二间、大迎。刺法：大迎放血，余穴毫针刺，行捻转泻法，留针20分钟，每日治疗1次。

初诊治疗出针后，患者自觉面部轻松，疼痛大减。以手试之，亦无发作感。治疗3次后，诸症消失。

3. 子宫肌瘤

田某，女，45岁。

体检时发现子宫肌瘤，大小如怀孕四个月，平素月经淋漓不断，量多，质稀，有血块，身体虚弱乏力，心悸气短，食欲不振。舌质淡，苔白，脉细数。

辨证： 气血郁滞，冲任失调，日久致气血亏少之虚证。

取穴： 关元、中极、隐白、痞根。刺法：毫针刺关元、中极1寸半，先补后泻，留针30分钟，隐白刺约3分，痞根用灸法。

治疗两个月，月经正常，妇科检查子宫缩小，接近正常。

4. 带状疱疹

江某，男，58岁。

左腰部起疱疹3日。

患者近日情绪紧张，工作劳累，2天前左侧腰部灼热感，继而出现水疱，呈簇状，以带状缠腰分布，疼痛难忍，不能入睡，伴有烦躁，口苦，咽干，小便黄，大便干。望诊可见左侧腰部疱疹呈带状分布，水疱簇集，共五簇，每个疱疹约黄豆大小，内容物水样透明。疱疹间皮肤正常。舌质红，苔黄腻，脉弦滑。

辨证： 肝郁气滞，湿热熏蒸。

刺法： 龙眼、阿是穴三棱针放血，阿是穴放血后拔罐；支沟、阳陵泉以毫针刺，泻法，留针30分钟。患者每日治疗1次，阿是穴放血拔罐隔日1次。

治疗当日疼痛减轻，可入睡；3诊后伴随症状好转；6诊后已感觉不到明显疼痛，疱疹渐干瘪、消退；13诊后皮肤平整，诸症消失，临床痊愈。

5. 下肢静脉曲张

马某，女，42岁。两小腿静脉曲张6年。

患者静脉隆起，颜色青紫、发痒、发胀、走路易疲劳。舌质淡，苔白，脉滑。

辨证： 情志不遂，气滞血瘀，经脉不畅。

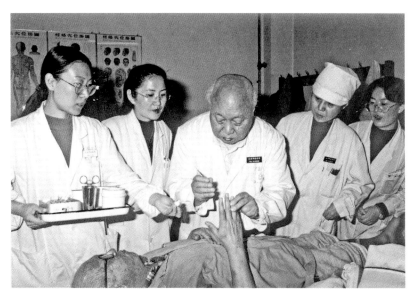

贺普仁教授为患者治疗

取穴：阿是穴、血海。刺法：以锋针缓刺法，刺破静脉凸起处，放出少量血液，待恶血出尽，其血自止；血海毫针刺法。

该患者共治疗15次，愈后肤色完全正常。

四、成才之路

他深入继承，创新发展。针灸名家牛泽华先生通览针灸经典医籍，善用毫针透刺治疗中风、面瘫等疾病；尤其擅长三棱针放血治疗急性胃肠病及多种时令病。贺普仁教授跟师学习期间，深得老师真传。22岁悬壶应诊，因深受牛泽华先生的影响，早年间治病主要以毫针及放血疗法为主，救治病人无数，且在临床之余，细细研读中医古籍，仔细体会毫针及放血疗法的微妙，深得其精华，将毫针疗法逐渐发展为"三通法"之一——微通法，以毫针为主的微通法应用范围广泛，在当时和现在一直是针灸临床的主要工具；放血疗法后来演变为"三通法"之一——强通法。然而临证之时，贺普仁教授渐渐发现，对于许多疑难杂症、陈疾旧疴，仅用毫针及放血疗法并不能取得满意疗效。如何提高疗效，扩大针灸治疗的适应证已是当时迫在眉睫的问题，60年代初贺普仁教授开始了对火针疗法的研究和探讨，这一疗法虽自古有之，历代医家亦特别重视，但发展至当时却很少有人应用，濒临灭绝。贺普仁教授发现火针疗法恰能弥补毫针和放血之不足，遂如获至宝，潜心研究，总结发挥，治愈了大量的病例，消除了病人对火针的偏见。通过多年的临床实践，证明其应用范围广泛，疗效可靠，值得普及和推广。贺普仁教授临床非常重视火针，将其提升到与毫针同等高度，不但扩大了火针的适应证，而且使操作技术大有改进。继《内经》、《千金方》、《针灸聚英》之后，又一次系统总结了火针疗法。火针为主的疗法后来演变为"三通法"之一——温通法。

贺普仁教授毫针、火针、放血三法联用，有机结合，或独取一法、二法、随证选取，得心应手，对一些疑难杂症、陈疾旧疴，主张毫针、火针、三棱针相配合，力求改变以前单针治病的思路，使针灸治疗的病种及疗效有了大幅度的提高。至80年代初贺普仁教授将这三种针灸方法归纳总结，正式提出"贺氏针灸三通法"概念。

他注重继承、精研经典、努力挖掘、勇于创新，对几近失传的火针疗法，自制针具，不断摸索，使火针疗法在临床治疗上取得了广泛的疗效，制定了火针技术操作规范。在近60年的临床工作中，提出"病多气滞，法用三通"，总结了毫针、放血、火针等不同疗法，创立了"贺氏针灸三通法"。"贺氏针灸三通法研究会"于1991年11月在北京成立，此后在日本、台湾、香港、泰国、新加坡、美国、澳大利亚等

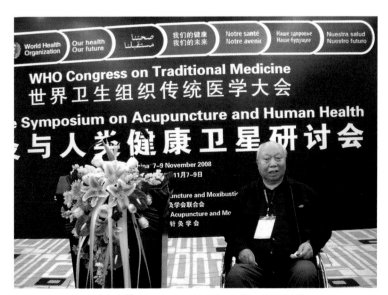

贺普仁教授出席WHO针灸与人类健康研讨会

国家地区相继成立了分会，"贺氏针灸三通法"在国内外针灸界产生了广泛影响。在贺氏针灸三通法研究会的支持下，北京中医医院针灸科分别于2000年、2001年举办了2次"贺氏针灸三通法"临床应用全国研讨班，举办了10届国际学习班，参加人数500余名。贺普仁教授还亲自在全国及世界多个国家举办火针学习班及专题讲座，为推动火针疗法的普及及今后的发展产生深远的影响。国内各地区掀起了"贺氏针灸三通法"研究和应用的高潮，并出版了贺氏三通法光盘一套。

五、传人培养

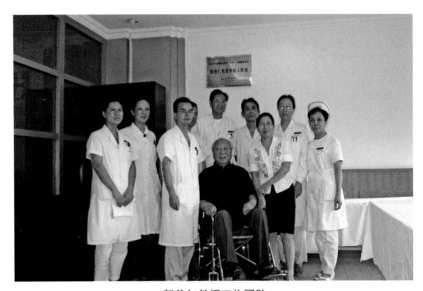

贺普仁教授非常注重学术传承工作。几十年来，他以"针灸三通法"理论培养了大批优秀弟子及针灸学研究生，先后带教国家级学术继承人6名（徐春阳、王京喜、程海英、张晓霞、谢新才、王桂玲），北京市级学术继承人2名（盛丽、崔芮），研究生3名（王德凤、谢新才、王可）。1991年，贺普仁教授成为国家级名老中医药专家学术经验继承人导师。

贺普仁教授工作团队

六、对中医事业的执着与热爱

北京中医医院针灸科是北京市中医药重点学科和国家中医药管理局重点专科，在学术研究和临床示范中颇具影响力，贺普仁教授及其亲授弟子以北京中医医院针灸科为依托，全面发展其学术思想，将"贺氏针灸三通法"作为长期稳定的研究方向，通过中医

卒中单元建设和门诊专台建设，开展"贺氏针灸三通法"治疗中风病、偏头痛、颈椎病、腰背痛、下肢静脉曲张、皮肤病等多种病症的临床及科研工作，进一步充实完善了"贺氏针灸三通法"理论。近年来的课题有2001～2004年，国家中医药管理局课题"贺氏针灸三通法治疗中风病的临床应用研究及贺氏针具、针法的推广"；2006～2009年，北京市哲学社会科学规划项目，《针灸宝库——贺普仁临床点

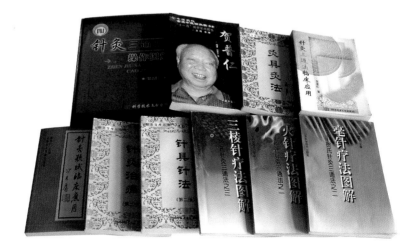

贺普仁教授著作

评本》。2001年12月"贺氏针灸三通法"获北京市科学技术进步奖；2004年"贺氏针灸三通法临床应用"获中华中医药学会科学技术奖学术著作三等奖；2008年"贺氏针灸三通法理论暨治疗缺血性中风的临床研究"获中国针灸学会科技进步三等奖，另外"贺氏针灸三通法治疗中风病的临床应用"获得卫生部第二轮面向农村和城市社区推广适宜技术十年百项计划第八批项目。北京中医医院针灸科将"贺氏针灸三通法"应用于中风病作了大量工作，在国内率先建立了中医卒中单元，建立卒中单元诊疗规范，进一步促进了"贺氏针灸三通法"的推广。

在贺普仁教授研究的基础上，"贺氏针灸三通法"的研究不断深入，相继出版了《针灸治痛》、《针具针法》、《针灸歌赋的临床应用》、《长生食疗神谱》、《贺氏针灸三通法》、《毫针疗法图解》、《火针疗法图解》和《三棱针疗法图解》、《针灸三通法的临床应用》等11部专著，研究论文更是层出不穷，有临床疗效的总结，也有多中心大样本的临床对照研究，有中医理论范畴的三通法机制探讨，也有以现代医学角度从临床机理和动物实验方面对三通法的作用机制的深入研究。贺氏针灸学术思想及研究论文被国内外研究文献引用次数累计48次。北京地区8家医院临床推广使用"贺氏针灸三通法"。公开发表文献显示，分布于17个省、自治区、直辖市的各级共52家医院的医生在临床应用"贺氏针灸三通法"。

七、文化修养

贺普仁教授为人正直，德艺双馨，深受同道们的尊敬和爱戴。他非常注重个人修养和文化素质的修炼提高。闲暇时经常研唱京剧、习书练画、种植花草，并精通棋艺。其最大的爱好则是针灸文化的收藏。他收藏了多种古今中外有关针灸的文献、医书，其中

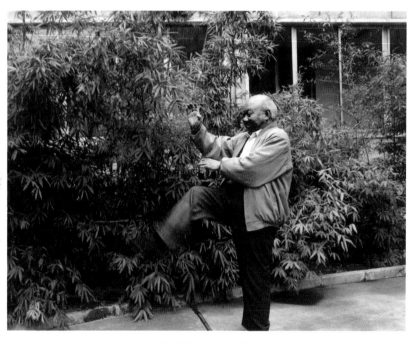

贺普仁练习八卦掌

不乏孤本、善本，为国内个人收藏针灸经典医书第一人，在全国都是首届一指的，从秦汉至新中国成立前的书最多，到如今他还在收集。此外，贺老还收藏古代的针具，从石器开始，到铜、铁、不锈钢、金、银，各种质地、各个时代的都有。贺普仁教授数十年如一日习武练功，武中求德，造诣颇深，现任北京八卦掌协会会长、北京市武协委员，并穷究医理，精研武道，把精妙的医术和深奥的八卦掌原理、拳法、内功有机地结合起来，铸就神针妙法，治愈了无数的国内外患者。

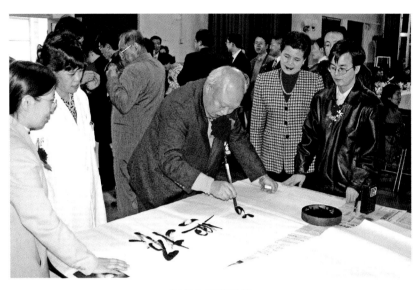

贺普仁挥毫泼墨

八、医德医风

贺普仁教授行医60年来，从未离开过临床实践，曾诊治海内外无数患者，上至国家领导人、下至普通老百姓，均一视同仁，认真诊治。曾给日本首相田中角荣及夫人诊治疾患，使其对中国针灸称赞不已；还因对小儿弱智症治疗的显著疗效获原上沃尔特总统亲自授予的"骑士勋章"，为中国针灸走向世界做出了应有的贡献。他60年如一日将业余时间无偿奉献救治病人。贺普仁教授以其精湛的医术、完美的医德，在杏林乃至海内外传为佳话。1991年11月11日在人民大会堂贵州厅隆重举行"纪念贺普仁教授从医五十周年及针灸三通法研究会成立大会"，党和国家许多领导余秋里、王光英、王平、钱信忠、崔月犁、何界生等出席了这次会议，会上肯定了贺普仁教授从医业绩、医德医风及"贺氏针灸三通法"。全国政协主席李先念题词"针灸寓深情，拳拳爱人心"；全国人大常委会副委员长阿沛·阿旺晋美题词"造福各族人民"；全国人大常委会委员，全国人大民族委员会副主任委员爱新觉罗·溥杰题词"普渡众生，仁术济世"。中顾委委员，原卫生部部长，中国红十字总会名誉会长钱信忠题词"大医精诚，有求必应"。

让中国针灸走向世界，造福全人类，是贺普仁教授奋斗的最高目标。为了这一目标的实现，1991年11月贺普仁教授曾在《人民日报海外版》上撰稿发表《中国针灸发展之我见》。2003年"非典"肆虐之时，向国务院吴仪副总理上书及向北京市市委书记刘淇、市长王岐山和卫生部副部长兼国家中医药管理局局长佘靖致函，提出针灸参与治疗SARS的建议。其制定的针灸取穴方案被卫生部采用并运用于临床治疗，取得良好的效果。2006年，贺普仁教授自费十几万铸造现代针灸铜人，他经过考证和研究，自行设计并铸造了针灸铜人，希望能对针灸修习和传承起到一定的作用和贡献。这也是他对针灸事业的一份心愿。

贺普仁教授老骥伏枥，志在千里，现已年逾八旬，仍然收徒授业；虽已卧病在床，仍笔耕不辍。亲自指导《针灸宝库——贺普仁临床点评本》的编写。本书现成为北京市社科"十一五"重大项目立项，已经完成明清卷，计划于2009年出版。为近现代针灸文献的系统整理填补了空白。

<h1>国医大师 班秀文</h1>

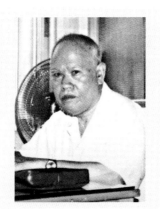

班秀文（1920～ ），字壮，笔名苦瓜滩，男，壮族，广西平果县人。全国名老中医、全国优秀教师、中医教育家、中医妇科专家、享受国务院特殊津贴的有突出贡献的专家。曾任中华中医药学会理事、中华医史学会理事、广西中医药学会副会长、广西中医妇科专业委员会主任委员、广西民族医药协会副会长、广西科协常委、六届全国人大代表、《广西中医药》主编以及广西中医学院教务处副处长等职。

一、生平概述

班秀文教授出生于广西隆安的一个壮医之家。祖父是当地有名的骨伤科医生。他6岁就常跟祖父上山认药、采药，在祖父的熏陶下，他幼小的心灵对医学产生了浓厚的兴趣。7岁那年，家庭变故，祖父和父亲患急性热病，在1个月内相继逝去，从此家境贫寒，生活维艰，他也沦为放牛娃。苦难的童年铸就了他坚强的个性和坚韧不拔的性格，他铭记祖父在世时"勤学刻苦、学医济世"的遗训，一边放牛，一边自学。后来在亲朋的接济下，12岁才得以进校学习，结束了牧童生涯。在学校里，他刻苦攻读，学习成绩优秀，连年跳级，最后以全县第一名的优秀成绩考上广西省立南宁医药研究所，从此开始了他的医林生涯。早年他在桂西行医，有感于当地壮族劳动妇女操持辛苦，负载艰重，每多经带胎产之疾，遂毅然以解除姐妹疾苦为己任，潜心于妇科病的研究，于而立之年，已成为当地著名的妇科医师。

班秀文教授从医60余年，治学严谨，医德高尚，学验俱丰，擅长治疗内、妇、儿科疑难杂病，对中医妇科造诣尤深，崇尚肝肾之说，喜用花类之品。发表学术论文70余篇，著有《班秀文妇科医论医案选》、《妇科奇难病论治》、《班秀文临床经验辑要》等著作。2009年4月，被人力资源和社会保障部、卫生部、国家中医药管理局评为首届"国医大师"。

二、学术思想与思辨特点

（一）博极医源，择善而从

祖国医学历史悠久，源远流长。在长期的医疗实践中班教授深深体会到，中医之源，本于《内经》、《难经》、《伤寒论》、《金匮要略》，要想在医学领域中有所作为，必须在经典著作上狠下工夫，溯本求源，而经典著作首先要学好《内经》、《伤寒论》和《金匮要略》。《内经》是解决中医基本理论的明鉴，《伤寒论》和《金匮要略》是理论结合实践的典范。在此基础上再阅读历代诸家名著，从源到流，博采众家之长。历代名家对经典著作的某些领域均有体会，多有发挥，只有在学好经典的基础上，才能深刻体会诸家之言，从中汲取诸家之长，知识才能全面。在学术上，他既尊重前贤理论，又不盲目崇拜，结合临床实践，勇于探索，敢于创新和发挥。如《伤寒论》是一部以六经辨证为核心的著作，但它的思路、辨证、立法、遣方不仅适用于外感伤寒，也适用于各科杂病。如桂枝汤本为太阳表虚而设，有解肌发汗、调和营卫作用；附子汤是少阴病寒化证治主方，有温经逐水、散寒镇痛之功。他取前者燮理阴阳之功治疗恶阻，取后者温化之力治疗寒

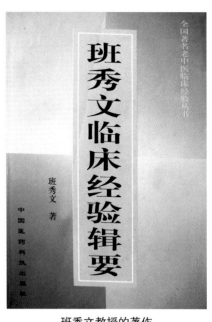

班秀文教授的著作

凝经痛，都取得了显著的疗效。他的论著《六经辨证在妇科病的运用》开创了六经辨证在妇科运用的先河，在国内外均有较大的影响。对后世医家著作，班教授择善而从，既崇尚张景岳补肝肾的理论，又吸收李东垣补脾胃的精华，各家学说，各取所长，兼收并蓄，为其而用。与此同时还注意吸收现代医学理论，进行中西汇通的尝试。如治疗顽固性痛经，他从"宫口狭窄"诊断中得到启发，用程钟龄《医学心悟》保产无忧散"撑动之法"撑开宫口而通血脉，使久治不愈之顽疾霍然而愈。

（二）辨证求本，三因制宜

辨证论治，是祖国医学的精华所在，医贵识证，在辨证中除灵活运用四诊、八纲、六经、脏腑等辨证方法外，还要从整体出发，处理辨别整体与局部的关系，从整体和局部症状去全面分析、综合、审证求因。如妇科整体病变以肝、脾、肾三脏功能失调为主，病机复杂，可因虚致实，也可因实致虚，最终导致气血紊乱或气阴两虚、阴阳两虚。不论病因起于何脏，肾在发病中始终占主导位置。而局部症状以下焦及胞宫症状为主，要注意其腹痛之有无，喜按还是拒按；经血或带下的色、量、质如何，局部辨证以经带的色、质为主。有时整体辨证为虚，而局部辨证为实，此为虚中挟实，或实中有虚，治则就有补气化瘀、补血化瘀之分。要处理好局部与整体的关系，不可片面注意局部而忽视整体。

其次，辨证与辨病相结合，提高临床疗效。随着科学发展的日新月异，人们对疾病的认识也愈加细致与深刻。疾病的发生是错综复杂的，仅靠四诊的搜集、八纲、六经、脏腑等辨证远远不够，必须辨证与辨病相结合，有的放矢，才能提高临床疗效。在辨病中，班教授主张既要辨中医的证，也要辨西医的病，衷中参西。因中西医各属不同的理论体系，西医能借助现代化仪器和检查，对病因、病位认识比较具体；中医则着眼于整体观，审证求因，对疾病的邪正消长有明确的认识，两者若能取长补短，则对于疾病的

诊断、立法、处方、预后判断，自能左右逢源，取得良效。

此外，辨证还应包括因人、因时、因地制宜，既要辨别其体质强弱、病情的寒热虚实，还要考虑到地理环境的高卑润燥、气候的寒热温凉，综合参之。其中又以"因人制宜"为要，即要根据不同的体质、情志、饮食用药有别。如木火型人阴虚多火，易化燥伤阴，用药取甘润为主，慎用辛燥苦寒之品，以润养存阴，根据病者形质之殊，用药治则亦要有所侧重。

（三）五脏并重，肾肝脾为宗

妇女以血为本，以血为用，其月经、带下、妊娠、产乳等生理功能或病理变化，均与血分盛衰息息相关。班教授认为，治血之法，即为治疗妇科病之法。因为血的生成与五脏有关，其"生化于脾，总统于心，藏受于肝，施泄于肾"，"肺朝百脉"，五脏功能正常，则血液生化有源，所以在临证时他注意调整五脏的功能。但在五脏中，尤注重肾、肝、脾三脏。盖血之始赖肾阳的蒸腾生化，血之源靠脾之健运升清，血之和不离肝之生发调摄。三脏中又以肾为主要。肾为气血之根，内寓元阴元阳，冲任隶属于肾，肾主蛰、藏精、系胞，"五脏之伤，穷必及肾"在妇科生理病理中起着重要作用。因此，治妇科病，要以肾为主，从肾治经，脾肾并重，肝肾并调。同时还要注意脏腑之间的关系和特性。如肝与肾，除精血同源的关系外，由于肝主疏泄，肾主封藏，存在着开与合的关系，而脾以升为健，胃以降为和，脾之升赖肝之升发，胃之降从乎胆之下泄；反之脾胃虚弱，中焦湿盛，也可导致肝木不升，脾气不降的局面。可见脏腑之间有着密切的联系，它们在生理上相互依赖，病理上相互影响，五行上相互生克制约，治疗上相互促进，形成不可分割的整体，临床要全面分析，以本为主，标本兼治。

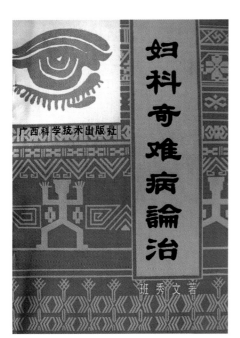

班秀文教授的著作

（四）治妇必治血，治血不忘瘀

妇女以血为主，以血为用，其生理活动与血的盛衰、盈亏、寒热、通闭息息相关。如血热则迫血妄行，可出现月经先期、量多，甚至暴崩漏下；血寒则冲任凝涩，气血不通，可致痛经、闭经、癥瘕；血虚则冲任不盛，出现月经量少、闭经、不孕、胎萎不长。故治疗妇科病，不论温、清、补、消均考虑到妇女以血为本，阴血难成而易亏、血分易虚易瘀的特点，运用能止能化之品，如三七、茜根、大小蓟、蒲黄炭、炒山楂等。临证喜用鸡血藤，以其善入血分，以补为主，补中有化，久服无伤阴耗血之弊，适合妇女使用。崇尚唐宗海"凡血证，总以祛瘀为要"之说。

其次，根据妇女"有余于气，不足于血"的生理特点，在治血的同时，要注意着眼于疏肝理气。盖气为血之帅，血为气之母，血随气而行，气赖血以载，气行则血行，气滞则血凝，气分的寒热升降均与血分密切相关。故在治疗妇科病变，除养血外，还要注意顺气，顺气则要从疏肝着眼。盖肝藏血而主疏泄、升发，喜条达而为冲任所系，体阴而用阳，肝气是否舒畅条达，与妇科疾病的发生发展密切相关。临证常用合欢花、素馨花、柴胡、香附、甘松等疏肝开郁之药，作为顺气调血之用，使气顺则血顺，气行则血行，气血调和，阴平阳秘，诸疾自除。

（五）治带先治湿，湿瘀兼治，经带并调

带下病因复杂，虽有六淫之侵、七情之忧，房劳多产、饮食劳倦等因，但均以湿有关，湿的轻重多少，关系到病情深浅程度，班教授主张治带先治湿，只有祛除湿邪，带脉才能约束。治湿之法有温化与清化之分。盖湿为阴邪，重浊黏滞，只有通过温化，才能使脾得健运，肾能温煦，激活先天之生机，使水湿清者输布全身，浊者从膀胱排出体外，升清降浊，带脉得复。又湿为阴邪，最易抑遏阳气，蕴久化热，只有通过清化之法，才能使湿热分流，湿热去带自止。温化他常用《伤寒论》附子汤合《傅青主女科》的完带汤加减；清化则用自拟方清宫解毒汤。

治带固然先治湿，但带脉失约除六淫、七情致病外，还与胎前产后、人流手术、房室损伤诸多因素有关。通过数十年的探隐索微，班教授发现带下与瘀血的关系密切。因湿为阴邪，最易阻遏阳气，不仅使带脉失约，更能使脏腑气机升降失常，气滞血瘀；而房劳产伤或久病入络，瘀血阻塞脉络经隧，气机不畅，水不化气而生湿；湿能致瘀，瘀能致湿，湿瘀胶结，病情缠绵难愈。他提出治湿不忘瘀的观点有两层含义：根据湿瘀致病的特点，预防带下病的湿与瘀合，防患于未然；其次在收涩止带之时选用能止能化之品，如泽兰、救必应等。

月经病与带下病都是妇科常见病，经病与带病常互相影响，同时并见。如瘀血内阻，经脉不利，不仅出现月经不调，也可致津液输布障碍，使水反为湿，清反为浊，带下异常。而湿邪壅滞胞宫，既能使水精不化，带脉失约，湿浊下注，带下绵绵，又能阻遏经气，损伤奇经，使经行失常。月经病可致带下病，带下病也可致月经病，经带并病者要经带并治。一般而言，虚证以治经为主，从经治带；实证以治带为主，从带治经；在湿浊带下严重之时，通过治带可达到治经的目的。

（六）药贵冲和，寒温相宜，善用花类

古人曰："用药如用兵"，"药不在多而在精"，由于临证病情复杂多变，常虚实夹杂、寒热相兼，且病者体质、居住环境不一，难以偏执一方以治之，应在辨证精确的前提下以药证相合为目的，选药遣方，不论经方、时方，兼收并蓄，择善而从。选药处方，既要有法有方，又要有法无方，权宜多变。即在病机、脉证上与某法某方相合时则守其法、用其方；若病机相合，脉证不一时则守其法而易其方。以证为凭，灵活变通，方药娴熟在胸，临床才能得心应手，而无胶柱鼓瑟之忧。对外感病喜用辛凉或辛而微温，对内伤病善用甘平或甘温之药，盖"甘能生血，甘能养营，但使脾胃气强，则阳生阴长，而血自归经"（《景岳全书》）。根据妇女的生理特点，用药应以冲和为贵，如偏于补阳则易刚燥动火而耗血伤阴；若偏于养阴则滋腻碍脾，药取甘润冲和，在病情需要用偏寒偏热之品时，则讲究配伍法度，注意柔中有刚，刚中有柔，刚柔相济。掌握补而

不腻、利而不伐、温而不燥、凉而不苦、补阳配阴、补阴配阳、止中有化、化中有止的用药原则。药物除寒热温凉之性外，尚有升降浮沉之势。花者华也，集天地之灵气，凝本草之精华，性味平和，质轻气香，有升发阳气、醒脾悦肝之力，调达气血，尤适合体质娇嫩，不堪药性偏颇之妇女使用，用之得当，可使肝之怫郁得解，脾之运化得行，气血调达，经带如常。常用的花类药有：素馨花、合欢花、凌霄花、玫瑰花、玉兰花、扁豆花、三七花等，临证配伍得当，可收事半功倍之效。

总之，班教授妇科诊治，崇尚肝肾之说，喜用花类之品；治疗月经病，重点在肾，兼顾肝脾，注重活血通络；治疗崩漏，塞流之中有澄源，澄源之中重复旧；治疗带下分五色，重点调脾，兼治肝肾，治湿为主，兼以治血，血水两治；治疗不孕症辨证与辨病相结合，调治肝肾，使开合藏泄有度；探讨六经辨证在妇科中的运用，开六经辨证在妇科运用之先河。由于他师古而不泥，融会贯通各家学说，敢于创新和发挥，临证经验丰富、疗效显著，受到国内外中医学者的重视，论著被《不孕症名医秘验绝技》、《古今名医妇科医案赏析》、《名中医治疗难治性妇科病奇方妙法》、《现代名中医不孕不育诊治绝技》、《不孕不育症名家医案导读》等许多著作引用，产生较大的影响。

三、典型医案

1. 五脏并重，肾肝脾为宗

彭某，30岁，工人。1992年6月9日初诊。

初诊：13岁月经初潮，月经停闭1年，经治疗后月经始行，此后月经延期10天左右，每年逢3月份则延期半月之久。月经量中等，色暗红夹块，伴左侧头痛，腰腹隐痛。平素纳少便溏，带下量多。舌淡红，苔薄白，脉细。既往史无特殊，末次月经为1992年6月5日，新婚3个月，未孕。

诊断：月经后期。

辨证：肝肾不足，脾失健运。

治法：疏肝健脾，温肾调经。

处方：柴胡6g，素馨花10g，当归10g，白芍10g，白术10g，云茯苓10g，益母草10g，艾叶10g，补骨脂10g，薄荷（后下）5g，炙甘草6g。3剂，每日1剂，水煎服。

二诊：1992年6月12日。药已，无何不适，带下时多时少，色白不臭，伴小腹隐痛，大便稀溏。舌淡红，苔微黄，脉细。证属脾虚气滞，湿聚下焦，拟健脾消滞。

处方：党参15g，白术10g，云茯苓10g，陈皮6g，鸡血藤20g，丹参15g，砂仁6g，莪术10g，炙甘草6g。4剂，每日1剂，水煎服。

三诊：1992年7月3日。守上方加减已服药12剂，带下色量已正常，纳食增加，唯大便微溏，舌尖红，苔薄黄，脉细。时值经前，拟疏肝理气调经。

处方：柴胡6g，当归10g，白芍10g，白术10g，云茯苓10g，素馨花10g，青皮6g。4剂，每日1剂，水煎服。

四诊：1992年7月7日。今日行经，量中，色暗，夹块，伴头痛，腰腹隐痛。舌淡红，边有齿印，脉缓。

处方：鸡血藤20g，丹参15g，熟地15g，当归10g，白芍10g，川芎6g，川断10g，桑寄生15g，益母草10g，川杜仲10g，炙甘草6g。4剂，每日1剂，水煎服。

五诊：1992年10月13日。8、9、10月月经均能如期而至，经行诸证消失，要求继予调理促孕。舌淡红，苔薄白，脉细。

处方：熟地15g，怀山药15g，山萸肉6g，当归10g，白芍10g，桑寄生15g，补骨脂10g，丹皮6g，云茯苓6g，泽泻6g。7剂，每日1剂，水煎服。

1993年3月随诊，已停经受孕。

按语：初潮即出现闭经，显系肝肾不足，天癸不盛；肝肾虚则脏腑失养，血之生化运行失常，血海不能按时满溢，故月经后期；每于春生之际，肝阳不足，疏泄不及，故月经后期尤著；肝郁气滞，血行不畅，故经行左侧头痛，腰腹隐痛；纳少、带多、便溏为脾虚失于健运，湿滞带下所致。首诊班教授用逍遥散加素馨花疏肝健脾，调理气血，艾叶、补骨脂温肾调冲，诸药合用，疏肝健脾，温肾行气调经。又因脾主运化气血，二诊针对脾虚失运，纳少、便溏、带下量多的表现，治以健脾利湿、益气养血的五味异功散加鸡血藤、丹参、莪术治之。其中莪术能行血中气滞，补肾调冲。通过调理肝、脾、肾的功能，使月经周期恢复正常。

2. 治血不忘瘀

王某，女，22岁，未婚。1992年12月10日初诊。

初诊：痛经7年。14岁月经初潮，周期尚正常，经量中等，但每于经行第1天出现小腹剧痛，不能站立，甚则呕吐，持续2~3小时后自行缓解。昨日经行，腹痛剧烈，现仍觉小腹隐痛，经量中等，色暗红，夹块，纳便正常，面色略苍白，舌淡红，苔薄白，脉细弦。

诊断：痛经。

辨证：瘀血阻滞。

治则：养血活血、化瘀止痛。

处方：鸡血藤20g，丹参15g，当归10g，川芎6g，白芍10g，熟地15g，续断10g，益母草10g，莪术3g，山楂10g，炙甘草6g。3剂，每日1剂，水煎服。

二诊：1992年12月26日。药后小腹痛缓解。现无不适，舌淡红，苔薄白，脉细。治拟活血化瘀，温通瘀积，疏通脑络。

处方：当归12g，川芎10g，赤芍10g，熟地15g，桃仁10g，红花10g，香附10g，莪术10g，益母草10g，荜茇6g，炙甘草5g。2剂，每日1剂，水煎服。

三诊：1993年1月30日。1月10日经行，腹痛大减。现无不适，舌淡红，苔薄白，脉细弦。气为血之帅，气行则血行，拟疏肝理气，佐以化瘀止痛。

处方：柴胡6g，当归10g，白芍10g，白术10g，茯苓10g，佛手花log，益母草10g，莪术10g，姜黄6g，薄荷（后下）5g，炙甘草6g。3剂，每日1剂，水煎服。

四诊：1993年2月11日。昨晚经行，除腰及小腹微胀外，余无不适，舌淡红，苔薄白，脉细弦。拟养血调经、壮腰健肾法。

处方：鸡血藤20g，丹参15g，当归10g，川芎6g，白芍10g，熟地15g，续断10g，桑寄生10g，千斤拔10g，炙甘草6g。3剂，每日1剂，水煎服。

按语：气血以流通为贵，经行之际，胞络通利，经血畅行，自无痛经之虞。若瘀血阻滞，经血排出不畅，不通则痛，发为痛经。治以活血化瘀。气为血之帅，气行则血行，肝主疏泄，调畅气机，故要兼以疏肝理气。初诊正值经期，以四物汤加鸡血藤、丹参养血活血；益母草、莪术、山楂活血化瘀止痛；续断补肝肾、行血脉。二诊用桃红四物汤养血活血祛瘀，加莪术、益母草增强活血化瘀之功；香附疏肝理气、调经止痛；荜茇散寒止痛。三诊以疏肝理气为主，用逍遥散加佛手花轻清疏解肝郁；莪术、姜黄、益母草行气活血、通经止痛。终则加续断、桑寄生、千斤拔壮腰健肾，以固根基。

3. 治带先治湿，湿瘀兼治，经带并调

杜某，34岁，工人。1991年3月15日初诊。

初诊： 10个月来每于月经前后约4～5天出现带下挟血丝，持续3～5天自止。月经周期尚规则，经色偏黯，经量中等，末次月经为1991年2月19日。现带下挟血丝，量少，伴腰及两髋部作胀，小腹不适，纳食、二便正常，舌淡红，苔薄白，脉细缓。

诊断： 湿瘀带下。

辨证： 脾虚肝郁，湿疾下注。

治法： 健脾养肝，化痰利湿止带。

处方： 当归10g，川芎6g，白芍10g，茯苓10g，白术10g，泽泻10g，海螵蛸10g，茜根10g，甘草5g。4剂，每日1剂，水煎服。

二诊： 1991年3月19日。3月17日经行，量中等，色暗红，伴腰脊作胀，舌淡红，苔薄白，脉细略数。经行之际，拟养血为主，因势利导。

处方： 鸡血藤20g，丹参15g，熟地15g，白芍10g，归身10g，川芎6g，川断10g，益母草10g，炙甘草6g。3剂，每日1剂，水煎服。

三诊： 1991年3月22日。月经基本干净，但仍有少量粉红色分泌物，腰胀而痛，舌淡红，苔薄白，脉细数。经后胞脉空虚，虚火内灼，最易损伤任带，故治拟养血清热，壮水以制火。

处方： 地骨皮15g，丹皮10g，丹参15g，归身10g，白芍10g，生地15g，怀山药15g，麦冬10g，甘草5g。4剂，每日1剂，水煎服。

四诊： 1991年3月27日。药已，带下仍有少量血丝，腰胀痛已消失，纳便正常，舌淡红，苔薄白，脉细缓。仍用健脾益气化瘀之法。

处方： 党参15g，茯苓10g，白术10g，陈皮5g，海螵蛸10g，茜根10g，益母草10g，煅牡蛎20g，炙甘草6g。4剂，每日1剂，水煎服。

五诊： 1991年4月19日。4月15日经行，经前6天仍有少量粉红色分泌物，但较前减少。经量中等，色暗红，现量少欲净，舌淡红，苔薄白，脉沉细。仍守上法，湿瘀并治。

处方： 党参15g，茯苓10g，白术10g，陈皮5g，鸡血藤20g，丹参15g，扶芳藤15g，茺蔚子10g，炙甘草6g。4剂，每日1剂，水煎服。

六诊： 1991年4月23日。月经干净已2天，本次经后无赤白带。现有少量带下，色黄，余无不适，舌淡红，苔薄白，脉沉细。

处方： 归身10g，川芎6g，白芍10g，土茯苓20g，白术10g，泽泻10g，苍术10g，黄柏

10g，薏仁15g，牛膝10g，甘草5g。7剂，每日1剂，水煎服。

七诊：1991年6月25日。5、6月份行经，经行前后赤白带下消失，经量中等，经行时腰胀痛。现夜难入寐，寐则多梦，纳便正常，舌淡红，苔薄白，脉细。转用滋阴补肾，调理冲任法善后。

处方：熟地15g，怀山药15g，萸肉10g，茯苓6g，丹皮6g，泽泻6g，北沙参10g，麦冬10g，夜交藤20g，茺蔚子10g，甘草6g。3剂，每日1剂，水煎服。

按语：肝藏血，脾统血，肝脾亏虚则藏血统血功能失司，经行前后，相火偏旺，扰动血海，离经之血挟带而下，故经行前后带下挟血丝，即前人所言"赤白带"也；肝肾同源，肝脾不足，日久及肾，肾精虚，骨失其养，故腰及髋部作胀；肝失疏泄，经气不利，故小腹不适。一诊从调理肝脾入手，养血化瘀，健脾涩带，方中当归、川芎、白芍既能补血又能化瘀，补肝血而不滞；白术、茯苓、泽泻淡渗健脾利湿；海螵蛸、茜根止血止带，湿瘀并治。二诊正值经行，治用四物汤加味养血化瘀，兼以补肾，因势利导。三诊经净后血去阴伤，防其虚火损伤任带，方用地骨皮饮去川芎加怀山药、麦冬，意在补血滋阴清热，壮水以制下焦伏火。四诊五诊仍守健脾益气化瘀利湿止带之法，体现了治带不忘瘀的宗旨。六诊赤白带消失，但湿瘀久化热，湿热未清，治除湿瘀并治外，更注意清热燥湿以清余邪，方用当归芍药散合四妙散治疗。七诊以补肝肾，养阴血，调冲任的六味地黄汤加北沙参、麦冬、夜交藤、茺蔚子善后。全案理、法、方、药，丝丝入扣，药随证转，体现了辨证施治的特色。

四、成才之路

（一）虚心好学，功在积累

班教授常言："医者，病家性命所系。为医者既要有割股之心，又须医道精良，方能拯难救厄。"他主张学医者首先要有坚强的意志和百折不挠的献身精神，精勤不倦，持之以恒，方能攀登医学高峰。自学医之始，班教授就用"学无止境，勤能补拙"来勉励自己，勤奋学习，寒暑不辍。他认为要学到真正的本事和知识，除了勤奋和虚心外，没有别的途径可走。"勤"具体表现在四个方面，即勤读、勤思、勤问、勤学。

勤读：即熟读经典，博览群书，博中有专。班教授在长期的医药实践中深深体会到，要在医学领域中有所作为，必须在中医经典原著上狠下工夫。中医学术理论源远流长，要溯本求源，就必须以经典原著为基础，根基牢固，日后才能根深叶茂。而经典著作中，尤要学好《内经》、《伤寒论》和《金匮要略》，前者解决中医基本理论问题，后两者是理论与实践相结合的规范。在此基础上，再阅读历代诸家名著，从源及流，博采众长。

勤思：古人言："学而不思则罔。"熟读还须精思，思而得悟，举一反三。班教授认为，学习前贤理论，务必领其要旨，神而明之，不可执而不化。他认为，对经典名著中的精辟论述，常精研细读，反复玩味，去粗取精，突破前人理论和治疗上的局限，进行创造性发挥，临证才能得心应手。

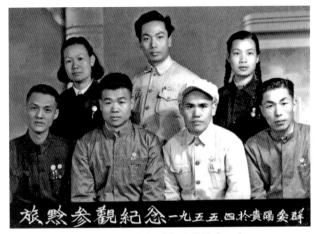

班秀文教授青年时期（前排右二）

勤问：即不耻下问。班教授认为作为医者，要有虚怀若谷、谦逊向贤的美德。他信守"三人行，必有我师"之古训，除在学习上辛勤砥砺、孜孜以求外，认为道之所存，师之所在。他除虚心向前贤及同道质疑求教外，还注意时时处处向群众学习，收集民间单方、验方，总结群众防病治病经验，集众之长，融会贯通，从而形成了自己独特的治疗风格。

勤写：即善记笔记，勤写心得，不断积累经验。班教授不仅谙熟古典医籍和各家学说之精华，而且对近代医书及报刊的有关论著与经验亦博搜广集，一有所得，便记心得笔记，以备后学。学术有年，临证日久，则注意总结治疗的经验教训，掌握规律，以便更好地指导临床。他一贯重视收集和积累资料，病例均记载得详尽而认真，病人的主诉、证候、所用处方药物药量一一写明，有的还留存，以备查阅分析，揣摩总结。数十年如一日，积久而成巨作。

由于他一向勤奋自勉，治医治学严谨，对四大经典著作下过很大的苦功，平时还注意临床经验的积累，因而理论能较全面地发展，临床疗效不断提高，在邕城有美名"神医"之称，不仅在区内和国内均有较高的声誉，在国外也有一定的影响。

（二）重视实践，崇尚创新

班教授从临证中深深体会到，中医之学，贵在实践。除熟读灵素外，还须躬身实践，在实践中验证理论，方能深刻领会经典原著中精神实质，以精术济人。如《素问·六节藏象论》中"肝者，罢极之本……以生血气"，历来各家说法不一，有的从肝主筋来理解，有的从取类比象来解释。尤对"以生血气"多随文敷衍，众说纷纭，莫衷一是。但只要结合临床，便能全面理解其义。班教授曾治疗一例与苯长期接触的女性患者，诉全身困倦，四肢乏力，下肢有散在大小不一的紫癜，月经先期，量多，色淡质稀，舌质淡嫩，苔薄白，脉虚弱。西医血液常规检查白细胞偏低。据其脉证，初按脾不统血论治，先后用归脾汤、人参养荣汤等加减出入，治疗两月余，效果不彰。后在《内经》"肝主升发"、"肝生血气"启示下，以调肝汤和五子衍宗丸加减，治疗月余而收功。

其次，在临床实践中还应把经典著作之精髓与各科临床实践紧密结合，灵活运用，才能在继承的基础上有所发展，有所创新。如六经辨证是《伤寒论》之核心，然经络与脏腑密切相关，经络病变可导致脏腑功能失常，而妇女的经、带、胎、产诸疾亦可在经络的互相传变过程中反映出来。故《伤寒论》的理论、辨证、立法、遣方不仅适用于外感病，同样也适用于妇科诸疾。1982年班教授的学术论文"六经辨证在妇科病的应用"首次在全国妇科学术大会宣读，创造性地把六经辨证应用于妇科领域，引起了国内外学者的关注，他把《伤寒论》在妇科领域的应用向前推进了一步。1982年12月，该文章被日本东洋学术出版社摘要发表，一位名叫山本妙子的日本妇女特地慕名从桂林专程来南宁找他看病。

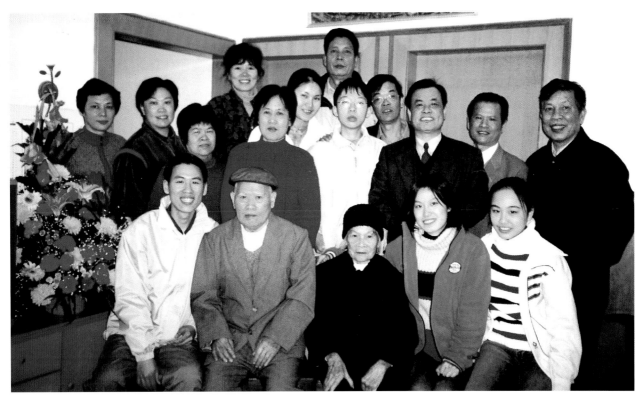

班秀文教授全家福

本着"实践－认识－再实践－再认识"的严谨治学态度和深入不懈的努力，班教授理论渊博，经验丰富，技术全面，不仅内、妇、儿、针灸均有所擅长，对妇科造诣尤深。他继承了《内经》中妇人"有余于气，不足于血，以其数脱血"的观点，在此基础上发展创新，形成了自己独特的学术观点。他认为妇女以血为本，以气为用，血分常不足，气分常有余，故对妇女病的治疗，既要着眼于阴血的濡养，又要考虑阳气的温煦，务必做到"治血不忘气，调气须及血"，立法遣方以甘平或甘温之剂为宜。因甘能生血养营，温则生发通行，从而使气血调和，阴阳平衡。

五、传人培养

班教授于1985年开始招收硕士研究生，至今已培养硕士研究生30多名，其中有近10名学生考上博士研究生。这些学生大多在省级单位和部门从事中医药或壮医药教学、科研和临床等工作，其中很多已成为单位学科或学术带头人，在中（壮）医药事业的建设和发展中发挥了重要的作用。

1957年，班教授开始就职于广西省立南宁中医学校（现广西中医学院的前身），从事中医教学和科研工作。多年来，他不遗余力地致力于中医教育事业，为继承和发展祖

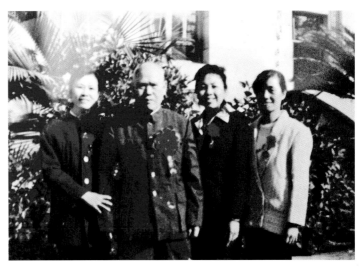

班秀文教授与弟子合影

国医学含辛茹苦，为培养和造就中医人才呕心沥血，以全心全意为人民服务的高尚医德和献身祖国医学的坚强决心，激励师生们在中医事业中不断奋进。1985年他成为广西中医学院首批硕士研究生导师，1990年被评为全国首批名老中医导师。他培养的18名中医硕士研究生和3名高级职称的学术继承人均已成为国内外学术界的骨干力量。

1990年10月被人事部、卫生部、国家中医药管理局确认为国家首批名老中医导师，带有李莉、卢慧玲、钟以林3名学术继承人。卢慧玲现为广州妇婴医院中医科主任、副主任医师，为该院的中医骨干力量；钟以林教授已走出国门在美国发展；李莉现为广西中医学院瑞康医院教授、主任医师，硕士研究生导师，发表学术论文30余篇，编著《班秀文》、《班秀文临床经验辑要》等书，较好地传承了教授的学术思想和临床经验，成绩突出，被评为广西名中医、全国首届百名杰出女中医师，获全国首届中医药传承高徒奖，成为广西新一代名医。

六、对中医事业的执着与热爱

班教授对中医事业的热爱和执着，使他不管在何种境遇下都不能舍弃对中医的钻研。1940年秋季，班教授毕业分配到桂西山区凌云县平私医务所当所长兼医师。当时国民党统治者不关心人民的疾苦，不重视中医，山区经费奇缺，缺医少药，很多疾病均无法治疗。班教授非常同情劳动人民的疾苦，经常游走各地给群众看病，为减轻病人的经济负担，他认真研究针灸和草药，不仅善于用简廉医药治疗一般的常见病、慢性病，在治疗急性传染病，如疟疾、痢疾、回归热等方面也屡见其效。在用药方面，更是内服外用兼施，收到较好的疗效。如乳腺炎常用芭蕉根捣烂外敷，1~2个小时即可见效；食滞泄泻，用番桃叶嫩苗治之，其效神速。在他的努力下，山区群众的健康有了一定的保障，得到了群众的拥护和爱戴。由于其疗效卓著，逐渐声名鹊起。

从医几十年来，班教授对自己要求严格而刻苦，博及医源，精勤不倦，持之以恒。昼则应诊、授课，夜则读书、撰文，嗜书成癖，别无所好，白发之年，未尝释卷。临证遇难，或求教于前贤，或切磋于同道，反复思索，以求真谛；读书有悟，则验之临床以期印证。反复学习，不断积累，学验俱丰。

七、文化修养

班老酷爱读书，学而不厌，总是书不离身，手不释卷，哲学、宗教、教育、经学、史学、文学、艺术等等均有涉猎，可谓博览群书。他特别注重对中华传统文化的研究和知识汲取，他认为，中华文化源远流长、内容广博，凡此种种，都与中医理论体系的形成和发展有着千丝万缕的联系。其中古代哲学思想和思维方法是中国传统文化的根基，也是中医学的命脉之所在，其精神内核渗透在了中医理论体系和临床实践的各个方面。舍弃传统文化，中医学就成了无本之木。所以，传统文化之"道"是开启中医宝库的钥匙，从文化背景入手，探讨中医理论体系形成与发展的心理文化历程，是深刻、准确把握中医医理，自如运用中医方法的根本途径。因此，每个中医学子应当广泛涉猎古代文化内容，才能扎实继承，开拓发展。"书非抉择严者不可以为法，医非学养深者不足以鸣世"，他对学生常作如是要求。

此外，班教授指出，作为一名教师，他的文化素养如何，在一定程度上影响着他能否具有严谨治学、认真执教、乐于奉献、尽职尽责的精神和品格，影响他能否真正做到为人师表、教书育人。没有高素质的教师队伍就不可能培养出高素质的人才。中医教师既要有深厚扎实的中医专业知识，又要有各方面的广博知识，尤其要吸取优秀传统文化。

八、医德医风

1.割股之心，悯怀从事

班教授不仅学术精湛，医技神奇，且医德高尚，体察民疾。他认为：病者，婴难也；医者，疗疾也。是故为医要有割股之心，悯怀从事，不图名利。他常常自问："假如我是病人怎么办？"一切从病人出发，处处为病人着想，待病人和蔼亲切，热情周到，悉心治疗。遇情绪忧郁者，既疏之与方，又开导其人，多方疏导，使其破涕为笑，由忧转喜。取得成就时，他谦虚谨慎，从勿夸大其功。早年他悬壶乡梓，不论是在桂西山区的壮乡瑶寨，还是在红水河畔的丹峰碧岭，都留下了他行医的足迹。当年他有感于当地壮族妇女操持辛苦，负载艰重，每多经带胎产之疾，遂以解除妇女疾苦为己任，潜心妇科病的研究，而立之年，已成为当地著名的中医妇科医师。为了减轻群众的经济负担，他精研医术，用药简廉，使用针灸和草药，屡起沉疴，深得群众的拥护和爱戴。

2.一视同仁，热情随和

1957年，他受聘于广西中医学院，除完成繁重的教学任务外，还利用晚上为慕名前来上门求诊的病人义务看病。三十多年来，找他晚上看病的人越来越多，他的斗室既是卧室、书房又兼诊室，先来的病人坐在小板凳上，后来的病人则坐在他睡的床铺上，有时屋里屋外都是候诊的人群。对来诊的病人，不论地位高低，贫贱富贵，他都一视同仁，热情随和，宽厚善良，多年来经他治愈的病人难以计数。他所保存的医案有10余本之多。近十余年来，全国各地每天都有数封来信求医问疾，他总是急人所急，忧人所忧，百忙之中抽出时间阅读，对证处方，迅即回信。

3.一心救民，不图名利

近年来，他先后当选为广西中医学会副会长、中华全国中医学会理事及妇科委员会委员、中华医史学会理事、六届人大代表等职，并应邀到其他省市及澳大利亚讲学。社会活动增加了，一出差到外地，许多病人就慕名而至。每到一处，他从不摆名医架子，常不顾旅途劳倦，抽空为病人治病。1983年6月，他到北京参加第六届全国人民代表大会，每天中午、晚上，总有不少代表找上门来请他看病。有一妇女代表，半年来阴痒灼痛，入夜加剧，难以入眠，还伴头晕头痛，目眩耳鸣，多次求医，皆告无效。班教授以滋养肝肾之阴以治本，泻火祛风以治标，遂开一内服药和一外洗药给她，10天后这位代表症状全无，康复如初。她惊喜万分，怀着深深的感激之情一谢再谢。班教授不仅热情为代表们看病，还利用星期天为宾馆服务员、工人看病，一时在京城传为美谈。班教授

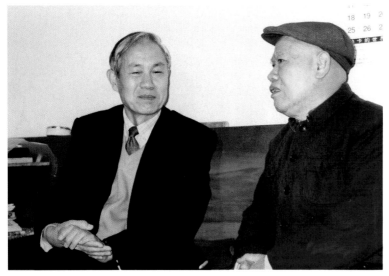

班秀文教授与自治区领导合影

就是这样，待病人似亲人，处处体现了一个共产党员全心全意为人民服务的高尚品德，实现了他学医济世的远大抱负。

班教授早年因家境贫寒，仅读过7年书，但他的成就是巨大的。这些成就来自他一生勤奋自勉，坚持不懈地刻苦努力。他那种献身祖国医学事业，勇攀科学高峰的坚强决心，严格缜密的科学态度、不断激励着后学者在振兴中医药事业、弘扬民族文化的道路上奋勇前进！

国医大师 徐景藩

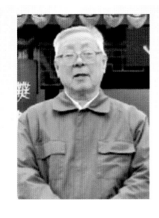

徐景藩（1927～），男，汉族，江苏吴江人。南京中医药大学附属医院教授、主任中医师，著名脾胃病专家。从事中医内科临床60余年，擅长诊治脾胃病等中医疑难杂症。中国中医药学会理事，内科脾胃病专业委员会顾问，1996年获全国白求恩奖章。

一、生平概述

1927年12月，徐景藩出生于江苏吴江盛泽镇的中医世家，祖父和父亲都是当地有名的中医。他1941年起随父学中医，诵读过《药性赋》、《汤头歌诀》、《舌苔大全》、《脉诀》等启蒙医书，继而诵读《内经知要》、《金匮》、《伤寒论》、《温热经纬》等书。1944年拜师江浙名医朱春庐门下，续学三载。1947年开始行医。1952年被卫生部"中医研究人员"班录取后学习五年毕业。1957年至江苏省中医院工作，翌年该院承担南京中医学院临床教学任务，徐老成为内科教研组成员，并承担一部分中医内科学教学和临床带教任务。

他曾任江苏省中医院院长兼江苏省中医研究所所长，全国中医药学会内科学术委员、脾胃病学组副组长、学会理事，脾胃病专业委员会顾问，江苏省中医药学会副会长、江苏省中医科技委员会委员，《中医杂志》特约编审，《江苏中医药》杂志常务编委，江苏省药品审评委中医药组组长，江苏"333"工程人才（省跨世纪人才）培选专家委员会成员，江苏省高级卫技人员评审委员会主任等。现仍任江苏省中医药学会名誉会长，中华中医药学会终身理事。

1990年被遴选为全国500名老中医药专家之一。1992年享受国务院特殊津贴，1994年被评为江苏省名中医、全国卫生系统先进个人。1996年获全国白求恩奖章。2009年4月，被人力资源和社会保障部、卫生部、国家中医药管理局评为首届"国医大师"。

二、学术思想与思辨特点

学术上倡导李东垣的脾胃学说与叶天士的养胃阴理论，精研《脾胃论》、《临证指南医案》等，兼收江南孟河学派的学术思想，对丁甘仁、费伯雄、马培之、曹崇山四家医集深有研究，特别对费伯雄的《医醇賸义》倍加推崇，其他如张聿青、柳选四家、陈莲舫等人的学术经验也兼收并蓄，形成了自己以脾胃为主的学术思想体系。

（一）脾胃生理病理论

脾胃为后天之本，有关生理病理，历代医家论述甚详，徐老在学习继承的基础上，结合多年的临床实践体会，对脾胃的生理病理又有新的认识和发展。

关于脾的生理功能，徐老认为脾既能消化食物，又具有运化功能。"运化"的内容包括精微与水湿。前者为主，后者为相应之辅。精微源于水谷——外界营养物质，输布以滋养脏腑躯体经脉百骸。水湿包括过剩的水液和水谷不归正化的湿浊（病理因素）。精微为生理所需，水湿常为致病的物质基础。由此而论，"脾虚生湿"的"生"似可理解为病理过程，"湿"乃是病理产物。湿的形成，亦必然与脾的功能失调有关。湿留于中，则为胀满；湿从下泻，则生濡泻或小溲不清；布散于外，则为浮肿。

在脾对血液的功能方面，徐老认为应包括裹藏与统摄两个方面。按《难经》谓脾"主裹血"，《灵枢·本神》谓"脾藏营"。"裹血"与"藏营"可以理解为藏与统的动态平衡机制。统指统摄、统调。藏血本系肝之主司，但是脾也属裹藏血液的脏器。脾既裹藏血液，又能统摄血液，就其功能而论，又为气血生化之源。气能统血、帅血，若统血无权，可导致血离其经，血溢于外。如裹藏过多，不能正常地调配运行，则脾脏之内裹血虽多，仍可见血虚或出血之证。裹藏之血如淤滞日久，留于络中，成为"老血"，则同样亦不能营其正常运行、滋养等功能。

在抗病功能方面，征诸临床，凡脾虚之人，若不慎寒温，常易感受外邪。经补脾治疗后，病情好转，脾气健旺，抗御外邪的功能亦相应提高，曾观察血液体液免疫功能指标如IgG、IgA、IgM、C_3等数值的增加，也获得客观的证实。从而提示我们在外感疾病的预防措施中，应重视顾护和提高脾胃功能。在复杂或重症外感疾患的病程中，亦应注意勿使脾胃气阴受损并及时予以调治，俾正气充盛，邪气自祛。在热病恢复期的善后调治中，如能重视脾胃功能，有助于早趋康复，避免复发或再感外邪。

关于脾与涎和意的关系，徐老从数十年临床实践中体会到确甚密切。大脑是精神活动的物质基础。大脑的功能不但能影响人的情感、思维、意识、智力（能）等精神活动，同时也控制和调节内脏的功能活动。脑为髓之海，需气血的濡养。脾为气血生化之源，故脾胃功能不足达到一定程度时，也自然会影响到"意"与"智"等精神活动。

关于胃，胃主纳，能磨谷，能使食物腐熟、消化而下入小肠，成为精微、津液而由脾"行"之。人之所以能食能化者，全赖胃中之津液，故"胃之为腑，体阳用阴"的论述，在吴瑭《温病条辨·中焦篇》一再提到。虽然体阳用阴似属六腑之生理共性，但这一生理特性对胃的病机证治显得更为突出，吴氏一再强调胃腑体阳用阴之语，亦是见其对临床实践的重要性。叶桂提出"阳明阳土，得阴自安"的论述，也是重视胃阴的理论概括。

人体各脏腑皆禀气于胃，胃不仅是"水谷之海"，也是"气血之海"。全赖胃之气血充足，才能完成其重要功能。在生理上胃腑多气多血，故在病理状态下，气病多而血病亦多。徐老认为，胃部容量较大，形态"迂曲屈伸"，应该分部位，深入了解其解剖、生理特点，有助于临床诊断治疗。上脘是胃底为主的部位，下脘应在胃角水平线以下，上、下脘之间属于中脘。胃中气体轻而在上，故与"多气"之说相吻。水谷及胃中津液贮于下脘，即使胃中食物已排空，该部尚有胃津，在一定意义上说，称之为"浊阴"。故曰：上清下浊，主降宜和。

（二）胃腑体用失常论

胃居中焦，体阳用阴。体用正常则水谷易腐熟，消化充分，借肝之疏泄、脾之运化而津血得以敷布，充养全身。若胃腑体用失常，不仅直接可导致胃腑本经的疾患，还会影响肝、脾，甚至引起整体生理功能而发生病变。

胃之体阳是指胃的组织结构和生理功能具有温热、运动的特性。水谷之所以能腐熟，必需胃体充足的阳气。清代程郊倩云："胃无消磨则不化"，"消磨"的过程，即是胃体之阳所体现的功能。胃之用阴是指胃需腐熟水谷的重要物质，具有液状而濡润的特性，亦即胃中之津。如吴瑭曾论述胃津的重要性，认为"十二经皆禀气于胃，胃阴复而气降得食，则十二经之阴皆可复矣"。

徐老认为，临床所见的胃的体用失常主要分为以下几种：

1. 胃体不足，胃用有余

亦即胃阳不振，胃中阴盛。由于胃阳不振，水谷消磨迟缓，水可成湿，谷易成滞，胃中津液与湿相合，潴留而成痰成饮。临床表现如胃脘痞胀，口中黏腻，不欲饮水、食少，胃中畏寒喜暖，甚则泛吐痰涎、清水。或胃中辘辘有声，头目昏眩，舌质淡或淡红，舌苔白腻或薄白而润，脉细或濡或微弦。治法宜温胃化湿（或化饮）。常用方如苓桂术甘汤、平胃散、理中汤等。如系素体阳虚，肾火不足者，可参用附子、肉桂等温肾通阳之品。有食滞征象者，酌加消食导滞之药。

2. 胃体阳虚，胃用不足

亦即胃阳不振，胃阴亦虚。常由于胃气久虚不复，气虚及阳，阳虚及阴所致。主要症状如胃痛久病，胃脘痞胀、隐痛，嘈杂似饥，得食稍缓，但移时症状又作，食少、口干，大便或干或溏，形瘦乏力，舌红或淡红少苔，脉细。治法当补益胃气与滋养胃阴两者兼顾，并酌配理气和胃之剂。常用药如炒白术、太子参、怀山药、白茯苓、炒白芍、炙甘草、麦门冬、百合、大枣、佛手片、炒陈皮等。偏于阳气虚者，加黄芪、桂枝、党参，去太子参。

3. 胃阳有余，胃用不足

亦即胃中有郁热内盛，热耗胃津，胃阴亏虚。常由于平素酒辛过度，饮食不当，食滞易停，气机不畅，经久而致胃热内生，郁热久则胃津暗耗。主症如胃脘痞胀，嘈热，灼痛，口干欲凉饮，易饥欲食而食量并无增加，食后又觉嘈热不适，口臭，甲疮易发，舌红苔黄或净，脉象细数或弦。治法宜清胃生津，可仿玉女煎意加减。常用药如生地、知母、麦冬、石斛、白芍、生甘草、黄芩、蒲公英、石见穿、炙鸡金等。胃中热盛而便秘者，可据证选加大黄、瓜蒌仁、麻仁等品。

4. 胃体阳亢，胃用有余

由于胃中气滞经久，和降失司，气郁久而化热。或因肝胆郁热，疏泄失常，热扰于胃，胆液反流入胃（或再入食管），胃中津液未耗，为热所迫。此胃用"有余"并非真正胃津过多，而是病理性液体（包括反流入胃之胆汁）有余。主要症状如胃中灼热兼隐痛，痞胀，嘈杂，胸部窒闷，口苦、泛苦或兼酸味，或泛吐酸苦液汁，舌苔薄黄，脉象稍弦。治宜清泻肝胃郁热，和中降逆。常用药如黄芩（或黄连）、制半夏、丹皮、山栀、青皮、陈皮、象贝母、白芍、泽泻、柿蒂、竹茹、枳壳、瓜蒌皮、煅瓦楞等，属化肝煎及小陷胸汤意加减。

肝脏体阴用阳。若因肝体（阴）不足，病及于胃，胃用（阴）亏虚，肝胃之阴俱虚，当以一贯煎为主方，参以益胃汤加减，并可配加白芍、乌梅，酸柔肝木，亦助胃用。

（三）脾阴虚与胃阴虚论

脾阴虚的基础病机是脾气虚。当脾脏一虚，每以气虚为先，气虚为主。若治疗及时，饮食起居调摄得宜，脾气虚弱得以逐渐恢复，疾病趋向治愈。如若脾气虚而经久不复，则脾阴可以随之而亏虚，或由脾气虚导致脾阳虚，由阳虚而发展到阴虚。所以，一旦出现脾阴虚证时，往往同时存在脾气亏虚。其次是脾与胃相合，在生理病理上密切联系，不可分割。再次是脾阴虚证也可继发于肺阴虚、肝阴虚或肾阴虚证。反之，脾胃之阴先虚，气血生化之源不足，日久也可导致肺、肝和肾的虚证。在用药方面，《慎柔五书》的慎柔养真汤为较合适的滋养脾阴方。

胃阴虚，胃阴不足，胃中失于濡养，纳谷必然减少，饮食不易消化，中脘痞胀，甚至嘈痛、灼痛，口干欲饮，大便干结，形体逐渐消瘦，舌红少苔，甚则光剥。治疗胃阴不足的法则，一般都以甘凉为主。甘能入脾胃二经，凉能制其郁热，甘凉相合能滋养脾胃。方剂如益胃汤、沙参麦冬汤。方中加用酸味的乌梅、白芍、木瓜、五味子等，具有酸甘化阴的效应。还可根据病情加入太子参、怀山药、白术、莲肉等品，增其甘药以酸甘化阴。临床上运用得当，常可获得良效。

（四）脾胃病治法论

徐老认为整个消化道的生理要求是：上下通畅，黏膜濡润，消运得宜，传动正常。

消化道的脏腑包括脾胃、小肠、大肠，与肝胆的疏泄功能息息相关，与上焦心、肺联系，还受肾正常功能的影响。

脾胃病甚多，治法亦不少。徐老将其归纳为八字，即升降、润燥、消补、清化。

1. 升降

是脾胃疾病治疗学的重要理论与大法。就升降二者的关系而言，一般来说是以降为基础为前提。降法有降气、通腑两类，而以降气为基础。降气者，常兼疏肝理气。若因气郁化火、气火上逆者，降气亦兼降火。如夹湿浊、痰饮、食滞等因素时，降气应与化湿、祛饮、消导等法据证而配用。升与降法虽不同，但都能纠正消化道疾患的病理因素，两者具有相辅相成之功。对某些病例须将升降两法恰当地并用，升中寓降，降中有升，两者相伍，增强功效。

2. 润燥

徐老认为诊治脾胃疾病不能片面地以"脾喜刚燥，胃喜柔润"为常法。应根据病情，施润投燥，各得其宜。润是滋涵濡养之意。润法的内涵：保护、濡润食管、胃、肠黏膜，促进消化道腺体分泌功能，修复炎症、溃疡等病理变化，并使排便畅通。燥剂可以改善脾胃气虚、阳虚，运化无权，水反为湿，湿浊（或痰饮）内留等病理变化。燥法的内涵：可使过快的胃肠蠕动得以减慢而恢复正常；减少胃肠液的过度分泌，纠正有余的液体病理因素；促进胃肠道对水分及消化液的吸收。燥法的具体运用，主要为燥脾湿、燥胃湿。

徐景藩教授手写病案

3. 消补

消指消除食滞，增强或恢复脾胃受纳运化的功能，亦即去其胃中宿食，助其消化。消法的内涵：消滞的药物多数能直接作用于胃黏膜腺体，增加胃液分泌，有的药物能通过促使胃泌素的增加而间接地促进胃液分泌。虚则补之。脾胃病中脾胃气虚、阳虚或阴虚者，需相应的给予补气、补阳或滋阴之剂。前述"润"法和"升"法即包括补的内容。补法的内涵：补剂对消化道疾病的黏膜病变具有修复作用，可提高免疫机制，改善消化道内分泌和运动。

4. 清化

清热包括清胃、肠和肝经之热。清热法的作用：一是调整胃肠的异常运动；二是抑制自主神经功能的亢进；三是作用于消化道的病原体（细菌和病毒），抑制其生长或杀灭之；四是有利于抗炎并促进溃疡、糜烂等病损的修复、愈合，促进消化道的凝血机制等等。化指化湿，适用于脾胃病湿浊内盛之证。由于脾恶湿，脾病多湿，湿浊的消长与脾病的轻重常有并行关系。胃的下脘湿易停聚，诚如喻昌《寓意草》中所述："下脘浊阴居多。"故化湿法对脾胃病颇为重要而常用。化湿法的内涵：一是消除有余的胃液或潴留液，抑制胃肠道的异常分泌；二是减缓胃肠的蠕动；三是促进胃肠消化、吸收功能，增进食欲；四是消除或抑制消化道的病原体。

（五）荣木疏土，益养调和论

脾胃之气旺，水谷消运得宜，则肝得充养，喻为土能荣木。肝主疏泄，气机调畅，疏泄有常，则脾胃健旺，犹如木能疏土。脾胃与肝胆，不论在生理功能与病理相互影响

徐景藩教授手写病案

方面均密切相关。

防治脾胃肝胆之疾，脾胃气虚者治当益气健脾和胃。若脾胃与肝之阴液不充者，宜以润养。脾胃若有气滞，或肝胆之气失疏者，法宜理气，使之气行调畅。尤以肝失疏泄者，亟须使之疏通畅泄，此属调气之法。脾胃虚弱，皆可继生血病，不足者补之，血热者清降之，气不摄血者，益气以摄血，血瘀者行之祛之。如此种种，概属调气、调血。脾胃肝胆若有湿、热、寒、滞等病理因素者，应据证予以化、清、温、消，调其脏腑，复其常态，补虚泻实，以臻平和。

就具体治法，徐老认为可用调中理气法、养胃理气法、养肝健脾法、健脾抑肝法、疏肝和胃法、利咽和胃法、降胆和胃法、益气宁络法等法治疗。

（六）病证辨治特点

徐老从事中医内科临床60余年，擅长消化系统病证。对食管病主张调升降、宣通、润养，创"藕粉糊剂方"卧位服药法；治胃病，综合八法，分3型主证，辨兼证，参用护膜；治以便泻为主症的慢性结肠炎，总结出有效方"连脂清肠汤"内服加"菖榆煎"保留灌肠法；创"残胃饮"治疗残胃疾患。

在调治脾胃病时，善于参用疏肝理气治法。用药注意刚柔相配，升降相须，不断提高治效。

三、典型医案

1. 胃溃疡、反流性食管炎胃脘痛，从泻肝和胃治例

王某，女，35岁。2006年3月20日初诊。

胃脘痞胀隐痛两年。

初诊：两年来情绪急躁，胃脘痞胀隐痛，嘈杂似饥，烧心，泛酸，易饥，咽中不适，大便2日1行，月经量减少，劳后头痛头昏，巅顶跳痛，工作久坐，上脘压痛。发现胆囊息肉1年余。2005年11月22日省人民医院胃镜示：食管裂孔疝，反流性食管炎，胃溃疡（胃窦大弯0.5cm×0.5cm），胃窦隆起性病变（胃息肉），慢性胃炎。2006年2月16日鼓楼医院行息肉摘除（胃窦前壁0.5cm×0.4cm隆起）。服奥美拉唑已3月余，症状未改善。舌苔薄腻微黄，舌尖微红，脉细弦。诊为胃痛（胃溃疡、反流性食管炎）肝胃郁热证。患者情绪急躁，肝失条达，失于疏泄，横逆犯胃，肝胃气滞，久郁化热，故见胃脘痞胀隐痛、嘈杂似饥、烧心、泛酸等肝胃郁热之症。治以泻肝和胃。方拟化肝煎加减。

处方：青、陈皮各6g，象贝10g，黄连2g，半夏10g，蚤休10g，木蝴蝶5g，刀豆壳

20g, 鹅管石15g, 厚朴花6g, 莱菔英15g, 白芍15g, 甘草3g, 苏梗10g, 香附10g。水煎服, 日1剂。并予亮菌甲素15mg, 每日2次。

二诊: 服药10剂后, 诸症显著改善, 有痰咯出, 量较多, 知饥, 食欲尚可。舌质淡红, 舌苔薄白, 脉细弦。效不更方, 原方去厚朴花, 加桔梗5g, 枳壳6g, 以利咽化痰, 兼调升降。

三诊: 上方又继服半月有余, 胸骨下段隐痛, 胃中灼热感, 咽中不适, 如有物阻, 有痰咯出, 咽痛, 咽微红, 大便2日1行。舌偏红, 舌苔薄白, 脉细弦小数。因患者咽中不适, 咯痰, 此为肝胃气滞, 郁热未清, 津停痰凝, 肺胃失宣。治法宣肃肺气, 泻肝化痰和胃。方拟桑杏汤合化肝煎加减。

处方: 杏仁10g, 桑叶、皮各10g, 浙贝母10g, 蒲公英15g, 黄连1.5g, 香附10g, 枇杷叶15g, 蚤休10g, 木蝴蝶5g, 鸡内金10g, 佛手10g, 绿梅花10g, 刀豆壳20g, 谷、麦芽各30g。

5月10日到消化科普通门诊复诊抄方继服, 诉服药后症状已基本消失, 仍间断服药巩固疗效。

按语: 化肝煎是《景岳全书·新方八阵·寒阵》中所录的一首临床有效处方, 也是徐景藩临床习用之方, 由青皮、陈皮、白芍、丹皮、栀子、泽泻、贝母组成。主治怒气伤肝, 因气逆动火致烦热胁痛、胀满动血等。方中青、陈皮合用疏肝理气解郁; 白芍养阴柔肝, 既制气药之燥性, 又缓筋脉之挛急; 栀子清肝宣郁, 为治"火郁"要药; 丹皮清肝凉血散瘀; 贝母(常用浙贝)化痰散结, 疏利肺气, 有"佐金平木"之意; 泽泻淡渗泻热, 使热从小便出。七药之中疏肝、柔肝、清肝、泻肝诸法共备, 使肝气得舒而阴血不伤, 郁火得泻而魂魄复宁。

肝主藏阴血, 内寄相火, 性善条达而气宜疏泄流通, 肝郁不疏, 相火妄动, 动火则伤其脏, 故景岳称为"气逆动火"。本案患者性情急躁, 肝失疏泄, 横逆犯胃, 久郁化热, 针对病机特点, 取化肝煎加减治疗, 甚合病情。三诊时肝、胃、肺三脏兼顾, 拟法宣肃肺气, 泻肝和胃化痰, 而从肺论治, 亦有清金以制肝木之意。

2. 胃脘痞胀隐痛, 治以疏肝和胃, 解郁清热

彭某, 女, 75岁。2006年1月9日初诊。

上腹痞胀隐痛半年。既往有慢性萎缩性胃炎伴肠上皮化生病史两年余。

初诊: 上腹部痞胀隐痛又作, 偏于右侧, 昼轻夜重, 疼痛以后半夜为主, 无泛酸, 口干欲饮水, 无胸闷胸痛, 稍有咳, 嗳气不多, 大便日1行。患者原有胃脘痞胀隐痛, 曾于2003年10月24日查胃镜示: 慢性萎缩性胃炎伴肠化。经服中药治疗好转。2005年8月始, 症状又作, 遇情志不舒而加重。2005年9月胃镜示: 慢性浅表-萎缩性(轻中度)胃炎, 伴肠化。2005年12月19日B超示: 胆壁毛糙, 肝光点增粗。一直在本院门诊服中药治疗, 症状未见改善, 故来求诊。舌质微红, 苔薄黄, 脉细弦小数。诊为胃痛(浅表萎缩性胃炎): 肝胃气滞郁热证。肝喜调达, 主疏泄。患者因情志不遂, 木失条达, 木不疏土而致胃脘痞胀隐痛; 日久化热, 故表现为口干、苔薄黄、质微红、脉细弦小数等肝胃气滞郁热之证。治以疏肝和胃, 解郁清热。方拟柴胡疏肝散加减化裁。

处方: 青、陈皮各6g, 法夏6g, 制香附10g, 木蝴蝶6g, 郁金10g, 娑罗子10g, 黄连

2g，竹茹10g，枳壳10g，柴胡10g，海金沙10g，鸡内金10g，丝瓜络10g。

二诊： 服药7剂后，上腹痞胀隐痛缓解，口干欲饮水，胃脘痞胀，黎明嘈杂隐痛。治参原法出入，加养阴和胃之品。

处方： 太子参15g，炒白术6g，枳壳10g，鸡内金15g，白芍10g，甘草3g，绿梅花10g，佛手10g，制香附10g，茯苓15g，莱菔英15g，神曲10g。

三诊： 服药7剂，药后尚合，夜间口干，余症均改善，苔脉如前。治参原法，原方14剂续服后诸证渐消。

按语： 柴胡疏肝散出自明·张介宾《景岳全书》，主治肝郁气滞，嗳气叹息，脘腹胀满。此证血瘀征象不显，故去川芎，加用木蝴蝶、娑罗子、鸡内金理气疏肝和胃；病程日久，痰热阻络，用黄连、竹茹、丝瓜络清热化痰，通络止痛。一诊后患者诉口干，胃脘嘈杂隐痛，气滞阴伤，加用太子参、白芍养阴柔肝；佛手、绿梅花疏肝开胃生津；莱菔英降气化痰。服后症状逐渐缓解，诸证渐消。本案例辨证并不复杂，肝郁气滞而致胃脘痛在临床亦属常见证型，关键是药物的加减配伍。以性平之木蝴蝶、娑罗子、佛手、绿梅花以疏肝，配合太子参、白芍、白术、鸡金养阴柔肝和胃健脾等，值得注意的是方中往往加用黄连、竹茹，一则清热和胃，二则以寒药监制温燥，三则少量苦寒能健胃，对肝郁化热伤胃之证，尤其常用。

3. 郁证，胃中觉冷，治以开郁行气为主

方某，女，52岁。2006年6月1日初诊。

胃脘觉冷5月余，因情志不畅，外感风热，多药伤中而发病。

初诊： 胃中觉冷，畏寒喜暖，便溏次多，自觉头顶有凉气下窜咽胃，头目昏晕，心悸，夜不得寐，腰酸。患者2003年发现子宫肌瘤，2006年1月17日行子宫全摘术。平素情志不畅。本次发病与外感风热，多药伤中有关。曾先后服中西药治疗未效。舌质淡红，舌苔薄白，诊脉细。诊为：肝郁不达，胃阳不振之郁证。患者平素心情抑郁，肝失条达，气机不畅，阳气内郁，不能外达，复加本次外感风热，多药伤中，中阳益损，心神不宁，故见胃中觉冷、畏寒喜暖、便溏、心悸、夜不得寐等肝郁不达，胃阳不振之证候。病属郁证。治法：开郁行气，宁心安神，调和营卫。方拟解郁合欢汤化裁。

处方： 合欢花皮各10g，郁金10g，香附10g，绿梅花10g，百合30g，生麦芽30g，龙齿15g，白芍15g，炙甘草5g，鹿含草15g，老鹳草15g。水煎服，日1剂。

二诊： 服药7剂，胃中觉冷好转，渐有温热之感，但仍觉巅顶及两侧头部有冷气窜入，直至脘腹。头晕，汗出，大便日行2次。舌质淡红，舌苔薄白，脉细。巅顶属厥阴所主，加藁本6g，凌霄花10g，一温一寒，寒温并用，皆能上行巅顶，而疏达厥阴郁滞；因患者时有汗出，加山茱萸10g，白薇10g，滋阴敛汗。水煎服，日1剂。另嘱：金针菜，4～5日服1次，每次30g，煮菜吃。

三诊： 上方服18剂，胃气已和，胃脘无明显不适，自觉巅顶痛，有冷气，时有汗出。舌质淡红，苔薄白，脉细。治法：解郁疏调气机。

处方： 藁本6g，凌霄花10g，白薇10g，白芍15g，五味子5g，蔓荆子10g，土牛膝10g，当归10g，麦芽30g，百合30g，陈皮6g，炙鸡金10g，佛手10g。水煎服，日1剂。

继续服药15剂，诸症消失。

按语：解郁合欢汤出自清·费伯雄《医醇賸义》，由合欢花、郁金、沉香、当归、白芍、丹参、柏子仁、山栀、柴胡、薄荷、茯神、红枣、橘饼等药组成，清火解郁，养血安神，是治疗"所欲不遂，郁极生火"（郁火）之主方。

郁证表现多端，本案以胃脘觉冷为主要症状，一般认为乃胃寒所致，或为虚寒，或为实寒，然究其根源，实因患者子宫肌瘤术后，心情抑郁，肝失条达，气机不畅，阳气内郁，不能外达，复加外感风热，多药伤中，中阳益损，胃阳不振，心神不宁。病理关键在于肝郁不达，阳气内郁，故见胃中觉冷、畏寒喜暖等症。病属郁证。治当遵《内经》"木郁达之"之旨，以开郁行气，宁心安神，调和营卫为法，郁解气畅，则阳气自能外达，胃脘觉冷可愈。

具体运用时，徐老认为当随证施治，根据兼症不同加减药物，方能取得异曲同工之效。本案则取解郁合欢汤之主药郁金、合欢以疏肝解郁行气，加香附、绿梅花以增其功；生麦芽最能疏肝；白芍养血和血；百合、龙齿宁心安神；鹿含草温而不燥，兼助胃阳；炙甘草补益中气，调和诸药。全方合用，可使郁解气畅，阳气外达，血和神安。另徐老对待此等患者，嘱其常服金针菜，有调节植物神经功能的作用，于病有益。徐老谓，金针菜又名"黄花菜"、"萱草"、"忘忧草"，西晋·嵇康《养生论》云："合欢蠲忿，萱草忘忧"，合欢与萱草同用，实为治疗郁证之良品。

4. 彻夜不寐，属气滞血瘀者，投血府逐瘀汤加减获效

窦某，女，46岁。2002年2月23日初诊。

彻夜不寐1月，因情志抑郁而发病。既往有失眠病史20余年。

初诊：彻夜不寐，心乱如麻，咽中疼痛，胃脘不适，腹中隐痛。既往有反复失眠病史20余年，常服中西药治疗，症状未除。去年因胃脘痞胀隐痛服中医治疗好转。原有胃疾，去年两度胃镜示浅表性炎症，肠镜阴性，B超无异常。去年9月右侧副乳手术，12月出现皮肤增厚，11月B超发现卵巢1.4cm增高的回声，情绪紧张。舌淡红，苔薄白，诊脉小弦。诊为：气滞血瘀之不寐（失眠）。患者经绝2年，情志多郁，肝失疏泄，气机不畅，气滞血瘀，心神不宁，肝气犯胃，胃气不和，故见彻夜不寐、胃脘隐痛等气滞血瘀、肝胃不和之证候。治法：行气活血，疏肝和胃，宁心安神。方拟血府逐瘀汤加减。

处方：炒当归10g，赤芍10g，炒川芎6g，生地12g，柴胡6g，枳壳10g，炙草5g，桃仁9g，红花6g，桔梗5g，土牛膝10g，百合30g，莲子心5g。水煎服，每日1剂。嘱晚上服头煎，次日中午服二煎。

复诊：服药7剂，夜间能睡2～3小时，咽痛不著，胃脘隐痛，口干苦，徐老认为，患者原有胃疾，治参理气和胃，加香附、佛手、黄连，又服药2周，失眠显著改善，能睡5小时左右，仍有心烦、胃脘隐痛，改投理气和中，宁心安神善后巩固，继续服药半月，失眠、胃脘隐痛基本痊愈。

按语：血府逐瘀汤出自王清任《医林改错》，主治胸中血府血瘀证，认为"不寐一证，乃气血凝滞"所致，并谓："夜不能睡，用安神养血药治之不效者，此方若神。"患者情志不舒，肝气郁结，疏泄不利，血行不畅而成瘀。"人卧则血归于肝"，"肝藏血，血舍魂"，"心藏脉，脉舍神，脉为血府"。血府逐瘀汤具有使血活气行，瘀化郁解，气血调畅，则魂有所藏，神有所养，故得安睡。患者情志不畅，肝气郁结，肝血淤阻，则神无所养，魂无所藏，故夜不得安眠。本案伴有咽中疼痛，故用土牛膝而不用怀牛膝，既能利咽，又能下行。患者兼有胃疾，《内经》有云："胃不和则胃不安"，故治疗时应兼顾理气和中，胃疾控制，也有利于改善睡眠。最后，徐老以行气和胃，宁心安神而巩固疗效，也寓有此意。

四、成才之路

徐老自幼涉足医坛，在家父的熏陶、师长的教诲、家人的帮助下，踏上了一条矢志岐黄的从医之路。

1. 中医世家受熏陶

徐景藩的祖父徐子卿、父亲徐省三都是内科中医，叔叔徐畏三是外科医生，姑母徐楚云是妇科医生。祖父和父亲每天上午在家接待来诊患者，下午到重病患者家中出诊。重病人随到随诊，随邀随往，雨雪天父亲回来一身湿衣，炎暑天归来汗流浃背。晚饭后会经常谈论一些诊病的事情，如什么病人用什么方药取得效果好的；什么病人效果不满意，预后不良的，查找方书，打算明天如何采取进一步处理的等。还有一些诊疗轶事，如某家不睦、情志不畅而致病；某家子女恪尽孝道，如何事亲护理，到处奔波，延医配方找药；某医处理有欠恰当，用药猛浪或无预见等等。也会谈论读书心得、经验体会等等。这一切都在他幼小的心灵里，播下了继承父业的种子。1937年"七七事变"后，为躲避侵华日军，全家流落在外。为能继续读书，父母把他送到一座破庙里读私塾。后来读书不成便提早学医。

2. 人贵有恒早学医

古人说："人而无恒，不可以为医。"要学医从医，必须要有恒心。

徐老认为要做到有恒心，一是必须有巩固的专业思想，认真永恒地去学习、实践；二是治病救人的职业，应该是一辈子的事，经验、教训的积累和吸取，边干边学、边学边干，永无止境。徐老从小就以祖父、父辈为楷模，暗下决心要从认真刻苦地学习做起，继承家业。牢固的专业思想，成了他学习的动力。

医学理论的学习，必须阅读大量医书，而且是循序渐进地阅读。先读《药性赋》、《汤头歌诀》，再读《内经知要》、《伤寒论》、《金匮要略》、《医宗必读》、《临证指南医案》等书，同时还要参读其他医书和丁甘仁、张聿青、柳选四家、陈莲舫等前人的医案。学习方法是边抄边读，常常温习诵读，温故而知新。徐老早年的一

徐景藩教授书法作品

些抄写本，至今尚保存完好。从中不仅能看出不同时期先后写字的进步情况，还可以作为教育子女、学生的教具，鼓励年轻后学者树立"恒心"，写好字，读熟必读的医书，打好中医理论基础。

父亲的教学方法一是制订进度，规定每本书的阅读时间；二是讲解，联系临证实际加以指导分析，并规定出必须背诵的内容；三是按时提问考核，督促学习；四是列出参考书目。这种"祖传"的教学方法，徐老认为是比较科学、正规的启发式教学法，也是中医师承教育比较切实的一种方法。父亲以启发、督促为主；徐老则按时读好，参阅他书加深理解，以自学为主。父亲在诊病时重点提示、讲解，在临证学习的过程中传道、授业、解惑。由于思想上贯穿一个"恒"字，加上比较刻苦的精神，所以在基础理论方面打好了基础。

临证实践是学医时的重要内容，也是学中医的主要特点。在学医的第三年起，有机会随父亲一起出诊，临证学习的收获也就随之而更丰富了。在出诊的归途中，经常聆听父亲触类旁通地传授经验。出诊是病证学习极为重要的过程和内容，看重病人越多，则越能学到更多的诊疗技术和经验。

为了更好地培养成才，1944年4月，父亲送他到本镇朱春庐先生家里继续拜师学医。朱师是浙江嘉兴迁来盛泽的中医，因善于诊治脾胃病、心肺系统等慢性病而著称。父亲对此虽也有宝贵的经验，但以诊治急性时病为多，而且素知朱先生读书多，医理和书法均很有所长，人称"儒医"。随朱师继续学医，有利于学习众家之长，打好中医基础，拓宽学术思路，不致囿于一家之经验。在朱师那里，他上午门诊抄方，下午阅读一些参考书。三个月后，在徐老初步熟悉了老师的医案词汇、处方思路后，特别是在百日之中，从收集的复诊处方笺临摹老师的字体，字体已有数分"神似"，就跟老师出诊了。朱师出诊范围以市镇为主，一个下午可走七、八家，十余家。事先先经挂号、排好路线、列出清单，交给老师，跟着他亦步亦趋。回来后把典型病例、重病疑难病例做好记录，有不懂之处，翌日找机会向老师请教。老师会毫无保留地讲解，并指出这是参考哪一家的经验加以化裁运用的，于是徐老也及时读那本书，参考、摘记。如此循环不已。理论联系实际，岁月易逝，三度寒暑，徐老在学习之余，起早带晚，工整地书写朱师有经验特色的医案、处方，一共装订成3本，恭敬地捧交朱师审阅。老师看了四天，欣然在每本抄本的封面用工笔写下"验案集粹·徐景藩编录"，颇加赞许地交给徐老，那是1946年秋。翌年满师，离别老师、师母、师兄、师弟，走上行医之路。

七年的学医过程，徐景藩从少年进入青年，始终坚定一个"恒"字。在中医学业上始终是理论联系实际，学习是刻苦的，也始终具有求知、学业的渴望，并有浓厚的兴趣。在祖父健在时也常常得到祖父的教育、教诲，特别是常常听到他谈论读书、临床等方面的心得、经验。

3. 初出茅庐"小医生"

医学是一门理论和实践密切结合的科学。师承学习的特点，就是始终贯穿着理论与实践密切结合的过程。

一个年轻中医，在旧社会行医，必然会饱尝种种艰辛，但由于徐景藩抱着一个"恒心"，也有思想准备。他有自知之明，自己学业初成，本事不大，经验缺如，前辈师父的间接经验，要逐渐转变成直接经验，必须要有一个长期的过程。况且，社会上一贯对老中医有信任感，对"初出茅庐"的小医生要抱着冷眼观察、考察的心态，这是长期形成的，也是很自然的。鉴于这种状况，他以奋发向上，静以坐待，不断学习的想法和信念，对待自己的行医生活。

病人虽少，但只要有人来诊，就应细心诊查，认真辨证、处方，抓住主病、主症、主证，针对主要矛盾。一张处方，急病1剂，慢病3剂，经再三思考、推敲，确实定当了，把处方交给病人，详细交代有关饮食起居等注意事项。有点效果后，病人自然会来复诊、再诊。遇到重症、疑难证候，处方1剂药，及时向父亲或老师请教，路近者登门往诊后，再为处方，路远者或请家人来叙述病情后再给处方，或义务出诊，随访处方。这些方法的确有效，逐渐地初诊、复诊病人都慢慢增加了。加以他对病人支付的诊金（只收很低的挂号费）毫不在意，真正做到贫病不计。家境贫困者，不仅不收诊金，还代他们付了药费，或买点水果或糖果送给病人作为"过药"品，服药后吃一点以解口中苦味。这些都会在人们心目中很自然地获得较好的评价。

徐老在行医的头三年中，在诊余之时，自己订立计划，仍然紧张地阅读了很多中医古籍，也继续学习了《古文观止》、《四书》等文学书，还补习一点英语、数学，起早带晚，生活非常充实。后两年，参加华东人民广播电台"俄语广播学校"，学习了一、二、三册课本，基本上连续不断地收听、读、写、做作业，一个人自学，既有恒心，又有兴趣。

在这五年多行医的岁月里，看病是第一位的任务，认真诊疗，带着问题学习，不断提高业务水平。学习是第二位的任务，中医书籍为主，一般文化为辅。工作、学习，安排很紧凑。专业的基本理论，必读的参考书，古汉语等一般文化，这些都是治学的根基。在方法上，抄录与笔记结合，练字和积累资料结合，阅读与诵读结合。虽然还谈不上远大的理想和抱负，但他认为年轻人的时光最宝贵，医学无止境，学问无止境，越学越感到自己的不足，诚如古人所云："学，然后知不足"，知道不足，就自然会鞭策自己好好学习。

五年行医，七年学医，这是他在中医学术领域里入门、打基础、练基本功的极为可贵而重要的阶段，他没有让岁月虚度，没有辜负先辈、老师的教诲和期望。

4. 继续学习求深造

1952年，邻居拿给徐老看《解放日报》的一则卫生部的"招生通告"，要从全国各大行政区各招生15名，参加"中医专门研究人员学习班"。这个意外的机遇是徐老一生中最大的转折。他向规定机构——上海华东军政委员会卫生部报了名，并开始加紧数、理、化和外文的自学。6月25日接到录取通知。

经过一个月的政治学习、数理化补习后，由卫生部送到委培单位——北京大学理学院学习医科预课一年，转到北京医学院医疗系继续学习四年。于1957年夏毕业，被分配到江苏省，经卫生厅安排到江苏省中医院工作，翌年成为南京中医学院附属医院。一直以医疗为基础，兼临床教学和科研工作，直到现在，转瞬已整整五十个春秋。

五年的学习生活对今后从事中医医疗、教学、科研，特别是坚定中医学的信念和自己的肩负重任，起着很大的促进作用。

五年的学习生活中，聆听了北医众多知名教授的讲课和教诲，增长和丰富了基础与临床的知识，也学到他们宝贵的治学经验、教学方法，特别是重点突出，难点讲清，理论联系实际，启发式的课堂讲解，这些，对徐老在专业上的提高、教学上的帮助，都是巨大的收获。

5. 工作岗位心珍爱

江苏省中医院地处市中心的"新街口"西侧，当年是闹中取静，空气洁净，适宜于设立医疗机构的"宝地"。1954年10月建院于石婆婆庵，从一个门诊开始，于1956年迁址、扩建的全省唯一的、也是全国最早筹建的省级中医医院之一。1957年8月，徐景藩到该院工作时，初建有100张病床，翌年增加到150张。以后继续发展，迄今已是各科齐全，设备较先进，中医专科特色显著，成为了医、教、研全面发展的三等甲级中医院、省级示范中医院。1995年初还荣获全国卫生系统先进集体的光荣称号。

他从上班那一天起，就十分珍爱自己的工作岗位，并且深刻地体会到，国家花了大力培养，不是要"弃中从西"或"以西代中"，而是要运用和借鉴现代医学的知识、技能，更好地为人民健康服务，为中医事业作出应有的贡献。所以，他决定继续学习，努力工作，把自己的精力奉献给人民的保健工作、奉献给中医事业。

当时内科上级医师，都是从沪宁各地特别是苏、锡、常一带聘来的知名中医，如孟河马培之的传人马泽人、无锡的肾病专家邹云翔、吴门曹氏名医世代传人曹鸣高、丹阳名医张泽生、颜亦鲁先生等等。他们有扎实的中医理论基础，丰富的临床经验，都值得他学习的好老师。除了在日常工作中，如查房、讨论病例、讲座等等活动中学习以外，还一一登门商借各位老师的"门诊方笺存根"回来认真阅读、摘录，找出各家的学术经验特长。在当年，医院的门诊处方是采用中医传统"方笺"的格式，16开本，每本300张纸，直式书写，有脉案，有药方。第一联用作配方，第二联交给病人留底，第三联是"存根笺"，由主诊医生自己保存。写完100例次，就留下一本内有100张存根的方笺，医生自己可以回顾、自阅，也可供教学、科研、整理分类之用。向各位老师借来学习，真是非常宝贵的活教材，是工作中学习的好教材。

徐老当年的同事——内科大部分住院医师都是"江苏省中医进修学校"结业分配来的优秀学员，来自江苏大江南北，原来各自师承，又经进修深造，虽与他年龄相近，但他们也各有很好的学术见解和经验，都是在工作中学习的好榜样。

此外，通过购买、借阅的途径，得到江苏省中医进修学校编写的讲义、书籍，从中医基本理论方面加以系统地学习、温课，"温故而知新"，也受益匪浅。

1959年秋，医院的临床科室均需建立相应的"教研组"，内科在曹鸣高主任主持的指导下，选定周仲英、姚九江、龚丽娟和徐景藩四人参加并筹建内科教研组。徐老仍然在"以病房为家"的情况下，妥善地安排好医疗与备课的各种任务，真可说不分昼夜，见缝插针，不拿值班补休，常常连节假日也大多用于工作。

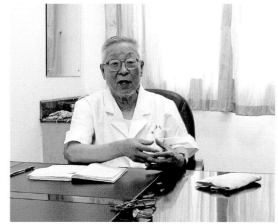

徐景藩教授工作照

课堂教学开始后，本科生班、干部班、西学中班，一共六个班，都是分班小教室上课。四段课程交叉、穿梭，每星期要跑三、四趟，有时在一天内上、下午都有课。讲课期间有见习，课程讲完后有"教学实习"，讲课期间还要轮流到教室里参加"夜自修"答疑、辅导。徐老看到学员们认真的学习、见习、实习，那种自豪感、责任感和喜悦的心情使他干劲大增而自觉地不辞劳苦。

学院里的教师有寒、暑假，而临床教师一到严寒、酷暑却格外忙碌。因为在寒、暑假期间，重病人多，需抢救的多，非但没有休息，相反的还要多加班、多值班。徐老认为这些是医生的"天职"，该做之事，分内之事。

徐老在临证时一定会对每个病例、同类病证，认真地思考，联系理论，加以分析，详加辨证，确立治法，常法与变法妥善结合处理，内服与外治有目的地相互配用。凡是有效或无效的病例，有点滴经验、体会或教训之处，以及在工作中遇到的难点，如疑难病、重病，或常见病、一般的病证如何提高疗效、缩短病程和防止复发等问题，都及时用专门的笔记加以记录。如此反复，理论和实践两方面均可不断地有所提高，使思路逐渐得到拓宽，引证的依据逐渐充实。归纳言之，在读书学习时做"有心人"，在病床看病时做"有心人"。"有心"就能"用心"，就可很好地思考、回顾，学以致用；就可以不断积累理论和临床实践各方面的资料，点点滴滴，日积月累。古人云"聚沙成塔"、"集腋成裘"，这比喻是非常恰当的，也是比较切合实际，足以在治学方法上启迪后人，鼓励后人的。

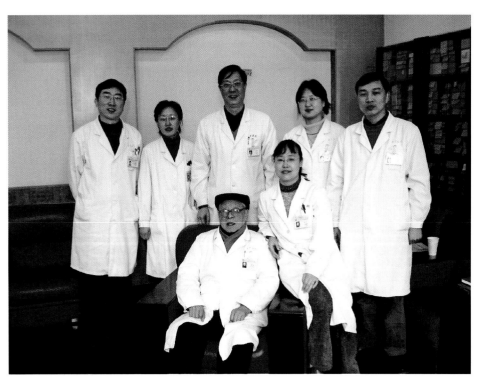

徐景藩教授与弟子合影

徐老认为自己的天资一般。幼年、童年，学习条件一般化，没有受过初中、高中那些系统的基础文化教育，就是在前人、父辈、师长的教育、指导下，学医、行医，然后进入高等学校，再到医院工作。他认为如果在专业上有一点点成就的话，就得益于勤于学、善于记（记忆和笔记）、笃于思的习惯的自觉养成。非常宝贵之处，就是他能够在他自己喜爱的专业领域奋斗六十几年，这使他感觉无比幸福，同时也积累了很多宝贵的学术经验。

五、对中医事业的执着与热爱

徐老热爱中医药事业，熟悉他的人都知道，从青年时代开始，他便随身携带一本笔记本，走到哪儿带到哪儿，上面都是密密麻麻、一页一页的小字，一点一滴，一本一本，持续不断地记载着他大半辈子的心血。笔记本工工整整地记满了病案、读书心得和文摘。有的是用毛笔写的蝇头小楷，有的是用钢笔或圆珠笔记录的重要诊疗活动。有的毛笔小楷，数十页装订成册，成了一本本非常漂亮的"线装书"。他常告诫他的学生："不动笔墨不读书，读书应作笔记，理论基础不扎实，读书少，看期刊少，直接和间接经验资料不认真积累，就会思路不广，难以解决复杂疑难问题"。"当医生必须善于积累，善于总结，受益终身。"即使是现在，他仍然坚持温习中医的经典名著，做大量笔记，他对中医事业的执着精神，使年轻医务人员无不钦佩。一次，他的一位学生前去家中拜访，进门后看见在闷得透不过来气的小屋里，老师正聚精会神在伏案阅读医书。南京高温酷暑，老师的身旁是一盆凉水、一条毛巾。看着汗流浃背的老师，学生心里充满了无限的崇敬。学生问徐老为什么不到外面乘凉？他淡然一笑，"我一天不看书，心里就不踏实，医海无涯苦作舟呀！"

徐老把自己的全部心血都奉献给了中医事业。他早年师承吴门名医，来到省中医院后，又虚心向当时院内诸多名家学习，如孟河马培之的传人马泽人、无锡的肾病专家邹云翔、吴门曹氏名医世代传人曹鸣高、丹阳名医张泽生、颜亦鲁、肝病专家邹良材等，吸收各家之长；作为"中医专门研究人员"，他是最早接受大学（北京大学医学部）正规教育的中医从业人员，独特的学习经历，培养了他勤奋好学、善于思考的治学精神，立足临床、严谨务实的工作态度。通过不断丰富自己，逐步成为江苏省中医院中医内科学科带头人，并担任全国中医学会内科脾胃病学组副组长，受到全国中医同行的认可。

六、文化修养

要随师出诊，先决条件是要写好字、熟悉老师写医案的层次、词汇运用和处方思路等等。其中写好字是很重要的先决条件。出诊时书写的处方，不仅病人家属亲友在旁要观看，拿到药铺后，压在柜台上配方时，药店的人员和好奇的旁观者，甚至有在场的同行医生都要看，字好不好，脉案内容，用药特色等等，都成为社会人群对于医生客观评价的主要依据之一。因此，在学徒中谁可以随师出诊，谁不得随师出诊，写字好坏就成为重要的选择条件之一。这也是从前师承教育无形中的"规定"，是在学医时代鞭策学徒认真学习的一种方法，在一定程度上也可说是一种无形的竞争机制。

徐老也就很自然地认真练习毛笔字。清晨起来，空气好，

徐景藩教授书法作品

精神好，在窗明几净、安静的环境中，全神贯注地练写毛笔字是第一节功课。练字渐渐和抄写"读本"结合起来，又逐渐和诵读结合起来，边写边读，先写后诵。这种学习方法在少年时代既适用而又十分可贵，对培养医生静心、耐心、细心的性格，是大有裨益的。

七、医德医风

徐老认为医德与医术都关系到治疗的质量和效果，每遇重危疾病，他常引孙思邈"不得瞻前顾后，自虑吉凶，护身异命。见彼苦恼，若己有之，深知凄怆，勿避险巇，昼夜寒暑，饥渴疲劳，一心赴救，无作功夫形迹之心，如此可为苍生大医，反此则是含灵巨贼。"以此告诫学生和勉励自己。

20世纪60年代末到70年代初，他曾先后四次参加农村医疗队，奔赴缺医少药的贫困地区。在医疗队期间与农民同吃、同住、同劳动。白天，他一身泥、一身汗，不辞辛劳地和赤脚医生一起深入田间、农户，为广大患者解除疾苦；晚上，他又常常深入农家探病问苦，或辅导农村医生，传授医术，深受当地农民的欢迎。江苏省中医院建院初期，设有200多张病床，由于医生少，他一个人曾主管30多张病床，为了突出中医治疑难病的特色和疗效，使中医为更多患者解除痛苦，他把全部精力投入到为病人的服务中去。本市和省内的疑难病例会诊他从不推辞，安排的专家门诊和病区普查，也从不叫盼诊的病人失望，即使自己身体不适，也暗自服点药坚持应诊。徐景藩常常对身边的医务人员说："病人是医生最好的老师，多贴近病人才能多增长知识。"正是本着这种精神，他把整个身心都融入了所钟爱的中医事业。

徐景藩常教导医务人员说："医者，仁术也。对病人当一视同仁，不分贫富贵贱。"早年在急诊室工作期间，值夜班时徐景藩总要带些米去，煮稀饭当作夜餐，而每次他总是小心翼翼地把上面的米汤一勺勺舀出，喂给重症病人。中医历来注重"得谷者昌，失谷者亡；谷养胃气，治病当步步固护胃气"的治疗原则。这一勺勺米汤不但渗透着深刻的中医医理，而更重要的是凝聚着一位好医生的一片真情。1982年8月的一天，一位家贫的溧水县溃疡性结肠炎患者因贫血、脓血便、消瘦，多方医治不

中华医药治病保健源远流长民族繁衍

博采众长勤学深研继承创新启后承前

认真诊疗热情恭谨辨证用药合理检验

仁心为本服务志坚廉洁淳良诚信可鉴

杏林之馨

丙戌春月令礼书

徐景藩教授书法作品

愈，极度虚衰，卖掉了农家赖以生存的耕牛，怀着希望，慕名从乡下来到南京请徐景藩医治。不幸的是，这位病人的钱物不慎在门诊被窃。面对这位被重病和失窃折磨不堪的患者，徐景藩心情沉重，从他并不富裕的家中，取来二百元钱，送到病人手中，并亲自为他安排住院，施以精心的治疗，病情好转出院时，患者流下了感激的眼泪，连称徐景藩是"救命恩人"。

在诊室里，徐景藩备有茶杯。有些病人远道来诊，为了赶时间，吃些干点心，诊病时发现舌苔有食物残渣。他总是亲自倒开水请病人喝，他说一则是濡润胃腑，二则是便于看清舌苔本色。发现候诊室有重病、年迈虚弱的患者，总是提前为他们诊治，还常常为他们倒好茶水。病人感激地说，喝的不仅是茶水，也铭记了徐大夫的一片片爱心。

徐景藩数十年如一日，人们总是见他不知疲倦地工作。只要他上门诊，诊室前总是人头攒动。他看病的特点是认真细致，重视病史及现症的全面分析，除施以中药内服外，尚推崇中医外治疗法，以及心理疏导。对疑难病症，总是认真诊治，细致耐心地搜集病史和诊查资料，还常常发函随访，取得反馈的信息，作为判断临床疗效的重要参考。即使病人再多，也从不敷衍草率，这样，他经常早上班，迟下班，耐心地诊治完最后一个病人才离开诊室。在过去行医的六十余年中，他到底治疗了多少疑难病症，拯救了多少个生命，已无法确切地统计。但粗粗算来，已不下数万人次。在这数万人次中，融入了徐景藩对每一位患者尽心尽责的诊治以及无微不至的关怀。他常说："选择了医生这个职业，就是选择了奉献。"这种对工作极端负责，对人民极端热忱的精神，赢得了广大患者的崇敬和爱戴。

国医大师 郭子光

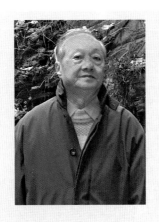

郭子光（1932~），男，汉族，重庆市荣昌县人。成都中医药大学教授。1951年4月起从事中医临床工作，全国老中医专家带徒导师，享受国务院政府特殊津贴，四川省学术技术带头人。郭老提出"病理反应层次"学说，解释伤寒六经方证；提出创立"现代中医康复医学"基本框架的设想，率先开掘中医康复学科领域；分析指出"病证结合"论治的四种形式（分证论治、分期论治、方证相对论治和基本方加减论治）的特点、优点和适应范围，同时总结出治疗慢性疾病的辨治步骤，利于对临床措施的规范运用。

一、生平概述

郭子光，1932年12月出生，1951年4月起从事中医临床工作，成都中医药大学教授，全国老中医专家带徒导师，享受国务院政府特殊津贴，四川省学术技术带头人。郭老提出"病理反应层次"学说，解释伤寒六经方证；提出创立"现代中医康复医学"基本框架的设想，率先开掘中医康复学科领域；分析指出"病证结合"论治的四种形式（分证论治、分期论治、方证相对论治和基本方加减论治）的特点、优点和适应范围，同时总结出治疗慢性疾病的辨治步骤，利于对临床措施的规范运用。现任四川省康复医学会副会长、中华中医药学会仲景学说分会顾问。曾任《成都中医学院学报》常任编辑、各家学说教研室主任，兼任四川省中医学会常务理事、四川省仲景学说研究会主任、院学术委员会委员、院职称评审委员会委员、国务院学位委员会学科评议组秘书、国家自然科学基金会生物部医学学科专家评审组成员、卫生部全国高等中医药院校教材编审委员会委员、四川省卫生厅科技成果评审委员、成都军区总医院学术顾问等职。2009年4月，被人力资源和社会保障部、卫生部、国家中医药管理局评为首届"国医大师"。

二、学术思想和思辨特点

（一）从风痰瘀虚病机建立冠心病心绞痛康复治疗 10 项程序

1.病证结合认识冠心病风痰瘀虚络阻病机

郭老通过大量诊治冠心病心绞痛患者，深刻认识到冠心病的形成多伴随年老体虚或久病而产生，生活中的各种因素如膏粱厚味、七情内伤、劳逸失度、外邪侵袭等又都对冠脉的病变发生影响。郭老主张，对本病的治疗不仅要抓气虚血瘀这样一个基本的病机，同时，还应该看到本病形成有一个缓慢过程，年老体虚、脏腑病变、膏粱厚味、七情内伤、劳逸失度、外邪侵袭等因素逐渐导致风痰瘀虚病机交织。因此，要注意综合治疗。①在益气化瘀基础上须全面照顾风痰瘀虚络阻的病机。②遵守程序化的系统治疗，从而能收到满意的康复效果。尤其是随着病情的发展和加重，风痰瘀虚而导致久痛入络，治疗必当借助虫类通络药以搜剔络脉，否则不能达到良好的止痛和治疗效果。他的这种对冠心病的论治思想与中医所谓"久病多虚"、"久病多瘀"、"久病多痰"、"久病多风"、"久病入络"及"久病及肾"等理论是一致的。

2.冠心病心绞痛康复治疗10项程序

中医药辨证治疗冠心病心绞痛有着自身独特的优势，不过，就目前临床研究来看，对具体治法方药的疗效研究更为侧重，系统中医康复治疗思想却体现不够。郭老在长期临床中，不断探索本病的治疗，选用益气化瘀为基本治法，围绕改善风痰瘀虚络阻冠心病心绞痛的基本病机，同时亦重视综合治疗以防止和消除诱发因素，并在治疗中重视对兼证的处理。把治疗冠心病心绞痛的过程系统概括为10项程序。从大量治疗病例看，坚持此程序治疗，对稳定性劳力型心绞痛终止疼痛、改善心电图，都有肯定疗效，对不稳定心绞痛也有较好的效果，对中医论治本病有一定的临床实用价值。10项治疗程序如下：

第一，首当迅速终止心绞痛发作。由于本病气虚运血无力，或血瘀、气郁、痰滞等因素，使心脉闭阻，不通则痛，当迅速通闭止痛，终止发作，以免闭阻范围扩大，引起严重后果。常用的临时缓解心绞痛的中成药有苏合香丸、速效救心丸、麝香保心丸、复方丹参滴丸（均有成药出售）等，一般让病人随身携带，一遇胸闷、心痛时立即含服，并静坐休息。这些中成药只可临时缓解疼痛，虽然很有必要，但要终止发作，还得积极运用益气化瘀基本方药的汤剂加味治疗。

第二，以益气化瘀为基本治法。本病患者始终具有不同程度的下述共同症状：①心累气短，动则更甚。②心前区或胸骨后疼痛，呈刺痛或闷痛状，其部位较固定。前者是气虚之象，后者乃痰瘀络阻之征。据此，针对本病的基本病机，宜以益气化瘀消痰通络为基本治法。

第三，控制并发症。本病患者多为中老年，具有多病性特点。常见的并发症有高血压、高血脂、高血糖、高血黏等。较重的高血压、糖尿病等病人，通常都已一直服用着降压、降糖的西药或中成药，当嘱其按常规继续服用，绝不能贸然停服。对于较轻的血压、血糖升高，以及较轻的高血脂、高血黏等，在基本方中加入相关药物即可。对较重的高血压、糖尿病病人，则需另外按时服用有效的降压、降糖药，以维持血压、血糖在正常范围内。

第四，注意清除湿热或寒湿。本病有部分患者存在中焦湿热或寒湿郁遏，引起胆胃气逆或肝胃不和等兼证，从而加重气郁血瘀的程度，使心绞痛久久不解，故应注意清除。

第五，保持大便通畅。大便秘结，腑气不行必然加重血流瘀滞，易致心绞痛甚至心肌梗死，故保持大便通畅是治疗本病的重要环节。

第六，戒烟、戒酒、慎风寒。烟酒使人气郁，滋生痰湿；风寒外感，乱人营卫，都是心绞痛的重要诱因，应绝对戒除和避免。

第七，保持情绪稳定。不稳定的情绪，包括沮丧、悲伤、愤怒、激动、惊喜等，都会使人立即气机紊乱或郁滞进而诱发心绞痛，故一切竞争性活动，激动性电视等都要回避。保持情绪愉快、舒畅而平静。

第八，调节饮食质量。心绞痛患者在饮食上总宜清淡，远离肥甘厚味辛辣，不过饱过饥。过饱，使胃气壅滞而加重血瘀；过饥，又使心气失养，都是心绞痛的诱发因素。若素体肥胖者，更应严格控制食量，远离肥甘厚味。

第九，节制房事。因相火之动则心火动，火劫真阴，情急气逆，精气外泄，使已虚之气阴更虚，已郁之气郁更郁，可诱发心绞痛、心律失常等，故应适当节制。

第十，坚持适当体育活动。适量的体育活动能使气血流畅，生机活泼，阳升阴长，对本病非常有益，是任何药物治疗所不能代替的。

上述"10项程序"当综合运用，直到症状消失，心电图恢复正常或明显改善，才逐步减剂或停止第一和第二项的方药治疗，而其他8项仍需坚持，以持久为目标。

（二）发挥凭脉辨治思想诊治心律失常

由心血管疾病而致的心律失常是指心律起源部位、心搏频率与节律以及冲动传导等的异常。由于心律失常的脉象变化比较明显，所以郭老认为中医临床对心律失常的诊察可主要以脉象为依据。脉象虽不如心电图、超声心动图等对各种心律失常的反映深入细致，但也能诊察出一些常见而重要的心律失常，以之进行辨证论治，常能收到较好效果。

郭老临床主要以脉象为依据，通过对脉象形、势、位、数的分析，并脉证合参，确定其阴阳寒热虚实之性，以辨证施治。所谓"形"，指脉体的形状大小；"势"，指脉搏动的强弱与节律；"位"，指脉的部位浅深；"数"，指脉搏的频率。心律失常时，脉象的形、势、位、数均有变化，常见迟、数、结、代、促、疾、涩、雀啄、虾游、釜沸、屋漏等脉象。他在临床上通常以脉"数"为纲，对心律失常的异常脉象进行分类辨治，取得了较好效果。

（三）发挥少阴病理论辨治充血性心衰

充血性心衰即慢性心功能不全，其主要问题在于多种原因作用下心肌收缩力受损，心排出量不够，进而使组织血流量减少、静脉淤血和压力升高，形成心力衰竭下的多脏器损害，水肿、高血压、各脏器淤血和感染常随之产生。郭老指出充血性心力衰竭从中医辨证看所涉及病证范围广，但病本属虚，包括心肾肺脾等脏的虚损；由于气化无力，气机阻滞，则瘀血、痰浊、水饮内生，标实之象常又非常突出。考其病机当以少阴心肾为中心，因而主张充血性心力衰竭从少阴病论治。在治疗中当以振奋少阴气阳为本，标本兼顾。气阳不振，气化推动无力即见痰瘀阻滞，水饮泛溢，严重者甚至阴盛格阳。一旦出现格阳之象，治疗中更须引起充分重视，否则治疗难以奏效。因此，他常把本病分为少阴本虚标实证和少阴阴盛格阳证两类论治。

（四）发挥寒温结合学说辨治病毒性心肌炎

郭老认为中医对病毒性心肌炎的治疗优势是肯定的。为有利于中医正确治疗，临床辨证时需注意如下一些辨证要点：对凡外感后导致病毒性心肌炎要测体温，并注意辨别有无寒热等表卫证。有无心悸、心累、心痛以及短气咳嗽等邪气毒热袭肺损心病机。有无冷汗淋漓、四肢不温甚至面色青灰等心阳暴脱趋势。有无心气不足而血运不畅、心脉瘀阻而出现的面色暗滞、口唇青紫以及脉律是否整齐等征象。或有无烦躁失眠、心神不安等阴亏火亢证候。若心气虚衰进而发展为心阳虚衰时，脾失温煦，釜底无薪，脾阳衰微，水湿痰浊内生，则可心悸气促、胸闷腹胀、纳呆便溏、四肢不温甚至下肢浮肿等症。总之，本病核心病位在心，但由心可涉及肺脾肾多脏腑，故其心之气血虚损和肺脾肾气化减弱紊乱为病之本，热毒、痰湿、瘀血为病之标。

（五）发挥"肝主疏泄"学说治疗血小板异常疾病

"肝主疏泄"是指肝具有疏通气机和畅达气血运行的功能。但历来对"肝主疏泄"的作用，多言气，少言血；多言气血的运行，少言气血的质量。郭老认为，肝的自身是一整体，故肝的疏泄功能也受肝的其他功能所影响。如肝阳亢、肝气盛，则疏泄太过，升发有余；肝阳虚、肝气弱，则疏泄不及，升发不足，直接影响到气机的升降和气血的运行。由于肝藏血，血液的质量亦受肝的疏泄质量所调控。如肝阳、肝气或肝火、肝热亢盛，必然疏泄太过，升发过盛，藏血有余，而使白细胞、红细胞、血小板增多，如肝阳虚，肝气弱，则肝疏泄不及，升发低下，藏血不足，而使白细胞、红细胞、血小板减少。两者都表现为肝藏血功能紊乱，实则为疏泄失调所致。不过，这些血液增多或减少的病症，其急性型往往夹外邪为患，如急性白细胞减少常兼热毒，急性血小板减少常兼营分邪热等。其外邪为标，肝的疏泄失调为本，急则先治其标，标证缓解即当从本论治。至于血液质量"增多"或"减少"的慢性型，则一概从肝论治。大约言之，凡镇肝、平肝、柔肝、敛肝、清肝、凉肝、泄肝、止血等方药，都有不同程度的抑制其疏泄功能的作用；温肝、补肝、养肝、滋肝、疏肝、活血等，有从不同角度促进其疏泄功能的作用。郭老根据此理，治疗大量血小板和白细胞疾病，疗效满意。

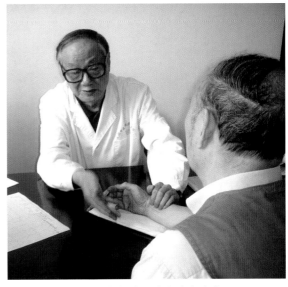

郭子光教授在门诊为病人诊脉

（六）对几种少见的"肝风内动"的思辨与治验

清代叶天士提出"内风"，认为"乃身中阳气之变动，肝为风脏，因精血衰耗，水不涵木，木少滋荣，故肝阳偏亢，内风时起"（《临证指南医案·中风》）。后来，张山雷更明白地指出"内动之风，皆肝木之旺，木火生风"（《中风斠诠·中风总论》）。近现代医家将其概括为"肝风内动"，并根据《素问·至真要大论》"诸风掉眩，皆属于肝；诸暴强直，皆属于风"的论述，将"肝风内动"的临证特点表述为：凡具有头摇眩晕、昏仆、肢体麻木、拘挛、瞤动、抽搐、半身不遂、角弓反张、舌强不语、两眼直视等，具"掉眩"、"强直"特征的证候，皆属"肝风内动"所致。而在引起"肝风内动"的原因方面，除"肝阳化风"外，更有"热极生风"、"阴虚风动"等

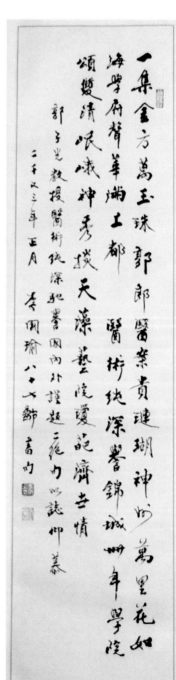

发挥。不过，就"肝风内动"的临床表现特点而言，尚不止于"掉眩"和"强直"。《素问·风论》指出："风者善行而数变。"《素问经注节解·风论》说："善行者，无处不到。数变者，证不一端。"且"风胜则动"，"风以动之"。由此可见，风病的共性特点是"变"，即其证候表现变化多端；"动"，即其证候表现异常动态，且可发生于内外任何部位。这些风病的共性特点，无论外风、内风皆具备，"肝风内动"自不例外。这就说明，"肝风内动"的证候表现除"掉眩"和"强直"以外，还具有"变"和"动"的特点。换言之，凡具有"变"和"动"特点的证候，都要考虑"肝风内动"的可能。这意味着"肝风内动"证候表现的复杂性和多样性。郭子光教授在临床上擅用"肝风内动"理论辨治一些顽症，印证了古人关于风病的"变"和"动"的认识。

三、典型医案

1.虚劳证属五脏焦亏，脾胃虚甚者，先以苦温醒脾之法，开运化之机，再重健脾益胃，渐收良效

雷某，男，68岁。2005年9月5日初诊。

乏力、心累1年，明显乏力、消瘦3个月。

初诊：1年前开始出现乏力、心累，未予重视。3月前感冒后开始出现明显乏力消瘦，去市内多家大医院查甲胎蛋白、血清癌胚抗原及多项血生化指标，心、肺、肝、肾等均正常，仅乙肝标志物为"小三阳"。西医认为无病，嘱患者回家休息。病人因消瘦明显并有多种不适症状而来求诊。视其身高170cm，体重已不足35kg，大肉已脱，进行性消瘦严重。现症：全身乏力，食少突出，时时呃气欲吐，腹部隐痛，站立时脘腹坠胀难受，大便少而不爽，小便黄少，睡眠亦差。查：舌暗淡，苔薄白；脉滑数而有革脉之状；目光及舌体尚显有神之征。诊为五脏焦亏，脾胃虚甚虚劳。治以芳化湿浊，苦温醒脾。方拟黄连温胆汤加减。

处方：川黄连10g，竹茹15g，枳壳15g，法夏12g，茯苓15g，陈皮15g，炙甘草10g，生姜15g，藿香15g，谷芽30g。3剂，水煎服。

二诊：2005年9月8日。服药后，饮食量明显增加，可进食2两米饭，

欲吐之状减，但食鸡蛋后则腹痛，不能消化。查：形瘦而面色黄黯，巩膜轻度发黄；面目及舌体尚显有神；腹部呈舟状，腹主动脉跳动明显，腹无压痛；舌质色淡瘀黯，苔薄白腻；脉弱压之无根，呈革脉之状。此患者脾胃虚损，渐致运化无力，气血亏虚，五脏随之焦亏而全身形体肌肉不得气血津液之濡养致消瘦进行性加重。但察病人神气未绝，运化之机渐开，说明苦温醒脾之法已收效，下一步当健益脾胃，甘淡实脾、甘温醒脾、辛香运脾三法同施，使气血生化有源，气血生，肌肉长。方拟健脾丸加减。

处方：党参20g，炒白术15g，茯苓20g，炙甘草5g，陈皮15g，法夏10g，广木香10g，砂仁10g，白蔻10g，川黄连10g，薏苡仁20g，鸡内金15g，谷芽30g，神曲15g，炒扁豆15g。6剂，水煎服。

三诊：2005年9月22日。食欲好转（早餐可进牛奶1杯，鸡蛋1枚，少量面食；午餐米饭2两，小碗蔬菜及少量肉、汤等食物；晚餐与午餐相近，略加控制），食后腹部隐痛已消，仅偶感腹胀。睡眠及二便均正常，尚有疲乏之感。查：神色略佳；形消骨瘦如前；舌略淡而瘀黯，苔薄白腻；脉细乏力，重按欲绝。治疗已收到明显效果，然病损至此，非一蹴而能成就，仍宗前法，以健脾为中心，使之带动五脏之气化。

处方：党参10g，红参12g，白术15g，茯苓20g，炙甘草5g，陈皮15g，砂仁10g，白蔻12g，川黄连8g，薏苡仁20g，芡实15g，扁豆15g，鸡内金15g，神曲15g，谷芽30g，山药20g。6剂，水煎服。

上诊后，每天饮食量稳定。以后1至2周复诊1次，其间有腹胀苔厚时上方加藿香，有呃逆、脘腹冷痛时上方加丁香、肉桂、生姜等。病人自我感觉情况良好，虽身体乏力但已有好转。2月后体重已增至78市斤。目前病人仍在治疗，前后已近20诊，服药近100剂，病情明显改善，体重增加，初次来诊时的临床症状已基本消失。嘱其坚持调养，注意生活规律，积极振奋精神。

按语：本案病人消瘦严重，已呈恶病质之状，但所有检查均无明显发现，西医难以准确诊断，故而认为无病。西医无病可诊，而中医不仅有证可辨，且认为病属五脏焦亏、脾胃虚甚之虚劳，实属重病。所幸该患者病情虽重却尚有神机，故预后较佳，诚如《内经》所云："得神者昌，失神者亡。"本案治疗分为三步：首先治以黄连温胆汤加味芳化湿浊、苦温醒脾，为健益脾胃打下基础。再以甘淡实脾、甘温醒脾、辛香运脾三法同施以健益脾胃，使脾运正常，虚能受补。其后用补火暖土、健脾益胃，从而带动五脏气化，生气血，长肌肉。终使诸症悉平，消瘦呈逐渐恢复之势。

2.风心病，主动脉瓣关闭不全，左心衰，证属气阴两虚，余热未尽，痰瘀阻络，以益气养阴，消痰化瘀通络为治，症状消失，病情较稳定

杜某，男，57岁。2005年10月24日初诊。

心累、胸闷，进行性加重1月余。

初诊：患者1月前突发心累、胸闷进行性加重，住院查为"风心病，主动脉瓣关闭不全，左心衰"，经治疗后稍缓，而前来求治。现症：心累殊甚，腹胀，常伴心前区刺痛。口干口苦，夜间汗多，微咳痰少，小便尚可。询患者不知既往有"风心病"史。察：精神委顿，双颧发红，语音低弱，双足未肿，腹软略大，无移动性浊音，舌质略淡，苔黄干厚，脉细滑数，寸脉尤甚，心率80次/分，血压110/50 mmHg。诊其为：气阴两虚，余热未尽，痰瘀阻络心衰（风心病瓣膜损害、左心衰）。治法：清热除湿，化痰通络，调养气阴。方拟生脉散合陷胸汤加味。

处方：北黄芪40g，红参15g，麦冬30g，五味子10g，生地15g，丹参15g，藿香15g，黄连10g，法夏15g，瓜蒌15g，茯苓20g，茵陈20g，谷芽30g。3剂，水煎服，1日1剂。嘱适寒温、防感冒、注意休息。

二诊：上方服后心累大减，汗出亦明显减少。乃自己又以原方继服4剂。现精神明显好转，胸闷轻微，尚有心区的轻微刺痛感。微咳，痰少，略有怕冷，睡眠不太好，精神略显委顿，颧红。伴有左肩部酸痛。仍为气阴两虚，余热未尽，痰瘀阻络。治以益气养阴，化瘀通络，兼祛风除湿清热宣痹，以生脉散合二妙散加味。

处方：北黄芪40g，红参15g，麦冬30g，五味子12g，黄精15g，丹参15g，茯苓20g，黄柏15g，苍术15g，薏苡仁30g，海桐皮20g，白蔻仁10g，枣仁25g，生地15g，谷芽30g，瓜蒌15g。5剂，煎服同前。

三诊：上方服后更觉舒适，胸闷心累心痛基本消失。又以原方继服数剂。仅上楼时尚有一些心累感。咳嗽亦平，足胫略冷，睡眠改善，有轻微的夜热之感。证乃气阴两虚、痰瘀阻络之病机未尽。继续用生脉散合瓜蒌薤白半夏汤加味以益气养阴，消痰化瘀通络。

处方：北黄芪50g，红参15g，麦冬30g，五味子12g，玉竹15g，黄精15g，丹参20g，薤白20g，法夏10g，瓜蒌15g，浮小麦40g，生地15g，枣仁25g，茯苓20g，谷芽30g。6剂，煎服同前。辅以心宝2瓶，每次服60mg，日3次。2月后随访，病情一直稳定。

按语：本病总属心脾肾虚损，气化无力，气机阻滞，则瘀血、痰浊、水饮内生，病久则郁滞化热，阴亦不足，本虚标实突出。考其病机当以少阴心肾为中心，因而治疗中始终以振奋少阴气阳为本。治疗之初宜清热除湿，化痰通络，调养气阴，标本同治。后期治疗收效后，以益气养阴并合用成药"心宝"温补心肾以偏重治本。方中用黄芪、红参、麦冬、五味子、玉竹、黄精等大力益气养阴；黄连、瓜蒌、法夏、薤白等清热涤痰；丹参化瘀；生地、枣仁、浮小麦养心安神敛汗；藿香、白蔻仁、茵陈、谷芽等化湿利尿醒脾而保胃气。诸药随证之标本缓急而用，效果显著。

四、成才之路

（一）学医启蒙

郭老1932年12月25日生于重庆市荣昌县郭氏中医世家，幼承庭训，15岁中学肄业又读私塾一年以提高古文基础，后师从舅父廖济安习医，19岁出师后悬壶乡里。

郭老的父亲郭治安为当地名医，在郭老幼年时已声名远播，方圆百里之内来诊者甚众。在郭老的印象中，当时自家医馆里，常用药物如柴胡、银花等每日要用上一大箩，不少危重病人在父亲的调治下常应手而愈。当时白喉病肆虐，父亲用家传密制之"吹口丹"常吹之即愈，中医治病之捷效，病愈患者之感激，都深刻地印在了郭老年幼的心中。郭老在幼年攻读之余，父亲即开始教以诵读家传之《伤寒歌括》、《温病百言》、

《药性六字经》、《验方歌诀》以及陈修园《医学三字经》等书，郭老认为这些中医启蒙类的书至今仍对自己有帮助，可大段背诵。这样耳闻目濡，又从小开始了中医的启蒙教育，心灵中早已立下矢志岐黄之愿。

郭治安先生精习内外方脉，因诊务太忙，积劳而早逝，幸其妻弟廖济安尽得其传。济安先生擅经方、治"暴证"尤过其师，名噪乡里，门庭若市。既精于临床，又品德高尚，凡求诊者不论贵贱，一视同仁，遇赤贫者则送诊施药，是一位把医术与仁术紧密结合的典范，使郭老受益良多。郭老中学肄业后，由于对学医兴趣浓厚，婉拒了当时中学老师举荐赴重庆求学，欲从师廖济安先生专攻医学。济安先生为报师授业之恩，精心培养其甥，谓之当先专门攻读私塾，学习《论语》、《中庸》、《诗经》等一年有余，方开始教之以学医。

（二）从医经历

以后在跟从名医廖济安临床学习中医的三年中，其教习的方法是紧密结合临床所见的典型病例，引经据典地讲解其理法方药的要点，对疑难病例更指明其疑难之处，再遇同类病例则要弟子先辨证开方，指出其是与不是，说明为什么；另一方面一有闲暇则解读《医学三字经》、《金匮要略》、《伤寒来苏集》等前贤所著。郭老当时认为，仲景《伤寒论》用六经来概括疾病简直绝了，认为百病不离乎六经，没有更好的概括方法了。若说郭老幼年时就对中医之理有了一些朦胧感悟，产生了莫大兴趣，而临床跟师习医三年后则体悟更深了，为郭老未来的医学成就奠定了较为坚实的中医临床基础，亦养成其数十年从医生涯中一贯重实践、讲疗效的风格。此时探索医学知识对他已不是简单的兴趣了，而成为了他的信念和追求，鼓励了他的一生。直到今天，郭老每谈及中医成才之途径时，常说中医的学习要从培养兴趣开始，甚至从小孩开始就应该普及一些中医文化的教育和宣传，这样，青年一代才能对中医抱有兴趣和信心，也是中医事业能继续发展的基础。

1953年，他考入西南军政委员会卫生部中医进修学校专修班进修一年，虽学习内容全是西医，却大大拓宽了知识领域，使他认识到对人体生命活动、疾病诊治等，还存在另一套学理甚精的理论体系。这次学习使他萌生了探讨中西医学之间的联系、差异与实质的思想。同时也使他明白了医学之理非常渊博，只有不停歇地勤奋努力，才能做得更好。

（三）勤奋求知

结业后仍回乡行医，医事日益精进，调入县城关医院任内科医生兼医院主任。白天看病，晚上看书，广泛阅读。深感学海无涯，自己的西医尚属初识，而中医典籍的概念深邃，哲理性强，结论多，论证少，要探讨中西医的异同与实质，必须要有更大的追求，非尽量掌握现代自然科学与方法论的认识手段和思维方法不可。于是他继续谋求深造，1956年考入成都中医学院（现成都中医药大学）医学系本科，又受到众多四川中医界名老前辈如吴棹仙、李斯炽、邓绍先等的教诲，因成绩优异而提前于1960年毕业留校

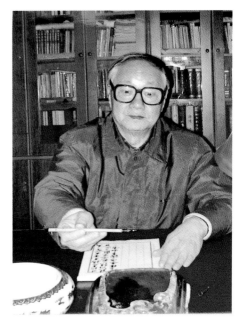

郭子光教授在家中书房

任教，一边工作，一边修完本科六年制全部课程，获得该校首届毕业生文凭。

他把中学老师的赠言"为学如逆水行舟，不可一篙放缓"作为他一生的信条。在此后的年代里，他的求知欲和探索精神与日俱增。他在临床上白天应诊，晚上必翻阅中西书籍，弄清当日所见疑难，对典型的或有体会的病案，必作翔实地搜集整理。如此日积月累，从中有所发现时就动笔著述。他治学严谨，不图虚名，论文、著述从不假手于人，文字朴实，富有新意与启迪，常获读者好评。其治学严谨还表现在时间观念上，认为"遵守时间就是科学"，几十年来，不论学习、开会、上班、讲课、完成各项工作或书稿任务等，从不误时。他精医善文，思维活跃，具有敏锐的洞察能力和综合概括能力，常能捕捉到事物之萌芽，领悟出言外之旨意，观察到医学发展之趋势，及时著文探讨，时人为之注目，故其而立之年，就已闻名遐迩。这样，在数十年间凭借严谨的治学态度、精深的学术造诣、丰富的临证经验、不息的探索精神，在国内外刊物上发表了学术论文120余篇，主编或编著出版医学专著20余部，享有巴蜀中医界"多产作家"之称誉。

即使到了现在，郭老虽已年逾古稀，仍然奋进不息，自比犁铧，宁愿在耕耘中磨损，也不愿在无为中锈蚀。除为研究生讲课、继续科研、临床工作外，还积极撰写论文、书稿，参与国内外的有关学术活动。他的一生都在实践着自己的人生格言："人生的目的是对人类事业的开拓进取，无私奉献；人生的品格是诚实宽容，作风正派；人生的价值是在人们心目中有为有位"。

1972年，由于他研究慢性支气管炎有成，和其他专家一起受到周恩来总理在北京人民大会堂的接见。周总理说："关于慢性气管炎的原因，西医有'病毒说'，病毒是怎么产生的？说不清楚！中医一切都归脾胃也太笼统，都要发展。"这段话对他的影响很大，作为一个有为的中医专家，知识面决不能窄，坚定了他在学术研究上采用广博精深作方法，也使他更加相信中医学术必须在继承的基础上着重发展的思路。

郭老在学术上影响较大的著作如《伤寒论汤证新编》、《日本汉方医学精华》、《中医奇证新编》、《中医各家学说》等，很多都是在广泛阅读和精深思维后，编著而成。他的学术成就是多方面的，他对中医理论的探索富有创意。他在《肺结核病》一

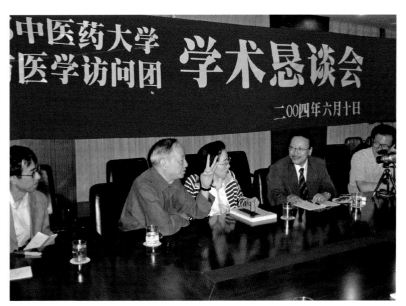

郭子光教授（左二）与日本汉方医药代表团学术交流

书中提出"三因鼎立"学说，形成发病公式：原因＋素因→疾病，被认为是对中医病因发病学的创新。他殚精竭虑从事伤寒研究，在《伤寒论汤证新编》一书中，提出"病理反应层次"学说，以之解释伤寒六经方证，是现代研究伤寒颇有影响的新说。

五、传人培养

在几十年的教学、临床与科研过程中，积累了丰富的教学和培育中医人才的经验，形成了认真备课、提高讲课艺术、讨论开启多向思维、理论结合实际的临床带习方案，对研究生重在三能培养。所培养的学生和研究生目前在国内外已普遍成为中医学术研究和临床的骨干。

2002年被两部一局确定为全国第三批老中医带徒导师，2002年12月确定并与学术继承人刘杨签定了继承合同书。在学校的支持下成立了"郭子光学术思想研究工作室"，制定了培养方案。三年中继承人刘杨每周坚持跟师临床3天，独立临床2天，作了详细的临床记录。每周1～2次专题讲述，并由继承人在指导下系统整理、总结和研究老师的学术思想与临证经验。在三年的学习中，继承人刘杨圆满地完成了继承教学的各项要求，并顺利答辩和通过了临床考核，公开发表了9篇学术论文和出版了1部学术专著，成为学校中医学术骨干，并顺利竞聘为教授。

在人才培养过程中，郭老一直很注意建立合理的人才梯队，所培养的本科生、研究生和高徒在我校中医伤寒学和各家学说的教学、临床和科研中都形成了合理的老中青人才队伍。目前，他们也全面进入研究生导师的行列。在科技攻关计划子课题"郭子光的学术思想研究"项目中，郭老又以带习方式指导和培养了6名研究生，收集了丰富的临床研究资料，公开发表论文10余篇，出版专著2部。相关的经验与学术的整理研究对中医学术和经验的传承和推广必将起到更好的作用。

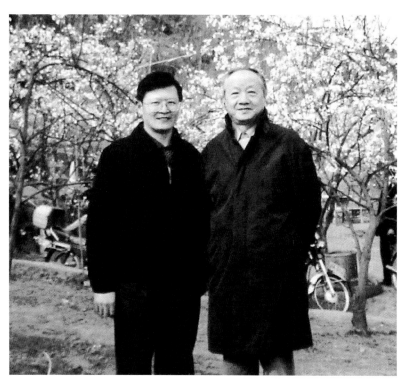
郭子光教授与弟子刘扬教授合影

六、对中医事业的执着与热爱

郭子光幼年承袭中医家学，解放初即加入当地联合诊所工作，1953年在重庆西南军

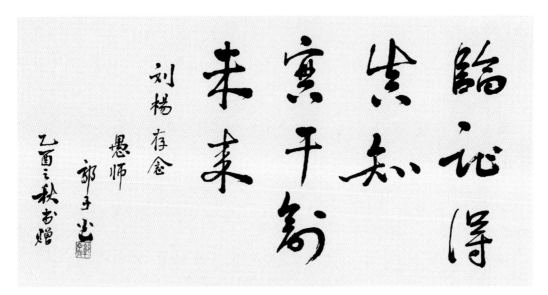

郭子光教授为弟子刘扬教授题字

政委员会卫生部中医进修学校专修班，学习一年，又在成都中医学院本科首届毕业，已从医五十六年余。

郭子光教授在学前孩提之时，以及入学攻读之余，两位"安先生"就教以诵读祖传之《伤寒歌括》、《温病百言》、《药性六字经》以及陈修园《医学三字经》等书，耳濡目染，心灵中已树立矢志岐黄之愿。他中学时，几位中央大学来的教师，意欲带他去重庆读完中学报考中大，说食宿费用都不成问题。他婉言谢绝了，坚定师从济安先生承袭家学。济安先生为报师授业之恩，精心培育其甥，坚信基深建高墙，临证知真谛的治学之道，嘱其先去上私塾攻读《论语》、《中庸》、《诗经》等一年余，以提高对古籍的阅读能力，然后才教以内、难、仲景及后世诸家医学之理。同时，紧密结合临证所见的典型病例，引经据典地讲解其理法方药的要点，对疑难病例则指明其疑难之处，再遇同类病例则要弟子先辨证开方，指出其是与不是，说明为什么。如此"手把手"的教习，为其未来的医学成就奠定了较为坚实的中医临床基础，亦养成其数十年从医生涯中一贯重实践、讲疗效的风格。

郭子光教授天资聪颖，少年时就颇有悟性，侍诊两年有余，对济安先生的许多独到见解与经验，继承无遗。如遵循寒温合邪高热证思想，用大剂生脉散加茵陈治夏日暴厥虚脱脉微之证，用养阴清肺汤和自配吹口丹治愈很多流行一时的白喉病，如此等等，他承袭而沿用至今，历历不爽。尝得济安先生"郭氏医术后继有人"之赞。他年未弱冠，从师卒业，悬壶乡里，小有名气，但他并不满足，而是立志深造。1953年，他考入西南军政委员会卫生部中医进修学校专修班进修一年，虽学习内容全是西医，却大大拓宽了知识领域。结业后仍回乡行医，医事日益精进，调入县城关医院任内科医生兼医院主任。坚持白天看病，晚上看书，并深感学海无涯，自己的西医尚属初识，而中医典籍的概念深邃，哲理性强，结论多，论证少，要探讨中西医的异同与实质，非尽量掌握现代自然科学与方法论的认识手段和思维方法不可。于是他继续谋求深造，1956年考入成都中医学院（现成都中医药大学）医学系本科，又受到众多四川中医界名老前辈的教诲，1960年提前毕业留校任教，一边工作，一边修完本科六年制全部课程，获得该校首届毕业生文凭。

留校工作后一直坚持严谨治学和朴实医风，虚怀若谷，诚恳客观，临床诊病，认真负责。其勤精不息，临床研习中医学数十载，理论造诣精深，学识渊博，拥有丰富的临床经验，擅长内科疾病诊治，尤其对冠心病心绞痛、心律失常、难治性血小板减少症、慢性肾炎蛋白尿、某些癌症等疑难病症疗效卓著，在病人和同行中声望很高。其学术思想成为成都中医药大学最早被纳入"十五"国家科技攻关计划的子课题"郭子光思想及临床经验研究"项目加以研究整理。他在临床上指导国内外学生，尽心竭力，言传身教，传术传德，为人师表。他一生热爱中医，既能继承传统，不断创新，又能与时俱进，兼收并蓄，为发扬中医学术与事业而努力不懈，已发表医学论文130余篇，编著或主编医学专著11种出版问世，在国内外医学界影响颇大，多次应日、韩等国及中国台、港地区医界邀请作临床经验交流和指导，获得好评。

七、医德医风

郭老待人谦诚，乐于助人，热心公益事业、品德高尚，无不受人敬重爱戴。他治学严谨，不图虚名，论文、著述从不假手于人，文字朴实，富有新意与启迪，常获读者好评。其治学严谨还表现在时间观念上，认为"遵守时间就是科学"，几十年来，不论学习、开会、上班、讲课、完成各项工作或书稿任务等，从不误时。他精医善文，思维活跃，具有敏锐的洞察能力和综合概括能力，常能捕捉到事物之萌芽，领悟出言外之旨意，观察到医学发展之趋势，及时著文探讨，时人为之注目，故其而立之年，就已闻名遐迩。

国医大师 唐由之

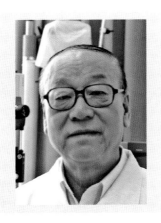

唐由之（1926~），男，汉族，浙江杭州人。中国中医科学院名誉院长，主任医师，著名眼科专家。从事中医、中西医结合眼科疾病诊疗50余年，经验丰富、疗效显著。曾为毛泽东主席等国内外著名人士诊治眼病，在国内外眼科学术界享有盛誉。

一、生平概述

唐由之，浙江杭州人。1942年拜眼科名家陆南山为师，5年后分别在苏州、杭州开设眼科诊所。1951年加入联合诊所。1952年考入北京医学院医疗系，1957年毕业分配到中国中医研究院（现中国中医科学院）从事眼科的研究、临床、教学和科技管理工作至今。

他曾先后被选为第五、六、七届和第八届全国人大代表。曾任中国中医研究院副院长，全国中西医结合研究会常务副理事长，卫生部第一届新药审评委员会副主任委员、第二、三、四届中药组主任委员、委员，中国中西医结合眼科学会主任委员，中华医学会眼科学会常务委员、委员，中华中医药学会眼科专业委员会主任委员，中国中西医结合学会副会长、欧洲中西医结合眼科学会名誉主席，《中国医学百科全书》编委，《中国医学百科全书·中医眼科学》分卷主编。

现任中国中医科学院名誉院长、暨眼科医院名誉院长，广州中医药大学第二临床学院客座教授、博士生导师，香港理工大学眼科视光学院名誉教授。他曾出席了在意大利罗马召开的第25届国际眼科学大会，作白内障针拨套出术的专题报告，并于1990年3月在北京主持召开了第26届国际眼科学大会其中的中医眼科学卫星会议。

唐由之先后主编了《中医对沙眼的认识》、《中西医结合手术治疗白内障》、《中国医学百科全书——中医眼科分册》、《中医眼科全书》等，并在眼科专业杂志发表论文数十篇。

首先提出以睫状体平坦部作为内眼手术的切口部位，比国外开展此类手术先行了16年。与此切口相关的白内障针拨技术的研究，解决了过去容易引起并发症的问题，获得了

1978年全国科技大会奖状，并因该项研究而获得1978年全国科技大会的个人奖状。有关白内障针拨套出术的研究曾获国家科技进步二等奖。

鉴于唐由之在中医、中西医结合治疗眼科方面所作的贡献，1984年他被国家人事部授予"中青年有突出贡献的专家"证书，1986年国家卫生部授予"全国卫生文明先进工作者"的荣誉称号，1988年世界文化理事会授予他"爱因斯坦世界科学奖"奖状，1990年首批获国务院颁发的政府特殊津贴，1992年获朝鲜一级友谊勋章，1996年获香港何梁何利基金会科学与技术进步奖，1998年获中国广州仲景中医药奖励基金会杰出成果奖，2001年中国中西医结合学会授予"中西医结合贡献奖"，2006年中华中医药学会授予"国医楷模"证书和中医药传承特别贡献奖等。2009年4月，被人力资源和社会保障部、卫生部、国家中医药管理局评为首届"国医大师"。

二、学术思想和思辨特点

唐由之在长期从事眼科临床的过程中，对眼科领域中仍属难治的病种，应用现代化先进的仪器进行临床和实验研究，运用中医眼科理论辨证论治，在白内障、青光眼、缺血性视神经病变、视神经萎缩、糖尿病视网膜病变、视网膜中央静脉阻塞、老年性黄斑变性及视网膜色素变性等疾病的临床诊疗方面积累了丰富的经验，在中医眼科学术理论方面有较多的创新。他提出了眼底病辨证以气血理论为依据，辨证与辨病相结合的中西医结合的诊治模式。

（一）创新的白内障诊疗研究

金针拨障术是一种古老的治疗白内障的方法，过去的中医眼科医家开展该手术时，由于受历史条件的限制，缺乏解剖、消毒学的知识，手术过程不规范，造成并发症较多，成功率不高，因此金针拨障术很早就已经失传了。唐由之还是在学校学习时，就在思考如何重新对它加以发掘提高。

1958年，唐由之根据古代文献，特别是《目经大成》关于拨障术切口的记载，结合现代解剖学深入研究，首先提出睫状体平坦部作为内眼手术的切口部位，改变了长期以来称之为"危险区"的传统看法。比国外开展睫状体平坦部切口施行玻璃体切割术早了16年。该切口目前已为国内外眼科界广泛应用。与此切口相关的白内障针拨术研究，解决了术后并发症的难题，使古老的针拨术获得了新的生命力。由于这一方法具有手术快、恢复快、痛苦少的优点，在20世纪50年代至80年代初被广泛应用。

在唐由之众多的病人中有毛泽东等国内外领导人，也有一般平民，而难度最大的手术要算他为柬埔寨宾努亲王做的一次手术。宾努亲王因患有帕金森氏综合征，头部不自主晃动达一分钟一百二十次，对于这种特殊的白内障病例，施行白内障针拨术是唯一选择，手术中唐由之把两只手搁在宾努的脸颊上面，手随着宾努亲王的头部移动而移动，相对动等于不动，终于成功地完成了这次难度最大的手术。在针拨术的基础上，唐由之又发展了白内障针拨套出术，使针拨术更加完善。

白内障的诊断规范化的问题，一直是现代眼科的重要课题。以往的白内障诊断标准，直接观察和照片比照法其分级比较粗略，而且受到较多主观因素的干扰，不同医生选择同一标准进行临床诊断时往往有较大的差异性。为此，唐由之主持了旋转式晶状体断层图像分析系统的研究。该研究利用窄裂隙光源照射晶体，形成光学切面，通过数码摄像将动态切面图像传给计算机，选择图像进行光散射强弱分析，即计算机灰度分析，对晶体的混浊程度进行定量分析。该项目以基础实验和临床研究为依据，完成了旋转式晶状体断层图像分析系统的研制，首次提出了大鼠半乳糖实验性白内障定量分级诊断标准；初步测定了老年性白内障各期的混浊面积及灰度值。该研究为白内障临床提供了客观、定量、可重复检查诊断方法，对白内障的早期诊断、病情变化监控、药物疗效评价提供了可信可靠的检测仪器，通过旋转式晶状体断层图像分析系统的图像传输功能可以异地实施白内障的普查、药物疗效观察及手术筛选，对防盲治盲工作有着重要意义。

（二）创新的中医抗青光眼手术

青光眼是目前仅次于白内障的第二大致盲眼病。有关研究资料显示，2000年全球约有6680万原发性青光眼患者及约600万继发性青光眼患者，其中约有670万患者因青光眼致盲。根据我国北京顺义地区、广东省斗门及新会地区的统计资料推算，我国约有670万原发性青光眼患者，其中约有63.5万青光眼致盲患者，此数字尚不包括大量的继发性青光眼患者。如此众多的青光眼患者及因其失明者，不仅给青光眼患者本人和家庭带来巨大的身心痛苦，还造成社会经济的巨大负担和劳动力资源的重大损失。难治性青光眼是指经过常规滤过性手术或联合应用抗代谢药物甚至睫状体冷冻术及睫状体光凝术辅以最大耐受量的抗青光眼药物治疗，依然不能将眼压控制在正常范围的青光眼，如：新生血管性青光眼，无晶体性青光眼，人工晶体性青光眼，多次经滤过术后眼压仍失控的开角性青光眼或闭角性青光眼等，是现代眼科临床治疗的难题之一。晚期患者常因失控的眼压和进行性的视功能丢失而造成失明和无法缓解的剧烈疼痛，部分患者因疼痛不能忍受而摘除眼球。目前难治性青光眼治疗方案有联合抗代谢药物的小梁切除术、睫状体冷冻术、睫状体光凝术及青光眼引流装置植入术。联合抗代谢药物的小梁切除术，有时仍难形成功能性滤过泡，而不具备滤过手术条件又有一定视功能的眼，行睫状体冷冻术、睫状体光凝术有发生低眼压或眼球萎缩的危险，而引流装置植入术又常因为引流管移位或堵塞、后部筋膜囊包裹等导致手术失败。上述手术成功率低于50%，尤其是新生血管性青光眼，手术预后差，成功率仅为11%～33%。在美国，每年约有12%～15%的眼球摘除病例是由于虹膜新生血管引起的失明和疼痛所致。前面几种方法手术较复杂，手术费用高，疗效亦不理想。因此，迫切需要寻找新的安全、有效的方法，降低患眼的眼压，保存其尚存的视功能，缓解患者的痛苦，提高其生活质量，减少其经济损失。

为探讨此类青光眼的手术治疗新途径，唐老在白内障针拨术有关临床研究、病理研究的基础上，提出了中医抗青光眼手术的思路与方法。他在《目经大成》所载金针拨障术"针锋就金位，去风轮为锐眦相半正中插入，毫发无偏"基础上，采用睫状体平坦部为切口，做白内障手术数千例。至1966年针拨术鉴定之前，在遇到白内障针拨术继发青光眼时采用其自行设计的巩膜环钻在睫状体平坦部作巩膜、睫状体环形切除，有效地解决这类青光眼，其后的临床三面镜检查及病理研究证实，睫状体平部切口不再愈合，为选择此处作青光眼滤过术提供了依据。1974年国外学者开始选择睫状体平坦部作为后节手术常规切口，实践中我们发现其切口部位仍在后房的范围，因此想到在该处做青光眼滤过术的可能性。经过两年来重温过去的研究资料，特别是回顾白内障针拨术研究过程中曾发生继发性青光眼和当时解决这种青光眼的思路和手术方法，重新反复思考加以研究，多次改进了当时的抗继发性青光眼的手术方法，设计了在睫状体平坦部做滤过手术的方案，定名为"睫状体平坦部滤过术"。该部位目前已成为国内外公认的眼后节手术常规切口部位，是作眼科手术切口的安全区之一。本手术改变了过去传统的抗青光眼手术部位和方法。用中医传统的手术切口部位另建"眼孔"，疏导房水，以达到"肝管无滞"，恢复正常眼压的目的。与以往的角膜缘切口相比，具有安全性好、手术操作相对简便、手术切口部位易定位、操作范围较大等优点。实践证明"睫状体平坦部滤过术"对难治性青光眼治疗有效。

睫状体平坦部滤过术，是一种具有中医特色的、创新的抗青光眼手术方法。该手术将青光眼手术切口部位从传统的角膜缘后部向后移位到睫状体扁平部，可用于所有采用其他方法治疗失败的青光眼患者。这是眼科手术史上的一次思想变革和理论创新，使许多受到青光眼致盲威胁，尤其是经其他方法治疗无效的患者多了一种手术选择的机会，多了一线留住光明的希望。

（三）对中医眼科望诊的发展

眼科诊法包括运用望、闻、问、切等诊察手段搜集资料，然后进行综合分析，对目病作出病名诊断和证候诊断。望诊是中医眼科诊法中首要而独特的环节。望诊法在中医眼科领域的不断进步，可以推动中医眼科的学术发展。

唐老认为科技进步丰富了中医眼科望诊的内容。随着医疗仪器的发明与创新，如OCT、UBM、FFA、ICG、mERG、HRT、HRF等使眼底病变所见，变局部为整体，平面为立体，静态为动态，大体的像成为微观显示，促进"望诊"更精微、更直观，在此基础上能更精确的识病辨证，从而使立法处方更贴切。他提出了"宏观辨证和微观辨证"相融合的论点，使中医眼科识病辨证推进到一个新的高度，使诊断和疗效评定更客观化、数字化、科学化和可重复性，促进了中医眼科现代化进程。

他在临证科研实践中，注重创制和应用现代仪器设备，提高了对眼病的诊断及疗效判定的科学性。他主持研究的旋转式晶状体断层图像分析系统解决了白内障客观定量诊断的问题，现已应用于国内外眼科临床和科研领域。应用该系统，可以证实中药制剂"障明滴眼液"对白内障的预防治疗作用。

经过多年的临床探索，唐老认为属于的白内障范畴的视神经、视网膜、视网膜血管、黄斑、脉络膜等眼底组织不独为肾所主，而与五脏六腑均有直接或间接的联系。眼底变化也就是脏腑功能失调的反应，逐步形成了辨眼底常见症状的辨证方法。临床上运用FFA、OCT、VEP、HRT等现代检查手段观察眼底的出血、水肿、渗出、血管阻塞、新生血管、变性、机化等常见的病理改变进行辨证施治，对老年性黄斑变性、中渗、糖尿病性视网膜病变等眼科难治病取得了较好的疗效。

（四）眼局部辨证与整体观念相结合

唐老认为眼集脏腑之精气，眼内各组织皆与内脏相应，因而眼部的生理功能与病理变化能直接或间接地反映出内脏的情况。对于眼病，必须视作为整体的局部病变，决不可单认为是眼本身的变化，眼病形成皆因阴阳失调，脏腑偏胜。如果能正确掌握治病求本原则，掌握整体观念，进行辨证论治，以纠正偏胜，调和阴阳，沉疴亦能挽回。眼科五轮学说是提示眼与整体之联系，在很多情况下，能解释眼的生理病理现象，对治疗亦具一定指导作用。但古人用于临床，很多是过分偏重局部体征，过分强调五脏主病，对因脏腑偏胜同时引起的其他证候，考虑较少，更缺乏整体认识，从而产生一病一方的片面治疗观点，这是与整体观念相违背的。因此，唐老强调对待眼病必须全面看问题，要把眼病各个症状及整体所出现的表现结合起来，看其相互关系，从中分别主次，找寻阴阳偏胜与五行生克规律，然后议定方药，才真正符合辨证论治法则。

唐老在强调整体观念的前提下，非常重视探求病因病机。病因可从眼局部与整体所表现的各种征象探求，但有时全身症状不明显，则需要详细分析病史，找寻旁证，对天地间自然界的骤然变化、人事的变迁，以及突然发生的体征，更须加以注意。然后应用阴阳五行脏象经络与五轮学说等作深入细致分析，达到治病求本的目的。

唐老还强调治病贵在应变，认为原则必须掌握，但亦有一定灵活性，需要随机应变，辨证论治。因为眼病病因复杂，症状可随各个阶段有所不同，特别当情志波动、饮食失节、起居违和、天时变化、妇女胎产经带，以及用药不当时，皆可对眼部病变有所影响。所以，治疗用药必须注意病证转变，从转变中看其阴阳进退，邪正消长。唐老多次告诫后学，为医者必须行方智圆、胆大心细。

（五）治外障祛邪不忘固本

《内经》云："瞳子黑眼法于阴，白眼赤脉法于阳"。唐老认为，眼外障之早期多见目赤，多属因火所致。其他如急性、慢性结膜炎、麦粒肿及巩膜炎等外眼疾病，都属目赤范畴。此类疾病为火邪所袭，治疗固然不离寒凉清热，但清法有多种办法，须参照《伤寒论》及温病学说仔细分析病情的进退兼夹，订立周密的治疗方案，方能真正达到对症下药的效果。唐老认为，一般火邪侵袭眼睛多兼挟风邪；病之后期，由于邪热消烁阴液，还可出现阴分不足之象，也有损气害血者，可有气虚及血络热滞等情况。治疗时，早期除了清热外，尚须祛风，并注意护阴，宜采取散火疏风佐以养阴生津之法；后期者则应注意调和气血。常用治疗方法有：养阴清热、凉血和络、升阳益气清热等。临床应用时，可数法合参。

根据五轮学说，眼睑属脾，白睛属肺，黑睛属肝，两眦属心，各轮病症归属脏腑有差别，处方用药则应兼顾药物归经属性。胞睑病，可配枳壳、升麻、蔓荆子、荆芥、防风、葛根、羌活等药。白睛病，可配桑枝、桑白皮、薄荷、菊花、桔梗、炒牛蒡子、杏仁、旋覆花等药。两眦属心，则配黄芩、黄连、黑山栀、竹叶心、莲子心等药。黑睛病，可配谷精草、木贼草、白蒺藜、密蒙花、青葙子、蝉衣、钩藤等药。但临床应用须灵活掌握，如结膜炎病，常可同时引起胞睑红肿、睑、球结膜充血甚至角膜炎症。肉轮、气轮、血轮、风轮、四轮同病，处方时则按照何轮病重，侧重该轮治疗，兼顾其他轮。

（六）眼底疑难杂症从气血论治

在治疗眼底疑难病方面，唐老重视气血辨证，认为气血理论与眼底病变密切相关，气血失调是贯穿眼底病整个病程的基本矛盾，总结了眼底疑难杂症从气血论治的宝贵经验。唐老设立的从气论治、从血论治、气血双治、痰瘀同治等治法，对眼底疑难病的治疗具有重要意义。他提出眼底病辨证以气血理论为依据，辨证与辨病相结合的中西医结合的诊治模式。

气血是构成人体的基本物质，"气血不和，百病乃变化而生"。眼作为全身重要的组织器官，因"五脏六腑之精气，皆上注于目而为之睛"，必然与气血关系紧密。当气血失和，可以直接造成眼底组织病理改变，影响到视功能。退行性眼底病变，多由气虚生瘀，络阻窍闭，经用益气治血、开窍通闭之剂，常可收到良效。

眼内真气、真血皆由脾胃所化，所以调理脾胃成为治疗上的一个主要方法，健脾、温中、运脾、升阳、理气、清胃、和胃、攻下等为临床常用。唐老常用的理脾法有：健脾益气、健脾渗湿、健脾化痰、健脾生津、健脾养血、健脾养心、健脾抑肝、健脾补肾、健脾散火。健脾用药，常用苍术、白术、茯苓。若患者确有脾气虚弱者，可加参、芪，黄芪多用生黄芪，补气而不生火，且常于柴胡、升麻、蔓荆子、葛根诸药中选加一二味，加强疏理气机之功效，又常常佐入当归、川芎少许，以助气运血行。对于存在局部组织水肿的疾病，除加入泽泻、猪苓、楮实子等利水渗湿药物外，常佐以陈皮、桂枝等药促进水湿运化。视网膜有渗出物者，可加少许化痰药物，如半夏、贝母等。

唐老指出，对于眼科血症虽然原则上采用清热止血法治疗，但要掌握好分寸。清热不可过寒，止血不可郁气。寒凉过度、气机壅塞，均易造成瘀血留滞不化。唐由之治血症，喜用茜草、蒲黄、藕节、大蓟、小蓟等既止血又活血的药物止血；清热则用生地、茅草根、丹皮、小剂量黄芩等。常酌情加入赤芍、丹参、制大黄、姜黄等活血化瘀之品。手术后出血或外伤出血常加入少许三七、苏木等药。应用这些方法，止血而消瘀，能较好地克服瘀血停滞之弊。

三、典型医案

1. 西医诊断低眼压性青光眼，属青风内障气滞血瘀证者，治当行气活血以提高视力

郑某，女，46岁。2004年1月6日初诊。

双眼视力下降3年。

初诊： 患者3年前在香港当地医院诊断为双眼低眼压性青光眼，目前自点适立达眼水，每日1次，本次为求系统治疗来我院就诊。查：右眼视力：0.15/0.6（矫正）；左眼视力：0.15/1.0（矫正）。双眼角膜前房清，前房中深，周边前房约1/2CT，双眼瞳孔对光反射存在，双眼晶状体皮质密度增高透明。右眼视盘边界清颞侧色稍淡，C/

D≈0.6~0.7，血管向鼻侧屈膝爬出，黄斑中心凹反光未见。左眼视盘边界清颞侧色稍淡，C/D≈0.6~0.7，血管向鼻侧屈膝爬出，黄斑中心凹反光未见。舌暗，苔薄，脉弦。中医诊断：青风内障，气滞血瘀；西医诊断：双眼低压性青光眼。患者情志不畅，肝郁不舒，气血瘀滞玄府，精微不得上荣于目，神光不得发越于外，导致视力下降。治以行气活血。

处方： 丹参15g，川芎12g，当归15g，红花9g，枸杞子20g，炒白术12g，炒白芍12g，菟丝子15g，生黄芪20g，车前子（包煎）15g，泽泻15g，牛膝12g。30剂，水煎服，每日1剂。

复诊： 2004年11月17日。双眼视力提高，但服上药后矢气，大便次数增多，效不更法，上方加黄精15g，厚朴12g，麦冬12g。30剂。水煎服，每日1剂。

按语： 本案为低眼压性青光眼患者，眼压正常而见视盘萎缩，西医考虑与眼压、视路供血有关。关于本病，中医古籍并没有明确的记载，结合现代科学对该病的认识，试用行气活血益肾之剂，获得了一定效果，说明除了中医理论、典籍外，现代科学也可以对中医眼科临床提供指导性的帮助。该方对治疗气滞血瘀型的视神经萎缩亦可收效。

2. 西医诊断开角型青光眼，属青风内障气虚血瘀水停证者，治宜活血通络补益目窍

徐某，女，60岁。2005年9月9日初诊。

眼压高，左眼20余年，右眼7年余。

初诊： 患者1982年在某综合性中医院被诊断为"左眼青光眼"，予噻吗心安眼水治疗，眼压控制差，1997年又在某综合性医院查眼压：右眼23mmHg，左眼21mmHg。2000年"双眼高度近视"，视力可矫正到1.0。2004年在某综合性中医院测眼压：右眼26mmHg，左眼19mmHg，予美开朗眼水、毛果芸香碱眼水治疗。2004年12月加用派立明眼药水，眼压仍控制不良。自觉眼压控制较差，遂来我院。睡眠欠佳。查：右眼视力：0.06/0.8（矫正），左眼视力：0.07/1.0（矫正）。双眼前房中深，周边1/2CT，鼻侧1/3CT，晶体皮质轻度混浊，周边不明显。眼底视盘呈竖椭圆形，大小、色正，C/D=0.2~0.3，颞侧有近视弧，黄斑大致正常。眼压：右眼：19mmHg，左眼：17mmHg。舌红，苔薄白，脉细。中医诊断：青风内障，气虚血瘀水停证；西医诊断：双眼开角型青光眼。由于患者年老体弱，气虚行血无力，血行不畅，导致目窍闭塞不通，目失所养，目视不明。治以活血通络，补益目窍。

处方： 丹参15g，川芎15g，赤芍药20g，紫草20g，大蓟15g，小蓟15g，生地黄15g，丹皮15g，枸杞子20g，菟丝子15g，车前子（包煎）15g，地肤子15g，泽泻15g，生黄芪25g，怀牛膝15g，生炒枣仁各15g。14剂，水煎服，每日1剂。

复诊： 2005年9月22日。患者自觉视物好转。查视力：双眼矫正视力1.0。效不更法，上方去菟丝子，加女贞子15g。21剂。水煎服，每日1剂。

按语： 患者年老，气血虚弱，运行不畅，瘀滞脉络，又津液不行，致眼珠胀硬，辨证属气虚血瘀水停证，予益气活血利水之剂。患者舌质红，表面内有郁火，因此使用凉血化瘀通络之品，如丹参、赤芍药、紫草、大小蓟等，并清养心神。复诊去菟丝子改为女贞子，也是为凉血化瘀通络，清养心神。

3. 西医诊断原发性视网膜色素变性，属高风内障肝肾不足证者，治以温肾通络明目

王某，男，23岁。2005年6月2日初诊。

双眼视物不清1年余。

初诊： 双眼视物不清1年余，当地医院诊断为"双眼视网膜色素变性"。现症见：双眼夜盲，视野缩小，视力下降，纳可，二便可。舌淡红，苔薄白，脉弦细。查：右眼视力0.2，左眼视力0.3，双眼视盘大小边缘可，颞侧浅淡，血管细，网膜污秽，少量色素沉着，黄斑中心凹反光可见，左眼黄斑区浅红。NCT眼压：右眼15.3mmHg，左眼14.6mmHg。双眼管状视野。中医诊断：双眼高风内障，肝肾不足证；西医诊断：双眼原发性视网膜色素变性。由于患者先天肾阳不足，肝肾精气不能上荣双目，眼目失养，视物不清，视野缩小，阳不胜阴则夜盲。治以温肾通络明目。

处方： 巴戟天15g，肉苁蓉12g，菟丝子15g，仙灵脾20g，补骨脂15g，枸杞子30g，覆盆子20g，丹参20g，川芎15g，茺蔚子15g，桂枝7g，生黄芪30g，柴胡6g，炙鸡内金12g。60剂，水煎服，每日1剂。

复诊： 2005年8月12日。双眼视物改善，查视力：双眼矫正0.8。复查视野右眼较前好转，左眼较前缩小。眼底同前。守法同前，温肾通络明目。

处方： 巴戟天15g，肉苁蓉12g，菟丝子15g，仙灵脾20g，补骨脂15g，枸杞子30g，覆盆子20g，丹参20g，川芎15g，茺蔚子15g，桂枝7g，生黄芪30g。水煎服，每日1剂。

按语： 原发性视网膜色素变性是较为常见的眼科遗传病，中医属高风内障范畴，发病率为1/5000～1/3000，因发病与基因相关，治疗困难。本病患者为男性青年，发觉夜盲、视野缩小1年，考虑先天肾阳不足为主，眼目失于温煦濡养，故见诸症。处方予温肾阳，通脉络之剂。病属疑难，用药后主观感觉好转，客观检查略有进退，需用药缓缓图之，稳定病情，改善症状。

4. 西医诊断原发性视网膜色素变性及原发性闭角型青光眼，属高风内障及绿风内障肾虚血瘀证者，治宜益肾活血明目

周某，女，53岁。2005年3月10日初诊。

右眼视力下降10余年。

初诊： 患者1992年行右眼抗青光眼手术，同年诊断"右眼视网膜色素变性"。2001年行右眼白内障摘除加人工晶体植入术，2000年左眼病毒性角膜炎，行左眼角膜板层移植术。查：右眼视力：眼前手动，左眼视力：无光感。右眼角膜色素性KP（＋），8：00～12：00周边术后瘢痕，12：30～1：00虹膜切除，瞳孔有机化膜，部分与IOL轻度粘连，视盘边清色苍白，C/D＝0.9，血管细，视网膜色发灰，散在骨细胞样色素沉着。左眼角膜全层白斑。NCT眼压：右眼13.5mmHg。舌淡红，苔薄白，脉弦。中医诊断：右眼高风内障；右眼绿风内障，肾虚血瘀证。西医诊断：右眼原发性视网膜色素变性；右眼原发性闭角型青光眼。患者先天肝肾不足，又后天失养，肝郁不舒，更伤肝肾精气，眼络虚滞，玄府失养。治以补肾活血明目。

处方： 丹参20g，当归15g，红花9g，川芎15g，生蒲黄（包煎）20g，牛膝15g，制首乌20g，巴戟天20g，黄精15g，枸杞子30g，菟丝子15g，覆盆子20g，山萸肉9g，生黄芪

30g，柴胡6g。21剂，水煎服，每日1剂。

复诊：2005年4月21日。右眼光感略增强，睡眠欠安。查视力：右眼：眼前手动，左眼：无光感。NCT眼压：右眼10.5mmHg，眼部其余同前。沉疴痼疾，守法同前，益肾和血明目。

处方：丹参30g，当归15g，红花9g，川芎20g，生蒲黄（包煎）20g，牛膝15g，制首乌20g，巴戟天20g，黄精15g，枸杞子30g，菟丝子15g，覆盆子20g，生炒枣仁各15g，夜交藤30g，生黄芪30g，柴胡6g。60剂，水煎服，每日1剂。

按语：不管原发性视网膜色素变性，还是闭角型青光眼，在中医看来，都属于瞳神疾病，并处于病程晚期，病机为肝肾不足，眼络虚滞，玄府失养。因此治疗上从补益肝肾，和血明目入手。然沉疴痼疾，短期有明显改善是不现实的，治疗的目的是能控制病情的发展，需要较长的治疗时间。

5. 西医诊断黄斑前膜，属视瞻昏渺、痰气郁结证者，治以疏肝开郁，散结明目

庞某，女，72岁。2005年5月20日初诊。

左眼视力下降2月余。

初诊：患者2月前开始左眼眼前黑影飘动，然后视物变形，视力下降，在某三甲医院诊断左眼黄斑前膜。现症见：左眼视物不清，变形，纳可，二便可。舌淡红，苔薄白，脉弦细。查：右眼视力0.8，左眼视力0.25，右眼视盘界清色可，C/D=0.3，动脉反光强，黄斑中心凹反光不明显，左眼视盘界清色正常，动脉反光强，动静脉交叉征（＋），中心凹反光面积较大，玻璃纸样皱褶。NCT眼压：右眼17.1mmHg，左眼20.4mmHg。OCT显示：双眼黄斑前膜形成，左眼黄斑水肿。中医诊断：左眼视瞻昏渺、痰气郁结证；西医诊断：左眼黄斑前膜。患者年老，气血精气不足，运行无力，又脾虚生湿，痰气郁结局部，眼目受损，视物变形、视力下降。治以疏肝开郁，散结明目。

处方：青礞石（先煎）20g，连翘15g，法半夏15g，川贝母15g，白及15g，丹参20g，川芎15g，珍珠母（先煎）20g，生黄芪20g，柴胡6g。水煎服，每日1剂。

复诊：2005年5月27日。左眼视物变性减轻，查眼部情况大致同前。效不更方，继予疏肝散结明目之法。

按语：黄斑前膜为眼科难治病，西医一般采取姑息或行手术治疗。分析本案患者，年逾70岁，诸脏不足，而病机在肝郁脾虚，痰郁气结，阻碍神光发越，视物变形，视力下降。治以疏肝解郁，化痰散结。青礞石、半夏、川贝、珍珠母祛痰散结；白及、丹参、川芎通络散结；柴胡、连翘疏肝清热散结；生黄芪益气明目。诸药相合，令痰郁之邪缓解，眼目气血渐复，视物变形改善。

6. 西医诊断老年性黄斑变性，属视瞻昏渺、肾虚血瘀证者，予益肾填精、疏通气血、濡养眼目之剂

刘某，男，56岁。2005年9月2日初诊。

双眼视力下降3年余。

初诊：2001年当地医院诊断"双眼干性老年黄斑变性"，自觉畏光，视物模糊，无视物变形，睡眠欠安。查：双眼视力0.1，矫正不提高。眼底视盘界清，色略淡，A反光

增强，黄斑区1.5PD大小不规则反光，色暗红，中心凹反光未见。舌红，苔薄白，脉细数。中医诊断：双眼视瞻昏渺、肾虚血瘀证；西医诊断：双眼老年黄斑变性（干性）。患者年老体弱，肝肾精气不足，气虚行血无力，血行不畅，目窍闭塞不通，目失所养，目视不明。治以益肾精，补气血，通眼络。

处方：丹参10g，川芎15g，赤芍药30g，当归15g，熟地黄15g，制首乌20g，黄精20g，枸杞子30g，菟丝子15g，覆盆子15g，生炒枣仁各15g，牛膝15g，生黄芪30g。14剂，水煎服，每日1剂。

复诊：2005年10月13日。自觉视物好转。查：右眼视力0.2，左眼视力0.12，眼底情况稳定。效不更法，前方去生炒枣仁，加女贞子20g，并增加制首乌、黄精剂量。

处方：丹参25g，川芎15g，赤芍药30g，当归15g，熟地黄15g，制首乌25g，黄精25g，枸杞子30g，菟丝子15g，覆盆子15g，女贞子20g，牛膝15g，生黄芪30g。30剂。水煎服，每日1剂。

按语：老年性黄斑变性是一种年龄相关性疾病，多见于50岁以上患者。《内经》："年至四十，阴气自半而起居衰矣……"，"五十岁肝气始衰，六十岁心气始衰，七十岁脾气虚，八十岁肺气衰，九十岁肾气焦……"。又瞳神属水轮，责之肝肾，因此该病的发生与诸脏特别是肝肾精气不足有关。肝肾阴精为全身阴血津液的根本，阴精不足，则经络不充，玄府亦失于濡养，眼底见萎缩表现。故予益肾填精、疏通气血、濡养眼目之剂，而见效。

四、成才之路

1.弃文从医造就传奇人生

唐由之，字昆吾，1926年出生于杭州，自幼跟随当画家的大哥学习国画，同时研习古典文学。其父经营参行，抗日战争期间，民不聊生，百业萧条，家私日渐消耗而倒闭。14岁就读初等中学期间，其母谢世，家境日下，不得已而中途辍学，随其兄唐云到上海生活，续读于无锡国学专修馆上海分校，专攻古典文学，晚间，师其兄学习国画、书法。

1942年经唐云友人石瓢僧人引见，拜见上海中医眼科名医陆南山先生。亲见眼病患者之多，其状凄苦。陆先生医德高尚，诊所业务繁忙，享誉江浙村邑。由石瓢僧人推荐，唐由之拜陆南山为师，陆南山是用现代科学方法研究中医的先驱，中医眼科界革新的倡导者，他率先使用眼底镜、裂隙灯、显微镜等现代科学仪器进行检查、诊断。思想开放，能洋为中用，善于吸收消化先进的东西，为己所用。16岁的唐由之是5个徒弟中最小的一个。开始他不会抄方也不会背诵，师兄们抄方，他就站在老师背后，用心观看，耳听心记，时间一长，不用师傅讲自己也能判断个大概。"中医叫识病辨证，站在老师后边看，就是最好的实践经历"，提起那段时光，唐由之记忆犹新。当时陆南山一日接诊约200余人，先生识病、辨证开方后，冲洗、点药、扎针由学生来操作。碾药、制药都交由学徒们业余完成。唐由之往往一心几用，手抄处方、耳听老师、心记要领。他将跟师秘诀总结为十三字："耳听六路，眼观八方，乱中寻规律"。高强度的训练，练就了工作的灵活性和机动性。由于他聪颖过人、谦虚好学，深得陆南山器重，常使之伴其左右，指点要诀。经过5年的理论学习和临床实践，唐由之学识与日俱增，技艺日臻成熟。

1947年底回到家乡杭州市，在上珠宝巷开设唐昆吾眼科诊所。1951年响应国家号召，首批加入联合诊所工作。他深感要弘扬中医事业，必须要有坚实的理论基础，既要业专，又要学博。因此，他白天忙于诊务，晚间在杭州文化夜校补习初高中的英语和数学等课程，为进一步深造打下了良好的基础。1952年，他巧遇国家选拔在职中医培养提高的良机，考入北京医学院医疗系，终于实现了自己的宿愿。经过5年寒窗攻读，于1957年毕业，分配到中医研究院从事眼科的研究、临床和教学工作，并兼任北京中医学院眼科教学工作。

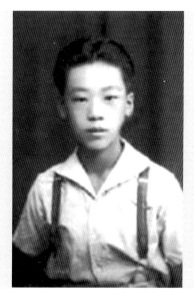

唐由之教授少年时期

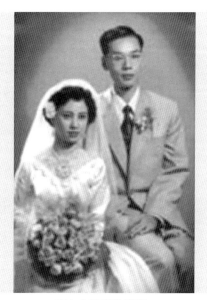

唐由之教授结婚照

2. 医术精湛传扬中华内外

在北京医学院学习期间，唐由之与同学组成眼科研究小组，经常研究中医眼科事业之兴衰，探讨金针拨障术之奥秘。到中医研究院工作后，条件比较优越，1958年开始用兔子作金针拨障术的动物实验。年底正式进行金针拨障术的临床和基础研究，做白内障针拨术20余例，手术全部成功。

在对古代针拨术的继承和发扬研究工作中，主要解决了三个问题：

第一，开创了睫状体平坦部做手术切口的问题。过去眼科界的传统观念认为，在睫状体的创伤，容易引起交感性眼炎和出血。长期以来，这一部位被称为"危险区"，不宜经此施行手术。唐由之根据古代文献，特别是《目经大成》一书中关于拨障术切口的记载，结合现代解剖学进行深入研究，从动物实验、临床观察和长期随访，并用裂隙灯显微镜加睫状体平坦部压陷装置，详细观察了手术后病人睫状体平坦部和周围组织情况，并争取到手术后几年到19年之久患者的眼球作组织病理学详细观察，均证明了睫状体平坦部做手术切口是安全可行的，是有科学根据的。从而改变了睫状体部位是手术"危险区"的固有看法，为经睫状体平坦部广泛开展内眼手术打下了理论基础，取得了实践经验。比国外开展睫状体平坦部切口施行玻璃体切割术先行了16年。

第二，色素膜组织嵌入或脱出于各种创口之外，是发生交感性眼炎的主要原因之一。由于睫状体平坦部解剖组织的特点，在锐利而整齐地切开巩膜和睫状体平坦部组织时，由于睫状体组织的纵行肌纤维的收缩，使睫状体平坦部切口两端分别各自向反方向离开巩膜切口，这样不致造成睫状体组织嵌入或脱出于巩膜切口之外。这是长期以来几千例病例观察至今，未见有交感性眼炎发生的原因所在。

为在睫状体平坦部作各种内眼手术的安全性，从另一方面提供了理论依据和实践经验。

第三，传统的针拨术，术后继发性青光眼是本手术的严重并发症，过去对此发生的机理不明，经过观察研究，明确了此类青光眼的发生都有完整的玻璃体疝嵌入瞳孔区，阻断了前后房水的流通所致，为此在手术操作过程中设计了划破瞳孔区玻璃体前界膜的手术方法，从而根本上防止了针拨白内障术后继发青光眼的可能性。

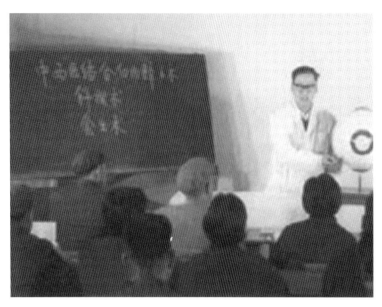

唐由之教授讲解白内障手术

唐由之将白内障针拨术切口部位定位标准化，又使拨障操作程序规范化，术中和术后并发症逐步得到控制或避免发生。睫状体平部切口得到了科学的论证。针拨术的成功率明显提高，疗效比较好的优势也就更加显著，逐渐为人们所瞩目。在大量临床研究的基础上，于1966年4月，由卫生部傅连暲副部长主持聘请了国内著名中西医眼科专家，召开了"白内障针拨术科研成果鉴定会"，会上得到好评，一致通过了鉴定，并且制定了推广培训方案。此项成果为我国中医药经过中西医专家进行科学审定的第一项科研成果。1978年3月，唐由之出席了我国第一次全国科学技术代表大会。在会上，白内障针拨术的研究获得了奖状，唐由之本人也因为在科学研究中取得的成就得到了个人奖状。

国内外一些党政领导人，有的患了白内障，因年老体弱，无法采用其他白内障手术方法治疗，白内障针拨术荣幸地被选用。唐由之多次为一些党政领导人做了手术，恢复了光明，一次又一次地为金针拨障术、为祖国医学赢得了声誉。

柬埔寨宾努亲王留居我国期间，双眼患老年性白内障，一眼已失明，需要进行手术治疗，但因年高体弱，头部不能固定，时时不停地左右颤动，一般频率每分钟60次，精神紧张时高达120多次，曾前往国外求医手术，但未能如愿而返。我国聘请了有关眼科专家，共同讨论了几种白内障手术方法的可行性方案，以及所采取的手术方法可能发生的并发症。分析了各种利弊，经过研究，决定选择具有我国医学特色的白内障针拨术，因为这一手术方法，具有手术时间短、切口小、不需要缝合切口、愈合快、视力恢复好等优点，对宾努亲王这样的全身情况相对来说最为合适。于1973年秋季，由唐由之手术而恢复了光明。术后10余年，过着幸福晚年生活，直至最后逝世。

毛泽东于1974年患白内障失明。当时体质情况较差，在周恩来、邓小平等主持下，组织国内有名眼科专家进行会诊，经长达半年之久的研究，进行白内障手术方法的选择、手术后的随访以及对有关资料的分析，最后由周恩来向毛主席推荐，由唐由之为首的医疗小组用白内障针拨术的方法为其手术。手术时，周恩来、邓小平、汪东兴等在窗外观看了手术全过程。手术完成的当晚，毛主席术后在床上小睡后，精神兴奋，听到唐由之又进来看他，信口背诵："岂有豪情似旧时，花开花落两由之，何其泪洒江南雨，又为斯民哭健儿"。在唐由之的要求下，毛主席命秘书取来纸笔，当即默录下这首鲁迅先生悼念杨杏佛的诗，赠与唐由之，原稿现收藏在中国革命军事博物馆。医疗任务结束后，毛泽东与医疗小组全体人员合影留念。他给主席成功地进行了手术之后，1975年12月，还奉周恩来总理的指示，秘密赴平壤给金日成主席看眼病，以后连续直至1994年金日成主席逝世，并因此获朝鲜一级友谊勋章。

1985年1月，由中国中医研究院主持召开了"白内障针拨套出术研究成果鉴定会"，该项成果得到中西医眼科专家们的好评，一致同意通过鉴定，并推荐上报卫生部评奖。《健康报》1985年1月13日除作详细报道外，还专门发表了"继承传统，贵在创新"的短评。1985年10月8日，《健康报》公布了"白内障针拨套出术的研究"获得了中华人民共和国科学技术进步二等奖，为中医中药在临床医学领域中首次荣获国家科学三项技术进步奖之一。鉴于唐由之在医学方面给人类作出的突出贡献，世界文化理事会于1988年11月授予"阿尔伯特·爱因斯坦"世界科学奖奖状。

20世纪70年代中期，唐由之从中医眼科文献整理中，对古方"秦皮汤"进行了深入研究，进行剂型改进，定名为"病毒一号滴眼剂"。唐由之先在自己眼内滴用，并在试管内作抗病毒试验，后进入动物实验，先后用IDU和ACV作对照，经过上述反复研究，证明该滴眼液安全有效。进入临床观察，与ACV作对照，通过272只眼的临床观察，近期疗效与ACV相同，两组无统计差异，经过平均23个月的随访，ACV组复发率为26.32%，中药抗病毒一号滴眼剂组为11.11%。两组有显著差异（$P<0.01$）。于1991年本课题研究成果获国家中医药管理局科技进步二等奖。

原发性视网膜色素变性眼病，为国内外难治眼病之一，有的认为目前医学尚无医治办法。一般均以维生素A、E，微量元素锌、硒等治疗。唐由之在长期的医疗实践中，用中西医结合的方法，取得一定疗效，于1990年被列为局级课题。经过100例的临床研究，有67%的患者在视力、电生理、电视野、免疫学、微量元素和清除自由基等项目检测中，

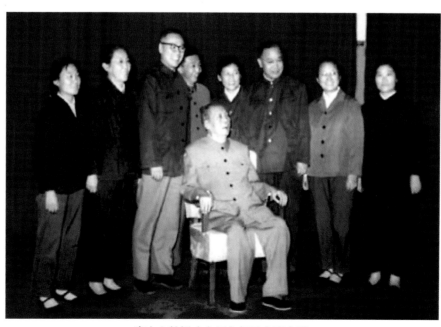

唐由之教授（左三）与毛主席合影

不同程度地有所提高或改善，经过同行鉴定得到好评，于1996年被评为国家中医药管理局科技进步三等奖。

五、传人培养

唐由之总是把自己的才智、技术和本领，视为人民的财富，在培养下级医师的过程中，总是耐心教诲，谆谆善诱，手把手地、毫无保留地传授技术。在科研和带教过程中，他以身作则，尊重科学，实事求是。对自己的学生，他经常讲自己在科研和医疗工作中的挫折和教训，决不以成绩去掩饰教训。这一切都是为了让别人少走弯路，吸取教训，避免失误。他希望有更多地人热爱中医药事业，更好地掌握中医眼科的技能，为防盲、治盲事业作出更大的贡献。

唐由之多年来一贯十分注重科研、办学与生产实践相结合。早在1963年，在中医研究院鲁之俊院长支持下，就将白内障针拨术的技术带到了广西农村，为广大贫下中农治病，并进行研究工作。1969年至1970年又继续在广西的广大农村从事医疗和研究活动，并为当地培养了许多眼科专业人员。1971年至1972年又到福建省龙溪、漳州等地，从事白内障套出术的研究和推广工作，举办了多期学习班，培养了许多眼科人才。1978年以后，将研究与教学结合起来，从事中西医结合眼科研究生的带教工作，用现代科学方法和手段整理和研究中医眼科学。

六、对中医事业的执着与热爱

"小大由之，何使而不为。"中医眼科专家唐由之以名言志：大事小事都可为，期望自己在中医眼科临床研究和理论研究、实验研究都能有所作为。六十年来，唐老秉承这一行医准则，精研岐黄，悬壶济世。无论是平民百姓，还是"总统病人"，他均一视同仁，妙手仁心。无数眼疾患者受其福泽，拨云见日，重见光明。

在中西医领域里游刃有余的唐老，对中西医的碰撞和争议自有一番见解："中医不是百分之百精华，西医不是百分之百现代化。二者都有局限性，应当取长补短。"唐老强调，中医应大胆借用自然科学的成果，在用现代仪器检查、量化治疗效果时，不应在脑子里想这是西医专用，而应该是自然科学成果为人类共享。

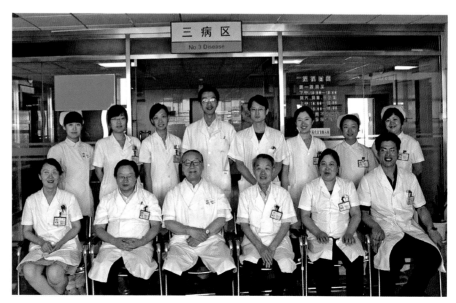

唐由之教授与科室成员合影

"病人是我们学习的对象",这是唐老一贯坚持的行医准则。他认为,医学的生命力在于临床实践,书本上没有的,要从临床上学,因此,医生应向病人学习。唐老还将临床上发现的新知识加以提炼和创新,并集纳成医案精粹。

唐老学贯中西,德高望重。对事业,他兢兢业业,探索不止。在继承发扬传统医学的同时,将现代科学成就跟中医发展有机结合,为中医眼科学术发展作出了开拓性的贡献。

七、文化修养

唐由之自幼跟随其兄著名国画大师唐云学习国画、书法,并在无锡国学专修馆研习古典文学,深得国学精髓。

唐由之常常教导学生们要用心读书,勤思考,细观察,"有心人读无字之书也练达,无心人读有字之书亦茫然。"这是唐老用以自勉的座右铭,也是对大家的谆谆教诲。他提倡学思结合,用心感悟,师法自然社会,是谓读无字之书,留心处处皆学问,因此要做有心之人。要虚心学习前人已有成果,但尽信书不如无书,不可因循守旧,而要以发展的眼光看问题,通过独立思考提出自己的见解。

他认为做学问与做人一样,要做到内方外圆,所谓内方,即指严守原则,坐端行正;所谓外圆即指遇事要讲策略,不钻牛角尖。在做好缜密周详准备的基础上敢作敢为,积极进取。为毛泽东主席做白内障针拨手术的过程就集中体现了他的这种治学精神。

八、医德医风

唐由之不仅在科研工作中取得了重大成果,而且有着良好的医德和医风。他在长年的医疗工作中,待患者如亲人,特别是白内障手术患者,多是年老体弱,行动不便的老人,他经常搀扶接送病人进行检查和治疗,有时送病人上厕所,甚至为病人拿便器,倒尿盆。对待工作非常负责。他在分管病房工作期间,无论是星期天,还是节假日,首先要到病房看望病人,观察病情,几十年如一日,深得患者及其家属的好评。他良好的医德医风熏陶了眼科的年轻医护人员。这一优良作风,已成为不成文的规矩传了下来。

印尼前总统瓦希德左眼球萎缩,右眼只看得外侧10厘米以内的事物,还患有角膜感觉消失、青光眼、视神经萎缩等多种眼病。1999年12月初,他上任一个月后到中国访问,期间听闻中医的神奇和唐由之医术的高明,遂诚邀唐由之赴印尼为他治病。尽管唐由之患有较严重的心脏疾病,仍义无反顾前往印尼,为总统治疗眼疾。

当时中医对印尼人来说既陌生又神秘,普通

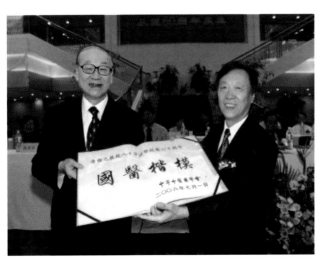

唐由之教授获奖留影

的针灸术都让当地医生大感惊讶。而当唐由之首次提出要为总统实施中药静脉滴注时，更让总统的医疗组"如临大敌"。然而治疗结果出人意料，中药汤剂加针灸，配合静脉滴注让中医药疗效更好地发挥，在唐老的精心治疗下，总统的眼疾减轻，角膜感觉迅速恢复，并能看见约一米近的物体。

唐由之对待患者，不论职位高低、城乡贵贱，总是平易近人，认真负责。当患者和家属以祈盼的神情、诚挚地恳求，能以药物和手术为武器，帮助他们恢复已经丧失的视功能的时候，他也常常为无计可施而感到难过，更为他们失去宝贵的治疗时机而扼腕兴叹。同时，他深切地教导学生们：在征服眼科疾病的漫长道路上，应当以"如临深渊、如履薄冰"的心情，谨慎、仔细地对待每一名患者，稍有不慎，就可能会使患者丧失宝贵的视力。当然在处理各种复杂情况时，则需要更多的智慧和精力。经过缜密思考，谨慎而大胆地采取各种治疗措施，为许多患者保存有用的视力。

唐由之总是把自己的才智、技术和本领，视为人民的财富，在培养下级医师的过程中，总是毫无保留地传授技术。他希望更多的人，热爱中医药事业，更好地掌握中医眼科的技能，为防盲、治盲事业作出更大的贡献。

国医大师 程莘农

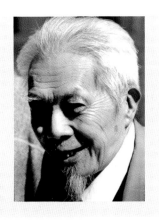

程莘农（1921~），男，汉族，江苏淮阴人。中国中医科学院主任医师、教授，中国工程院院士。1939年2月起从事中医临床工作。他从事中医针灸临床数十年，在临床常见病证中，重视辨证施治与症、病、经验穴结合，故疗效卓著，并在长期的临证实践中，逐渐形成自己独特的临证思辨特点与诊疗规律。

一、生平概述

程莘农，1921年8月出生，中国中医科学院主任医师、教授，中国工程院院士，1939年2月起从事中医临床工作，他从事中医针灸临床数十年，在临床常见病证中，重视辨证施治与症、病、经验穴结合，故疗效卓著，并在长期的临证实践中，逐渐形成自己独特的临证思辨特点与诊疗规律。多次主持国家级、部级课题，其中作为主研人进行的"循经感传和可见经络现象的研究"获国家科技进步一等奖。为全国老中医药专家学术经验继承工作指导老师、"首都国医名师"。2009年4月，被人力资源和社会保障部、卫生部、国家中医药管理局评为首届"国医大师"。

二、学术思想和思辨特点

（一）"未病先防，既病防变"的临床指导思想

未病先防，既病防变是程老针灸临床的一贯指导思想。早在《内经》中就载有"治未病"的思想观点，强调"防患于未然"。《素问·四气调神论》："不治已病，治未病，不治已乱，治未乱……夫病已成而后药之乱已成而后治之，比犹渴而穿井，斗而铸锥，不亦晚乎。"又《淮南子》也载有"良医者，常见无病之病，故无病；圣人者，常治无患之患，故无患也。"程老认为这种"防重于治"的思想观点，对于指导中医针灸的临床，具有重要的现实意义。

1. 未病先防

（1）生活规律，劳逸有节

生活规律，劳逸有节是增强人体体质，提高防病能力，减少疾病发生的一个重要前提。

（2）调养精神，心情愉快

程老不仅重视生活要规律，而且还特别强调精神的调养，使精力充沛，饱满乐观。尽量减少不良的精神刺激和过度的情志变动，对防止或减少疾病的发生，无疑具有十分重要的意义。

（3）以动制静，增进体质

生命在于运动，健康在于锻炼。程老虽以年俞古稀，而尤有壮容，这与他善于活动锻炼有很大关系。

2. 既病防变

防病于未然，这是最为理想的愿望和目的。但若疾病已然发生，则应争取早期诊断，早期治疗，以防止疾病的发展和传变，注重疾病的转归。程老谆言：医生在治疗疾病的时候，不仅要治疗已病的脏腑，同时还要考虑与其相关的其他脏腑，并采取相应的措施。程老在临床实践中体验到，这种注重转归，既病防变的治疗指导思想，不贻误病情，有利于提高疗效，减少病人痛苦。

（二）临床辨证，注重经络理论

程老十分强调针灸辨证论治中经络辨证，以经知脏，是其捷径。施术过程中，他亦从"宁失其穴，勿失其经"的见解，表现了对经络的高度重视。经络辨证与脏腑辨证有着密切联系，但又区别于脏腑辨证，分述如下：十二经病候的治疗"有诸内必形之于外"，任何疾病都以其一定的"病候"表现于外，人们也正是通过这些病候，去认识疾病，从而达到防治疾病之目的。针灸治病，是离不开病候的，通过对病候进行分析，判断病在何经、何脏（腑），据此进行处方配穴，或针或灸，或补或泻，调整脏腑经络之气，促进阴阳平衡。

临床病例分析

程老重视《内经》理论，强调经络学说指导针灸治疗，在针灸临床实践中尤注重十二经病候。收集293例门诊病历，均系程老1986～1987年9月以前诊治的初诊病人，通过对这些门诊病历进行初步分析，以期对程老的临床经验体会加以整理。

293例门诊病历中，以四肢、头面五官及颈项躯干部病候的发生率较高，约229例，占78.16%。以脏腑神志病候为主者，55例，占18.77%。临床治疗均以循经取穴为主，根据具体情况，适当配以其他取穴法，或局部取穴或对症取穴。在293例门诊病历中，只有10例取单经经穴治疗，更多的是取二经或三经以上经穴治疗，提示针灸临床所治病变多较复杂，发病经脉不只限于某一经，常波及多经，故治疗亦从多经着手。

外经病候，主要取阳经经穴治疗；脏腑病候，多取阴经经穴治疗；神志病候，多阴阳经并取。对于某些病程较长的病人，同时取阴经和阳经的腧穴治疗；某些脏腑病亦常阴阳并治，取表里经腧穴、俞募穴或相关的阴阳经穴治疗，体现了程老重视整体，调整阴阳，补偏救弊，即"谨察阴阳之所在而调之，以平为期"的思想。

《内经》有关十二经病候针灸治疗规律是突出辨经论治，以循经取穴为主，体现了"经络所通，病候所在，主治所及"的指导思想。临证时，抓住经络这条线索，将病候按十二经进行分类归经，结合其他辨证方法，就可以循其内外，复杂的病候也就有所归属，据此可辨明病因、病位、病性指导临床。

（三）关于针灸治疗的认识及经验总结

1. 程老关于针灸处方与中医方剂的认识

程老通过数十年临床经验的不断积累，将腧穴主治与药物功能理论做了相应探索和融会贯通。例如，太渊养阴补肺，功似沙参；列缺宣肺止咳，功似桔梗、杏仁；尺泽清泻肺热，功似黄芩；曲池去血中之风，功似荆芥；大椎调和营卫，功似桂枝、白芍；风门疏散风寒，功似紫苏；风池既能疏散外风，又能平熄内风，功似防风、钩藤；足三里大补元气，功似人参、黄芪；阳陵泉疏肝利胆，功似柴胡、竹茹等等。程老认为腧穴与药物一理，而腧穴作用又多优于药物，有双向调节的功能，是药物所不能具备的优点。而中医方剂的君、臣、佐、使配伍原则，与针灸处方配穴规律也有共同的理论基础，例如：心肾不交的病人，方剂中选用交泰丸以交通心肾以黄连为君，肉桂为臣，而针灸可选取心经和肾经原穴，神门为君，太溪为臣达到异曲同工的效果。对于脾胃虚弱，中气下陷的病人，方剂中以补中益气汤治疗，程老则选百会、气海、关元、三阴交、足三里，配穴组方治疗。方中气海、关元补益元气，调补下焦气机而振奋中阳，功似党参、黄芪；百会升清举陷，功似升麻；阳陵泉疏肝利胆，功似柴胡；足三里、三阴交健脾和胃，调补气血，功似白术、甘草、当归等等，亦能取得补中益气之功效。给我们以启迪。

2. 程老的针刺手法总结

《内经》里对针刺手法论述很多，明确了虚证当用"补"法，实证当用"泻"法的理论。针法的具体运用方法，就有五刺、九刺、十二刺、巨刺、缪刺、刺络等，并还有"呼吸补泻法"、"疾徐补泻法"、"迎随补泻法"……深刺、浅刺、多针刺……等，后世也不断发展。程老强调，在针灸的疗法中，针刺手法的运用是很重要的因素，这就强调运针要具有"手如握虎"之力，方能"伏如横弩，起如发机"，起到针到病除、气血和调及扶正祛邪的目的。

3. 针刺手法

（1）针刺之要，必先得气

程老认为：要想针刺产生效果，首先必须得气，不能设想，不得气而效果。得气的含义有二：其一是对病者而言，就是当毫针刺入穴位一定深度后，患者在针刺局部产生酸、麻、胀、重感，有时还循经络路线扩散，也有按神经传导出现触电样的感觉；其二是对术者而言，针刺后施术者常常感到针下沉紧。这些现象称为得气，或叫针感。

得气之后，对于气血虚弱，身体羸瘦诸虚病证，施用补法，以鼓舞人体正气，使某种低下的机能恢复旺盛的作用；而对于高热疼痛，邪气亢盛诸实病证，则用泻法，以使某种亢进的机能恢复正常。一般来说，针感出现迅速，容易传导的疗效较好，反之则疗效较差。正如《标幽赋》所载："气之至也，如鱼吞钩饵之沉浮；气未至也，如闲处幽堂之深邃；气速至而速效，气迟至而不治。"

若针刺后未能得气，程老常采用候气的方法摧气，或暂时留针，或再予轻微的提插捻转，或酌用一些辅助手法。例如：①震颤：右手持针作小幅度较快速的提插，即震颤动作。②搓针：右手拇、食指将针柄顺着一个方向作360°以上的大幅度捻转，可重复1~2次。③刮针：右手拇指轻按在针尾上，用食指或中指甲自下而上或自上而下地刮针柄。

有些患者，不应单独强力行针，可采用温和灸，或另配穴以引导经气。某些体质虚弱的患者，医生虽经多次行针引导经气，针下仍感虚滑，这种往往疗效缓慢。

（2）病有虚实，针有补泻

针灸治疗是以辨证论治为原则的，通过四诊八纲对病情进行分析归纳，确定病变发生的经脉、脏腑，辨别疾病是虚证或实证，寒证或热证等类型。《针灸大成》云："百病之生，皆有虚实，而补泻行焉。"程老针灸临床上常施用的补泻手法有提插补泻法、捻转补泻法、补平泻法。

针刺补泻作用的效果，与机体的机能状况有着密切的关系。凡正气未衰，针刺易于得气者，收效较快；如果正气已衰，针刺不易得气者，则收效较慢。另外，病理状态对于针刺补泻的效果也有影响，就是说，在不同的病理状态下，针刺后可以显示出补和泻的不同效果。例如：高血压病患者，针刺后可以使血压降低；低血压患者，针刺后，可以使血压上升。不同病证，肠痉挛时，针刺有明显的解痉作用；肠麻痹时，针刺可使肠蠕动得到恢复。

针刺补泻的运用，还要结合腧穴的主治性能。例如：针刺足三里，气海、关元、肾俞等穴，可促进人体机能旺盛，即补的作用；而针刺十宣、中极、委中、曲泽等穴，则有退热祛邪，即泻的作用。所以在临床上针对病证的虚实，正确地选用腧穴，也是实现补泻的一个重要方面。

（3）施术手技，独树一帜

程老研究出的"三才进针法"进针，即天、人、地刺法。针2~3分深为天，4~5分深为人，8分~1寸深为地。这一刺法吸取了中国传统针法与管针进针法的长处，为实施其他各种复式手法打好基础，将点穴、押指、穿皮、送针等动作揉和在一起，在1~2秒钟内完成，具有快速无痛的优点，临床深受患者好评。

捻针时亦有方寸，捻转一圆周为强刺激（泻法），捻转半圆周即为中刺激（平补平泻），捻转不到半圆周即为弱刺激（补法）；提插1cm者为强刺激（泻法），0.5cm者即为中刺激（平补平泻法），0.2cm者即为弱刺激（补法）。捻转、提插法可以单用，亦可联合使用。辅助手法中，通常有循、按、刮针柄、飞法等，程老嫌其繁琐，故用震颤法，即手持针时，略加震颤，顺逆针均可运用自如。

4. 刺有浅深

针刺浅深问题，是毫针刺法基本原则中的重要方面，直接影响疗效。程老在这方面积累了丰富的经验，整理分述如下：

（1）针刺浅深与病情相适应

① 阴阳是总纲，针刺浅深与阴阳病证密切相关。阴证宜深刺，而阳证宜浅刺。例如，程老对于寒湿痹痛的阴证，刺之较深，对于风疹阳证则刺之较浅。

② 病有在表在里之不同，在表者浅刺，在里者深刺。刺的浅深与病邪的居表居里有密切关系。

③ 病有寒热之分，刺有浅深之异。寒证当刺深，热证当刺浅。例如，程老对寒性胃痛刺中脘进针深，而热性胃痛则浅刺之。

④ 证有虚实，刺有浅深。程老大凡实证刺之深，虚证刺之浅。如果不辨虚实，一概深刺或浅刺，就会犯虚虚实实之弊。然而在临证中，虚证与实证夹杂出现的情况也并不少见，医生当须明察细揣，从本舍末。

（2）针刺浅深与腧穴部位的关系

程老提出针刺浅深要与腧穴深部的脏器有关，若深部有重要脏器切忌深刺。例如，风府、哑门深部有延髓，背部的肺俞、心俞、胸部的库房、乳根等穴深部有心、肺等脏器，这些部位的腧穴都忌深刺，以免伤及重要脏器，造成生命危险。《素问·刺禁论》："刺中心，一日死……刺中肺，三日死……"的记载，可见古人早已注意到针刺浅深不当的危害性。如在必要深刺时，应谨慎操作。

（3）针刺浅深与患者年龄、体质的关系

《灵枢·逆顺肥瘦篇》："年质壮大，血气充盈，肤革坚固，因加以邪，刺此者，深而留之。""婴儿者，其肉脆，血少气弱，刺此者，以毫针，浅刺而疾发针。"指出壮年针刺宜深，婴儿针刺宜浅。《灵枢·逆顺肥瘦篇》中又说："刺壮士真骨，坚肉缓节监监然，此人重则气涩血浊，刺此者深而留之。""瘦人者，皮薄色少，薄唇轻言，其血清气滑，易于脱气，刺此者，浅而疾之。"说明气血旺盛，体形肥胖者刺之宜深，气血虚弱，体形瘦削者，刺之宜浅。另外，肤色黑白不同的患者，针刺浅深也有一定的差异。张介宾曰："视其白黑者，白色多清，宜同瘦人，黑色多浊，宜同胖人，而调其数也。"指明常人中白者宜浅刺，黑者宜深刺。

综上所述，程老认为决定针刺浅深的因素是多方面的，但是病情是决定针刺浅深的关键，腧穴所在部位是决定针刺浅深的基础，患者年龄、体质是决定针刺浅深的重要条件。总之，在掌握针刺浅深时，要因病、因穴、因人制宜。否则，就会产生深则邪气从之入，浅则邪气不泻的后果。

5. 程老临床施治特点

（1）"调和气血，疏通经络"为治病大法

《素问·调经论》："人之所有者，血与气耳。"气血是构成人体的基本物质，也是经络、脏腑等组织器官赖以进行生命活动的物质基础。气属于阳，血属于阴，《难经·二十二难》"气主煦之，血主濡之"，简要地概括了气和血的生理功能。在气和血中又存在着"气为血之帅，血为气之母"的密切关系。气能生血、行血与摄血，血能载气与生气。经络是人体营卫气血的运行路径，气血沿着经络循行周身上下，内溉脏腑，外濡腠理，使五脏得以安养，五体得以为用。若气血失于和畅，则可见到气滞、血瘀、气虚、血虚或失血等病症。凡此，皆可影响经络的畅通，导致内而脏腑、外而肢体产生病症。程老强调指出：气血调和，经络畅通，既是人体健康的前提，也是针灸治疗的基本大法。

（2）重视扶正祛邪

程老针灸治疗疾病，重视扶正祛邪，他说：任何疾病的发生发展，都是邪正相互斗争的过程，正邪力量的消长决定疾病的发展和转归，邪胜于正则病进，正胜于邪则病退。

扶正与祛邪，其方法虽然不同，但两者相互为用，相辅相成。因此在临证时还要根据疾病过程中邪正消长盛衰的转化情况，区别病情的标本缓急，随机灵活应用。或先祛邪后扶正，或先扶正后祛邪，或扶正与祛邪并用。总之，在运用扶正祛邪这一治法时，应以"扶正不留邪，祛邪不伤正"为原则，否则，就不可取得预期的疗效，甚至会造成不良后果。

6. 程老制方选穴原则及经验

选穴制方是施治的主要一环，程老选穴很注重穴性，即腧穴的共性和个性，以及主穴必取的原则。内容包括局部选穴、远道选穴、压痛选穴、症状选穴和病证选穴。制方经常运用原络配穴法，五行俞配穴法和俞募配穴法。

（1）选穴原则

① 局部选穴：局部选穴又称近部选穴。是指在病变的局部邻近部位选取腧穴治疗，其理论根据是腧穴都具有主治局部痛证的作用。例如巅顶痛选百会，足跟痛选大钟等。这种选穴方法，程老也常运用于内脏疾患，例如胃病选中脘、梁门，腹泻选天枢、气海等。但是在局部禁针处，或有其他情况而不能施术的，可以选邻近的腧穴代替，例如目疾选风池，胃痛选章门，遗溺选次髎等，亦都属于局部选穴的范畴。

② 远道选穴：就是在发生疾病部位的远距离处取穴。远道选穴必须视病变部位属何脏何经，即可选本经或表里经所至的肘膝以下俞穴治疗。这一治疗作用的理论根据是"经脉所通，主治所及。"例如程老面口疾患选合谷，腹部疾患选足三里，腰背疾患选委中等。

③ 压痛选穴：压痛选穴是以压痛点作为针灸治疗点的方法。此法是以内经中"以痛为输"和"在分肉间痛而刺之"等刺法演变而来的。分穴位与非穴位压痛选穴两种。

a. 穴位压痛选穴：穴位压痛点既可用以诊断，也可用于治疗。常用的有募穴，背俞穴以及四肢的一些穴位。例如阑尾炎常在天枢和阑尾穴处有压痛，胆囊炎或胆结石在胆囊穴上有压痛等等。所有这些压痛点，又是有效的治疗点。

b. 非穴位压痛选穴：非穴位压痛选穴，又称阿是压痛选穴。阿是穴之名始于唐代《千金要方》，以后历代文献均有记载。程老在临床上选用压痛点治疗疾病，非常广泛，例如扭伤、痹证、落枕等病，常用压痛选穴法，取得满意的疗效。

④ 症状选穴：窍闭不开选百会，百会为手足三阳、督脉之会，升清举陷，醒脑开窍，一窍开百窍开，百会刺法宜轻浅；大凡风证取风池，风池系手足少阳，阳维之会，既疏散外风，又平熄内风，此穴内外兼治；迎风流泪，目启闭不利取睛明，睛明为手足太阳，足阳明，阴跷，阳跷之会，祛风司目之启闭；头目昏胀取攒竹，攒竹能够清利头

目，刺法似蜻蜓点水；天鼎位于结喉旁，喉痹临近选穴取天鼎；口苦取阳陵泉；口臭取大陵；痰中带血取尺泽。

经络闭阻，不通则痛。上肢疼痛取合谷、外关，合谷为手阳明大肠经原穴，外关为手少阳三焦经络穴，原络相配治疗上肢疼痛。下肢疼痛取昆仑、悬钟，昆仑为足太阳膀胱经经穴，悬钟为足三阳之大络，髓之会穴，经络相配治疗下肢疼痛。周身疼痛取曲池、大包，曲池为手阳明大肠经合穴，大包为脾之大络，阳明、太阴为后天之本，气血生化之源，营养周身通灌四旁。镇痛诸穴，刺宜泻法，并于留针过程中行针1～2次，多有针起痛止之功。筋脉失其气血濡润则挛急，四肢拘挛取尺泽、曲泉、阳陵泉，三穴分别为手太阴肺经、足厥阴肝经、足少阳胆经的合穴，肺主气藏百脉，肝主筋而藏血，胆为"中正之官"以缓急，三穴相配，如矢中的。手足震颤取手三里、足三里，阳明者，水谷之海也，滋水涵木，息风止颤，濡养筋脉。足背厥冷取厉兑，胃经井穴，温煦足胫。足跟疼痛取大钟，肾经络穴，通经止痛。

⑤病证选穴：中风（脑血管意外）急证昏迷不醒，取人中、内关、极泉、足三里、三阴交，益阴扶阳，醒脑开窍，人中刺法需令患者泪出，极泉刺法至肢体出现活动效佳。中风后遗半身不遂，初起治疗取阳经八穴，上肢为肩髃、曲池、外关、合谷，下肢为环跳、阳陵泉、悬钟、昆仑。阳经取穴，阳主动，意在恢复肢体功能。后期治疗取配阴经腧穴，协调阴阳，阴平阳秘，精神乃治。口眼歪斜（面神经炎）取睛明、四白、地仓、颊车，睛明穴刺时沿眼眶边缘直入0.8～1.5寸，忌捻转，地仓刺时透向颊车。心开窍于舌，舌强失语，刺廉泉、哑门及心经络穴通里。

胸痹（冠心病）取内关、膻中，振奋心阳，宣畅气机。癫狂（精神分裂症）取大陵、神门、内关、百会、四神聪，保心宁神，开窍益智。癫证刺宜平补平泻法，狂证刺宜泻法。胃脘痛（急、慢性胃炎，溃疡病，胃神经官能症）取中脘、内关、足三里，宽胸降逆，和胃止痛。单腹胀取气海、公孙、足三里，健脾理气，散痞消胀。消渴（糖尿病）取然谷、肾俞、三阴交，益肾以生津。泄泻（急、慢性腹泻，消化不良性腹泻）取天枢、中脘、足三里，振奋脾阳，健运止泻，泄泻治疗宜针灸并用。疝气取关元、足五里、曲泉、太冲，疏肝理气止痛。痿证（急性脊髓炎、进行性肌萎缩、重症肌无力）取手、足阳明经腧穴为主，配筋会阳陵泉、髓会悬钟，通调经气，补养气血，濡润筋骨。本证疗程较长，宜同时配合皮肤针辅助治疗，上肢痿症沿手阳明大肠经、手太阴肺经轻打叩刺，下肢痿证沿足阳明胃经、足太阴脾经轻打叩刺，癔病性瘫痪取足跟赤白肉际足心部。刺时透向涌泉，每收立竿见影之效。

流感、猩红热、肺结核取大椎，大椎为诸阳之会，杀菌消炎，增强机体免疫功能，是一个值得深入探讨的腧穴。五脏六腑之精气皆上注于目，因此治疗目疾多采取多经取穴的方法。上睑下垂取阳白、头临泣、阴陵泉、三阴交；青少年近视取风池、睛明、四白、合谷、光明、三阴交、太冲；老年性白内障取四白、养老、曲池、太冲；鼻渊（慢性鼻炎、慢性副鼻窦炎）取迎香、上星、通天、列缺、合谷，宣肺清热通窍。偏头痛取头维、太阳、率谷、足临泣，疏解少阳，活络止痛。耳聋分虚实两类，耳聋实证取听宫、翳风、液门、侠溪、太冲，利胆疏肝，开闭通窍，刺宜泻法；耳聋虚证多责之于肾，取肾经腧穴为主，并随症酌加上穴，益肾复聪，刺宜补法。中医辨证，西医辨病，病证相参是程老选穴的又一个准则。

（2）制方经验

① 原络配穴法：原络配穴法又名主客配穴法。这是根据脏腑、经络的表里关系，而制定出来的一种配穴方法。例如肺经（里）先病，大肠经（表）后病，则肺经为主，取原穴太渊，大肠经为客，取络穴偏历。反之，大肠经先病，肺经后病，则大肠经为主，取原穴合谷，肺经为客，取络穴列缺。其余各经可以类推。此外，还可以不受原络、主客的含义所限，而是里经有病，可以取表经的腧穴治疗，表经有病也可以取里经的腧穴治疗。这种表里经脉穴法相应，在程老治方中经常可以见到。如取肾经然谷与膀胱经肾俞治消渴，取心经阴郄与小肠经后溪治虚劳盗汗，取肺经少商与大肠经合谷治咽喉肿痛。奇经八脉中阴阳相济的配穴制方也常用，如用任脉关元与督脉命门以治阳痿，取阳跷申脉与阴跷照海以治足内外翻、失眠。经脉的气血运行是阴阳相济、互为影响的，阴经与阳经，形成阴阳相贯，如环无端。在程老的制方中，或脏病治腑，或腑病治脏，或引阴气注阳经，或助阳气以充阴经，往往是通过原络配穴法来实现的。

② 五行俞配穴法：这种方法是按照经脉流注的道理，把肘膝以下的66个腧穴定出井、荥、输、经、合的名称，再按照五输穴主治及五行生克的道理，依次配穴制方。

a.按五输穴主病取穴

《难经·六十八难》："井主心下满，荥主身热，输主体重节痛，经主喘咳寒热，合主逆气而泻。"明确指出了五输穴的主病特点，程老在临床上根据病的主症，选取适当的五输穴。

井主心下满，阴井木，内应于肝，肝气郁结，横犯脾胃，肝脾均位于心下，故肝郁证可见心下痞满。取井穴治之，效果良好，如少商、大敦、隐白等。阳井金，内应于肺，肺配五行属金，金可制木，肺可调气，故阳井金有疏肝抑木、调气解郁的功能，亦可治疗痞满，如商阳、厉兑等。

荥主身热，荥穴可治疗热证。如身热、咽喉二痛，属肺热，可取手太阴经荥穴鱼际治之；症见身热、烦渴、牙痛、下痢，属阳明热证，可取手足阳明荥穴二间、内庭治之。

输主体重节痛，阴经输穴属土，脾属土，脾主四肢，主运化，故脾失健运则水湿内停，而见体重等症。阳经输穴属木，肝属木，若肝气滞，则气血痹阻，不通则痛，故输穴应用于体重节痛诸症。例如程老指掌肿痛取中渚，内踝前痛取太冲等。

经主喘咳寒热，阴经经穴属金，内应于肺，肺主皮毛，司呼吸，故肺脏受邪可见寒热咳喘。阳经经穴属火，火能克金，故火邪犯肺引起的咳嗽哮喘可取经穴施治。

合主逆气而泄，阴经合穴属水，内应于肾，若肾阳衰微，或下元不固，精血下泄；若肾阴不足，则虚火上扰，可见咯血干咳等症，热扰精宫，则遗精早泄。阳经合穴属土，内应于脾胃，若胃气不降，则上逆，若脾不健运则下泄，故凡逆气和下泄之症均可取合穴治之。足三里、阴陵泉、阳陵泉、委中等是程老临床常选用的合穴。

b.按五行生克制化取穴

五输穴配属五行，阴经的井、荥、输、经、合配属五行的次序为木、火、土、金、水；阳经的井、荥、输、经、合、配属五行的次序为金、水、木、火、土。根据五行相生的关系，各经均有一个母穴和子穴。例如，肺经属金，金之母为土，其母穴即为土性的太渊；金之子为水，其子穴即为水性的尺泽。母穴有补的作用，子穴有泻的作用。程老指出运用这种方法，应首先辨别病在何经、何脏，病的性质属虚属实，然后根据"虚由补其母，实则泻其子"的原则取穴治疗，具体运用有本经补泻和异经补泻两种。

本经补泻，例如肺经的虚证，可见久病咳嗽，动则气喘，声低，多汗，脉细无力等，宜配本经的母穴太渊，并用补法；肺经的实证，可见咳嗽，气急、声粗，胸闷不能平卧，脉浮滑有力等，宜取本经子穴尺泽，并用泻法。

异经补泻，这是结合脏腑五行关系运用的。例如肺经疾病，属虚证的可以取异经脾经的土穴太白，并用补法；属实证的可以取肾经的水穴阴谷，并用泻法。此外，还可取相表里的经母子穴，如肺经疾病，属虚的可取表里的大肠经的母穴曲池，并用补法；属实的可取大肠经的子穴二间，并用泻法。

c. 俞募配穴法

俞穴在背部，是经气输转的部位，募穴在胸腹部，是经气聚结的处所。《难经·六十七难》："阴病行阳，阳病行阴。故令募在阴，俞在阳。"这是说功能失调属阴的脏病，常在属阳的腰背部出现压痛、敏感或结节等异常现象；功能失调的腑病，常在属阴的胸、腹部出现压痛或结节等现象。俞募配穴的基本原则是"从阴行阳，以阳行阴。"凡某一脏腑有病，即可同时取某一脏腑的俞穴和募穴进行治疗。例如胃病程老常取背部的胃俞、腹部的中脘，膀胱有病取骶部的膀胱俞和少腹部的中极等。

俞募穴的配合应用，除了能直接治疗脏腑本身的疾病外，还可以间接治疗在病理上与内脏器官相关联的疾患。例如肝开窍于目，治目疾可以取肝俞，肾开窍于耳，治肾虚耳聋可以取肾俞等。

程老在临床上，常取太阳配风池治头风痛，廉泉配哑门治中风失语，璇玑配大椎治哮喘，关元配命门治遗精、阳痿，归来配次髎治妇女痛经等。这些有效的制方经验，都是根据俞募配穴的原则衍变而来。

俞募配穴法治疗所需时间较长，为了解决这一矛盾，程老常采取俞穴或募穴施以快针的方法，同样收到良好的治疗效果。

三、典型医案

1. 面瘫属经脉损伤者，治以疏通经络，可获佳效

武某，男，31岁。1980年1月7日初诊。

患者左侧面瘫3月。

初诊：1979年10月16日，在锻模车间工作时，直径1cm，长1cm的铁条因汽锤砸飞，自8m远处垂直打入头后乳突部，当时到内蒙古291医院抢救，20天后到北京同仁医院进行外伤处理，现外伤愈合，面神经损伤，未发现骨折、耳膜破裂现象。现症：面黄，面部有伤疤，左眼不能闭合，口角偏向右侧。睡眠差，每日仅4～5小时，饮食，二便正常。查：左侧眼睑不能闭合，眼裂3mm，左颊部有2cm×4cm伤疤，口角不能向右歪，左

侧鼻唇沟消失，左眼至口角7cm，右眼至口角7.5cm，左耳垂至口角10cm，右耳垂至口角10cm。舌红，苔白腻，脉细数。诊为：经脉损伤面瘫。治法：疏经通络。

处方：百会；左侧：攒竹透睛明，阳白，颧髎，地仓，颊车；双侧：神门，列缺，三阴交。手法：平补平泻手法。

二诊：1980年1月10日。针刺治疗3次后，大有好转，左眼已基本闭合，左眼角至口角8cm，右眼角至口角8cm，右耳到右口角、左耳到左口角均为11cm，基本居中。

三诊：1980年1月24日。治疗17次后，左侧眼部完全可以闭合，口居中，左侧鼻唇口恢复，眼角至口角左7.3cm、右7.3cm，左额部抬眉好转，已基本痊愈。

按语：中医辨证，属外伤范畴，外伤致气滞血瘀，经脉不通，而发为本病。取左面部局部取穴，疏通局部经络气血，配手少阳，手少阴经穴养心安神。本案患者为颅神经损伤，针灸疗效显著，有待进一步研究。面瘫应注意穴位透刺的运用。

2. 中风属肝阳上亢者，治以平肝潜阳，疏通经络，可获良效

赵某，男，45岁。1987年6月30日初诊。

主诉：患者左侧肢体不用一年。

初诊：于1986年7月，因发脾气后，突发头晕、神昏，清醒后出现口眼向右侧歪斜，左侧肢体不利，运动不遂，曾于西医诊断为"脑血管意外"，服用中西药治疗后症状缓解。既往血压偏高，具体不详。现症：左侧肢体无力，以左手为甚，口角右歪，头晕加重伴巅顶及右侧偏头痛，性情急躁，易发脾气，饮食，睡眠尚可，二便正常，时感口苦，无心慌、心悸。查：舌质暗红，苔薄黄稍腻，脉弦。诊为：肝阳上亢中风。治法：平肝潜阳，疏通经络。

处方：百会；双侧：头维，率谷，风池，阳陵泉，曲泉，太冲，三阴交；左侧：颊车，地仓，颧髎，肩髃，曲池，外关，风市。手法：泻双侧阳陵泉、太冲；余平补平泻。

二诊：1987年7月6日。经治疗5次后，头晕症状减轻，左下肢运动功能改善，能行数十里，左手上肢活动度加大，但伴膝关节、股关节活动时疼痛，左手上抬时，肩内及肩胛部疼痛。口角不歪，恢复正常。后针1次，起针后疼痛即止，颈项活动自如。患者患肢气血运行不畅，筋脉关节缺乏气血濡养，故屈伸不利，不通则痛。效不更方，以前方加取左侧内外膝眼，以强筋骨；左环跳、左肩内阿是穴疏经通络；继用面部腧穴，巩固治疗。泻太冲、阳陵泉，环跳不留针，余平补平泻。

三诊：1987年7月22日。经治疗15次后，头晕头痛症状消失，左侧上肢活动正常，双下肢有力，口不苦。患者病情已基本痊愈。7月9日，不取面部腧穴，余继守方治疗。

按语：患者平素脾气暴躁，肝气不舒，气逆于上，损伤脑部血络，气为血之帅，肝阳暴亢，引动瘀血痰浊瘀滞于经络之中，故见头晕，偏瘫；足厥阴肝经之脉，上达巅顶，肝与胆相表里，胆经行头之两侧，故有巅顶痛、偏头疼之苦；胆火上熏，故口苦；脉弦为肝旺之征。百会位于巅顶，为督脉足太阳之会，《灵枢·海论》云："脑为髓海，其俞上在于其盖"，百会为脑部气血输注之处，故有通调脑部气血之功；取足阳明胃经之头维配用足少阳胆经之率谷、风池可祛风活血，通络止痛；面颊部为阳明、少阳经筋所布，故取足阳明经之颊车、地仓配用手太阳小肠经之颧髎，活血通络；肩髃、曲池、外关、风市为治疗中风之主穴，疏经通络；三阴交既可通经络，又可滋补肝肾之

不足，为标本兼治之穴；取足厥阴肝经之曲泉，泻太冲、阴陵泉，以平肝潜阳、清泻肝火。患者发病日久，经过15次针灸治疗即痊愈而归，说明辨证准确，取穴、手法得当。

四、成才之路

（一）书香世家

1921年5月程莘农出生在江苏淮阴的一个书香门第，家中十代出了27个秀才。其高祖程师杰、曾祖程大镛，均系一代名儒，叔祖程振云，亦是当地出了名的举人。程家所居的地名"集贤巷"即是他改原名"水渡口"而得。程莘农是"麒麟贵子"，父亲程序生为清朝末期最后一次的科举秀才，五十得子，起了一个十分典雅的名字"莘农"，其谐音"兴隆"，意于程家"香火"之延续。

（二）启蒙教育

按照家规，程莘农六岁，便开始有计划的接受教育，父亲亲任儿子的第一位老师，倾注了大量的心血和汗水，除教授"四书"、"五经"、《论语》等国学外，还严厉要求年仅六岁的程莘农悬臂端肘，艰苦练习书法。程序生为使家学有承，望就栋梁，不惜重金，聘请各路名师点化。在我国古代，儒与医素有亲缘，历史上不乏名儒为医者，或名医亦儒者，程父便为其一。他在"不为良相、便为良医"的这种我国古代知识分子朴素的为民意识指导下，在程莘农十一岁那年，便开始教幼子读《黄帝内经》、《医学三字经》、《药性赋》一类名著，也就在那一年，程莘农走上了学医之路。

（三）结遇名师

据程老回忆，对他一生影响较大的有两个人，其中一个自然是父亲程序生，另外一位是温病大家陆慕韩。陆慕韩的父亲是陆耀堂，陆家三世均以温病著称一方。十六岁那年，程父将程莘农送往陆先生门下，入室授业，陆老原本已关山门，不再收徒，但念程门为儒学之后，他本人幼学时亦曾受恩于程家，便破例收下了未成年的程莘农。不料想，这个年纪尚幼的徒儿竟能将《黄帝内经》背得滚瓜烂熟，又兼有一手好字，双目灵秀，语出不凡，陆老连连称道："怪哉乎！孺子可教！孺子可教！未来将知徒名而未知师名者，此小儿也！"此后，陆老对这位小后生，倾囊而教，尽授绝技。程莘农在陆老的精心栽培下，打下了扎实的中医基本功，同时还继承了陆老在温病、内科、妇科等杂病方面的丰富经验。陆氏看病注重舌诊，观舌断其病势预后十分灵验，著有《验舌辨证歌括》一卷，后经徒弟程莘农整理为《养春草堂方案偶存》。

（四）悬壶济世

程莘农20岁正式悬壶临证。由于程氏诊疗套路颇似陆老，遣方用药亦与陆老八九不离十。程氏挂牌行医后不久，渐有名气，每日问医者至少二三十人，亦不乏富家延请者，时称"小程先生"。

程莘农在父亲程序生、名医陆慕韩的熏陶点教下，加之自身的努力，终于成了程家第一位艺承家学、医文同源的小才子。1947年，获得"民国考试院"中医师证书。

（五）易门针灸

新中国成立之初，程莘农在当地名气渐增，医技也日趋成熟，临证开方驾轻就熟。为了解现代西医知识，他于1953年参加了清河市中西医进修班。结业后于1955年又以优异成绩考入了江苏省中医进修学校，即南京中医药大学的前身。时任校长承淡安先生是我国早期的针灸名家，中国科学院学部委员。承校长为加强针灸力量，邀请了江南针灸名师李春熙、孙晏如等专家来校执教。当时学校的学员也都是从各地区选拔出来的尖子，当代中医药界不少一流专家都出自他们中间。

我国早期的中医教育与现在大不相同，没有现成的教材，条件很差，校舍不足，生活艰苦。当时的江苏省中医进修学校，教师与学员都非常敬业，亦教亦研，亦学亦教。学校根据具体情况，分内科、针灸两大教研组，程莘农分到针灸学科教研组，并担任组长。正是这一年，程莘农又遇到了一次人生的转折，他放弃了喜爱的温病、内科专业，听从组织分配搞起了针灸。为博采众长，程莘农曾到山东焦励斋大夫处学用后溪、申脉穴治疗周身关节病；到上海杨永璇大夫处学习用内陵穴治疗肩周炎；专程进京向单玉堂先生学习用郄门穴治疗疔疮。凡此种种，一针一师，一穴一师，一德一师，只要有一技之长，程莘农就上门求教。

（六）针灸教学

为适应新形势下的针灸教学，程莘农负责的针灸教研组在一张白纸上开始针灸教学方案、方法的讨论，组织编写针灸教学讲义，研究针灸腧穴直观教学挂图等等，这些都为新中国的针灸教育作出了贡献。

《难经语释》是程莘农早期的一本著作。那是1956年间，中国的友好邻邦，朝鲜的金光一等来我国学习针灸，他们对中国的《难经》很感兴趣，要求校方开这门新课。谁来担此重任？就在

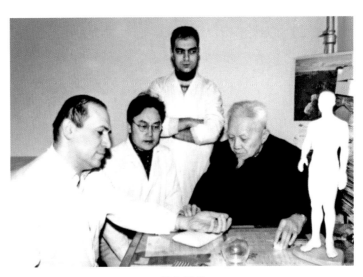

针灸教学

领导犯难之际，程莘农站了出来，勇挑重任，半年多的时间过去了，程莘农圆满地完成教学任务，并与金先生结下了深厚的友谊，《难经语释》也由此而诞生了。

（七）重返针灸

1973年程老重返医院，1975年北京东直门医院并入中国中医科学院（原中国中医研

究院），程老也随之到中医科学院针灸研究所工作，历任经络临床研究室主任，针灸教学研究室主任，中国北京国际针灸培训中心副主任、终生名誉主任等。

程老主编的一部名著《中国针灸学》，对针灸学的普及推广，为针灸走出国门，走向世界，功不可没。《中国针灸学》中英文版均畅销不衰，它不仅是目前留学生针灸培训最权威的教材，而且在美国、德国等国家也作为执业针灸师考试的权威著作，每一个来北京学习的外国学生都会买上一本，在毕业时，如果能得到程老在扉页上的签名和索得程老书有"针灸传扬"的一幅字，那将是北京之行的重要收获。程老的外籍学生、《中国针灸学》连同"针灸传扬"这四个闪烁着中国书法和针灸魅力的大字遍布世界。

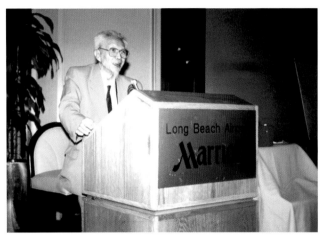

程莘农教授在国外讲学

（八）传扬针灸

随着中国对外交流的增多，程老也频繁地活跃在国际针灸舞台。凡是对针灸发展有利的事，程老都尽力去做，凡是对针灸发展不利的言行，他都坚决予以斗争。多年来，他奔走于国内外，或是讲学，或是考察，或是开会，或是应特别邀请出诊，他的足迹遍布美国、法国、英国、意大利、德国、日本、菲律宾等数十个国家。所到之处，便是他传扬针灸的舞台。

五、传人培养

程老既从事临床，又肩负教学，理论与实践紧相连。他忠诚党的教育事业，在漫长的岁月和艰苦的工作中，形成了独特的学术流派与教学风格。

程老从1956年起，即专任针灸教学工作，又专任外事教学工作。三十多年中，为国内外培养了大量针灸人才。

程老授课的特点，除了一丝不苟认真备课写好教案外，在方法上做到深入浅出，生动易懂，注重启发学生独立思考的能力。在内容上重视理论联系实际，便于学生理论运用于临床。程老指出：国内外学生多缺乏系统中医学理论，因此一定要把课文讲深讲透，搞清问题的来龙去脉。重点要突出，难点要攻破，疑点要解剖。不厌其烦，直到学生将所有应学的课程内容掌握为止。程老对学生既严格要求，同时又毫无保留地热情传授经验，所以他授课时深受学生的喜爱和欢迎。

在教学中程老十分强调实践，在实践中贯彻理论，坚持理论与实践并重。他曾应邀去加拿大、美国、厄瓜多尔、印度、法国等国家进行针灸学术讲座与交流，把针灸瑰宝传播世界各地，

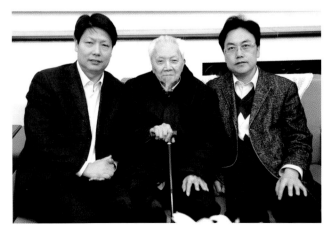

程莘农教授与弟子合影

造福于全人类。多年辛勤的汗水，程老的学生、弟子桃李争艳，遍及海内外。为宣扬针灸医学，为培育英才，程老的奉献颇多，台湾的学生赠他一幅题词，"传学四海，载誉五洲"体现一片真情。

六、对中医事业的执着与热爱

数十年行医生涯中，程老积累了丰富的临床、教学及科研经验。为中医针灸事业发展作出了多方面的贡献。

程老勤于临证，重视辨证论治，贯彻理、法、方、穴、术的统一。认为用药用针都是在中医学理论指导下，穴位和中药的作用常有异曲同工之妙。如著名的补中益气法，百会穴似升麻、柴胡，关元、气海似人参、黄芪，足三里似白术等。取穴以证为凭，以精为准，以适为度，以效为信。故取穴多少，当以大、小、缓、急、奇、偶、复为原则，不能胶柱鼓瑟。程老持针刺强调"手如握虎"，"伏如横弓"。运针讲究指实腕虚，气随人意。特别是改良的"程氏三才法"更是简巧利索，气至速达。

程老临证，患者至上。到过他诊室的患者，都有宾至如归之感，他不仅给病人看病，还去搀扶病友，帮助手脚不便的患者脱衣穿衣，正冠纳履，临走时道一声"路上小心"。这是程老诊室的常景。在"文革"中，程老受到了冲击，重返工作后，为了把失去的时间夺回来，为了让上白班的病人在不耽误工作的情况下也能看上病，程老为自己定下了一条铁律，即每天6点上班，不管寒往暑来，风天雨雪，恪守不辍，这不仅让受益的病人感动，也使得周围的大夫们为之赞叹！

1992年底，一件不幸的事降临在程老的身上，一个风雪天，在程老步行去北新桥邮局的路上，被车撞倒摔断了股骨，住进医院后，领导和骨伤科专家都很重视，尽量打上钢条，但没有把握一定有良好的预后，要求他至少静养三四个月。这下可让一向闲不住的程老如同坐牢一般，他还有很多事要做，还有一批病人每天在等待着他。住院后不到20天，他不顾劝阻挂着双拐开始工作了，他一瘸一拐地挪至治疗床边给病人诊病针灸，一天他突然感到侧臀部有些发凉、疼痛，仔细一瞧，才发现钢条穿破了皮肤，一端露在外面，钢条因过早活动，断成两截，这时他才不得不回到医院。在这次事故之前，程老没请过一天病假，没有因感冒咳嗽等病耽误过患者的一次治疗，而且诊治费用非常低，一切为病人着想。

20世纪50年代，程老便开始中医针灸的文献研究工作。20世纪60年代后，研究的重点放在了经络上，他在262医院的协助下，完成的"体表循行81例研究"是我国早期经络研究佳作之一。改革开放后，他多次主持国家级、部级课题。其中作为主研人进行的"循经感传和可见经络现象的研究"获国家中医药管理局科技进步一等奖。在学术观点上，程老以"灵素"为主，反对玄学，提倡务实创新。其主要著作有《中国针灸学》（中、英、台繁本）、《针灸精义》（印度发行）、《难经语译》初稿、《经络年鉴》等。

程老有丰富的教学经验，在工作中积极扶掖后学，以满腔的热忱投身于国内外的针灸教学。亲躬教学数百班次，培养硕士学位以上人才20余人，外国学生几千名，他们遍布100多个国家和地区。可谓桃李满天下。他多次获"优秀教师"、"荣誉教师"等奖。

为推动针灸走向国际，扩大针灸的学术影响，他先后应邀前往日本、加拿大、美国、法国、英国、意大利等十几个国家几十个城市进行讲学和考察，并多次组织或参加国际学术会议，努力向国际推广针灸。他也因此在国际上获得较高声望，被聘为加拿大传统针灸学院名誉教授，美国美东中医针灸师联合会名誉理事，南斯拉夫针灸学会名誉主席，挪威针灸学校名誉校长等职。

程老1990年获世界文化理事会"阿尔伯特·爱因斯坦世界科学奖"，1993年被国家科委聘为国家攀登计划"经络的研究"首席科学家，1994年当选首批中国工程院院士，1998年选任中央文史馆馆员。此外，还任中华针灸进修学院名誉院长，中国医学基金会常务理事，中国针灸学会副会长，中国国际针灸考试委员会副主任委员，第六届四次、五次，第七、八届全国政协委员等职。

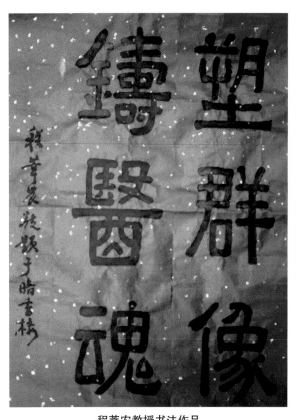

程莘农教授书法作品

七、文化修养

程老六岁即开始学习书法，先以颜鲁公为师，拜陆师学医后，陆老先生写董字，故转而学董书，以后认为学习书法，应以综合秦汉以后诸子百家，随即广泛研习篆、隶、草、真、行等碑帖及各家流派之作，这使得他书画天地多才多艺。程老长于隶书和草书，隶书宗方圆并用，以气势浑重为特点，草书则以怀素等为主体，程老运笔大小游刃，大之则能展方丈，小之则如蝇头。年轻时他历时两个月所书三万余字蝇头小楷横卷一副，长达六七米，整个书卷展开，墨迹功腻娟秀，卷气磅礴。程老于方丈宣纸上草书"虎"字，更是独特，笔法浑圆遒劲，似书似画，仔细寻味，如虎跃然纸上。此外，程老亦喜篆刻，工梅花，以自乐，《程莘农篆刻偶存》为其部分篆刻作品集。

程老作品多次入选展出，在国内外享有一定声誉，作品广泛流传于中、英、美、法、德等国家。一作品还被选刻于古城开封的"翰园碑林"。程老1948年即与国画大师张大千、徐悲鸿同为上海中国画会会员、中华全国美术会会员。新中国成立后，为了针灸事业的发展，为了多看好一个病人，他一次又一次忍痛割爱，放弃了创造机会，他一次又一次地把习书作画的时间用去钻研针灸。程老现为中国书法家协会会员、北京中国画研究会会员、卫生部老干部书画研究会名誉副会长。并入选《中国当代艺术名人录》。

八、医德医风

程老不仅医术高明，医德医风也高尚，令人敬佩。

在程老出诊的几十年里，患者挂程老的号只需花1元钱，只是一个普通号的价格。这一点，程老师承陆老先生，坚持"临证笃于情，富贵不跌价，贫贱不轻视，凡人有难，所求必应"。他说："无论患者是达官贵人还是贫苦的佃户，陆老师都一视同仁，对方无论给十块大洋还是一个铜子儿，甚至一分不给，他都从不计较。"在陆老的熏陶下，崇高的医德渐渐融入到程莘农的思想深处，影响了他数十年的行医历程。

三十年如一日。程老认为："夫医者，非仁爱不可托也，非聪明理达，不可任也，非廉洁淳良，不可信也。"从"文革"后恢复行医，到2005年9月10日，为了每天能多治一些病人，三十多年来程老每天坚持6点就去门诊为病人看病施针，只要身体允许从未间断。80多岁时的程老还依然在一线为病人针灸，每天都要治疗四五十个病人。

程老为人和善，对病人就像朋友一样，让来看病的病人轻轻松松看病。在程老所治患者中，有一位日籍华人，患有严重疾病，无法工作，当时，其他医生给她下了这样一个结论——必须骨髓移植，如果不移植的话，就活不过10年。她是过敏体质，不能吃西药，甚至对有些麻醉药都过敏，西医对此束手无策。听闻程老医术高明，特来找程老看病。程老给她连续针灸了3个月后，病情大为好转。李女士现在在日本任教，她每从日本回来休假，便来看望程老，再开些调养的中药。

程老本着"天下万事，莫不成于才，莫不统于德，无才故不得以成德，无德以统才，则才为跋扈之才，实足以败，断无可成"的信条，用毕生的精力身体力行着医生这个神圣的职业。一生治人无数，是医者和患者心目中的中医大家。

程莘农教授书法作品

国医大师 强巴赤列

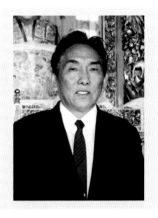

强巴赤列（1929~ ），男，藏族，西藏拉萨人。现任中国科协名誉委员、西藏科协名誉主席、西藏藏医学院和藏医院名誉院长、中国香港国际中医交流协会名誉主席、民族医学学会名誉会长、西藏天文历算学会会长等职务。现为藏医学院研究生导师，藏医主任医师，从1979年起先后被评为国家级自治区级有突出贡献的专家、人事部有特别贡献的中青年专家、享受国务院特殊津贴、全国医院优秀院长、全国民族团结先进个人，获得西藏十佳新闻人物等称号。

一、生平概述

著名藏医和天文历算学家强巴赤列出生于1929年，六岁习文，八岁习医，拜师于著名藏医学家钦绕诺布等诸多藏医天文历算学家，逐成精通藏医和天文历算学理论与实践的权威专家。西藏和平解放后，先后担任了拉萨市南城区区长、西藏团委办公室主任、西藏自治区藏医学校校长、西藏自治区藏医院院长、中国科协副主席、西藏自治区科协主席、西藏医学院院长、西藏自治区卫生厅副厅长、中国高级藏医研究班班主任、第六、七届全国人大代表、第八届全国政协委员等职务。2009年4月，被人力资源和社会保障部、卫生部、国家中医药管理局评为首届"国医大师"。

强巴赤列先生在六十多年医学研究与实践过程中不断总结经验、不断发现新问题，发挥聪明才智，参与编著《中国医学百科全书·藏医分卷》、《四部医典八十幅彩色挂图》、《四部医典形象论集·如意宝藏》、《历代藏医学家名人传》、《强巴赤列论文选集》、《西藏天文历算大全》、《藏医胚胎学研究》等许多论文论著，曾获科学技术进步一、二、三等奖，并且获得了学术相关国际金奖和"金杯奖"。

强巴赤列院长在已过去的六十多年里，在西藏卫生行业发展、藏医药学、天文历算学研究、国内外学术交流、事业发展及行业管理等方面作出不可磨灭的突出贡献，除了积极推动西藏自治区的藏医药事业发展，他还为其他省区藏医药事业的发展给予了大力支持和援助，强巴赤列院长高尚的人格和渊博的学识，受到行业内外人士的一致认可。

在回顾他六十多年的从医历程时，强巴赤列教授感慨地说："如果我是一只飞翔在高原上的小鸟，那是因为我有一对强劲的翅膀。这翅膀一只是恩师钦绕诺布赐给我的知识和教我的做人品格；另一只则是共产党和国家对我的重用，使我学有所用，充分发挥自己的特长。"

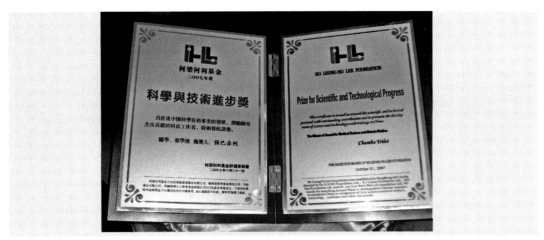

强巴赤列教授获奖证书

二、学术思想和思辨特点

强巴赤列从医六十余载，精通藏医、藏传天文历算算学理论，实践经验十分丰富。医德高尚，治学严谨，在临床、教学、理论研究方面成绩卓著。现将其主要学术成就和其中治疗黄疸症的临床经验简介于下：

（一）主要学术成就

强老早年就读于藏医历算学院，毕业后得到当代名医、该院总教师钦绕诺布的指点，遂成该师的得意门生。后任该院院长，自20世纪40年代以来潜心研究医学，其研究学科包括医学历算学理论、藏医学史、藏医历史人物研究、医学流派研究、内科、儿科临床与研究等，在前人的著书立说之精华的基础上，力争有所发现、有所提高、有所创新。先后撰写了《论脏腑》、《藏医内科学》、《藏医外科学》、《四部医典系列挂图全集》、《藏族历代名医略传》、《四部医典形象论集》等100多篇（部）论文论著，超6000万字。通过大量的文献调研，以及对《四部医典》内容本身的研究，对《四部医典》的出处及历史源流问题作出了客观实际的定论，被众所公认。又经十二年的潜心研究，包括实地调查，翻阅了大量历史文献的基础上撰写了180余名历代藏医名人传，填补了藏医历史人物研究之空白。强老自身医术精湛，医德高尚，撰写有3万字的《藏医传统医德规范》、《师承论》，创立了独具特色的藏医医德和师承学说。强老精通于普通专科之学，尤精于内科杂症，先后主持多项科研课题，并获得省级以上科技进步奖6项，其中一等奖3项。3部专著分别获中国医史文献博览会、中国图书金、银、铜奖。1992年强老被选为"西藏十大新闻人物"之一。在藏医、天文历算学继承、整理、提高上成绩显著。

（二）治疗黄疸症的主要临床思辨特点

1. 规范黄疸症的病名和归类

黄疸症在藏医学多部著作中有较详细的论述，它作为一种疾病发展变化中的外在表现，藏医学根据其黄疸症的病程变化和其症状的类别将黄疸症分为目黄症、肤黄症、赤巴窜脉症、赤巴恰亚症四种基本类型。赤巴窜脉症在一些藏医著作中又称黄目大病或三黑桡症，这是根据本症发病来源和发病特点而起名的。《四部医典》及其《秘诀补遗》中将肤黄症、目黄症放在赤巴病治法章节内论述，而赤巴窜脉症放在瘟疫症治法章节中论述，赤巴恰亚症作为黄疸症发展变化的最后最严重的表现形式，在关于赤巴病、肝胆病、痞瘤、瘟疫等章节内均有论述。强老认为黄疸是赤巴病的最基本特征，《四部医典系列挂图》用形象来描述医学内容时，凡是赤巴特征及赤巴疾病均用黄色点化。藏医所称赤巴病既是一切热病的总称，又包括肝胆等脏腑疾病及其以这相关的疾病。目黄症作为疾病发展阶段的最初或病势较轻的表现，既可出现于肤黄症，又可出现于赤巴窜脉症或肝胆痞瘤，肤黄症也是如此。因此，强老认为虽然藏医传统的病症分类将目黄症、肤黄症、赤巴窜脉症、赤巴恰亚症作为独立疾病来认识，其实本质上它们是相联系的，是疾病病程和病势发展转归某阶段的外在表现。

强老认为黄疸是多种疾病引起的症状，包括现代医学病毒性肝炎（黄疸型）、肝胆系统结石、痞瘤所引起的梗阻、某些药物性损伤和酒精中毒等。

根据《四部医典》将黄疸症证型分为以下四类：

（1）目黄症：眼球与指甲皆呈黄色，身体多汗、气力弱、烦热、眼睛疼痛，食欲不振，干呕，眼前只显青红光。

（2）肤黄症：体力衰弱、失眠、身体沉重，进食乳酪或饮水多发苦味，皮肤呈金黄色，同时眼睛将白色的器物看成金黄色，清晨凉爽时感觉舒适，中午时疼痛难言。

（3）赤巴窜脉症：初期寒栗，行动无力，脉象虚而数，尿色黄浊，头部与关节皆疼痛，昏晕不清。中期病势发展，大便状如菜油，眼、舌下鞭颤，全身皮肤皆呈黄色，口苦，纳差，身热少眠，指甲与牙龈以及舌唇皆呈白黄色，头部刺痛。舌唇裂纹，牙表结垢，肝胆结块，按之疼痛难忍，病气恶臭，体力与容光皆消失，无暇成型。如赤巴热上逆于头时，脑部刺痛，鼻衄；赤巴热入于肺则上身刺痛，吐痰黄色；赤巴热入于肾则腰部疼痛，小便不利；赤巴热入于胃则口苦，呕吐胆汁；赤巴热入于小肠则剧烈腹痛，大量泄泻。

（4）赤巴恰亚症：身体发痒，肤色呈黑青色，头发、眉毛脱落，身体干瘦无力，指甲呈现黑斑纹。

2. 阐述黄疸症的病因病缘

由于黄疸症属赤巴病，《四部医典》云其各症的共同病因为"饮食不当，偏咸偏酸，饮食不洁，消化不良，恚怒等影响胆腑并延及全身，因而产生了难治的四十七种赤巴病"。病缘为胆汁过量失调，龙和未消化的培根夺位，侵入主消化的赤巴久吉部位，迫使胆汁外溢而致病；胃与肝脏的痞块挤压胆腑，或者胆腑本身生长痞块，迫使胆汁外溢，蔓延致病；通常胆腑主消化的胆汁失调或者消化赤巴导致血热紊乱，或者瘟疫引起胆汁扩散，或者饮食起居不当引起胆汁扩散，顺脉逃逸，肌肉和眼睛出现黄色"。另外，赤巴窜脉症属瘟疫之一种，其瘟疫症之病因《四部医典·瘟疫症时疫治法》中云："疾病之气，弥漫天空，结成云雾，笼罩大地，于是时疫、肠痧、喉蛾疗毒、黑天花等疾病接踵而来"。又云："四时亏盈，劳损、恶臭、忿怒、恐惧、愁苦等折磨，饮食失调变生疫疠。由于这类病缘诱发了赤巴之热，降于汗腺，又诱发了龙与赤巴，通过发病的六处途径依次进入。或者是被气味击中，疫疠传染开来"。

3.辨证论治

强老早在20世纪60年代起就对黄疸进行过深入的研究，筛选了许多有效药方，他既遵古又创新，对治疗本症积累了丰富的经验。强老对学术没有偏见，临证时他主张必须辨证辨病相结合，即藏医辨证西医辨病。

强老认为目黄症及肤黄症为黄疸症的初级或轻症阶段，包含甲乙型肝炎和其他梗阻性黄疸，临证必须辨别是否兼有旁系病症，黄疸症多数情况下出现身热、口渴、口苦、睡眠轻、大便色黄、脉象紧、小便黄赤、冒气大、沉淀物厚、舌黄燥等赤巴热象，单一型（不含合并症）甲型、乙型黄疸型肝炎因赤巴挤夺培根之部位，培根窜居主消化之赤巴部位，故出现热能和消化力均弱，怕凉喜暖，身体沉重、嗜睡，大便色白，脉象松缓，舌质淡，苔白厚，小便冒气小，搅拌之无"察"声等培根寒象，因培根窜入主消化之赤巴之位，故在《贡追札记》等许多著作中将本症称之为寒疸症。

强老认为赤巴窜脉证包括急性黄疸型肝炎、重症肝炎、淤胆型肝炎和某些器质性梗阻性黄疸。《四部医典·瘟疫症时疫治法》云："赤巴热由肌表进入汗腺，降于肝胆内（当时被认为病从汗腺侵入），不在本位而流窜于所有脉道间，上行至头脑际，挤夺培根之位，下行至肾与骨髓，夺取水液的部位，在肺和心挤夺龙的位置，在胃和大小肠里挤夺赤巴的位置，降于肌肉与皮肤，体力衰弱，容颜失色，最后龙居赤巴的位置，自位的命脉丧失，九死一生"。介绍了本症的全身性病理变化过程和病势程度及预后。

强老认为治疗目黄症和肤黄症，如属热象，采取清热解毒，泻胆疏肝法。他主张主消化之赤巴功能无明显减弱（无明显纳差）时，可先用诃子、樟牙菜共煎，待凉内服。或用獐牙菜、波棱瓜子、麻花艽花、西伯利亚紫堇、船形乌头共煎，待凉内服。如有腹胀，恶心者一可加用藏木香或广木香、甘草。并有胃脘疼痛，脉细数按之即空，可交替使用九味渣驯散。如便干则加用大黄或樟芽菜、唐古特青兰、黄连，上药共煎，待凉内服，日两次亦能取得良效。上述药物中樟芽菜性寒味苦，具有良好的清热解蘡、消炎利胆功能，但药性较粗糙而猛烈，如老年龙型人使用过频，则易于生风。诃子味涩，消化后变成管味，药性寒而锐利，具有良好的降腑热、赤巴热的功效。甘草可调理药味，降气火，对呕逆有较好功效。其他诸药有良好的清热解毒、消炎止痛的功效。本症亦可辨证选用下述诸方：八味樟芽菜散、九味牛黄加味散、秘诀寒方散。老年龙型人宜选用赤来朗杰散。对于脉紧，季胁部或胃脘灼热感，背满者可选用十八味沉香散。或选用郎庆类、余甘子轮幻散、七味红花散。对表面抗原阳性、转氨酶较高而黄疸指数较低者选用玉宁尼阿、七味红花散、欧百尼阿散亦可屡屡获效。

属寒象者采取升养胃火、泻胆养肝法，对此强老主张选用药物性味温和，寒热适中的药方。《四部医典》云："主消化之赤巴主譬在胃，部分遍及全身"。寒象者因龙、培根或血挤夺主消化之赤巴部位，强夺赤巴之门户，使胆汁挤入脉道所致主消化之赤巴功能减弱。经常选用下方：石榴、黑冰片、豆蔻、诃子、肉桂、波棱瓜子、荜茇、蔷薇花。本方能升养主消化之赤巴火，助于消食，疏通胆脉。对胃火亏损引起的积食不化、赤巴淤积有良好的功效。对胃脘疼痛明显，肠鸣泄泻，口苦、纳差者配以色妥阿巴散或便干腹胀者配以色西卡追交替选用。腹痛、便溏而色黄者可配以赤柒顿巴或札寻古巴散、对肝胆区隐痛或不适者选用嘎纳久巴散。对于黄疸程度较重、选用上述药物较难奏效时，可在嘎纳久巴散加用熊胆、牛黄、藏红花，此法泻胆疏肝之功效可靠。

对于赤巴窜脉症的治疗，强老擅用两种方剂：①牛黄青鹏散。处方：红花、婆婆纳、毛边绿绒蒿、渣驯膏、石菖蒲、雪上一枝蒿、结血蒿膏、麝香、樟芽菜、波棱瓜子、诃子、安息香、黑冰片、广木香、牛黄。本方清热解毒，消炎利胆，对清肝胆热、解赤巴热毒、疏通胆脉、止痛、平衡龙赤巴培根之紊乱，有良好的功效。本方如加用熊胆，其疗效更佳。②欧百尼阿方。处方：绿绒蒿、石灰华、丁香、桂皮、木香、沉香、渣驯膏、朱砂、红花、莲座虎耳草、巴夏嘎、波棱瓜子、荜茇、余甘子、甘草、寒水石（乳剂）、藏红花、唐古物青蓝、熊胆、牛黄、麝香、本方对赤巴热毒降于胆腑、肝热、肝肿大引起的肝胃区疼痛具有良好的疗效。

辨证佐药：本症初期寒栗，行动无力，脉象虚而数，尿色黄浊，不属热象显现时，可在内服任一上方的同时用结血蒿煎汤加入微量麝香（一般能闻及麝香味为限）待温热后，日多次内服。或用土木香、宽筋藤、岩白菜、止泻木子煎汤分多次内服。或熊胆、大叶樟芽菜、船形乌头、红耳鼠兔粪、姜黄共研细末，温开水送服。中期症象显现时，用结血蒿煎汤加入麝香和石菖蒲粉、麝香拌入酥油、混均后反复涂擦有效。中期病势难于控制者，可在结血蒿煎汤中加入麝香、牛黄、日多次内服，往往获得起死回生之功效。肝热山源界或引起鼻衄者可选用秘诀部七味红花散，用麻黄汤送服。如胆热入于胃，选用黑冰片、塞嘎尔炭、黄连炭、秦皮炭，共研细末内服，本方对清肝利胆、清胃热均有卓效，亦不败胃。胆热入于小肠，用其他方药无效时，强老选用下述方药：草乌绒、朱砂、止泻木子、霹雳骨、大叶樟芽菜，麝香、船形乌头、熊胆、黄连、共研细末，开水送服，皆可获效。

强老认为，治疗黄疸症在历代医学家编著的医学著作中记载其方法和方药繁多，后世对其方药亦有筛选和发挥，但还未形成或未筛选出方法简单，疗效确切，众所公认的方剂。对某方药的疗效往往众说纷纭，医家们习用有治疗肝热症、胆热症、黄疸症的药物玉宁尼阿丸，虽对病势发展慢者疗效缓慢而持久，但病势发展快，病情重危者，药性不过猛烈，起效不够迅速，退黄作用较弱，故不适用于赤巴窜脉症等赤巴瘟疫症的治疗。牛黄青鹏散最初为其师钦绕诺布习用方剂，20世纪60年代拉萨甲肝流行时，强老专门配制此方，专用于防治甲肝，体会到此方药效猛烈，起效迅速，临床症状消失快，退黄作用强，作用广，凡瘟疫症引起的所有临床症状均有效，不败胃，无需更多加减。遂感本方为治疗赤巴窜脉症较理想方药。

20世纪90年代初，西藏自治区藏医院与西藏自治区第一人民医院协作，又进行了藏药防治病毒性肝炎的临床研究工作。广泛而多次筛选了治疗方药，证明了许多既往使用的方药只能作为佐药，而不能做为主药或首选药物。当藏医治疗病毒性肝炎疗效不满意，研究工作陷入困境时，强老根据历代医家云："赤巴其性热毒应按毒论治"的思路，提出肝胆热症其本质为赤巴热毒，治疗本病应以清肝热，解赤巴之毒邪；又提出治疗赤巴病重在泻胆的治疗原则，按强老提出的药方，及时调整了药味，注重清热解毒、泻胆疏肝，果然其疗效显著提高，不少重度黄疸，重症肝炎屡屡获效。

西藏是病毒性肝炎相对高发区，筛选其有效的治疗药品对其防治工作具有重要的意义。强老的弟子根据强老提出的辨证论治法则和方药，设计了牛黄青鹏散防治病毒性肝炎的临床科研课题，观察65例甲肝患者，平均在服药后13天内能使其症状消失。又对105例乙肝患者进行疗效观察，平均在23天内能达到症状消失。退黄及降低转氨酶作用更为迅速。每日1～2次，每次1～2g，连续服3个月均无明显毒性反应（研究资料待刊出）。本方又根据强老提出的赤巴为毒，应以以毒攻毒为之治则，又根据历代医家"既是毒物，用之得当，谓之良药也"的思路，配有微量有毒性之药物，以加强消炎止痛之功效。

（三）高原红细胞增多症的思辨特点

高原红细胞增多症为慢性高原病的一种临床类型，是指人体长期在高原低氧环境下生活，由慢性低氧所引起的红细胞增生过度。从藏医理论分析"高原红细胞增多症"是由血液本身的性质发生改变而形成。血液在各自的黑脉（动、静脉）及其分支的途径运行时，其性质发生改变而影响遍行气不能发挥正常的作用，血液得不到有效地推动而降低了位于胃内消化赤巴等阳气的功能，同时也降低了各种精华成熟的部分阳气功能，因此，未曾得到正常分解的饮食糟粕行至于肝脏，致使变色赤巴因失去了正常的作用而不能成熟正常的血液而形成了多血症。

临床表现：红细胞数、血红蛋白、红细胞容积显著增高。常见症状依次为：头晕，头痛，气短，胸闷，乏力，关节痛，厌食，消瘦，记忆力减退，失眠。此外还可出现女性月经不调，男性阳痿、性欲减退等。病理改变为各脏器及组织充血、血流淤滞及缺氧性损害。

1. 藏医特色诊断

望诊：谓之"高红症"的人，其巩膜和肤色均呈红色，颜面部和手掌、指甲、舌、嘴唇及局部皮肤多呈紫红色；尿诊时，可见尿色淡红，气体多而臭味浓，尿液沉淀物厚等。

触诊：根据《四部医典》"血症脉象搏动洪又滑"和《实践明解》中"血症的脉象在发病早期脉管充盈而搏动洪大、力足及数"的记载，血症的脉搏搏动均呈充实、洪大，个别可出现细而沉的现象，但数（快）为其不变的特征。

问诊：问诊以了解患者（所居住的环境和条件及性别、工种、饮食习惯等）的基本情况为主，符合高红症的头疼、头晕、心慌等基本症状和某些特定体征来予以鉴别，特别是在高红症晚期恶化时可有《四部医典》中所描述的丹毒、核疮（痞瘤）、脾病等并发症的出现。

2. 利弊（损益）关系诊断

上述病因中的饮食起居产生病情恶化或者转入平原、低海拔地区而病情明显减轻者为高红症患者。

3. 具体治疗

饮食疗法：高红症患者可食用米粥、新鲜牛肉、牛奶及其奶渣和各种水果等，禁止食用牦牛肉和旧酥油、血块、酒类等高热、高脂、高营养以及辛辣的食物。

起居疗法：本病患者适宜居住于低海拔地区或温差较平衡的地方；应适当进行运动，避免情绪激动，禁止以上病因中描述的诱发因素之起居行为。

药物疗法：早期高红症可服用姜汤或婆婆纳汤或余甘子汤以及二十五味余甘子丸和十八味檀香丸、七味血病丸、谷吉久松、嘎罗、唑姆阿汤、玉妥红汤等交替进行治疗，合并肝脏的病症时服用秘诀清凉丸、七味红花殊胜丸、九味牛黄丸等。此外，根据病情可服用十五味沉香丸、二十味沉香丸以及果渣、十味乳香丸等敏感、显效的药物，发现并发症时应进行对症治疗。

外治疗法：从《四部医典》"血症外治放血优"和《验方百篇》"炎症和血症均以热性所产生，治疗时药治不如放血疗"的记载，临床上首先内服放血疗法所特定的（三果）汤剂来分解血液成分后，在特定的穴位中进行放血治疗，最后以控制血容量的增加为重要的措施进行治疗。

护理：高原红细胞增多症为红细胞与总血容量的绝对增多，血液黏稠度增高；患者早期无明显不适，而未引起注意，一旦发现则心理及精神负担加重。护理人员应主动关心、体贴、安慰患者，向其及家属说明此类疾病的特点、早期治疗的好处及应注意的事项；护患密切交往，使护理人员取得患者的信任；使患者熟悉医院环境，安心住院，积极配合诊治，以求早日身心健康。

总之，高红症是高原性的一种病症，最适宜的治疗措施是能够居住到低海拔地区，可避免进行复杂的治疗，短暂离开后返回高海拔地区病情可复发。

（四）其他病证的相关思考

强老为当今藏医界公认的权威，不仅对理论研究、教学造诣极深，在诊治内科、儿科疑难杂症亦有丰富的经验。临床上除擅治黄疸症及其属症外，还擅长于运用升养胃火、通气火运行之通道法治疗萎缩性胃炎；运用降气调血安神法治疗查龙病，运用活血通脉治疗半身不遂，运用保护腑津、熄灭赤巴火、泻腐清肠法治疗肠痧疫疠，用色妥久吉治疗慢性阑尾炎，用当滚杰巴治疗心动过速，用阿嘎杰巴治疗心动过缓，用红景天抗高山缺氧，用唐庆尼阿、阿嘎尼修、阿嘎索阿、母地尼阿等治疗高原性头痛。强老丰富的临床经验和渊博的学识对进一步整理学科资料和提高藏医临床疗效起到了重要作用。

三、典型医案

1.红细胞增多症
某患者，男性，48岁，藏族，西藏山南人，在那曲工作16年。1991年3月18日初诊。

初诊：患者自两年前开始因高原缺氧和天寒受凉且过量地食用高脂、酒肉等饮食首先出现头晕、头痛、气短、胸闷、乏力等症状，在本地就诊初步诊断为早期"高原红细胞增多症"，经3个月的门诊治疗后，症状有所缓解而继续工作。最近几个月内除了重新出现以上症状外并发关节痛、厌食、消瘦、耳鸣、记忆力减退、发绀、失眠等系列症状而今日就诊。

查体：呼吸23次/分，心率92次/分，血压115/85mmHg，发绀，口唇、面颊部、耳廓边缘、指甲床等部位呈青紫色，面部毛细血管扩张呈紫红色条纹，呈"多血面容"，眼结合膜充血，舌质紫色舌苔厚而干裂，舌咽黏膜呈青紫色，尿色淡红、气体多而味浓，脉搏搏动实、数（快）。

血象检查示：红细胞数7.8×10^{12}/L，血红蛋白量210g/L，红细胞比容69%。

诊断：高原红细胞增多症。

治疗原则：提醒患者控制油腻饮食，加强呼吸功能锻炼，减小劳动强度，注意休息，但不宜绝对卧床。

具体治疗：

饮食疗法：可食用米粥、新鲜牛肉、牛奶及其奶渣和各种水果等，禁止食用牦牛肉和旧酥油、血块、酒类等高热、高脂、高营养以及辛辣的食物。

起居疗法：适当进行运动，避免情绪激动，禁止本病诱发因素之起居行为。

药物疗法：早上服用二十五味余甘子丸4粒，中午服用十八味檀香丸，晚上服用十五味沉香丸，间隔服用余甘子汤。15天的疗程后复查发现患者头晕、气短、胸闷、乏力、厌食、耳鸣等症状明显缓解，食欲和睡眠基本正常，血象检查红细胞各项均有所下降。要求患者继续吃药并对内服药品作了细微调整，早、中午同前，晚上服用二十味沉香丸，间隔服用婆婆纳汤和三果汤。约定在5天后实施放血疗法。在整个治疗的过程中，老院长让徒弟和学生们进行诊治记录，观察病情变化和转归情况并对学生们阐述了本病的发生原理、发病特点、症状体征、诊断、治疗原则和具体治疗以及预后方面的措施。治疗到20天后进行放血疗法。持续的治疗35天以后复查发现患者的症状和体征基本消失，血象红细胞数5.6×10^{12}/L，血红蛋白量180g/L，红细胞比容45%。

预后：一年后随访本病未曾复发。

2. 腰椎间盘突出症

腰椎间盘突出症是骨科常见病，虽然治疗手段繁多，疗效较好，但早在20年之前该病的治疗在我区成为一种难题，为此强老用温肾通脉、除湿壮筋的治疗方法救治了许多患者，现介绍一典型病案：

某患者，住院号：841204。

双肾及腰部疼痛1年，间歇性跛性，下肢麻木4个月入院。

患者1年前因外地工作着凉，双肾区及腰部疼痛，在本市多家医院住院，但诊断不明确，病情未见好转，于4个月前病情逐渐加重，双下肢麻木，尤以左大腿后外侧，小腿前后侧为主入院。当时强巴赤列主任医师会诊，经查体患者神志清楚，精神较差，被动体位，营养可，双肾及腰部压痛明显，咳嗽、喷嚏时疼痛难忍或加，脉细而数、压之悬浮，尿色淡黄，泡沫小，易散，舌干燥，苔薄白。指出本病属于藏医学"肾扩散"和"肾痹"的范畴，提出肾之阳气不足，隆邪侵及肾脏，集于肾府而腰部疼痛或跌仆闪挫，劳作过久，湿邪困及腰部，行隆不利，伤及白脉表现出来的下肢挛急而痛，麻木等症状为主的疾病，确定了温肾通脉、除湿壮筋的治疗原则，建议口服藏药石榴日轮丸、24味诃子丸、10味诃子丸，按早、中、晚服用，经1周双肾区疼痛略有好转而双下肢麻木未见好转。脉细而数，有力。尿淡黄，无恶臭，泡沫均，易散。舌湿润，苔薄白。再次请强巴赤列主任医师会诊，建议改用早上18味诃子丸、中午如意珍宝丸、晚上20味沉香丸、黎明服用25味珍珠丸，1周双下肢麻木稍有好转，但活动后病情仍加重。为此，他潜心研究藏医经典著作《四部医典》，提出了口服、涂擦、按摩等藏医综合治疗肾扩散的方法，并且研制了安身熏香散涂擦剂，要求将安身熏香散涂擦剂与陈酥油充分混合涂于腰部及双下肢，晒太然或用TDP照射腰部及双下肢30分钟，每天1次，同时配合霍梅压隆穴的治疗方法。1周后双肾区及腰部疼痛及双下肢麻木明显好转，活动后未见加重，舌湿润，苔薄白，脉细而缓，有力，尿淡黄，无浑浊，泡沫均。再经1周的巩固治疗，病情痊愈出院。经跟踪调查5年该病未复发，能够从事重体力劳动。

如今腰椎间盘突出症的治疗方法较多，特别是治疗方法已很成熟，但本院骨科按照症状、体征，配合CT检查，确诊腰椎间盘突出症后仍按照温肾通脉、除湿壮筋的治疗原则，实行口服、涂擦、按摩等藏医综合治疗，总有效率94.2%。该治疗方案被列入外治专科重点研究项目，并在区内外得到了广泛的使用。

3. 糖尿病

糖尿病是胰岛素绝对不足或相对不足引起的代谢紊乱为主的全身性的疾病，是一种并发症多，疗效较差的疑难病。强巴赤列主任医师治疗糖尿病具有丰富的临床经验和理论基础，现介绍一典型病案：

某患者，住院号933807。

多饮，多食，多尿1年，消瘦，伴恶心、呕吐、腹泻1个月入院。

该患者1年前无明显原因出现多饮、多食、多尿现象而未经注意，两个月后自四川返回昌都地区途中饮酒过量，吃凉菜致腹泻、呕吐、恶心等症状，当时在地区人民医院就诊诊断为急性肠炎，经入院治疗两周病情未见好转，转入本院心脑血管科。当时查体，患者生命体征平稳，一般情况较差，营养差，面色苍白，扶入病房，口唇发绀，双肺呼吸音清，未闻及干湿啰音，心脏各瓣膜听诊区未闻及病理性杂音，腹平软，肝胆未及，胃肠压痛，舌干燥，苔薄白，脉细数无力，尿淡黄，浑浊，气多，恶臭，泡沫均。血糖200mg，尿糖（+++）。入院诊断为：吉尼洒酷（二型糖尿病），吉尼洒酷性胃病（糖尿病性胃肠功能紊乱）。

经口服西药降糖灵，庆大霉素输液三天，恶心、呕吐、多尿、腹泻稍好转，胃肠部疼痛减轻，查血糖17.5mg，尿糖（+++）。继而停用西药改为早晨服用石榴日轮丸，中午娘寨阿巴，晚上拉龙5天，查血糖15.5mg，尿糖（+++），而上述症状未缓解。请强巴赤列主任医师会诊，指出吉尼洒酷是长期过食味咸甜，性凉、沉食物及久居潮湿之地，安逸生活引起。因为咸甜二味由五源中的水、土、火组成，而肾脏属水土性，过食咸甜食物使肾脏（膀胱）水土过盛引起水土而源构成的糖排泄障碍，过食性凉、沉食物及安逸生活，久居潮湿之地，体内培根及脂肪过盛未吸收，随尿漏入膀胱形成吉尼洒酷，明确提出吉尼洒酷必须以降脂、降糖、促培根吸收为治疗原则。建议改用早上口服吉尼阿如觉结丸，中午察琼丸，晚上吉琼丸，5天病情好转，恶心、呕吐、多尿、腹泻明显好转，胃肠部疼痛减轻。舌湿润，苔薄白，脉细缓有力，尿淡黄，气少，无恶臭，泡沫均。查血糖12mg，尿糖（++），再次请强巴赤列主任医师会诊，建议继续服用上述藏药10天，病情明显好转，多饮、多尿、恶心、呕吐、腹泻症状均退，食量正常，腹部无压痛，舌湿润，苔薄白，脉细缓有力，尿淡黄，无浑浊，气均匀，无恶臭，泡沫均。血糖8mg，尿糖（－+），继续服用10天，查血糖6mg，尿糖转阴，共住院治疗28天病情痊愈出院。经随访1个月，查血糖及尿糖未见异常。再次随访3个月病情未见复发，饮食及体重恢复正常。

4.色曲奇汤治疗"宁屈病"（窦性心动过缓）

患者格桑，男，56岁，那曲县人。1993年3月16日初诊。

初诊： 主因"心慌、心悸、气短、胸背痛、口干"3个月，就诊于"西藏自治区藏医院"，当时查体，一般情况差，病容貌，心率52次/分，双手指发青。查心电图：窦性心动过缓，电轴左偏。尿色青而稀薄，泡沫大，舌红、燥、粗糙，脉虚细无力。诊断为"宁屈病"（窦性心动过缓），给予色曲奇汤口服治疗明显好转。其病因：①内因隆病出于无明心，由贪欲而生；②外因情志不和愁苦抑郁、心烦不安、不寐、饥饿、极度劳累等因素引起此病。情志不和，愁苦抑郁，使气血紊乱，致血气循环受阻，故手指发青；嘉吉隆在心脏，可游至全身，因恼怒愤恨，心烦不安，致嘉吉隆紊乱，故心慌、气短；不寐、饥饿、过度劳累，使三因紊乱致口干，胸背痛。

治法： 调节气血，改善循环，提高心脏机能并安神。

处方： 自制色曲奇汤，每次1袋，1天2次（每袋3g）口服。其美阿杰，每次2g，1天1次口服。

二诊： 1993年3月25日。患者面色好转，心慌、心悸症状缓解。脉虚细。尿色青而稀薄，泡沫大。舌淡、红，心率60次/分。心电图：窦性心律，电轴左偏，继续服药巩固治疗。

三诊： 1993年4月10日。患者面色好转，心慌、心悸症状基本消失，偶尔胸背痛。舌红，脉细而沉，心率60次/分。心电图示窦性心律，电轴左偏。

四诊： 1993年5月10日。患者面色红润，精神可，心慌、心悸、气短、胸背痛等症状完全消失，脉细而沉，尿色青而稀薄，泡沫均匀，心率68次/分。心电图示：窦性心律、心电图大致正常。

随访观察6个月内未复发。

自制宁屈病的方剂为君药，佐以其他方药，随证加减治疗51例患者，显效39例，好转8例，无效3例。

治疗"宁屈病"（心动过缓），在1993年之前国内外仍没有疗效较佳的药品，而强巴赤列大师围绕治疗"宁屈病"（心动过缓）的课题，广泛阅读古典医书，克服种种困难，通过各种医典理论的辨证，以及药物的药味、消化味、药性等综合分析研究后，自拟处方"色曲奇汤"经临床观察能明显改善临床症状与体征，提高了治愈

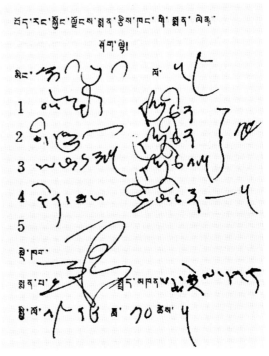

强巴赤列教授手写处方笺

率，能明显提高心律，适用于心动过缓、心慌、心悸、气短等症状。

四、成才之路

六岁的强巴赤列到当时拉萨有名的吉日（地名）私塾学习，吴坚老师是当时拉萨私塾之中名望较大的"埃"字体的书法家。老师会根据每个学生的实际水平，制定十分严格的早晚阅读和书法考试，使每个学生在幼时就能奠定坚实的文化基础。学生们必须每天早上集体通诵必学的藏文纲要和相关经文，讽诵经文是学校的规章制度。强老在五年的严以律己的学生生活后以优异的成绩毕业于吉日私塾学校，奠定了很好的藏语文和相关文化基础。

毕业不久，为了继承祖父名医多吉坚赞等族系名医的事业，先生到拉萨门孜康恳求藏医大师钦绕诺布收为徒弟，老师爽快答应并讲起缘分："多吉坚赞老师是我自己的三恩上师（佛教显乘中指授戒传经和讲经的上师，密乘中指灌顶，讲密法和传授秘诀的上师）的活佛。这孩子的父亲与我也是师兄弟，关系紧密，友谊真诚，毫无芥蒂。我一定要收贵子为徒。"从此开始了九年的苦读医学经典博览各相关学科知识的学生生活。

先生先系统的学习了藏文和相关的天文历算，在此之后，系统地学习藏医理论，临床，药理，医德医风等学科。为了潜心学习和研究天文历算学，强巴赤列先后拜师于著名天文历算学家拉萨尼木县加曲寺的益西群培、山南达杰林的强巴曲扎等多名天文历算学学家。系统地学习和实践《数据运算》、《五行占算》等，均能深刻理解，独立运用。

当强巴赤列天文历算的理论和实践的水平达到一定高度时，按照钦绕诺布老院长的嘱托，先背诵《四部医典》中的"总则本"、"论述本"、"后续本"、"秘诀本"中"热症的总治法"等十二章节。上述部分约有十几万字，背完之后钦绕诺布院长亲自详细地讲授藏医总纲部、续说部、后续部中的脉诊、尿诊等许多藏医药方面的重点理论知识。另得到著名藏医学家边旦坚赞和旺久多吉、药剂老师有热杰崔成、曲列等老师的授课，背诵和理解内容方面有了很大的进步。背诵上述藏医经典同时研习藏文文法颇有长进，两年的时间在全院统一考试中，强巴赤列荣获藏文文法考试第三名。此后，钦绕诺布院长之侄，著名藏医学家，门孜康副院长土登论珠又讲授《诗镜注释·妙音欢歌》、《萨迦格言》、《词藻学》、《声律学·宝生论》等，为强巴赤列打下了扎实的文字功底。当时很重视藏文书法，尤其是必须能够书写出色的兰札字（古印度天城体梵文字母，七世纪时土弥桑布扎即据此字体选成藏文的楷书字形）和乌尔都文（古印度文的一种。有说土弥·桑布扎模仿此种字体创造了藏文行书）。藏文书法的掌握历来十分讲究，上述文法与书法在当时是仅有少数人掌握并得以考试通过的，而强老就是其中之一。

根据旧社会传统教育规定，门孜康为了理论和实践紧密结合，藏医理论背诵及授课完成之后，一定时间内在门诊部，两个学生轮流跟从老师见习，这对学生来说，是特别宝贵的机会。在背诵《草药本草奇异金穗》期间，参加每年两次交叉外出采药实践。强老在1949年举行的第二次藏药识别大考试中获得第一名。门孜康规定，学生在完成藏医药的全面考试，具备较丰富的实践能力的基础上，须补修钦绕诺布院长为进一步补充藏医药和天文历算祷文和藏医经典所著《藏医总概论》，为了顺利完成《藏医总概论》的学习，强老利用近两年的时间，坚持晚睡早起，全身心投入学习。与此同时，按照传统，在全院师生面前进行第三次全科目答辩。强老完成了门孜康规定的关于藏医和天文历算方面的全部课程考试，获得了优异的成绩。钦绕诺布院长给予高度称赞，他勉励强老说："强巴赤列，你的成绩很突出，为此为师很高兴，但你须切记不要骄傲自大，也不能满足于现状，更不能当一天和尚撞一天钟。藏医药学博大精深，继续努力学习，注重与实践相结合。"

钦绕诺布院长为了鼓励学生互相竞争，毕业证书分三个档次：优、良、差。藏医和天文历算双学科分为三个等级。值得一提的是1947年初，钦绕诺布院长亲自设计了一顶帽子，在长寿金丝缎帽上绣上花纹，所绣莲花上尊永生诃子为医生之标志，绣莲花智慧剑象征天文历算。师生之中藏医和历算两门学科成绩皆优异者也有特殊的标志——帽子前面有诃子，后面侧绣有慧剑标志。采药期间必须戴此帽（相当于现在的博士帽子），没有帽子的许多学生羡慕获准戴该帽子的学生，因此为获得此帽，学习上产生竞争。这种方法对提高学生学习的积极主动性产生了良好的促进作用。在校外，群众看到是学生戴该帽子就知道其为优等学子，当时藏医和天文历算两门皆修的学生较少，强巴赤列回忆说："在我的记忆中，著名藏医学家贡嘎平措副院长、落桑旦巴副院长以及我自己戴过此帽。那年夏天采药期间，戴两科皆修标志之帽子的只有我们三个人，此帽不同于佛教学者所戴的帽子，在藏医历史上产生了这么一个集藏医和天文历算两种学科于一体的徽章是第一次。"这是强巴赤列前半生最自豪的事情。恩师钦绕诺布对他的学习成绩和天资聪颖感到满意，把他的全部祖传秘方均传授给了强老。他还说："成为一名好医生，必须依靠菩提心，必须实行《论述因果》、《菩提道次第》、《归趋发心》、《修行七事和修行八词》。"与此同时，恩师还先后专门传授了《甘露成药加持法》、《像论·多吉对堆的神嘱势力》。

强巴赤列继续跟钦绕诺布恩师一起巡医，记录医案和编制历书等等，为了博得恩师欢喜，他坚持刻苦工作和学习。他还利用业余时间在各位老师尊前学习藏医理论和实践不可缺少的《藏医病名宝串》、《藏医对症下药的经验》、《药效综集》、《药物配方甘露宝瓶》、《后续脉尿诊补遗》等诊治学重要典籍。在钦绕诺布院长的众多徒弟中，强巴赤列额头大、耳垂长，特别英俊，他天性平易近人，性情温和，蕴含无量心，尤善于识别是非善恶。他的记性和思辨能力强，藏文、天文历算、藏医等十几万字的口诀背诵有如涌泉，学习成绩特别优异。钦绕诺布大师确认强巴赤列是其祖父多吉坚赞活佛的转世灵童。钦绕诺布恩师说："你的如若不受灾祸，定将成为藏医和天文历算的有用人才。"强巴赤列更加抓紧时间，视时间超越金钱，更加深入学习及研究老师的教诲和传授。比如天文历算的清零算法，钦绕诺布院长曾使用第十五饶迥士马年将《时轮法胤心要》转代为第十六饶迥火兔年。清零算法此后几十年没有得到有效的传承。钦绕诺布对强巴赤列说："你的祖父多吉坚赞恩师将此算法传授于我，今天我给你传授清零算法的全部诀窍。"强老说："钦绕诺布老师在位于药王山山底下的扎拉鲁固自己的寓所内，讲授了清零算法等许多天文历法的诀窍，并将祖父多吉坚赞给恩师的手抄清零算法的大卷纸赠送于我，还认真嘱咐我，以后保管好此大卷纸，这是我们祖师的传家宝。"

强巴赤列又在钦绕诺布老师和他的心传弟子土登论珠门下，深入学习和实践了三年时间，学习以藏医天文历算为主的重点药方、技术窍门、秘诀要点等内容，尤其是在实践学习理论的闲暇，坚持门诊看病、出外巡诊。由此强老的名气在社会上越来越大，人们称赞强巴赤列是当之无愧的子承父业的良医。

1949年5月，强老以优异的成绩毕业，获藏医和天文历算双学科特等毕业证，接受的是藏医正规的九年制教育，二十出头的强巴赤列已是精通藏医天文历算理论，能够独立采制药材，背起药箱为病人解忧的良医。

强巴赤列在家里保存有藏医和天文历算为主的许多珍贵经书和奇世珍宝药材，加上著名药剂师且增曲扎的帮助，更进一步系统学习和实践藏医药炮制加工技术。

西藏和平解放以后，党和政府非常重视藏医药和天文历算学事业发展，强巴赤列逐步成为两个学科的学术带头人，为藏医药学、天文历算学的继承发展作出了巨大的贡献。

五、传人培养

强巴赤列始终重视科研工作的传人培养，他担任国家三部委的全国老中医经验继承与抢救师带徒导师，西藏藏医学院的研究生和博士生导师，几十年如一日亲自授课，举办中国高级藏医研讨班和免费藏医培训班等各种形式的培训班，为区内外藏医药领域中先后培养了五百多名优秀人才。

1971年，"文革"结束后，强巴赤列的处境稍有改变，但没有得到彻底的平反。中断五年的天文气象历书于1972年恢复编辑并刊印，强老被安排从事气象历书的编辑工作，直到1974年，他一直在天文历算研究所工作。他在从事历书编辑工作期间深入基层，访问经验丰富的农牧民，民间历算前辈，广泛征求意见，充实气象历书的内容，尤其注意历书关于耕种时节和气象预报的准确性。与此同时，为了提高冬季天象观察法、鸟日天象观察法、星象观察法的准确度，强老专赴日喀则等地进行考查。这些工作对历书内容的补充进一步完善了气象预报的数据。

1975年3月，拉萨市卫生学校设立了两个藏医班，但学校没有教材，也无人能编写教材，学校对市卫生局提出要求教材编写规划。市卫生局责成拉萨市藏医院聘请专家编写藏医教材。这时，上级部门想到了正"靠边站"的强巴赤列，藏医院专门派强巴赤列到市卫生学校编写教材，强巴赤列开始决心完成教材编写工作，但由于当时左的影响仍然存在，藏医院馆藏的《四部医典》不能重版，他本人收藏的极少数破旧医书也不敢公开阅读，互相借用也非常困难。上级有关部门指示，不能完全照着《四部医典》的内容编写，必须改正封建主义和宗教迷信等所有内容，依据毛泽东思想和辩证唯物论思想编写教材。在这种情况下，强巴赤列想尽一切办法找回自己家里的剩余三部医典（总则本、论述本、后续本）和不完整的《注释本蓝琉璃》，还从藏医研究所借了《月王药诊》和《十八支》两本医经，只用这些资料开展了教材编写工作。那时候，强巴赤列想到的不是个人的落实政策问题和恢复职务，在资料很少的情况下，凭着惊人的记忆力，根据

《四部医典》，一心一意投入到教材编写工作之中。为了提高教材的质量和按时完成，藏医院著名藏医学家贡嘎平措、阿旺曲扎、土登次仁，妇科专家康卓央嘎等前辈都给予了大力支持和帮助。通过两年多的时间的努力，最终完成了《藏医基础学》、《藏医诊断学》、《藏医内科学》、《藏医妇科学》、《藏医外科学》、《藏医病理学》、《藏医儿科学》、《藏医五官科学》、《藏医方剂学》等一整套共有十三本教科书，约有一百余万字。针对藏医药学当时仍处于抢救过程、学生的文化层次也较低的实际情况，强巴赤列把这套教材写得深入浅出，通俗易懂。这套教材是首次按照先进的医学分科方法写出的藏医学教材。卫生学校先后开办了四个藏医班，毕业生一百多人，大部分在基层从事藏医工作，他们当中许多人先后成为藏医药学科带头人。这套教材不仅成为西藏区内的藏医教材，而且成为青海、甘肃、四川、云南、内蒙古等省区的通用的藏医、蒙医教材，为民族医学人才的培养产生了重要作用，成为经典教材。与此同时，他全身心投入教学及科研工作，先后培养了八十多名优秀的科研工作者。

强老说："可以断言，藏医学正处在一个飞速发展的时代，一切依赖于大批优秀人才的涌现。"为此，他认为藏医教育非常重要。在他的建议下，1989年9月，西藏大学藏医系与西藏自治区藏医学校正式合并为西藏藏医学院，强老亲自担任院长。他所编写的教材，成为藏医学院的教材之一，每年开学之际，他还要讲授《藏医传统医德规范》和《藏医师承学》等注重未来藏医的医德医风和藏医文化建设。

现在，西藏藏医学院作为我国最大的藏医人才培养基地，设有藏医系、藏药系、基础部、成人教育部、研究生部，来自西藏、青海、甘肃、四川、云南、内蒙古的学生接受着严格的藏医药、天文历算学教育，藏医学可谓后继有人。不过，强巴赤列老院长仍然感到培养一批藏医药尖子人才，乃是当务之急。强巴赤列提供了良好的科研培育基地，并同时亲自授课培养科研尖子人才。

1991年，西藏落实国家教委、人事部、卫生部、中医药管理局关于全国老中医经验继承与抢救师带徒传承制，强巴赤列首选现任藏医院副院长的次仁巴珠为第一传承人，在师带徒期间，强巴赤列导师精心栽培，次仁巴珠通过十多

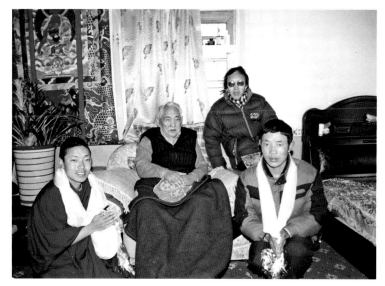

强巴赤列教授与弟子合影

年的师承教育和不懈的努力，成为藏医药科研领域的学科带头人和组织管理者。次仁巴珠在藏医药科研领域始终做到与科研人员并肩战斗，求真务实地工作，起到了领头雁和表率作用，先后承担了12项重大科研项目或课题，承担了30多项科研项目的组织设计申报资料的起草工作，承担了《中华本草·藏医卷》汉藏版审改与通审工作和《藏药成方之剂现代化研究与临床应用》的审改与撰写总论的工作。还承担了多部专著及古籍文献整理出版的审稿工作，近几年来，起草、改写、审稿资料及专著累计字3000多万字。科

研考察调研，深入基层行程11000公里以上。出色完成国家级项目答辩8次，参加省级立项、论证、验收、鉴定、咨询等会议，并发挥其重要的作用，审评藏药品种达450种。

第二批继承人次旦久美徒弟也同样，数年间在强巴赤列导师的指导和传授下，博览群书，研读藏医经典，同时积极参加临床理论实践和课堂教学。科学研究工作也大有长进，并同导师一道撰写了多篇有关藏医药学的学术论文发表于国际国内各类重要学术期刊上。还担任《中国高级藏医研讨班论文选集》系列丛书的主编，《藏医四部医典八十副曼唐释难（大详解）蓝琉璃之光》副主编，《西藏藏医药》常务编委，《藏医大词典》常务编委，国家科技支撑计划课题的"名老藏医强巴赤列的学术思想与诊疗经验的传承研究"课题负责人等职。次仁巴珠和次旦久美等徒弟的这些成绩都离不开强巴赤列导师的精心栽培。

1995年，国家教委批准，西藏藏医学院许可带教藏医硕士研究生资格，强巴赤列导师带着病体更耐心地讲授藏医历史、理论、临床实践、祖传秘方等诸多内容，尤其是严格指导和筛选毕业论文，研究生的毕业论文他几乎都要亲自过目，每看到确有见地的论文，他眉批横批，圈圈点点，爱才之心跃然纸上。共四批硕士研究生都获得优秀论文，获得藏医界广泛赞许，都成为区内外藏医学院和藏医院的科研领域中学科带头人。

2005年10月，在西藏自治区藏医院门诊部老院内举行了免费藏医培训班结业典礼。此培训班于1993年由强巴赤列教授亲自倡导举办，初建时强巴赤列教授亲自授课，1996年强巴赤列担任名誉院长后，时间相对宽松，教学的目标更广泛的面向基层，增添了教学内容，这不仅仅是西藏还有青海、甘肃、四川、内蒙古等前来求学的学生都可以参加，采取全免费授课，在自治区卫生厅和西藏自治区藏医院领导的大力支持和帮助下，培养力度逐年加大。强巴赤列教授主要讲授《藏医诊治学》、《藏药配方甘露宝瓶》等诸多藏医药经典医经。受训学生包括来自区藏医院医生，藏医学院的研究生、实习生，基层农牧区的医生以及部分政府有关部门批准的日本和美国留学生等。先后有500余人参加培训。在此期间，全国人大副委员长热地同志前来看望强巴赤列院长，并对强巴赤列院长长年举办藏医培训班，长年免费授课的高尚行为给予了高度评价。全国政协副主席阿沛·阿旺晋美和刘延东也在新年贺卡中对强老为藏医药事业培训后继人才的举措给予了高度赞扬。

强老徒弟遍布全国，成为各地医疗机构的中坚力量，其中佼佼者更成为今天藏医学界的栋梁。强老当年为传承科研人员的努力，如今都已成为现实，藏医有了自己的学院，有了统一的教材，也有了藏医研究院，有了博学多才的研究人员，藏医药事业更加蓬勃发展。

六、对藏医事业的执着与热爱

强老从小受到父辈们的影响和熏陶，他对藏医有着深厚的挚爱，他在当时私人开办的学校里，念完藏语文的基础知识后，进入门孜康学习藏医学理论和实践知识，他凭借对藏医学无比至上的执着与热爱，在钦热罗布大师等知名的藏医学大师名下跟师勤学苦读、刻苦钻研，以优异的成绩通过了天文历算和藏医的各项考试，完成了看病诊病的实习实践任务，顺利地结束了在拉萨藏医天文历算学院即"拉萨门孜康"的学医生涯。他虽然对修习佛法充满兴趣和追求，但他更无法舍弃传承父辈的伟业，成为一名医生，为民除病安生的理想和信念，于是毅然决定还俗开始自己行医，悬壶济世。

在从医的生涯中，他深深体会到如果安于现状，只能因循守旧、最后落后于时代发展的步伐。1952年，在解放军在拉萨建立的人民医院中，他被该院妇科接生和小儿科开展的业务深深吸引，开始学习汉语，广泛涉猎相关学科，不断吸取他人先进经验，不断学习和掌握新知识，充实自己。

1964年，他兼任"门孜康"副院长职务后，与院长钦绕诺布大师协同作战，全身心投入到藏医教学、临床和医院管理工作。成为钦绕诺布大师的众多弟子中最优秀、最有影响、最得力的第三代藏医世家的继承人。得到了广大群众和导师钦绕诺布院长的充分肯定和赞扬。他清楚地知道，要想继承和发展藏医药，人才是根本。他在从事临床查房指导和狠抓医院管理之余，特地安排时间，坚持向本院的医务人员和外地、外单位前来的进修、实习人员开课讲授藏医药理论、临床经验、医德医风和藏医历史等。从1991起，担任由人事部、卫生部、国家中医药管理局委任的藏医名老专家师承工作后，先后接收自治区藏医院副院长次仁巴珠副研究员等3名继承人，言传身教，3名继承人在他的指导下相继得以出师，成为医院的学科带头人。他还承担了西藏藏医药学院研究生和博士生导师任务，相继有数百名藏医药人才在他的教导下得以成长。

强巴赤烈教授为了发扬壮大他心爱的藏医事业，利用自己的智慧和汗水，努力多方沟通，积极斡旋各层，吸收和聚集各地市的藏医人才，广泛开展业务。在党和政府的大力支持下，他倡导并负责创建了藏医学院、藏医院研究所、天文历算研究所，扩建了自治区藏医院。同时他不辞辛劳地为西藏各地区建立藏医机构建言献策，所以西藏自治区藏医院在内的西藏各个地区的藏医院得到蓬勃发展。他提倡藏医传统管理模式与现代科学管理方式相结合，更大力倡导爱岗敬业的职业道德，使西藏自治区藏医院的管理工作独具特色，他不仅为西藏藏医药事业的发展起到了极大的促进作用，为国内全藏区藏医药事业的发展乃至全国其他省区民族医药事业的发展产生了深远的影响。

在他身兼西藏藏医院院长、西藏卫生厅副厅长、西藏藏医学院院长、中国科协副主席、西藏科协主席等多职时，在行政事务的繁忙之余，依旧重视和参与开展藏医药的挖掘整理研究工作。他利用节假日时间，起早贪黑的致力于撰写论文，编撰著作先后编写了"藏医对胚胎学的贡献及胚胎学简史"等100多篇论文。同时，引领藏医药和天文历算科研人员编纂了《四部医典八十幅彩色曼唐释难蓝琉璃之光》、《历代藏医名人略传》、《中国藏医学》、《西藏天文历算大全》等近20多部著作，取得了一系列国内外公认的有很高价值的学术研究成果，引起了国内外藏医学界的广泛关注。其中，他对藏医胚胎学的历史及其对胚胎学的贡献作了详细的研究、并比较西方胚胎学的发展历史，提出了藏医对胚胎学的认识运用早于国外胚胎学的研究。为了抢救藏医药和天文历算珍贵的文献资料，他曾专门组织得力的人员，成立了文献资料抢救小组，负责收集、整理、复制、抄写、绘制、雕刻出版等工作，诸多珍贵的文献资料得到收集和馆藏。他以实际行动诠释了自己许下的"为后人留下更多更好的精神财富"之诺言。

他经历过众多挫折和磨难，但丝毫没有动摇过专心致力于藏医药发展壮大的宏伟事业。强巴赤列教授将继承古老的藏医文化并将其发扬光大作为一生的追求，几十年如一日地致力于继承和发展藏医药的事业当中。在"文革"期间，虽受到很大的冲击，但他更坚定了投身于藏医药发展事业的决心。他看到拉萨市卫校藏医班没有教科书的问题，在参考资料非常稀少的情况下，冒着很大的风险继续研究探讨藏医药学，凭着以往学过的扎实功底，编撰出了《藏医基础理论》等13本教科书。这些教科书，不仅成为西藏，而且成了青海、甘肃、四川、云南、内蒙古等地区的藏医必备教科书籍。

如今年过八旬的强巴赤烈教授在双目失明、健康状况不佳的情况下，依然如故地忙碌于自己珍爱的藏医事业当中，他口述让弟子记录，不间断地著书立说，他把自己有限的生命真正地投身于无限的事业中。他就像一个旗手，手握藏医药的旗帜，在近六十年的时间里，引领藏医院及藏医药人员，走过民主改革、社会主义建设和改革开放等各个重要历史时期，将藏医学引领到了一个全新发展的阶段，为藏医事业的发展做了大量的有益的工作。

七、文化修养

强巴赤列院长对后世弟子世代诵读，祈愿医学和天文历算事业世世代代兴旺发达：

1980年第一次举办全区藏医培训，为50多名学生讲授《论藏医师生规范》课程，起到了很好的效用。此后，对讲稿做了一些补充和完善后作为藏医学院的教材使用。他本人也曾多次亲临课堂向几个班级讲授这门功课。讲课时，他结合党的尊师重教、爱护学生的教育方针，为培养德才兼备的藏医人才队伍发挥了重要作用。在藏医院讲授这门课程后，强巴赤列写了这样的结束语：保养人身的医药学，为了增进讲授之业，撰著此项"虔信入门"，祝愿增长讲修大海，点缀美妙词语的花束，散放讲学之言芳香，有志青年众会之心，祈愿征得喜悦之乐，远离失误污臭之染，众多善德证得之源，坚贞不渝的师生缘，祈愿永远增强不衰，我等诸尊善众之业，利众功业无障之中，疗治可怜诸众病患者，祈愿就像药王菩萨。

2008年1月，强巴赤列老院长对甘露藏药献辞：

邪恶病魔多妖娆，药到病除皆除尽，甘露藏药誉全球，医药发展胜上弦。

八、医德医风

强老在六十多年的医学工作中不仅深度研究藏医古代医德医风，并且撰写了许多传统医德医风的经典型文章，在现实的藏医药历史传承与医疗机构管理中，认真传承传统医德医风发挥了极其重大的作用，藏医的传统医德医风已成为藏医药学文化传承的核心内容之一。

医学是以治病救人，预防疾病、争取长寿为最终目标的科学。很自然，它具有鲜明的道德品质。藏医对医德医风历来十分强调，在藏医典籍中，从佛学的普度众生、慈悲为怀的道德思想出发，对医生的职业性质、知识技能、品德修养、言行举止、是非取舍等各方面都提出了很高的要求。医生在社会上也享有很高的地位，对医生根据其职业特点、职业性质有不同的称谓，其中包括："拉杰"——意为治愈疾病，使人受益，手术时毫不迟疑，挽救众生如挽救父母的生命，因此人间之神帝王（赞普）也把医生尊崇；藏文中的"药"字是从好处、益处一词中转化而来的。药的本意是有意于众生，其后加上"人主格"—巴，就构成了"门巴"一词。藏文中医生（门巴）其本意是为人类谋利益者，它十分准确地表达了医生的职业性质。吐蕃著名的赞普——松赞干布，十分尊重医生，给医生上了"措杰"的称号（措杰是维护生命、保护健康的意思）。藏语中对医生的众多尊称和雅号，充分表达了藏族人民对医生的尊敬和爱戴。

藏医《四部医典》中对医德思想的内容包括：为众生造福，视众生为母；冤亲平等，热情治疗；怜悯病人，不嫌其脏；语言悦耳，礼貌待人；勤奋学习，精通理论；勤奋工作，不可偷懒；用心治疗，专心致志；详察明辨，不可拖延；博采众长，孜孜不倦；尊敬师长，衷心虔诚；爱护同仁，亲如兄弟；对待贫困，慈心相助；对待成绩，不可骄傲；一切知足，不能贪婪；以救死扶伤为己任，决不贪图钱财；无私利众积善德，尽心尽职为病人。藏医医德医风为藏医学发展奠定了良好的职业道德基础，在长期历史发展过程中逐步形成的藏医医患关系、师生关系、同道关系都是比较和谐融洽的。

强巴赤列老院长行医六十多年，接诊过形形色色数以万计来自四面八方的不同患者，其中不乏名声显赫高官达贵一掷千金之人，也有贫困交加卑躬屈膝身无分文之徒。但是，老院长几十年来如一日，严守医典信条，谨记上师教诲，待人接物从无亲疏爱憎之念，无贫富贵贱之分，更无男女老少之别。特别是遇到年老体残、智障疯癫者，老院长更是充满悲悯和恻隐之心，除了想方设法为他们解除病痛，恢复健康，精神上不断加以开导和鼓励，还长时间在自己并不宽裕的条件下从经济和物质上给予无私援助。尤其是在西藏经济相对落后，农牧区群众生活水平较低，医疗

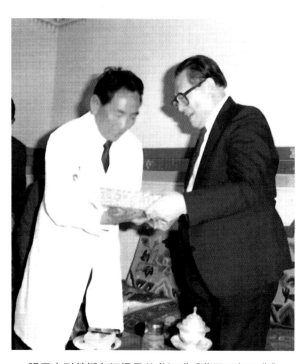

强巴赤列教授向江泽民总书记赠《藏医四部医典》

设施条件较差，医疗资源严重不足，群众医疗预防保健得不到有效保障的情况下，老院长始终一如既往地将个人的收入馈赠于社会，馈赠于百姓。老院长利用闲暇时间，分文不取地为农牧区来的学生讲授藏医知识，指导藏医实践，培养了众多地道的民间藏医，为发展藏医药事业，为培养藏医药人才辛勤耕作，不遗余力。为此，老院长在社会上受到了民众无比的拥护和爱戴，无数康复后的患者和接受过老院长教育以及资助的人都把强巴赤列老院长视为身边的活菩萨和再生父母。

"无德不成医，行医德为先"是强巴赤列老院长一生推崇的职业理念和恪守的职业操守，也是他遴选弟子的先决条件和教育门徒的首要内容。他时刻强调医乃仁术，行医者必须具备仁爱、同情、耐心、细心、谦虚、谨慎、无私、无畏、诚实、正派等美德，实践"四无量"（即仁慈、悲悯、热爱、中庸），必须要有掌握医典的智慧、辨别病情的智慧、灵活救治的智慧，要具备菩提的慈悲之心，正视世间的痛苦，虔诚地敬信"三

宝"，有为众生造福的热情，要有为病人服务的誓愿，要把"为他"奉为唯一的宗旨，要在身、语、意三方面作出榜样，在行医过程中不论时间、数量、分量都要执行不偏不倚的公平的态度，热爱赞美医疗事业。只有成为"求真、行善、臻美、博爱、至圣"的人，才会顺理成章诚心诚意地去做"关爱生命、关注现实、关心苦难、关怀平民"的事，也才能称得上"拉杰"（神尊）、"门巴"（益于众生之人）、"措杰"（人生安泰之师）的美誉。

《四部医典》第三十一章，专门用偈颂体（韵文）写下215行（每行7至9个藏文字）的"治者医生"。诗文就医生与病人、医生之间和医生本人的品行业务修养等作了充分阐述，其具体内容已经涉及现代伦理学各个方面。医典还吸取佛家"六度"精华，讲究行医时的布施、持戒、忍辱、精进等，可见藏医在行医准则中始终把他人的健康和利益与自身的品德和奉献放在首位。在实践中，强巴赤列老院长一贯倡导医学在本质上不是人与医疗机械、人与药物、人与生物检测数据等的问题，而是人与人的问题。医学不仅要解除病痛，还要给人以良好的生命质量和生活质量。在任何时间，任何阶段，医学科学技术的发展，医学治疗手段的进步，医学效果评价的建立，医学政策制度的形成，都必须要以人的身心健康和生命质量的考量为出发点和最终目的。这正符合当下"生物–心理–社会医学模式"的观念。

强巴赤列院长十分重视医务人员和医学生的思想道德及行为举止方面的修养。他主动并纯义务地亲自编写有关医德方面的教材，亲自授课。他时常不厌其烦地教育大家医学是以人的生命、人的健康为服务对象，从业者要具备关心人、尊重人、理解人和服务人的思想观念，要懂得将心比心，换位思考。他始终把医患之间信息的充分沟通，情感的正性交流，以及对患者精神的慰藉、情绪的稳定、希望的存在、人格的尊重、相关权利的确保等放在至关重要的地位。有时，这些需求的满足与否，对个体康寿的意义一点也不亚于躯体是否障碍或病变。特别是藏医的望问切三诊法，虽然传统，但却是医患之间最原始、最直接、最亲切的交流。态度和蔼，语言文明，举止得体能够减轻患者的压力，取得患者的信任，这也是实施有效医疗的前提条件。对此，强巴赤列院长制定了严格的规章制度，采取了赏罚分明的奖惩措施，医务人员通过院长的以身作则和言传身教，增强了医德责任感、是非感和正义感，从而指导、规范和纠正自己的行为与医疗实践活动。几十年来，通过强巴赤列院长言传身教、潜移默化的影响，藏医院良好的医德风貌在社会上赢得了不错的口碑，尤其是和谐的医患关系、优质的医疗资源、合理的医疗费用、高尚的医师人格，医院深受群众的青睐和好评，形成了医院又一大特色优势，对区外所有藏医行业产生了深远的影响。

藏医典籍中医德思想规范了医生道德情操外，还着重强调了钻研医疗技术的重要性，把医术的好坏作为医德规范的重要内容。为此，强巴赤列院长日理临床夜读书，一生博采众长、勤求古训，广泛涉猎、潜心钻研、不断创新，努力做到"无一病不深究其因，无一方不洞悉其理，无一药不精通其性"，以渊博的知识和精湛的医术闻名遐迩。他在这些方面的成就，不仅给学生树立了严谨治学的圭臬，也为医界同行树立了治病救人的榜样。

我国医疗机构管理条例第三条规定："医疗机构以救死扶伤，防病治病，为公民的健康服务为宗旨"。从立法主旨上来分析，医疗机构的设置不是以盈利为目的。其设置的主要目的是为公众提供"救死扶伤，防病治病"的福利措施。强巴赤列院长也同样主张医疗机构应突出强调"慈善"、"博爱"的人文精神，而不应该是商业利益的最大化，不应该将医疗行为等同于商品交换。几十年来，医院在老院长的治理下，院子里载满了钻天杨、高山松、翠柏、杉树，绿意盎然。住院部整个走廊环境幽雅，空气清新，药香味扑鼻，这在很大程度上消除了病人的恐惧感和压抑感。1990年7月22日，江泽民总书记在视察藏医院工作时，曾夸奖过强巴赤列院长说："你这个医院的卫生条件是一流的"。

长年来，医院本着"治病救人高于一切，一切为了人民健康"的原则，每年拿出相当部分资金作为救助贫困病人的免费医疗资金；每年为拉萨三大寺院的僧侣和近郊的五保护、市区的居委会进行定期或不定期的免费诊疗送药活动；每年为两个定点扶贫乡提供各种医疗器械、药品、办公设施等，从而极大地改善了两乡农牧民群众的就医条件；同时为了满足国内外患者的需求，设立专门机构开展信诊和邮药服务，收到了良好的社会效益，赢得了"人民信赖的医院"、"慈善医院"等社会赞誉。医院先后获得了卫生部授予的"全国卫生文化建设先进单位"、"全国绿化造林先进单位"、五次荣获卫生部"全国卫生文明先进单位"、三次荣获自治区人民政府授予的"文明单位"等荣誉称号，强巴赤列院长也于1988年被卫生部评为全国医院优秀院长。

强巴赤列院长接受记者采访时曾说："老一辈为发展藏医所做的一切，是不计任何代价的！像《四部医典》里要求的菩提心，与全心全意为人民服务，一切为了人民的健康思想可以说是一致的。我们也应该向老祖宗学习"。

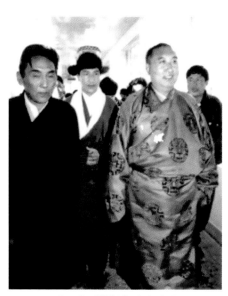

强巴赤列教授与十世班禅

国医大师 裘沛然

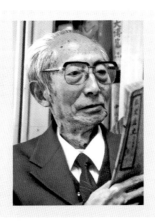

裘沛然（1913～2010），男，汉族，浙江慈溪人。上海中医药大学终身教授，博士生导师，上海中医药大学专家委员会主任，上海中医药研究院专家委员会主任。他在医学上有高深的造诣，临床以善治疑难杂病著称，活人无数，医泽广被。

一、生平概述

裘沛然，原名维龙。1913年出生于浙江省慈溪市裘市村。七岁入私塾读书，十一岁师事姚江学者施叔范先生从学两年，1928年至1930年在家自学经史百家之书以及文学、历史和自然科学书籍，1931年只身来到上海，求学于一代医擘丁甘仁先生创办的上海中医学院，在1934年毕业后至1958年先后悬壶于慈溪、宁波、上海，以行医自给。临诊之余，勤研中医学和历史、文学、哲学等。1958年应聘进入上海中医学院担任教学工作，历任针灸、经络、内经、中医基础理论、各家学说教研室的主任。1980年担任国家科委中医组成员，1981年任卫生部医学科学委员会委员，1984年任上海中医学院专家委员会主任，并为院学术委员会、职称评定委员会的负责人之一，现任上海中医药大学终身教授，上海文史馆馆员，《辞海》编辑委员会副主编兼中医学科主编，华东师范大学和同济大学兼职教授，安徽中医学院顾问，浙江中医药大学学术顾问，是全国500名老中医药专家学术经验继承人的导师之一。1979年被评为上海市劳动模范，同年担任上海市政协委员，1983年任市政协常务委员，1988年兼任市政协"医卫体委员会"副主任，1991年被国务院批准享受突出贡献科技人员的特殊津贴。1993年荣获英国剑桥国际名人传记中心颁发的20世纪成就奖。2008年获上海市医学贡献奖。2009年4月，被人力资源和社会保障部、卫生部、国家中医药管理局评为首届"国医大师"。

曾主持编写和主编的著作达40部。其中，《裘沛然选集》融人道、文道、医道于一炉，以"抉择陈言，剖析疑似，俯仰古今，直道心源"而雄视当世，获中华中医药学会学术著作奖一等奖，《中国医籍大辞典》获国家辞书一等奖、教育部科技进步二等奖。所撰论文30余篇，其中"疑难病症中医治法研究"一文曾获中华全国中医学会颁布的优秀论文一等奖。早年主持研究的"经络玻璃人"模型及脉象模型，曾分别荣获国家工业二等奖、三等奖。尤其难能可贵的是裘沛然还是一位通晓文史哲的学者和诗人，人称一代鸿儒大医。裘沛然晚年的力作《人学散墨》，对被后人歪曲附会已达二千余年的孔子儒学还其本来面目；他对先秦儒学的研究，在学术界有很高的评价，显现了其对传承优秀文化之独具匠心。裘沛然说："医人之病我写《壶天散墨》，治人心灵之病撰《人学散墨》"。裘沛然平生著作等身，但两部《散墨》不仅集中反映了

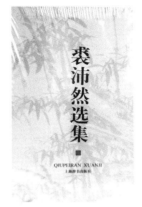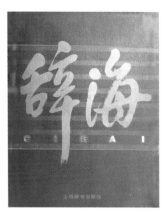
裘沛然教授著作

他的博识才学，而且充分体现了他忧国忧民的博大情怀和一片仁爱之心。

二、学术思想和思辨特点

【学术思想】

（一）关于中医药学术构建的基本思想

长期以来，学术界对中医学的性质认识不一。裘教授的观点是，中医学是自然科学与人文科学的综合学科，其内涵是科学技术与中华文化的结合体。故在掌握藏象、经络、病机、治则的基础上，还必须通晓我国的哲学、文学、史学等知识，才能全面掌握中医学术。例如，《易经》、《老子》等学术思想也与中医学术相通，通医理必先通文理，因时代和环境的变化，风俗习惯的不同其辨证论治亦随之而异。所以《内经》有医者必须"上知天文、下知地理，中知人事"的明训。

从中医学的职责而言，中医学的精髓，就是效法自然、研究自然，探索人体生命活动的规律，并创建相应的理论体系和防治疾病的原则和技术。在整个中医学术体系中，始终突出"以人为本"的精神，而人与天地列为三才，在中华文化的影响下，主张遵循自然界生长收藏的规律，"法于四时，和于阴阳"，使"阴平阳秘"，保持身体健康。在疾病状态下，希望通过扶正达到祛邪，或祛邪以安正，以调整营卫气血、脏腑经络之偏盛偏衰，达到气血冲和，阴阳匀平。为疾病防治的主要指导思想。这就是裘沛然教授对中医学的基本学术思想。

（二）倡导"伤寒温病一体论"

汉代医学家张仲景著《伤寒论》，为治疗外感热病树立圭臬。清代名医叶香岩创温病卫气营血理论，他认为伤寒与温病为两门学问，倡言"仲景伤寒，先分六经，河间温热，须究三焦"，认为温病只需辨明卫气营血即可。后世不少医家，遂以卫气营血辨证为治疗温病的枕中鸿宝，习俗相沿，以至今日。由此引起伤寒和温病两个学派长期的争论。笔者认为：对于伤寒和温病、六经和卫气营血，不能只听其名，而应仔细分析两

者所表现的具体证候及治法的异同，两者究竟是否截然不同，或同中有异，而异又在哪里。裘教授的基本论点是：

1. 伤寒为一切外感疾病的总称，概括温病

首先从《伤寒论》自序中可知，"死亡者三分有二，伤寒十居七"，说明仲景所指的伤寒，绝非仅指一般感受风寒的病症。再从文献记载来分析，《素问·热论》有"今夫热病者，皆伤寒之类也"之说，《难经·五十八难》云："伤寒有五：有中风，有伤寒，有湿温，有热病，有温病。"晋代葛洪《肘后方》载："伤寒，时行，瘟疫，三名同一种耳。"即使是温病学家王士雄也承认"五气感人，古人皆谓之伤寒，故仲景著论皆以伤寒名之"。由此，裘老认为，伤寒为一切外感疾病的总称。近世所称之温病，包括风温、温热、瘟疫、温毒、暑温、湿温、秋燥、冬温、温疟等，都基本揭示其端倪。所不同者，伤寒还包括了外感寒性病，还有狭义伤寒等。

2. 六经本自包括三焦

叶香岩倡"仲景伤寒，先分六经，河间温病，须究三焦"之说，继而吴鞠通亦说："伤寒论六经，由表入里，由浅入深，须横看；本论论三焦，由上及下，亦由浅入深，须竖看。"以此作为划分伤寒与温病的理论依据。对此裘老颇不赞同。且不说"河间温病，须究三焦"之论并无根据，把完整的人体硬性分割成纵横两截，这是非常错误的。人体是一个完整的生命的有机体，脏腑经络之间不可分割。六经是有经络脏腑实质的，如果不承认这一点，就无法解释《伤寒论》的诸多原文。六经和三焦原本是不可分割的，它们之间在生理病理情况下是互相联系的。如太阳病可见上焦症状，传阳明则出现中焦病状，太阳随经，瘀热水邪结于膀胱，可出现下焦症状。可见太阳一经已具三焦证候，其他诸经岂可脱离脏腑而为病？故六经病证足以概括三焦。

3. 卫气营血不能逾越经络脏腑

叶香岩创温病之卫气营血，其实叶氏倡导的卫气营血辨证提纲，都与经络密切关联。卫气营血循行于经脉内外，经络又络属于脏腑，它们是一个有机整体，不能须臾分离。裘老认为温病学中所揭示的卫气营血的症状，虽然较汉代张仲景书中载述的有所充实发展，但此仅仅是六经病中的某些证候的另一种表达名词而已。就连叶香岩本人也在《温热论》中明确说过："辨卫气营血与伤寒同"，这恰恰是卫气营血不离六经的有力反证。

据上分析，裘老认为，温病只是伤寒的分支。温病学说在某些方面丰富和发展了外感热病的认识和证治，但不宜将两者机械地"分家"，而应从实际出发，使伤寒与温病互相补充，成为一个整体。

至于伤寒、温病的治法，初无二致，温病的辛凉、甘寒、淡渗，及凉血清营、芳香开窍等法，仲景的麻杏石膏汤、葛根芩连汤皆为辛凉解表之法，猪苓汤之滋阴利水，黄连阿胶汤之清热凉血，以及孙思邈的犀角地黄汤之清营，紫雪丹之芳香开窍，在汉唐时期早已应用。另有温病重在亡阴、伤寒重在亡阳之论，其实，伤寒对大汗与亡津液极为重视，叶香岩"救阴不在血而在津与汗"之论，亦源于仲景。研究学问须循名以责实，具体问题必须具体分析，温病方面的辨证与治法，确对前代有所充实和发展，但两者不能分家，须融会贯通，以提高外感热病的治疗，使之益臻完善。

（三）经络是机体的联系学说

裘教授早年从事针灸、经络学的临床和教学工作，对于针灸经络颇有研究。关于经络问题，历代文献以及现代科学都有诸多阐述和假说，如"经络是神经体液说"、"经络是血管系统说"、"经络是人体解剖结构说"等。先生认为文献和实验观察所阐述的理论及种种假说，均未能全面理解和真正揭示经络的实质内涵。通过数十年的经验积累和研究探索，他的观点是：经络是中医学联系机体，阐述人体各部分之间的相互关系及其密切影响，说明人体生命活动、疾病转机和诊断治疗的重要依据，它体现了中医学理论中的整体观和恒动观。

具体而言，经络是人体中具有特殊联系的通路，而这种特殊的联系，存在于人体功能表现中，主要体现三个方面：一是周身体表，从左右、上下以及前后、正中、偏侧各部分之间的联系；二是某些脏腑和另一脏器之间的联系；三是周身体表和体内脏腑及其他组织器官的联系。这一切都充分反映了经络是机体联系的学说。

经络除了在人体生理正常情况下担任着输转气血、运行营卫、联系脏腑、濡养组织等重要作用外，当机体发生异常变化时，经络更具有反映病候的作用。由于经络在人体分部循行的关系，故疾病的形证可从各该经脉的隶属部位发生不同症状，这个反映作用，有表现为局部性，也有属于全身性，如《灵枢·邪客》说："肺心有邪，其气留于两肘；肝有邪，其气留于两腋……"经络脏腑的疾患也可反映于五官七窍等部位，如大肠经的齿痛、口干、鼽、衄、目黄等等；经络在四肢部分的形证，也是反映部位之一，如肺经的臑臂内前廉痛厥，掌中热等病候。这些都是属于局部方面的，在全身症状方面，各经都有它不同的病候，在《灵枢·经脉》中有十二经病候的具体载述。近代医家所发现的压痛点及皮肤活动点与过敏带等，也是经络反映的印证和充实。

经络还具有传导作用，是基于经络的循行表里相通，它把人体体表和内脏密切地连系在一起，因此，当病邪侵袭人体后，就可循经络径路而向内传导。经络还具有接受体表刺激传递于脏腑及其他组织器官的作用，针灸疗法就是凭借经络的这个作用而达到治疗目的。

经络总的来说包括点、线、面三个部分。所谓点，除了三百六十几个经穴之外，还有很多奇穴，另有天应穴、不定穴等，所谓"人身寸寸皆是穴"，其多不可胜数。至于线，有正脉、支脉、别脉、络脉、孙脉、奇脉及经隧等各种纵横交叉和深浅密布的循行径路。至于面，从肢体的皮肉筋骨和脏腑组织，都有一般的分布和特殊的联系。中医辨证论治的奠基者张仲景曾说："经络府俞，阴阳会通，玄冥幽微，变化难极。"正是说明经络学说的深刻内涵及其临床应用价值。

综上所述，经络有反映病候、传导病邪、接受刺激、传递药性以及指导临床治疗作用。这些作用的产生都同经络的特殊联系分不开的，因此，经络是机体的联系。

（四）"澄心、息虑、全神"的养生观

1. 养生的关键在于"全神"

裘教授已过奔百之年，工作十分忙碌，但依然神采奕奕，耳聪目明。他根据自己切身的体会，总结养生的经验是：人的健康与否，因素是多方面的，但保持健康的关键在

于"全神"。那么，何谓"全神"？

中医学中的"神"，是人生命的内核。裘教授所说的"全神"不仅是通常所说的感觉、思维、神色、神气，还指"神明"的妙用。《荀子·天论》说："万物各得其和以生，各得其养以成，不见其事而见其功，夫是之谓神。"《淮南子·泰族训》又说："其生物也，莫见其所养而物长；其杀物也，莫见其所丧而物亡，此之谓神明。"裘教授指出："神"实际上就是目前科学家远未了解的宇宙的自然运动变化的规律，它是"妙万物而为言"的。人为万物之灵，得神最全，故凡人体的生长衰老寿夭以及气血精髓的充养，喜怒哀乐的调控，对外界环境的适应等诸多生理活动，无不赖"神"所主宰。他比喻说：人似一部最精密的"自动机器"，具有自我调节、自我修补、自我适应、自我控制四大功能，但这四大功能只有在精神完美不受损害的情况下，才能充分发挥其作用。因此，养生首先要全神。所谓"全神"，就是努力使自己的精神完美无缺，要运用各种修身养性、澄心息虑的疗法，使自己的心态保持至善至美、恬淡宁静的境地。这里所说的"澄心息虑"，并不是说人不要思维。作为社会的人，不可能没有思维，问题在于"思"一定要"纯"，能纯则"全"。精神纯真专一，潜心学术研究，为人民为社会作有益工作，心安神怡，乐而不疲，虽殚精竭虑，对身体没有什么大碍。相反，心术不正，钩心斗角，嗜欲无穷，声色劳神，往往导致食不甘味，夜无酣寐，神气受伤，影响了自我调节功能，所以难以达到人应享的年寿。中国历代有修养的名家，大都长寿，就是明证。因此，要做到"全神"，就必须具有一种高尚的思想境界，摒除邪恶和贪欲之心，不慕求浮荣，不损人利己，破除私心杂念，要有忠恕仁厚，纯一无伪的精神。只有在心神极其安宁、碧海无波的情况下"神"的功能才能得到高度发挥，从而使人体气血和畅，五脏安宁，精神内守，真气从之，这是得享遐龄的关键。

2. 七情之发贵乎"中节"

喜怒哀乐为人之常情，也是人对客观世界的内心体验和反映。裘教授认为，七情之发贵乎"中节"，就是注意不要超过精神活动的"临界度"。古人所说的乐而不淫，哀而不伤，即寓有"中节"的意思。

现代心身医学认为，内外各种因素所诱发的较为短暂的情志波动并不害生致病，即使偶然受到劣性刺激所激起的一时性的较为剧烈的情感波动，经过机体的自身调节机制作用后也不一定伤及人体。故有"随怒随消未必致病"之说。能导致躯体病变或损伤的是那些超过个体生理适应和调节能力的情感波动。中医理论中致病情志表现出两类基本形式：一是波动过于剧烈，如狂喜、暴怒、大悲、卒惊等勃发的激情冲动；二是持续过久，如抑郁、久悲、失志、过忧、郁怒以及长期的紧张焦虑等不良心境状态。因此，加强自我调节或控制，是防范心身疾病的关键。

唐·孙思邈在《千金要方》的"道林养性"篇中就曾指出12种过度情志变化的危害性："多思则神殆，多念则志散，多欲则志昏，多事则形劳，多语则气乏，多笑则脏伤，多愁则心慑，多乐则意溢，多喜则妄错昏乱，多怒则百脉不足，多好则专迷不理，多恶则憔悴无欢。"可见造成人体伤害的关键在于"多"，"多"则超过了常度，破坏了人体的自我调节适应能力，从而导致气血逆乱，脏气戕害，形成种种病变。这里告诫人们对于七情之用要保持"中节"，使至冲和为度。诚如嵇康在《养生论》中所说的：

"爱憎不栖于情，忧喜不留于意，泊然无感，而体气平和"。

人为万物之灵，人生在世总有喜怒悲哀乐之情志变化，岂能"如槁木，如死灰"？七情活动不可不发，不可过用，不发则隐曲不伸，郁而成病，过用则神散气耗，同样足以致病。因此，人若能把握"中节"之道，识得个中真谛，则身心健康有了基本保证。

3. 坚持一个"啬"字

裴教授对孙思邈的养生要诀颇为心折，强调养生要坚持一个"啬"字。他完全赞同孙氏以焚"膏用小炷与大炷"的比喻，认为人的精神气血是有限的，不可浪用，必须处处注意摄养爱护，要尽量减少它的消耗。老子说："五色令人目盲，五音令人耳聋，五味令人口爽，驰骋田猎令人心发狂。"五色、五音、五味等皆是人之本能所必需，但如纵情于犬马声色，必然耗伤精气神而损及年寿。所以，"治人事天莫若啬"。所谓"啬"，就是要摄神、葆精、爱气、养形。《韩非子·解老》也说："书之所谓治人者，适动静之节，省思虑之费也。所谓事天者，不极聪明之力，不尽智识之任。苟极尽则费神多，费神多则盲聋悖狂之祸至，是以啬之。"

《素问·经脉别论》所提出的"生病起于过用"的观点，实际上与裴教授所强调"啬"的论述是一致的。如七情过用就成为致病之因，"怒伤肝"、"喜伤心"、"思伤脾"、忧伤肺、"恐伤肾"等均是。饮食的大饥大饱，或过寒过热，或偏嗜，皆是"过用"现象，足以成病。所谓"饮食自倍，肠胃乃伤"。《素问·宣明五气》所说的"久视伤血，久卧伤气，久坐伤肉，久立伤骨，久行伤筋"，也是"过用"所造成的损害，如房室过度则伤精等，均与"啬"的要义相悖逆。

"啬"与"中节"既有联系又有区别，中节是指不要超过身心活动的正常范围，而啬的含义则是指人们对自己精气神的消耗希望能减少到最低限度。

【临证思辨特点】

（一）治疗慢性肾炎、慢性肾功能不全的思辨特点

（1）辨证思路

关于慢性肾炎的病机，目前中医学书籍多与水肿病相联系，并有"其本在肾，其制在脾，其标在肺"之说，但从本病的临床表现分析，绝非水肿一证所能概括。裴教授认为，本病的基本病机为脾肾气血亏虚与风邪、水湿、热毒、瘀血相夹杂。多有表里夹杂、寒热错综、虚实并存等情况。

① 表里夹杂：慢性肾炎除表现为面色苍白、浮肿、腰酸、神疲、眩晕等里证外，常因感冒或上呼吸道感染而致急性发作使病情加重，此与"外感引动伏邪"之说相符。故临床常见表里夹杂之症。

② 寒热错综：慢性肾炎病邪久羁，阳气被戕，阳虚而生内寒，故临床有面白、肢冷、神倦、苔白、脉迟等寒象；但另一方面尚有余邪热毒蕴结未清，盘踞下焦的情况，故可见咽痛、小便混浊、血尿、鼻衄、血压偏高等火热内蕴之症。近代临床对慢性肾功能不全的氮质血症，用大黄附子汤治疗而获效，也足资证其寒热错综的病机。

③ 虚实并存：慢性肾炎病邪久恋，正气被伐；肾不藏精，长期蛋白流失，血清白蛋白下降；脾不统血，血尿频频，严重贫血，因此，精气血皆匮乏，此属本虚。由于脾肾亏虚，气化失司，导致水饮痰浊稽留，严重的出现氮质血症，此属邪实。

《内经》原有"邪之所凑，其气必虚"之说，裘教授认为"邪之所蕴，其气更虚"，"虚之所在，受邪之地"。如果正气不能祛邪，也可反从邪化，故津液酿成湿浊，血滞导致瘀血，出现正气愈虚则邪气愈实的情况。故慢性肾炎的病机可概括为：脾肾气血亏虚和风邪、水湿、热毒、瘀血相夹杂，是其基本特点。

（2）治疗大法

表里合治、寒热兼施、利涩同用、补泻并投。

① 表里合治：选用羌活、白芷、紫背浮萍、苍耳草、蝉衣、黄芪、黄柏、漏芦、半枝莲、生白术、生甘草、仙灵脾、土茯苓、黄芩等药物，对慢性肾炎因感冒而急性发作者，有一定疗效。方中既有辛散祛邪之品，又集解毒、泻浊、健脾、利水诸药。其中羌活一味，入太阳、少阴二经，与黄芪相伍，对预防感冒效胜玉屏风散。现代研究证明，辛散祛风药如蝉衣、苍耳草、白芷等，不仅可疏解表邪，且能调整机体的免疫功能，有抗过敏作用，对减轻或抑制感染后变态反应性损害、消除蛋白尿等有一定作用。故即使表邪已解而蛋白尿未除者，仍可沿用一段时间，其与解毒泻浊、健脾利水药相合，可表里双解，标本兼顾，相得益彰。

② 寒热兼施：选用生熟地黄、巴戟天、肉苁蓉、茯苓、黄芩、龙胆草、炮附子、肉桂、生姜、大枣、黄柏、知母、仙茅、仙灵脾等药物，治疗慢性肾炎高血压型者，呈阴阳两亏、上盛下虚之证。实践证明，寒热兼施法不仅可改善临床症状，而且对改善肾功能有一定帮助。

③ 利涩同用：选用生苡仁、茯苓、猪苓、汉防己、大黄、玉米须、生白术、半枝莲、白花蛇舌草等，与覆盆子、金樱子、五味子、乌梅肉、补骨脂、楮实子、牡蛎等相配伍，适用于慢性肾炎混合型者。裘老认为，不独固肾涩精方药对控制蛋白尿有效，即使是清利水湿的玉米须、猪苓、茯苓等也有消除蛋白尿的功效。这可能是邪祛则正安，水湿不除则肾气不能化精，精气流失也就难以控制。因此，通利水湿与固摄肾精，两者不可偏废。

④ 补泻并投：慢性肾炎经过较长时期的病理演变，正气衰惫，邪气留恋，水湿痰瘀滞留更甚，出现氮质血症。临床出现正气不支，浊邪弥漫之势，严重的还可出现动风之证。故治疗必须融补益脾肾气血阴阳和攻泻湿浊、水气、瘀血于一炉。裘教授常选用黄芪、党参、巴戟肉、仙灵脾、黑大豆、炮附块、干姜、黄柏、土茯苓、泽泻、牡蛎、生大黄、白花蛇舌草、半枝莲、漏芦、白蔹、益母草、丹参、桃仁、红花等，一般用量偏重，中病减其制。本病至此，已入险途，应引起注意。

以上各法，可参合应用，不可拘执，方不致以偏概全。

（3）病案举例

前年裘教授曾治一来自宁波的7岁患儿，经某医院拟诊肾病综合征伴慢性肾功能不全。住院两月余，迭经各种西药治疗，未能收效，院方已发病危通知，患儿家属慕名邀诊。见病人面色苍白，神气消索，全身浮肿，腹大如鼓，胸膺高突，阴囊肿大透亮，小使点滴难下。诊其脉微细欲绝，舌体胖，古质淡，苔腻水滑。此正气大虚，气不化精而化水，水湿泛滥，流溢皮里膜外。病经迁延，形神俱败，证情险笃。裘教授拟一方：生黄芪50g，土茯苓30g，黑大豆30g，大枣7枚，牡蛎（捣）30g。3剂后，小便通畅，肿势稍退，神气略振，脉较前有力。药有效机，原方加巴戟15g，黄柏15g，泽泻18g，再服1周，尿量增多，水肿大减，阴囊肿基本退尽，神态活跃，脉细有神。以上方增减，连服3月，诸症全消，体检化验均在正常范围，随访两年未复发。

（二）治疗慢性胃炎的思辨特点

（1）辨证思路

慢性胃炎大多属中医"胃脘痛"范畴。裘老认为本病病机涉及到胃、脾、肝、胆等脏腑。胃与脾以膜相连，胃以和降为顺，脾以健运为常，脾健令精气敷布于全身，胃和则浊气转输于魄门。胃有病，必令脾无所输化；脾失健运，每致胃不能纳谷。胃炎病虽在胃，但与脾不可分割。一般胃炎初期，多表现胃失和降，症见痛、胀并作；以后波及于脾，健运失职，症见神疲、纳呆及气血生化不足的虚象。脾虚反过来又影响胃的通降功能，形成脾胃皆病，虚实互见。

肝胆与脾胃是木土相克关系，肝胆主疏泄条达，也关系到脾胃的升降功能。若肝气横逆，木旺乘土；木郁不达，中土窒滞；肝火亢炽，迫灼胃阴；肝血不足，胃失滋荣。胆与胃皆主降，《内经》有"邪在胆，逆在胃"之说，可见胆有邪可影响及胃。临床上某些胆汁反流性胃炎，出现口苦、呕逆、泛酸诸症，大多因胆有郁热，胃气上逆，故见是症。胃炎的发作或证情的进退，常与情志变动有关，其病机离不开气机郁结，肝胆失于疏泄，进而殃及脾胃的升降使然。裘教授有鉴于此，认为胃炎病虽在胃，而病机与脾、肝、胆的关系至为密切。

（2）治疗大法

崇尚辛散苦泻，甘缓和中或加酸收。

胃炎的病机特点为虚实夹杂，寒热交错。虚，重在脾胃气阴虚亏；实，主要是气滞、血瘀、湿阻等；寒，多由饮食生冷，积冷成寒，或脾胃阳气虚弱，寒从内生；热，因嗜食辛辣酒醴，湿热内蓄或脾胃阴分不足，阴虚而生内热等。基于上述认识，裘教授治疗慢性胃炎崇尚辛散苦泻，甘缓和中或加酸收之法。

辛散苦泻法针对胃炎出现寒热互结，升降失司而设。《内经》云："辛以散之，苦以泻之。"本法以苦辛合用，寒热兼施，一阴一阳，一开一降，有开泻痞塞、解散寒热、调节升降、疏利脾胃气机的治疗作用。裘教授选用的辛药有半夏、干姜、高良姜、桂枝、厚朴等，大凡气得寒而凝滞，得热则散行，故用辛药有开结散痞、温中散寒、通阳运滞之功，临症时根据证情轻重相机选用。苦药常用黄连、黄芩、龙胆草等。有人认为"苦寒败胃"，似不宜用于胃炎。裘教授并不拘于此说，苦寒药不仅可降上逆之胃气，清泻胃中之蓄热，且有健胃之功。即以龙胆草为例，一般将其作清泻肝胆之火药用，裘教授用其清胃、健胃有良效。《医学衷中参西录》亦载："龙胆草，味苦微酸，为胃家正药。其苦也，能降胃气，坚胃质；其酸也，能补胃中酸汁，消化饮食。凡胃热气逆，胃汁短少，不能食者，服之可开胃进食。"思胃为六腑之一，有"传化物而不藏"的生理功能，以通为补，苦以降逆，正顺应了胃的生理特征。再说，与辛药配伍，又有相反相成作用。若再稍佐柴胡、木香、茴香、香附等疏理肝胆、调畅气机之品，则其功益彰。

至于甘缓酸收法，针对胃炎久病脾胃虚弱而立。其中脾胃气虚者，用甘缓以建中，药用党参、黄芪、白术、茯苓、甘草、大枣等；胃阴不足者，用甘酸以化阴，药用乌梅、诃子与党参、玉竹、麦冬、甘草等。尤其要说明的是，对慢性胃炎出现心下痞胀一症，一般受"甘令人中满"之说的束缚，而不敢采用甘药治痞。裘教授则一破后世的偏见，辄用甘草、党参、大枣等甘药，甘草一般用量15～30g，与辛散苦泻的半夏、干姜、黄芩、黄连并用，使痞消结散，胃脘畅然，其他症状也明显改善。裘教授说，此法乃师从仲景甘草泻心汤证治。《伤寒论》曾明示此方主治"心下痞硬而满，干呕，心烦不安"。柯琴注："本方君甘草者，一以泻心除烦，一以补胃中空虚，一以缓客气上逆。"《别录》也载甘草"温中下气，可治烦满短气"。可见心下痞满忌甘药之说乃后人臆测之词，甘草本身具有下气除满之功，与辛散苦泻药相配伍，立意缜密，功效卓著。

（3）病案举例

某男，43岁，1990年因见柏油样便，拟诊"上消化道出血"，后作X光钡餐摄片示："胃小弯浅表性糜烂"，服西药后效不显。近1年来胃脘作胀，频频嗳气，劳累后胃痛隐隐，进食后稍缓解，舌苔薄腻，脉弦滑。此肝胃不和，升降失调，治拟疏肝和胃，辛开苦降。药用高良姜12g，制香附12g，党参30g，生甘草24g，制半夏12g，黄连12g，牡蛎30g，当归15g，川楝子10g，延胡索18g，木香、茴香各12g，佛手4.5g。上方加减，连续服用4个月后症状基本消失，偶在疲劳后稍有嗳气之类，后改用香砂六君子汤加减善后。同年12月经X光钡餐复查，胃小弯糜烂点消失，胃窦部轻度充血，余均正常。

（三）治疗慢性支气管炎、肺源性心脏病的思辨特点

1. 外邪引动伏饮

（1）辨证思路

裘教授认为，慢性支气管炎的基本病机是"外邪引动伏饮"。饮为阴邪，性质属寒；外邪入里易化热，故本病表现为外邪与伏邪胶结，寒邪与痰热混杂。病变迁延，久咳肺气渐虚，故又有虚实相夹的情况。至于病变部位，他欣赏陈修园"咳嗽不止于肺，而亦不离于肺"的观点。脾虚生痰、肾虚泛饮、木火刑金，均可波及肺，但当慢性支气管炎发展到肺源性心脏病时，病变就由肺波及心、脾、肾、肝等脏。

慢性支气管炎的主症是咳、痰、喘三症，如演变至"肺心病"时，则伴见浮肿、心悸等。病机的中心环节是"痰"和"气"。痰滞气道则咳、则喘，痰饮泛滥则肿、则悸；肺主气，肺气塞满、上逆，也可致咳、致喘，肺气虚弱亦能出现虚喘，气虚津化为痰，则痰益甚，两者可互为因果。

（2）治疗大法

主要是化痰饮、调肺气。

治痰饮之法。仲景早有"当以温药和之"的明训；治气之法，《顾氏医镜》有"一曰补气，二曰降气，三曰破气"的记载。他根据上述认识，主张辛温蠲饮，苦寒泻肺为大法。"肺欲辛"，辛能散邪结，温可化痰饮；苦能降上逆之肺气，亦可清内蕴之痰热。他常用小青龙汤变法，药用麻黄、桂枝、细辛、干姜、龙胆草、黄芩、甘草、五味子（或诃子）、桃仁、杏仁、制半夏、紫菀、前胡、枳壳（或枳实）等。方中麻黄、桂枝疏解表邪；细辛既可表散风寒，又能内化寒饮，并有止嗽之功，一药三用，其功颇宏，《长沙药解》云其能"敛降冲逆而止咳，驱寒湿而荡浊，最清气道，兼通水源，温燥开通，利肺胃之窒阻……专止咳嗽"。其与五味子配伍，一散一收，既收敛耗散之肺气，又不致碍邪；干姜，为温化寒饮之良药，"同五味则通肺气而治寒嗽"（《本草求真》）；龙胆草、黄芩苦寒，降肺气，清痰热，其与细辛、干姜相伍，寒温并用，相激相成，为裘教授惯用的配伍方法，对"慢支"寒热兼夹之证颇为的对；尤其甘草一味，书皆云其有调和诸药之功，裘教授认为甘草是一味极良好的止咳药，即使胸满痰涌之证，但用无妨，《汤液本草》说得好，"中不满而用甘为之补，中满者用甘为之泻，此升降浮沉也"；枳壳（实）利气宽胸，古贤所谓"治痰先理气"是也；余药为化痰止咳之品。全方清肺与温化合用，辛散与酸收并投，化痰与顺气兼顾，对慢性支气管炎的病机颇为切合，故有较好疗效。应用时，如气喘较剧，加葶苈子、白芥子、苏子；痰多加竹沥、南星；肢体浮肿加猪苓、茯苓、车前子；气虚加党参、黄芪，肾虚加补骨脂、巴戟天等等。

2. 阴虚湿痰内盛

辨证思路

慢性支气管炎患者中，老年人为数不少，俗称"老慢支"。对这类病者，在采用常规方药不效的情况下，裘教授采用景岳金水六君煎化裁，作为"法外之法"，常能收到意外疗效。此方原治肺肾虚寒，水泛为痰，或年迈阴虚血气不足，外受风寒咳嗽呕恶多痰喘急等证，云其有"神效"。但陈修园在《景岳新方砭》中，曾对此方中甘柔滋腻的归、地与燥湿化痰的二陈汤配伍作过激烈抨击。裘教授初亦同意修园之说，以后在长期临床躬身实践中体会到此方对久咳久喘或老年肺肾虚弱，痰湿内盛者，颇为适宜。辨证中痰湿为标，肺肾阴血不足为本，临床注意患者除咳嗽、喘逆、痰多症外，还有面容憔悴、精神疲乏、舌苔花剥或腻苔等证候。具体应用时还应随机加减，如痰湿盛而气机停滞见胸胁不快者，加白芥子、枳壳；大便不实者，加山药、白术；咳嗽不愈者，加细辛、前胡；兼表邪寒热者，加柴胡；肺热者，加黄芩、鱼腥草等。

裘教授认为，陈修园所说的"燥湿二气，若冰炭之反"，不能成为我们组方遣药的束缚。在历代名方中类似的配合不胜枚举。如仲景方竹叶石膏汤及麦门冬汤中，均用麦冬和半夏相伍，一以润燥，一以降逆，各尽所用；《普济方》中以苍术配合熟地为丸，"补虚明目，健骨和血"；《济生拔萃方》载黑地黄丸，以苍术、熟地加炮姜，治男妇面无血色，食少嗜卧等。以上均用一润一燥，相反相成。金水六君煎中用熟地、当归滋养阴血治其本，二陈汤化饮除痰治其标，标本兼治，寓意深刻。裘教授说，立方遣药不要囿于名义上的燥湿不同性，问题的实质是，在临床上确实存在某些"老慢支"患者，既有阴血亏虚的一面，又有痰湿内盛的一面，"有是症，用是药"，运用此方确有疗效。至于配伍上的理论问题，还是少一点条条框框为好，一切应以实践为依据。

3. 阳虚水泛

（1）辨证思路

慢性支气管炎久经迁延，经过肺气肿而变生肺源性心脏病，可见气急喘促、心悸、唇甲紫绀、颈静脉怒张、足跗肿胀等临床表现。此时病机具有以下特点：

① 病变由实变虚，或以虚为主，虚实相夹，其中以阳虚水泛为主要特征。此由"慢支"缠绵，外邪、伏饮久恋不去，肺脾肾功能渐趋虚衰。肺虚则津液失布，脾虚则水谷无以化生精微，肾虚水液不得蒸化，反而滋生痰浊饮邪。又因肺气虚弱，气虚不能抵御外邪，外邪恋肺，喘咳反复发作，复可加重肺脾肾精气虚怯。

② 病变由气分波及血分，出现唇甲紫绀的瘀血症状。此由肺气虚而气不帅血，心阳虚不能温运血脉，寒邪凝滞，阻遏营血，血脉淤滞所致。

③ 病位由肺累及脾、肾、肝、心、三焦等。脾肾不足，谷不化精，精反化水，水饮泛滥，凌心射肺；肾虚不能纳气，加剧喘促；心阳不振，神气衰靡，精神消索，心脉痹阻则心悸不宁，紫绀时现；"久咳不已，三焦受之"，三焦总司一身之气化，为津液运行的道路，三焦气化失司，则饮邪泛滥成肿胀、腹满；肝为藏血之体，"肺心病"后期由肝血不能濡养筋脉而出现抽搐。

要之，由"慢支"发展至"肺心病"，其基本病机是：肺心脾肾阳气虚乏，伴见饮停、血瘀，部分患者可出现风动之证。也有一些患者因寒痰留滞，郁而化热，或风热引动痰饮，痰热相搏，伤及阴分者。

（2）治疗大法

基于以上认识，裘教授常用真武汤为主配合其他方剂，药用：熟附子、干姜、猪苓、茯苓、白术、白芍、葶苈子、细辛、麻黄、五味子、黄芪、桃仁、杏仁、大枣等。上方由真武汤、葶苈大枣泻肺汤、麻黄附子细辛汤等三方相合而成。真武汤主治"有水气，中外皆虚寒之病"（《医宗金鉴》），为"镇水"良方。方中生姜易干姜，意在配合附子振奋脾肾心阳，并促进气化水饮；且干姜与细辛、五味子相配寓有深意，《金匮要略·痰饮咳嗽病脉证治》有治疗痰饮的苓甘五味姜辛汤等四方，其组方核心就是干姜、细辛、五味子三味。陈修园也认为此三味是小青龙汤方的重要组合，《医学三字经·咳嗽》说："《金匮》治痰饮咳嗽不外小青龙汤加减，方中诸味皆可去取，唯细辛、干姜、五味不肯轻去……学者不可不深思其故也。"裘教授认为此三味相伍，有蠲饮、敛肺、止咳之功。葶苈、大枣，泻肺气窒闭，以消痰饮。麻黄附子细辛汤，外散表寒，内温少阴虚寒；且此三味均属辛药，"辛走气"，有"开腠理，致津液，通气"之功，有助于水液气化；其中麻黄合葶苈子，平喘之功益彰。黄芪用量宜大，可在 30～60g 之间，大补肺气，令"大气一转，其气乃散"。《本经疏证》亦载其能"浚三焦之根，利营卫之气，故凡营卫间阻滞，无不尽通，所谓源清流自洁也"。桃仁，既可活血行瘀，又合杏仁共化痰浊。全方补气温阳，化饮利水，降逆平喘，对肺源性心脏病出现慢性心衰者，有一定疗效。若气虚甚加人参；瘀阻明显加丹参、红花；寒痰留滞，郁而化热，加黄芩、生石膏、桑白皮；肾虚纳气不足，加补骨脂、沉香；心阳不振，加桂枝等。

（3）病案举例

陆君，男，66岁。1988年10月15日就诊。

咳嗽持续1年余。去岁入秋因感冒引起咳嗽，经外院中、西药反复治疗，咳嗽未瘥，已有1年余。

初诊：刻下咳嗽阵作，咯痰颇多，痰色白、质黏稠，咯之欠畅，并伴胸闷、气促、心悸，夜间平卧则咳嗽加剧，胃纳尚可，大便亦调。舌苔薄白腻，舌质红，脉细数带滑。听诊：心律齐，心率110次／分。两肺呼吸音粗糙，偶尔闻及哮鸣音。此为肺肾阴亏，痰饮内盛。治宜滋养肺肾，佐以化痰止咳。

处方：大熟地45g，全当归20g，白茯苓15g，陈广皮9g，炙甘草15g，制半夏15g。7剂，水煎服。

复诊：服药7剂，咳嗽、气急、胸部满闷均有显著改善，夜间已能平卧，心悸较平（90次／分），夜半喉中有痰鸣声，咯之欠利，时有泛恶，口渴喜饮，继服上药加淡干姜6g，小川连3g，西潞党15g，再服7剂，上述诸症均瘥。

（四）治疗慢性肝炎、肝硬化的思辨特点

（1）辨证思路

裘教授认为，慢性肝炎与肝硬化代偿期从中医辨证学角度看两者比较接近，其基本病机是正虚邪恋，具体分析则有以下特点：

① 阴虚与湿热并存：肝藏血，体阴而用阳，肝肾同源，精血互生，湿热毒邪久恋不去，阴血煎灼，肝肾两亏，故慢性肝炎、肝硬化多阴血亏损之证。张介宾说："故凡损在形质者，总曰阴虚，此大目也。"肝阴虚，疏泄失职，易致脾胃窒滞生湿，湿郁化热又能伤阴；另一方面，阴虚可生内热。因此，本病阴虚与湿热并存，且互相影响，但阴虚为本，湿热为标。

② 血热与血瘀互结：本病湿热阻滞络脉，久则生瘀。《张氏医通》说："诸黄虽多湿热，然经脉久病，不无瘀血阻滞也。"故慢性肝炎、肝硬化患者几乎都有不同程度的血瘀见症，血瘀又可加重病情，甚至是黄疸加深的主要病机。另一方面邪毒深伏，血分有热，瘀热互结，出现鼻衄、齿衄、皮肤瘀斑等出血症状。

③ 肝与脾同病：慢性肝炎、肝硬化病虽在肝，但与脾的病理变化不可分割。早期湿热偏盛时，湿困脾胃，出现脘腹胀闷，口黏欲呕，大便不实，纳少体倦，苔腻脉濡等，土窒木亦失于条达，气血失于顺畅；另一方面肝旺乘土，出现胁肋胀痛，脘腹痞满，嗳气纳少，情志易怒，精神不振等，大凡脾虚气血生化不足，肝木失荣，或肝虚不能藏血，脾土失养，两者互相影响。

要之，慢性肝炎、肝硬化的主要病机是：阴血亏虚，瘀热与湿毒互结，肝与脾同病。

（2）治疗大法

近贤秦伯未先生说："治内伤于虚处求实，治外感于实处求虚，乃用药之矩矱。"对慢性肝炎来说，外邪与内伤杂合为病，病机属本虚标实。故治疗时宜虚中求实，补泻结合，根据邪正的具体情况，或寓补于泻，或寓泻于补，相机应用。

裘教授治疗慢性肝炎、肝硬化常选用一贯煎、大黄䗪虫丸、当归六黄汤等方剂，运筹变化。

一贯煎以生地、枸杞子等柔肝育阴，佐川楝子疏泄肝气，寓泻于补，对慢性肝炎、肝硬化见肝阴不足，肝脉失养，出现胸胁疼痛，咽干口燥，舌红少津及由肝功能损害出现慢性指标异常者，颇为相宜。如果伴见饮食运化不良，见纳呆腹胀者，加枳壳、鸡内金、焦楂曲；伴气虚而见肢软乏力，不耐劳顿者，加黄芪、党参、白术、甘草；伴湿热内蕴而黄疸者，加茵陈、黄柏、黄芩、山栀，肝脾肿大，面色黧黑，舌质紫黯，脉细涩者，加丹参、赤芍、炮山甲、桃仁；伴肾阴不足而见耳鸣、头晕、腰酸、肢软者，加炙龟板、炙鳖甲、熟地、山茱萸；胁痛甚加延胡索、炙地鳖虫、郁金等。裘教授认为，从慢性肝炎发展至肝硬化，出现肝阴不足或肝肾阴亏的情况比较多，而阴精易损难成，故治疗当守法守方，不厌其烦，在育肝肾之阴的同时，根据临床实际情况，辅以活血、补气、清化内蕴之湿热等。一贯煎不仅对改善临床症状有较好的功效，且对改善肝功能亦有帮助。

大黄䗪虫丸为虚劳"干血"而设，是方在大队活血化瘀药中佐以大剂干地黄养血补虚，寓补于泻。裘教授认为，生地一味除滋阴养血外，也有活血行瘀作用。此方对慢性活动性肝炎及肝硬化代偿期，以血瘀和癥积为主症者，较为适宜。但此方化瘀之品较多，补虚扶正不足，其立意在于祛瘀以生新，所谓"去病即所以补虚"。从临床实际情况分析，慢性肝炎、肝硬化纯以血瘀证表现者较少，往往或夹有肝脾不和，或伴见肝肾不足，或兼气血两虚，或夹杂湿热之邪，故单用化瘀活血药不够全面，况这类病者的凝血功能大多不佳，或伴有程度不同的瘀血等症状，若过用化瘀破血之品攻伐，令气血受戕，或导致出血。裘教授经验，师大黄䗪虫丸组方之意，佐以扶正药物，不仅可提高祛瘀的功效，而且要防止出血的可能。具体加减，如见肝脾不和者，加柴胡、白术、白芍、党参；肝肾不足者，加熟地、龟板、鳖甲、黄柏、山茱萸、巴戟天；气血两虚者，加黄芪、党参、当归、丹参、大枣、枸杞子、甘草；伴有出血者，加仙鹤草、丹皮、生蒲黄等。

当归六黄汤的组方寓有深意。裘教授认为此方用黄芪、当归、生地、熟地补气养血益阴，黄连、黄芩、黄柏清热泻火坚阴，故实际是一则补泻并重、阴阳兼调的方剂。对慢性肝炎、肝硬化出现气阴两亏、邪热内盛之证，甚为合拍。如肝络淤滞明显者，可酌加延胡索、丹参、郁金、柴胡等行气活血、化瘀止痛之品；血虚症状明显者，可配合首乌、鸡血藤、阿胶等养血；肝肾阴虚明显者，佐以女贞子、枸杞子、龟板、鳖甲等滋肝肾之阴；湿盛者，加苍术、白术、砂仁、蔻仁、厚朴、藿香、佩兰、茯苓等化湿祛浊。

裘教授体会，慢性肝炎、肝硬化的病机是虚实兼夹，一贯煎寓泻于补，大黄䗪虫丸寓补于泻，当归六黄汤补泻并重，以此三方为基础，结合气血阴阳之偏颇，湿热、邪毒、瘀血之兼夹，随机权变，可望收到较好疗效。

（3）病案举例

夏童，男，9岁。1989年3月15日就诊。

消瘦乏力、腹部膨大1年余。幼时有肺结核，用西药抗痨药治疗后痊愈。1年前，因消瘦、纳呆、两胁胀满疼痛等症，乃赴外院诊治，发现肝脾肿大，作对症治疗及休养处理，但效果不佳，故而慕名前来诊治。

初诊：诊其面色萎黄无华，瘦弱神萎，皮肤干燥不泽，头晕时作，口渴喜饮，两胁时有胀痛，纳谷不馨，夜寐躁动不安，大便不畅。舌质淡白、舌苔薄腻，脉弦细。体格检查：慢性病容，睑结膜苍白，腹膜皮下脂肪少，肝肋下4.5cm，质地中等，表面无结节；脾平脐，肋下7cm，边缘钝；四肢肌肉消瘦。实验室报告：谷丙转氨酶：50U（正常值：<40U），锌浊度：17U（正常值：<12U），碱性磷酸酶：50U（正常值：<30U）。此因正气素虚、脏腑失和、气机不利、瘀血凝结所致，治宜疏肝理气、活血化瘀、散结止痛。

处方：炙鳖甲20g，炙地鳖虫12g，荆三棱15g，蓬莪术12g，丹参18g，川郁金12g，金铃子9g，延胡索15g，左牡蛎（先煎）30g，生白术15g，枳实（炒）9g，槟榔12g，木茴香（各）10g，炙甲片12g。7剂，水煎服。

复诊：患者自服上药2月，两胁胀痛明显改善，面色恢复正常，神情较前活泼，头晕不显，口渴亦消，胃纳有增。实验室检查报告：谷丙转氨酶：40U以下，碱性磷酸酶：21.5U，锌浊度试验：15.5U。体格检查：肝肋下3cm，质地中等，表面光滑，脾肋下4.5cm。

三诊：患者仍以上方再进，断续服药1年，因要复学，为开具健康证明而来院复查，其面色已转华润，神情健康，头晕已消，两胁胀痛基本已除，仅玩耍过度则两胁隐隐微痛，胃纳颇佳，体重增加5.5kg，身高增长15cm。实验室检查：全部正常。腹部检查：肝右肋下2cm，脾左肋下3cm。同意复学。

（五）治疗肿瘤的思辨特点

（1）辨证思路

裘教授所经治的肿瘤，名类不少，但大概有以下几种情况：①发现肿瘤时已届晚期，已失去手术指征的患者，也有一些已确诊肿瘤但不愿做手术的患者；②肿瘤已经手术切除，气血大伤者；③因不能忍受"化疗"、"放疗"的反应而中止治疗者；④边进行"化疗"、"放疗"，边服中药，以协同完成疗程者。患者的治疗目的也不尽相同，对晚期恶性肿瘤患者来说，只是想方设法减少病者的痛苦，尽可能延长其生命；对已切除病灶的患者，主要防止其复发或扩散；对已经"化疗"、"放疗"的患者，旨在解除治疗后的毒副作用。

裘教授治疗肿瘤的基本思路是，肿瘤虽然生于某局部组织器官，但由病邪导致的反应却是全身性的，表现为脏腑气血的损耗、组织的破坏、功能的失调。按照中医学的整体观念，局部的病变是由于全身脏腑气血功能失调的结果，人之所虚之处，即是留邪之地。因此，不能只着眼于局部肿瘤，忙于寻觅消瘤、攻瘤的"特效"方药。数十年来的实践经验证明，某些清热解毒药物对消除肿瘤虽有一定疗效，但采用通过调整人体脏腑气血阴阳的"扶正法"，对改善机体情况，缓解症情，消除"化疗"、"放疗"后的毒副反应等，其疗效不可低估，这也是中医学与西医学对治疗肿瘤的不同之处。某些抗肿瘤西药固然可以抑制或杀灭肿瘤细胞，但"药毒"对人体正常细胞也同样是一种破坏。

故目前西医也开始考虑提高宿主的防御功能和消除潜在的亚临床灶，作为治疗肿瘤的重要方面。裘教授认为，中医药应该发挥自己的特色和优势，他提出：像恶性肿瘤这样有形之积恐难尽除，而病人元气亟宜扶助。主张在扶助正气的基础上，佐以清热解毒、活血软坚、化痰散结等祛邪方法治疗肿瘤。

（2）治疗大法

主张在扶正法中，重点调整气血阴阳及培补脾肾。健脾补气药选用人参、党参、黄芪、白术、茯苓、山药、甘草等；补血药选用当归、枸杞子、熟地、首乌、大枣等；滋阴药选用西洋参、沙参、天冬、麦冬、生地、石斛等；益肾药选用龟板、黄柏、山茱萸、巴戟天、菟丝子、仙灵脾、补骨脂、附子、鹿角、肉桂等。在立方遣药时，裘教授常脾肾气血阴阳兼顾，注重阴阳互根、精气互生的道理。在扶正法中同时又须注意调整脏腑之间的关系，如肝胃不和者，拟疏肝和胃以相佐；脾胃升降失常者，投协调枢机之升降方药；脾肾传输失职者，调脾肾以利气化等。至于清热解毒常用夏枯草、黄芩、黄连、蒲公英、猫爪草、石见穿、山慈菇、蛇舌草、蜀羊泉等；活血化瘀药用桃仁、红花、芍药、莪术、三棱、水蛭、地鳖虫等；化痰软坚药用南星、半夏、瓜蒌、牡蛎、昆布、海藻等；虫类药物的作用不可忽视，常用蜈蚣、全蝎、地龙、僵蚕、地鳖虫、水蛭等。在具体应用时，对以下几种情况尚需区别对待。

① 病届晚期，扶助胃气，挽留一息生机：晚期肿瘤，瘤毒弥漫，邪气盛而正气衰，脏腑戕害，全身情况很差，此时治疗最为棘手，如果贸然攻邪，必致偾事。裘教授经验，诸气皆虚，先扶胃气。脾胃为生化之源，化源乏竭，病必不治；若胃气尚存，还可挽留一息生机。药用人参粉冲服，它如黄芪、党参、太子参、白术、茯苓、黄精、甘草、大枣、生姜，佐以枳壳、陈皮等流动之品，冀以苏胃。若浆粥入胃，二便顺畅，可望有生存之机。

② 对放、化疗毒副反应的处理：肿瘤患者经放、化疗后的反应，病机是"药毒"损伤人体脏腑气血所致。其中放疗反应一般可以分为局部反应和全身反应。局部反应中，头颈部反应有口干、咽部充血、咽喉痛等，治宜补气养阴、清热解毒法，选用黄芪、党参、天冬、麦冬、元参、知母、黄柏、黄芩、银花、连翘、蒲公英等；下腹反应有腹痛、腹泻、尿频等，治宜辛甘苦泻、调肝和脾法，药用半夏、黄连、干姜、甘草、党参、白术、枳壳、木香、茴香、薏苡仁等；全身反应则有头昏、乏力、食欲不振、精神疲乏、白细胞减少等，治宜健脾补肾法，药用党参、黄芪、白术、当归、女贞子、枸杞子、仙灵脾、仙茅、山茱萸、丹参、补骨脂、熟地、龟板、鹿角等。

化疗后的毒副反应主要有气血两虚，脾肾亏损的证候，治宜补气养血，培肾益脾法，药用人参、白术、黄精、茯苓、鹿角、黄芪、当归、丹参、炙甘草、巴戟天、补骨脂、山茱萸、仙灵脾等。

③ 对癌症疼痛的治疗：癌症疼痛的原因主要有气滞、血瘀、寒凝、痰积、毒盛等原因，故欲止痛可用理气、行瘀、散寒、消痰、解毒等方法。药用川楝子、延胡索、赤芍、白芍、制香附、乳香、没药、草乌、附子、细辛、地鳖虫、蜈蚣、全蝎、山慈菇等。药物剂量宜稍大，虫类药物如能研细末后吞服，可提高疗效。

（3）病案举例

某男，60岁。

1987年10月起左胸骨疼痛，伴有咳嗽、气急、呼吸时肋骨疼痛。经某医院X光摄片示：左胸第5肋骨骨折，局部骨质破坏，伴周围胸膜增厚，左肋膈角钝。结论为病理性骨折，考虑为转移灶，但原发病灶不明。此后经过几家医院多科会诊及CT同位素等多次检查，考虑为多发性浆细胞骨髓瘤。但病情发展较快，至左第5肋、右第12肋胸椎交界处。胸骨中段、肩脚下角及腰椎均已有明显的骨质损害，胸口处有10cm左右大小的肿块。多家医院称"最多生存期为3～5个月"。

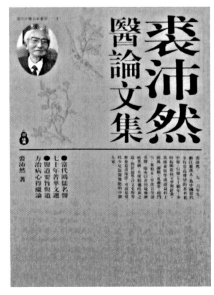

裘沛然教授著作

1988年6月家属慕名请裘教授诊疗。患者刻下咳嗽不止，咯痰不多，色白，口干欲饮，胸骨疼痛，气急，呼吸时疼痛加剧，食少，精神疲乏，苔薄，脉细弱。用养正徐图法，投补气养血，健脾益肾滋阴，兼以软坚化痰，清热解毒。方用生晒参9g，生黄芪30g，生白术15g，熟地30g，巴戟肉15g，半枝莲20g，夏枯草15g，茯苓15g，葶苈子12g，川贝母6g，牡蛎30g，麦冬15g，肉苁蓉15g，丹参20g，延胡索20g。另用牛黄醒消丸1粒，分次吞服。上方加减服至1989年3月，咳嗽停，胸部疼痛止，腰部仍痛，一度曾有的低热也亦消退，患者生活能自理。1989年4月开始，病情反复，咳嗽疼痛又起，伴有发热，经检查第2、3、5、7、8胸骨及腰椎、右肩胛骨质破坏，疼痛不止，开始使用度冷丁等止痛剂。药用生晒参12g，生黄芪50g，炙山甲20g，炙鳖甲20g，三棱15g，莪术18g，败酱草24g，红藤30g，汉防己20g，巴戟肉15g，熟地30g，丹参24g，延胡索30g，细辛12g，仙灵脾15g，黄芩30g，牛黄醒消丸1粒。此方加减服至1989年7月，病情开始好转，疼痛减轻，胃纳好转，可出去散步，自行来诊。至1990年2月来诊，腰、胸椎肋骨疼痛均消除，胸骨前隆起肿块消失，右肩胛尚略有隐痛，生活能自理，每天上、下午两小时作行走锻炼。患者经裘教授治疗后，其生存期已延长达3年有余。

三、典型医案

1. 虚劳（急性髓细胞白血病M6型）属肾精亏乏、脾运不足者，治以大补气血、填精益髓

范某，男，57岁。2005年9月8日初诊。

反复指间关节疼痛2年。

初诊：2年前无明显诱因出现指间关节疼痛，扪有关节肿胀畸形，其他关节未见异常，关节活动无明显障碍，无晨重暮轻之感，无局部皮肤温度升高。6月10日某医院骨髓检查诊为"急性髓细胞白血病（M6型）"。患者得知病情，拒绝化疗，立即求中医诊治。现症：指间关节疼痛，左手中指，示指间关节肿胀。查：面色淡白，口唇、眼睑苍白，舌淡红，苔白，脉濡软。诊为：肾精亏乏，脾运不足虚劳（急性髓细胞白血病M6型）。治法：大补气血，填精益髓。

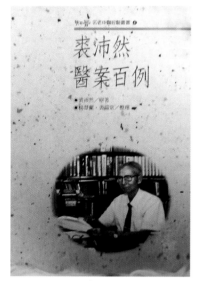

裘沛然教授著作

处方：党参18g，黄芪35g，炒白术18g，当归15g，炙甘草15g，熟地30g，龟板20g，黄柏18g，女贞子15g，旱莲草15g，山豆根9g，苦参12g，麦冬15g，枸杞15g，鹿角片6g，黄连9g，藿苏梗各15g。14剂，水煎服，日1剂。

复诊：服药后，关节疼痛稍减，余症同前。原方加凉血药再进。

处方：黄芪35g，党参18g，陈皮12g，升麻24g，柴胡18g，生甘草15g，当归18g，黄柏18g，黄芩20g，黄连10g，生熟地各30g，龟板20g，玄参18g，麦冬25g。14剂，水煎服，日1剂。服药后，关节疼痛大减，关节肿胀略消。10月18日血常规复查：未成熟粒细胞较前大幅减少。说明治疗方案正确，嘱上方递进。经治1年，病情稳定。

按语：白血病俗称"血癌"，可见其病之危重。临证时根据白血病易贫血的特点，采用补气血，填精髓之法，用药月余症状即有改善。方中升麻一味取其清火解毒，凉血除热之功。宋代名医朱肱早就有"无犀角以升麻代之"的记载，说明这两种药的功用非常接近。在几十年的临床实践中，用升麻配伍治疗咽喉红肿疼痛，牙龈溃烂，发斑发疹，高热头痛，谵妄，热毒下利以及疮疡肿毒等多种火热性疾病，药量多在15～30g，有时还要加重剂量，本案二诊加升麻24g就是为了增加清热凉血之力。

2. 支气管扩张在本案表现为咳血，故中医从血证论治。治以养阴清热，佐以止咳化痰之法

严某，女，39岁。1993年11月18日初诊。

咯血反复出现20余年。

初诊：患者自15岁起经常咳嗽，伴有痰多，痰色偏黄，有时痰中带血，西医诊断为"支气管扩张"，给予抗生素及止血药，仅能暂止。自生育之后，每遇经前均要咯血10余口，月经经量较生育前减少。平时咯血量不多，多数是痰中挟血丝。刻下咳嗽痰多，痰呈白色，质较黏稠，夜间盗汗，头痛频作，口渴喜饮，神疲乏力，胃纳尚佳，大便正常。舌苔薄白，舌质暗红，脉细弦。此为咳嗽日久，导致肺肾阴亏，相火内炽，血随火升。治以养阴清热，佐以止咳化痰。

处方：冬桑叶12g，生石决明（先煎）30g，粉丹皮12g，黛蛤散（包）18g，茜草根12g，侧柏炭15g，淡黄芩24g，北细辛10g，生蒲黄（包煎）15g，南百部12g，生地黄30g，细紫菀12g，川贝母9g，寸麦冬15g。7剂，水煎服。

二诊：服上药1周后，咳嗽、咯痰略有减少，咯血未见，嘱其继服上药。

三诊：服药3周后月经来潮，经前咯血已由原来10余口减为4～5口，黄痰较多。再服上方加桃仁、杏仁各12g。

四诊：服药1个月后，口渴、盗汗已除，月经来潮已无咯血，经量增多亦趋正常。患者坚持服药3个月。1年后随访经前咯血已除，平素咳剧偶见痰带血丝。

按语：支气管扩张，是一种常见的慢性呼吸系统疾病，临床以咳嗽、咯吐脓性痰、反复咯血、反复胸部感染、杵状指（趾）、消瘦贫血为主要症状。其主要原因是外邪

犯肺、肝火上炎、阴虚火旺、或气不摄血等，以致肺络损伤，血液妄行，溢入气道而形成。

支气管扩张以咳嗽、大量脓痰和反复咯血为主要症状，因此属中医"咯血"范畴。每于经前咯血，并伴有月经经量减少，中医称"倒经"，咳嗽咯血日久系肺肾阴亏之象，女子以血为本，以血为用，经、产、乳都与血有关，而血的运行，全赖肝的疏泄条达，今肾阴不足，肝阳偏旺，血随火上逆而致咯血。《万氏妇人科》曰："盖妇女之身，内而肠胃开通，无所阻塞；外而经隧流利，无所凝滞，则血气和畅，经水应期……挟痰者，痰涎壅滞，血海之波不流，故有过期而经始行，或数月而经一行。"今患者平素痰涎壅滞，阻碍血气运行，以致经临量少。故先生在处方用药中仔细斟酌，除用生地、百部、麦冬补益肺肾之阴外；又以桑叶、石决明、黛蛤散、丹皮、黄芩平肝泻火；用桃仁、茜草、侧柏、蒲黄凉血行血，使血行循经而不外溢；再佐贝母、杏仁、紫菀化痰止咳。按此类病例，一般不敢用细辛，而本案则重用之，且与黄芩相配，细辛大辛，黄芩大苦，细辛性温，黄芩性寒，寒温结合，共奏开窍宣肺、清气化痰之功。故全方既能使咳嗽减、脓痰少、咯血止外，还能使经量增多。裘老认为："生地一药，近人只作为凉血或滋阴应用，实则该药并有活血行瘀之功，故治疗咳血或吐血，生地为一味较为理想之药物。"

3. 十二指肠溃疡表现为胃脘胀痛，以温中散寒、益气健脾法治疗

朱某，女，53岁。1984年5月29日初诊。

胃脘胀痛8年，加剧半年。

初诊：患者胃脘不适、疼痛、饱胀反复发作已达8年，在浙江当地医院曾做胃镜等检查，诊断为"十二指肠球部溃疡、胃窦炎"，服用各种中、西药物均无效，特来上海求诊。诊时见患者面色苍白无华，精神萎靡，身热乏力，胃脘部经常满闷不适，并伴有作胀疼痛，嗳气泛恶，泛清水或泛酸水，胃纳不佳，近半年来脘腹胀痛与纳差神疲进行性加重，大便偏软；舌苔薄白，舌质嫩，脉象濡软。此为脾胃虚寒，中气不足，气虚中满，寒胜则痛。治当温中散寒、益气健脾为主。

处方：黄芪30g，潞党参24g，左牡蛎30g，吴茱萸9g，川连12g，高良姜12g，生甘草20g，淡干姜18g，淡黄芩18g，荜茇15g，荜澄茄12g，玄胡索24g，海螵蛸15g，轻马勃4.5g。嘱服1个月。

复诊：脘腹胀满疼痛均已消除，精神明显转好，胃纳已增，昔日嗳气、泛酸、呕吐清水等现象均已消失。唯偶有心悸不适，伴有口干。以前方去黄芪、荜澄茄、吴茱萸，加紫丹参20g，川厚朴6g，焦山楂、焦六曲各12g。再服14剂，以善其后。

按语：十二指肠溃疡又称消化性溃疡病，是临床常见病，多发病。属中医"胃脘痛"范畴，病机涉及胃、脾、肝、胆等。胃以和降为顺，脾以健运为常。胃有病，必令脾无所输化，脾失健，每致胃不能纳谷。一般初期，多表现为胃失和降，证见痛、胀并作，以后波及于脾。证见神疲、纳呆及气血生化不足的虚象。脾虚又影响胃的通降功能，形成脾胃皆病，虚实互见。肝胆之疏泄条达，亦关系到脾胃的升降功能，《内经》有"邪在胆，逆在胃"之说；另外，胃病的发作或证情的进退，常与情志变动有关，其病机离不开气机郁结，肝胆失于疏泄，进而殃及脾胃的升降使然。

4.慢性肾炎从腰痛辨治，治以健脾利水，滋阴益肾取效

周某，女，52岁。2004年10月6日初诊。

腰部酸痛2年，近日加重。

初诊： 该患原有肾小球肾炎、高血压病史，今日尿常规示：蛋白（++），RBC：2~4/HP，WBC：6~8/HP，血压：120/92mmHg。刻下腰部酸痛异常，下肢无浮肿，口渴索饮，神疲乏力，夜寐尚安，二便正常。舌苔薄白质淡，边有齿痕，脉虚细。此属虚劳腰痛，治以健脾利水，滋阴益肾。

处方： 黄芪50g，生牡蛎40g，泽泻18g，赤茯苓、白茯苓各15g，生白术18g，龟板20g，仙灵脾18g，黄柏18g，玉米须18g。14剂，水煎服，日1剂。

复诊： 服上药14剂后，腰酸明显减轻。舌苔薄腻，脉虚细。尿常规示：蛋白（++），RBC：2~3/HP，WBC：1~2/HP；血压：140/100mmHg。上方去玉米须，加山茱萸18g，怀山药18g，杜仲15g，细辛9g，熟地30g。水煎服，日1剂。

按语： 慢性肾炎，病程长，呈缓慢进行性发展趋势。临床表现为程度不等的蛋白尿、血尿、水肿、高血压和肾功能损害。严重的可发展为尿毒症。慢性肾炎一般分为脾肾气虚、肝肾阴虚、气阴两虚及脾肾阳虚等型，可分别给予相应的辨证治疗。

腰为肾之府，腰痛以肾亏为多，补肾为治疗大法。脾主运化，患者虽未见浮肿，但浮肿为本病趋势，故益气运脾，防患于未然。

5.胃癌治以健脾化湿为先，佐以补益

柳某，男，76岁。1984年5月15日初诊。

中、上腹胀痛半年余。

初诊： 去岁中秋之后，自觉胃纳不馨，中、上腹隐隐作痛，自服胃药未缓解，后赴外院检查，作胃钡剂造影及胃镜窥视，诊断为"胃癌"，建议手术治疗。患者认为年已古稀，何必再尝开刀之苦，转而求治于裘老。形体消瘦，面色暗滞，精神委顿，胸闷嗳气，中上腹时有隐痛，嗳气频作，口渴喜饮，腹部胀满，胃纳不佳，大便量少较软。舌苔薄腻，舌质略暗，脉弦细。此为脾虚失运，湿浊内停，又兼本元亏损。治拟健脾化湿为先，佐以补益。

处方： 生黄芪30g，延胡索15g，潞党参15g，生薏仁30g，生白术15g，左牡蛎（先煎）30g，白茯苓9g，木香、茴香（各）9g，炙甘草9g，枸杞子12g，蛇舌草10g，大生地20g，缩砂仁（后下）3g，半枝莲24g。7剂。水煎服，日1剂。

二诊： 服上药7剂后，自觉胃脘隐痛明显改善，嗳气亦少，胃纳有增，精神亦振，患者自感中药能解决他的病痛，愿意继续服用中药，裘老嘱其续服上药3个月。

三诊： 面色暗滞已退，面有光泽，精神颇佳，语音响亮，中上腹隐痛消除已近两个月，胃纳颇佳，自言病已痊愈，可以停药。裘老认为临床症状虽已缓解，但胃癌恶病不能轻视，当以提高自身免疫为佳，建议在上药的基础上加巴戟肉，肉苁蓉，麦冬，此方可长期服用，但无需天天服用，可1周2剂或1周1剂。患者遵照医嘱，坚持服药，现已10年，仍健康安度晚年。

按语： 胃癌在消化道恶性肿瘤中居首位，好发于幽门前区及胃窦部。其发病与各种致癌物质的侵袭，胃的慢性炎症刺激及遗传有关。早期一般无症状，偶有上腹不适、嗳气、隐痛等，晚期可有剧痛、进行性消瘦、贫血等。

癌症恶疾，人人知之，已到谈癌色变之程度，现代医学对于癌症的治疗不外乎手术、化疗或放射治疗，中医对癌症特别是晚期的临床表现，在治疗上历来主张扶正为主，佐以达邪。裴老遵循这一原则，重在扶正，以四君子为主方健脾益气，重用黄芪以增强补气之功，现代药理研究也证实，黄芪除强壮及抗老延寿作用外，在恶性肿瘤的治疗中，有提高巨噬细胞吞噬率及 T 淋巴细胞转化率的作用。方中选用生地、枸杞以补益肾阴，加牡蛎软坚散结化痰。至于半枝莲、蛇舌草既可清热解毒，化湿散瘀，又有抗肿瘤作用。裴老既遵循古人所言，也尊重现代科学，故合而用之，疗效颇佳。在此病例中有两个要点，一为裴老辨证精当，方药配伍合拍：二为患者有坚强的信心，因此能坚持服药达数年之久，故能水到渠成。裴老曾发表论文，名为"疑难病症中医治法研究"，其中所举治疗八法中有一种"医患相得法"，就是说明病家与医生均须充满信心，密切配合，对治疗危证痼疾的缓解和痊愈是一个重要条件，如本病能奏显效，就是一个很好的例证。

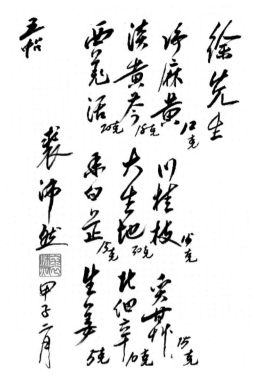

裴沛然教授手写处方笺

四、成才之路

裴老成才之路，可用四个字来概括，即勤、谦、有恒。他平生勤于学习，不仅向书本学，向前辈学，向同道学，而且向学生学，向病人学，凡有一技之长者，都虚心向人请教。这种精神从少年贯彻到今日。

他在13岁时便在课读之余从叔父学习针灸，并常侍诊左右，对中医古籍及针灸临床亦粗晓其理。其间还自学诸子百家之书，旁涉文学、历史以及化学等自然科学，特别对化学饶有兴趣，为此买来当时新近翻译的美国化学教科书，甚至还购置了一些化学试剂和仪器，一边对照课本自学，一边还亲自做起了化学实验，以探究其奇妙的化学反应，这对于他日后研究中药学产生了很大的影响。

裴沛然的青年时代，正值军阀混战，他虽有匡时经世之志，而当时的时代思潮，革新者主张把中国古代文化扫地以尽，另一面则力图维护封建礼制，均与他的理想不合，乃锐志于医学。1931年来到上海，求学于一代名医丁甘仁先生创办的上海中医学院。学校坐落在上海老城厢内的石皮弄，环境幽静，校风严谨，教学规范，并有临床诊所，教师大多又是沪上名医大家，在这良好的学习环境与氛围中，学习更为刻苦认真。为背诵中医古代典籍和中医理论，以及博览国学之经、史、子、集，"晓窗一卷，午夜一灯"，是习以为常的。在校期间有幸在丁济万（丁甘仁之长孙）诊所临床实习，得先生之悉心栽培，虽是短短数年，但凭借厚实的古文功底，以及博学强记，用心钻研，再加

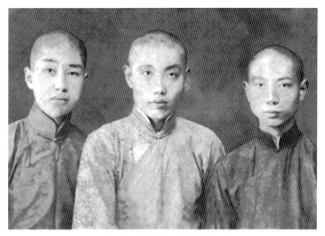

裘沛然教授青年时期（右一）

丁师悉心指导，在中医理论和临床方面打下了坚实的基础，基本掌握了中医四诊八纲、临床辨证施治的要领，尤其对中医经典著作《内经》、《伤寒论》、《金匮要略》、《神农本草经》、《温病条辨》中的重要内容，都能背诵如流。还精心整理总结并用蝇头小楷抄录了10多种医籍和讲义，因时代变迁，抄本多以散佚，现存《读医抄本拾遗》一书，已由上海中医药大学出版社影印出版，公开发行，书中汇集的《伤寒论》、《温病学》、《舌苔学》、《妇科学》四本抄本均是七十多年前抄录的笔记讲义，是在2006年初整理藏书时偶然捡得的幸存之本。

经过三年的刻苦学习，以及对中医的悟性，尤其对丁师的学术特点、临床遣方用药规律，以及常用经验效方，几乎熟极而流。当年在侍诊之余，还整理过丁师的临症处方，编成一本《丁方集成》，以便记诵，同学一时传抄，作为临证之助。他在临近毕业时，随师侍诊，对丁师灵方之精意，配伍之妙用，有比较深入的理解，从而获得先生之赞赏，又常请益于海上名家谢观、夏应堂、秦伯未、章次公诸先生，得到诸前辈指教，受益匪浅，使医术日见长进。

从1934年毕业后独自开诊所，先后在慈溪、宁波、上海等地悬壶济世，既为民众解除疾苦，诊疗经验也日趋丰富。特别对中医理论和临床实践，下了艰辛而刻苦的功夫。如对《内经》及当代各家学说的理论，他认为在宏观理论方面，大多有很高价值，如整体观、邪正观、辨证观、恒动观等，如应用得当，都能解决临床问题。至于各种推理的具体细节，则因时代进步，认识在不断提高，有些理论脱离实际，应加区别。他还特别重视历代方书，因方书为临床实践的结晶，尤其是《伤寒杂病论》，是方书中的精华，裘教授曾不避辛劳，采用了系统分类法、证候排比法、方药对勘法加以研究；又通过反复实践，才相信仲景方有极高价值。其他方书也各有所长，但方剂繁富，还需深入钻研。这是他七十年来勤奋努力所取得的认识，也是苦心孤诣研究的结果。

1956年政府在全国成立4所中医学院，1957年广州中医学院慕名以高薪相邀，而裘老则遵从上海市卫生局为他安排的工作，于1958年应聘进入上海中医学院任教，历任针灸、经络、内经、中医基础理论、各家学说等教研室主任以及医学基础部主任等，现为上海中医药大学终身教授、上海中医药大学专家委员会主任。裘教授从事中医教育工作将近半个世纪，可谓桃李满天下。他为培养中医事业的后继人才，呕心沥血，忘我工作，数十年如一日。

五、培养传人

自1958年进入上海中医学院承担教学任务，其时，学院草创伊始，尚无现成教材，他带领针灸教研室老师，带头编写各种教材以应教学急需，并在短短数年中主持编写出版了6种针灸书籍，既推动了全国针灸学术的发展，又为培养人才创造了良好的条件。

裘教授对教学注重启发式授课、形象化教学以及临床实践指导，这种理论联系实际的教学方法，收到了良好的效果，颇受学生欢迎和称道。他还领导教师们一起创制了"针灸玻璃人模型"和"脉象模型"，提高了课堂形象化教学的效果，并为以后的中医科研工作打下了良好的基础。他还创造性的制定了"三基"（基本知识、基本理论、基本技能）训练项目，做了前人从未做过的工作，其目的还是在于着重加强对学生基本功的训练，这对提高教学质量发挥了积极的作用，因此受到了卫生部的表彰。

裘教授从事中医教学几十年，他传授知识的方法除了课堂讲授、临床带教，还有一个最大的特点，就是喜欢以"漫谈"与交流的形式，在不拘泥于谈话主题的轻松氛围中，常常道出他的肺腑之言与精辟高论，通过谈话与交流，能使学生们深刻体验和感受到他的为人之道与治学方法，领悟到他的学术观点和临证经验。

裘老的许多学术观点、精辟言论、临证要旨或用药经验，常常是在与他交谈中所获得。如他对《内经》经典的评价，认为《内经》是一部先秦时期的各家学说，并非一人所作，书中确有许多精华，但也存在糟粕。至于后人将许多经典言论加以曲解或误解，他深感惋惜；对于《内经》中某些非精粹内容，却被捧为经典之论，他总是详加分析。因此，多次提醒学生，研究《内经》必须去伪存真，循名责实，才能真正探求到中医学术的精微。他还多次谈到对升麻、细辛等中药的评价和心得体会，如对李东垣补中益气汤中用的升麻，他曾查阅了大量的文献资料，认为升麻并无所谓的升提作用，所谓升提阳气之功，纯属是望文生义的无稽之谈，升麻的功效主要是清热解毒，古代重要文献都可为证："无犀角用升麻代之"。根据裘老几十年的临床经验，升麻确是一味清热解毒之良药。对于细辛剂量问题裘老颇有心得，近现代医家竟有"细辛不过钱"之说，经裘老反复考证，他认为细辛用量不过钱是针对散剂长期服用的剂量而言，并非指中药汤剂中的用量，通过裘老长期的临床验证，在汤剂处方中用的细辛9g至15g已是常规用量了，他足足用了几十年，至少有数千人服用过9g至15g的细辛剂量，疗效非常显著，从未发现过不良反应，这是他的学生在跟随先生临诊时都有深切体验的。实践是检验真理的标准，裘老认为学习古代文献一定要循名责实，不可人云亦云，更不能混淆视听。凡遇疑似问题，一定要靠临床来验证，只有通过实践才能获得真知。

裘老从事中医教育工作近五十年，可谓桃李满天下。对于如何来培养人才，先生自有独到的见解和方法。他认为培养选拔人才的原则当然是德才兼备，然德才之间，德是首位的，德比才更重要。有德有才者，必将对事业有贡献，而有才无德者，其才越大则弊越多，才反成其作恶的本领。因此，无论是培养学生，还是评价良医和良师，首先要衡量他的德性，只有先做好一个人，才能做好应做的事情。

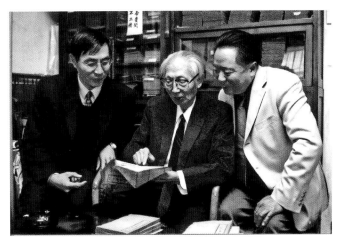

裘沛然教授与名师工作室成员合影

1990年由中央卫生部、人事部、国家中医药管理局共同发文，继承名老中医药专家学术经验，裘沛然成为全国首批500位导师之一，确定王庆其为裘沛然的学术经验继承人。经过裘沛然的悉心培养和教诲，王庆其目前已成为"上海市名中医"，承担了国家科技部"十五"攻关课题和"十一五"支撑计划课题。

先生终生研究儒家之学，并要求学生必须学习儒家经典，通过学习有利于培养和提高人的高尚道德品格及良好素质修养。为此，先生常以《论语》"为政以德"、"道之以德"，以及《道德经》"是以万物莫不尊道而贵德"、"重积德则无不克"等先贤名句来教导学生。

裘老一再教导学生要"自重、自强、自信"（又称"三自经"），既要有勇于为中医事业而献身的精神，又要奋发向上，坚定不移，信心百倍。先生以满腔的热忱关注中医药人才的快速成长，正如他的诗句所表达的对中医药事业后继者的殷切期盼："焰续灵兰绛帐开，神州佳气拂兰台。老夫头白豪情在，要看东南后起才。"

六、对中医事业的执着与热爱

裘沛然忧国爱民之心今犹昔若，尤为中医事业的振兴情怀耿耿，多方献计献策。1980年担任国家科委中医组成员，1981年任卫生部医学科学委员会委员，经常参加卫生部召集的论证中医工作和探讨医学的各种会议，提出过许多中肯的意见。早在1958年，当时兴起一股急于在短期内将中西医合流之风，裘沛然撰文"促进中西医合流的思考"，在文中建议成立祖国医学研究所，展开建设祖国医学新理论的研究工作，研究须遵循政府倡导的"系统学习、全面掌握、整理提高"之原则。有一次在广州召开的全国医学辩证法研讨会上，裘沛然作了"祖国医学的继承、渗透和发展"的长篇学术报告，提出中医发展有三条途径：首先是提高中医理论和临床水平，二是采用多学科发展中医学，三是中西医要真正的结合。此报告受到与会者的一致好评。

裘沛然在1979年起担任上海市政协委员，1983年任常务委员，1988年兼任市政协"医卫体委员会"副主任，经常在上海及兄弟省市的医药单位及教学单位进行调查研究和考察工作，对振兴中医事业和教育、卫生保健等问题提出了不少有益的意见。1990年他以古稀之年率领市政协医卫成员及有关医药官员组团去外省各地考察市、县中医医院的情况，深感目前中医界的总体状况是"有喜亦有忧"。喜的是中医政策被纳入国家宪法之中，把中医和西医摆在同等重要的地位，国务院确定成立国家中医药管理局，这些措施为中医事业的发展提供了政策和组织保证；忧的是中医医疗单位普遍存在资金贫乏、设备落后、管理水平不高、人才短缺等问题，不少中医院的中医特色正在逐步丧失。为此他寝食不安，忧心忡忡，一边利用市级各种会议呼吁领导关心中医药事业的发展，一边积极提出改正措施，为政府献计献策。

裘沛然曾说，中医学在汉唐时代已达到很高水平，而后世的发展却何以如此缓慢？这一点，值得引起同道沉思：医学发展除了医界同道的勤奋努力、自尊自强以外，国家政策有力的扶持和社会人士的关心与重视，无疑具有极其重要的导向作用。1998年9月14日《文汇报》头版刊登了裘沛然的中医药立法呼吁书（原题为"中医中药前途远大，盼望立法保驾护航"），文中指出：中医事业取得了空前的发展，但是，中医事业的发展也存在不少不利因素，影响了中医学术的提高和持续发展。由于缺乏法律的保障，中医政策的贯彻往往会因人、因时、因单位而差异很大。因此而盼望上海市人大中医立法的早日出台，为今后中医事业的发展和腾飞保驾护航。

裴沛然曾赋诗一首："古训勤求宜致密，新知博采要精研，学如测海深难识，理未穷源事可疑。"他时时关注中医药事业的发展。在当代科学技术迅速发展的今天，中医的路究竟怎么走？已成为人们普遍关注的问题。裴沛然经过长期研究和思考，旗帜鲜明地提出了"中医特色、时代气息"八字方向。认为中医学必须在保持自身特色的前提下，努力撷取与之相关的科学新理论、新技术和新成果，为我所用，才能在挑战之中立于不败之地。八字方向在中医界激起了热烈的反响和得到了广泛的认同。

司马迁所谓："泰山不让土壤，故能成其高，河海不择细流，故能成其大。"裴沛然多次强调："中医工作者要有民族自尊心，一定要牢牢掌握中医学的精髓，同时还要具有海纳百川的襟怀，要广泛吸取西方医学及其他有关高新科技知识，学习不止是为了充实，更重要的是为了超越。我以衰朽之身，竭诚希望我国医务工作者和有关科技专家，为了弘扬民族文化，为了替人民造福而共同携起手来，把我国传统医学提精撷粹，继承创新，缔造医学的明天。"

七、文化修养

裴沛然七岁入私塾，十一岁就读于国学专修馆，当时在国学馆任教的为江南著名学者施叔范先生，虽在施公处就学仅两年，除开始诵读经史百家外，还涉猎诗词歌赋，凭借勤奋与刻苦，"泛舟书海求明达"，使他在文字、音韵、训诂等方面都打下了扎实的功底。他对施公的博学通达以及治学为人之道都深为敬仰，这两年的学习生活对他的一生影响极大，不仅学习施公如何做学问，更学习施公如何做人之道，裴老一生虚心好学，手不释卷的治学态度，以及仁爱好施之心，完全秉承了恩师的品格风范。他曾满怀深情的写下一首七律——怀念叔范先生："少沐春风旧草堂，沪滨重见菊花黄。僻居应是须眉朗，薄醉悬知意念伤。老去江湖艰跋涉，晓行风露湿衣裳。文章浩气归何处，好句还留日月光。"

先生读书除了医学外，还博览哲学、史学、文学等，尤其对化学深感兴趣，并对儒学以及诗词歌赋均颇有造诣。在他的数万卷藏书中，文史及自然科学书籍竟占其半。

对于立志从事医学者，裴老强调要做一名合格的好医生，除了认真奠定中医基础外，还要有中国文化和有关的自然科学知识，其中特别强调必须具备厚实的中国传统文化根底，这样，方能在医疗实践和辨证思维中将多种知识融会贯通，才能在多学科知识的渗透与交叉中悟出真知灼见。裴老在医学上的成就，也得益于专业外的广博知识。

著名作家郑拾风曾在上海《新民晚报》上题为"功夫在医外的诗人"一文中说："历代中医名家有个良好的传统，勤求博采，精艺能文，这是中国医学和文学结合的特有现象，名家而兼诗人的不少，裴老也是其中之一。"裴老的《剑风楼诗文钞》颇得上海文学艺术界的好评，有80余位书法家为裴老的诗濡墨挥毫。国画大师陆俨少读裴老

《游黄山二绝》，欣然挥笔为其诗配画，须知这位画家从不轻易为他人的诗词配画，可见对裘诗评价之高。上海中医学院第一任院长程门雪先生当年也曾有"千古文章葬罗绮，一时诗句动星辰"之盛赞，并在赠裘老诗中由衷地表达出"华年锦瑟须珍摄，我辈于今要此人"的爱才之心。《辞海纪事》云：裘老"那一手精妙美文如同出自文学大家之手，而他深厚的古文功底，绝非当今一般作家所能比"这一评价确是公允的。

裘老长于作诗，其诗已蜚声诗坛。他的诗大多有感而发，不仅情景交融，言之有物，且忧国爱民之情溢于字里行间，以他写的《读〈孟子〉后作》一诗为例：

千秋卓荦孟夫子，粪土君王一布衣。

独创以民为贵论，直呵唯利是图非。

育才先辨人禽界，止战宜消杀伐机。

公时乾坤留正气，七篇遗著尽珠玑。

诗中对孟子思想的精髓作了高度概括，既弘扬民族优秀文化，又具有现实意义。

言为心声，诗以言志，裘老的诗集以前有《剑风楼诗稿》，后又公开出版了《剑风楼诗钞》，如今又有《裘沛然选集》中的《剑风楼诗集》。《剑风楼诗集》共囊集了一百多首诗。在《剑风楼诗稿小记》一文中，他说："夫言为心声，歌哭非偶，纪事揽胜，亦留雪爪。"他的诗不仅赞扬杜甫、陆游、文天祥诸人的才华和节操，尤其推秦孟

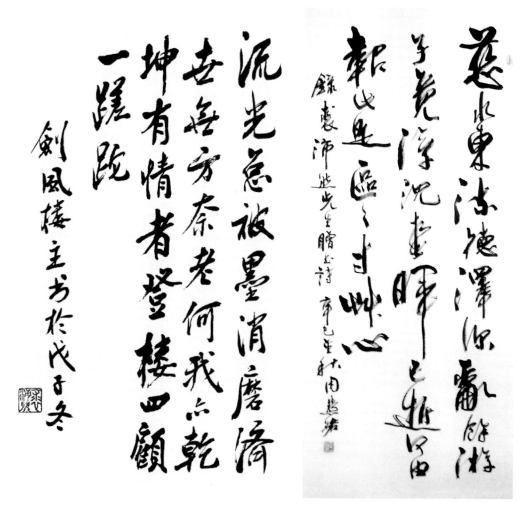

裘沛然教授书法作品

轲"民贵君轻"的杰出思想。这些诗文还表达了裘老数十年来对世界社会的理解，对祖国民族的热爱，对人生哲理的感悟和对亲朋同道的情谊。

先生对故乡浙江慈溪亲人的桑梓深情，常年萦怀。早年只身赴沪求学，及长自主，先人已谢世，无由孝道尽责，于是"树欲静而风不止，子欲养而亲不在"。哀感和思念之情陡长。2001年先生为支援家乡文化事业的发展，乃以祖父仰山公、父亲汝鳞公的名义，将平生购置及友朋馈赠之书十万卷捐赠给慈溪市图书馆，并写诗记其事："慈水东流德泽深，乱余游子竟浮沉。春晖大德何由报，此是区区寸草心"。这些诗作表达了先生对于慈溪乡土的怀念和依恋，对已故先人的追怀，捐赠书册只是他寸草春晖的感情表达。这些诗章篇篇金玉，字字珠玑，令人叹为观止。

八、医德医风

裘老从医七十五年，除了手不释卷，孜孜探索，而且长期坚持临床第一线，即使偶染小恙，如两眼红肿，难以睁目，或者是高热发烧，他都执意来到医院门诊室，为病人解除痛苦，而全然不顾自己，每次门诊，面对病人恳求的目光，总是一再点头，不加拒绝，甚至当门诊已超过午饭时间两个多小时，仍在认真细致的为病人诊治。有些病人找到他家中求治，他仍是满腔热情问长问短，开完处方总还要叮嘱几句如何服药以及如何调养身体等等，令病家感激万分。甚至自己卧病在床，仍叫病人坐在床边，以顽强的毅力，为其把脉诊疗，处方遣药，此情此景确实令人感动和钦佩。裘老高尚的医德医风，堪为后人楷模。

七十五年的临床实践从不间断，即使是"文革"时期在下乡期间，仍然在为农民诊病开方，长期临床工作使其积累了极其丰富的临床经验。他是一位极具悟性的医家，同时又是一位敢于向疑难杂病挑战的名医，更重要的他是一位非常认真、负有高度责任感的大家，虽年逾九旬，仍在孜孜不倦地探索，仍在认认真真地做事，从不敷衍，从不胆怯，他的"大方复治法"、"养正徐图法"、"反激逆从法"、"内外贯通法"、"医患相得法"等使许多顽症痼疾被征服，许多被判无法救治的病例，经他医治而妙手回春，裘老从医七十余年，真是活人无数。

先生是声望极高的名医，按理可明哲保身，或者吃老本，享清福，但他

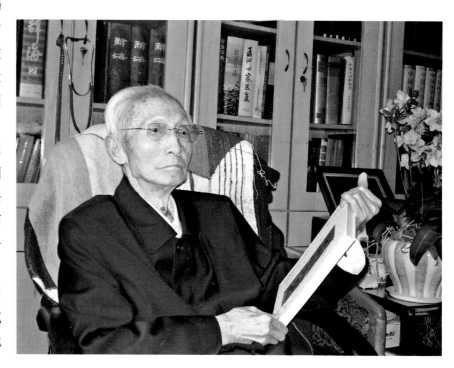

仍怀赤子之心，处方用药，从不轻描淡写、敷衍塞责，不分白天夜晚忘我地为病人解除痛苦，拯救患者生命。例如在"非典"肆虐时期，不避个人安危，亲自出诊，甚至在病人的小车上为"疑似非典"的高热患者诊治，竟得迅告见愈。先生临床治疗对病人高度负责，敢于用猛药重剂拯救危证重疾，而毫不顾个人的利害和毁誉，一切以救死扶伤为己任。他治病处方，该重则重，该轻则轻，既小心谨慎，而又大胆敢用，像先生这样以届耄耋高年，而又望重医林的人，从一般人而言，已是颐养天年，保全身家，有谁还肯替病人负重责，挑重担呢？先生高风亮节与谦勤仁爱之心，特别是他把人道、文道、医道紧密结合的思想，开岐黄一代之新风。特别在2008年出版的《人学散墨》，不仅医人身体之疾，而且专为医人心病而作。此书出版后，在社会上引起了强烈的反响，权威媒体纷纷进行报道。他既是一位令人崇拜的良医，又是一位令人敬仰的弘扬优秀传统文化的大师，并为中医事业作出了巨大的贡献。

国医大师 路 志 正

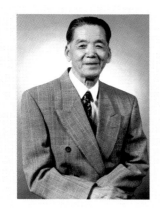

路志正（1920~），字子端，号行健，男，汉族，河北藁城人。现为中国中医科学院广安门医院主任医师，博士生导师，全国师承制导师。精通中医理论，崇尚脾胃学说和温病学说，从医七十载，擅长中医内科、针灸，对妇科、儿科、外科等亦很有造诣。

一、生平概述

路志正生于1920年12月21日，河北省藁城市人。幼承家学，1934年入伯父路益修创办的河北中医学校学习，并拜山西盐城名医孟正已、王步举先生为师。1937年日本侵华致学校停办，开始跟伯父及孟先生伺诊，1939年河北省中医考试取得中医师资格，同年医校毕业，因华北被占，三伯诊所停办，遂悬壶乡里，学验渐丰，医名大噪。1950年入北京中医进修学校学习，1952年毕业留卫生部医政司医政处中医技术指导科工作。1953年春，参加卫生部组织的抗美援朝巡回医疗队，1954年7月中医司成立，调入中医司技术指导科并参与中医研究院的筹建工作，同年最早认定中医治疗乙脑成果。1956年参加血吸虫病专家调查组，提出中西医结合治疗晚期血吸虫病肝硬化腹水方案，使许多患者转危为安。1960~1962年参加中医研究院支边医疗队，在包钢工作讲学两年，其间曾将中医温病学说应用于大面积铁水烧伤工人的抢救获得成功。1973年调入中医研究院（现为中国中医科学院）广安门医院内科工作。1981年和赵金铎等组建内科研究室，任副主任，进行痹证临床和研究工作。1984年以后从事心肺疾病、风湿病、中医疑难病的研究。曾任全国政协第六、七、八届委员、医卫体委员会委员，国务院参事，中华人民共和国药典委员会委员，国家食品与药品监督管理局新药评审委员会第一、二、三届委员，国家中药品种保护委员会委员，卫生部国际交流中心理事，国家中医药管理局中医药工作专家咨询委员会委员、重大科技成果评审委员会委员。历任中华医学会中西医学交流委员会委员，中华中医药学会内科分会副主任委员、风湿病分会主任委员，内科心病专业委员会副主任委员，北京中医学会理事、副理事长，中国中医科学院首届学术委员会副主任委员。现任中国中医科学院科学技术委员会副主任委员，资深研究员，名誉首席研究员，院专家咨询委员会委员，广安门医院主任医师，研究生导师，传承博士后导师，全国老中医药专家学术经验继承工作第一至四届指导老师，首批获国务院政府特殊津贴。兼任中华人民共和国药典委员会顾问，国家食品与药品监督管理局新药评审顾问，国家中药品种保护委员会顾问，中华中医药学会内科心病专业委员会副主任委员，北京中医药学会顾问，北京市老年康复医学研究会副会长，中华中医药杂志、世界中西医结合杂志主编，北京中医药大学名誉教授，马来西亚马中厦大学中医学院名誉院长、伦敦中医学院名誉教授、长春中医学院客座教授、广东省中医院客座研究员等职。2008年被评为国家非物质文化遗产传统医药项目代表性传承人；2009年1月被北京市卫生局、人事局和市中医药管理局联合授予"首都国医名师"。2009年4月，被人力资源和社会保障部、卫生部、国家中医药管理局评为首届"国医大师"。

二、学术思想和思辨特点

（一）调理脾胃的学术思想

路老遵循中医整体观念和辨证论治的原则，崇尚脾胃学说。随着现代社会的发展，疾病谱发生了很大的变化，疾病的病因病机也发生着诸多的变化。路老从人们的膳食结构、生活条件、生活习惯的变化入手，深入研究了现代常见的冠心病、糖尿病、高血脂、高血压、痛风等疾病的发病机理，认为饮食失调损伤脾胃是这些现代病发病的关键因素。博采仲景、东垣、叶桂等各家之长调理脾胃，重在升降相宜而顾其润燥，升脾阳、降胃气、健脾益气、清养胃阴、调畅气机，法取中庸，勿劫胃津，勿伤脾阳，气机通畅，脾胃健运，胃气来复，诸病自除。形成了"持中央，运四旁，怡情致，调升降，顾润燥，纳化常"的调理脾胃的学术思想。

路老上溯经典，下及各家，汲取现代研究成果，结合自己的经验，提出了调理脾胃法治疗胸痹的理论和方法。胸痹病虽有虚实寒热之分、在气在血之异，然胸中阳气虚衰，邪气乘虚入侵阳位，痹阻气机则是共同的发病机理。胸中阳气，又名宗气，是心肺二脏功能总概括，宗气的强弱，与脾胃的健运与否有直接关系。心肺虽居上焦，实赖脾胃之健运，脾胃为宗气之源。若肥甘无度，饥饱不调，情志过极，劳逸过度，致使脾胃损伤；气虚无以上奉，则宗气匮乏，久则心阳虚衰；血亏无以灌注，则血脉不充，脉道滞涩，久则脉络不通；脾主运化，脾虚不运则湿浊中阻，积久生痰，湿浊上蕴胸中，则胸阳不展；痰浊上逆，阻滞血脉，则痹塞不通。中阳虚弱则寒自内生，与外寒内外合邪，上犯心君，则胸阳痹阻，心脉不通。于是本虚标实之胸痹生焉。治疗胸痹，除从心肺着眼外，还应追根溯源，从导致胸阳痹阻的根本，即脾胃功能失调入手。调理脾胃法治疗胸痹突出了中医整体观念，治病求本，辨证论治，调理后天之本以治疗心病，具有独特的见解，达到了国内同类研究的领先水平，相关课题获国家中医药管理局中医药基础研究二等奖。

（二）湿病辨治的学术思想和理论创新

六淫致病，历代医家皆有所论，而对湿邪则论述较少。然"湿"涉及范围甚广，含内、外、妇、儿等科，路老潜心研究湿病二十余年，系统总结继承了中医湿病理论和临床证治经验，发前人所未发，在理论和临床上抓住湿病要害，独树一帜，创新性的提出"北方亦多湿"论，形成了治疗湿病的学术思想。

路老指出湿虽为人生活所不可缺少的物质，然湿气太过则成湿邪而为害人体，易使人精神倦怠，胃纳呆滞，昏眩重痛等湿邪病证迭起。近代研究亦证实，湿度的变化对人体健康有着举足轻重的作用，严重的潮湿不仅引起传统的病症，还会产生头晕、胃痛、痉挛、复视及视力模糊等症状。湿邪有外湿、内湿之分，其中外湿虽有地域之别，但近些年来随人类活动引发的全球大气变化失其规律，北方夏季亦常闷热潮湿，且常于夏末入秋时闹洪灾，使北方之域亦常为湿害。北方多湿论的另一内涵则是内湿之发不分地域。北方人喜食膏粱厚味，善豪饮酒，食湿面潼酪，口味重而多咸，外又常为寒气怫郁，湿不能越，亦为北方多湿之因。只是感邪途径少异，受侵脏腑不同而已。路老曾指导研究生于1987年在河北省石家庄市对常见湿病之一的湿阻病进行了流行病学调查，结果发现人群患病率为10.55%，病因学调查显示，饮食不节（饥饱失常，餐饮、餐时无规律，进餐过快，嗜食肥甘，生冷）是导致本病的主要病因，占已知发病因素的50%以上。饮食不节的人群患病率为22.57%；而饮食有节者，人群患病率仅6.42%。二者相比，有非常显著之差异。居处潮湿，性格急躁，忧郁，过嗜茶酒、冷饮等，都与湿阻的发生密切相关。这些说明，随着社会的发展，人们的居处环境、工作条件得到了极大的改善，身体素质有了明显的提高，抵御外邪的能力明显增强，外湿致病较明显减少。相反随着生活的改善，饮食不节，损伤脾胃而导致的内湿病证明显增多。这也是湿病在当今社会发病学上的特点。湿邪为患，有其独特的临床表现，在临证时应注意辨析。依据湿邪致病的流行病学研究，在丰富的临床资料基础上（尤其是对国内各地以及数十个其他国家和地区气候的亲身体验和亲自诊疗经验），密切结合现代人生活特点，创新性提出"北方亦多湿"，弥补了叶天士之"吾吴湿邪害人最广"之论；并总结出"百病皆由湿作祟"的创新性发病学术思想，进一步充实和完善了中医湿病理论，于后世的湿病研究可谓意义重大。

湿邪有明显的季节性，多发于夏末秋初的长夏季节。炎暑下迫，地湿上蒸，人处其中，易感而受病。特别是夏季炎热，人多贪凉饮冷，易损伤脾阳，使运化迟滞，湿浊内生。但湿为土气，寄旺于四时，其他季节亦常见到。湿邪发病具有隐袭性，湿邪为患，正如《刘纯医学全集·玉机微意》所言："伤人于冥冥之中"。因其发病缓，症状较轻，无风寒之凛冽，无火热之炎暄，初起不易注意，引起重视则病时已久，病变亦深，或波及他脏，就诊时又因他脏病证障人眼目，易被忽视。湿邪症状具有重浊性，湿为阴邪，其性重浊黏腻，所以湿邪为患，多有四肢沉重，周身倦怠，头重如裹等症。湿性秽浊，因此常把面色晦滞，带下腥臭，大便黏滞不爽，小便短黄或混浊，苔腻苔垢，作为诊断湿病的重要依据。湿病病程具有迁延性，湿性黏腻，胶着难祛，无热邪清之即除，风邪散之则去，寒邪温之可消的特点，常喻为"如油入面"。故湿邪为患，一般病程迁延，症状缠绵，变化较缓。湿邪影响面广，湿性弥漫无形，无处不到，内而脏腑，外而躯体，四肢百骸、肌肉皮肤，均可侵犯，所以湿邪兼夹症多。临证中常遇到一些病人，所述症状支离琐碎，不甚典型，有的症状则忽略不述，给辨证带来不便。因此要善于在错综复杂的症状中，抓住主症。因势利导，使湿邪内蕴的其他症状，渐次明朗。湿性重浊黏腻，易阻气机，故湿病以其症状的重浊性及气机阻滞为主要表现。如头重如裹，肢体酸楚，倦怠嗜卧，脘腹痞胀，妇女带下量多等症，则说明有湿邪内蕴。

治湿病，理气为先，治湿之法，应注意通、化、渗，通即宣通三焦气机，调理脾胃升降；化为注意湿邪的转化或温而化之，或清而化之，芳香化之；渗即甘淡渗湿，清热利湿等。临证以综合运用为多。治湿病，理气为先。湿性黏腻，易阻气机，湿病治疗首当疏畅气机。而疏畅气机，应着眼于肺脾二脏。"脾属阴土而位居中央，既能运化水谷精微，又主人身之气机升降，所以脾具有坤静之德，又有乾健之能，可使心肺之阳降，肝肾之阴升，而成天地交泰之常"，故为气机升降之枢纽。所以，只有脾肺之气机通畅，才能达到气化湿亦化的目的。路老将这一理论，始终贯穿于湿病辨治的整个过程中，在详为辨证的基础上，无论苦温燥湿，清热祛湿，淡渗利湿，或扶正达邪，均在方中佐入一二味宣降肺气，化浊醒脾之品，如杏仁、桔梗、苏梗、藿梗、荷梗，及藿香、佩兰、白蔻仁、枳壳等，以宣肺气，醒脾运，畅三焦，有利于其他药物更好地发挥作用。这些药物药虽少，在方中所起的作用却十分重要。治疗湿病，药不在多而在精，量不在大而在能中病，贵在轻灵活泼，恰中病机。所谓轻灵，即药量不宜过大，药味不可过多过杂，量大药杂味厚气雄，难以运化，脾胃不伤于病而伤于药。所谓活泼，即药物要选辛散芳香流动之品，不可壅滞滋腻，壅滞则涩敛气机，滋腻则有碍脾运，助湿生痰。轻灵之药多轻清宣肺，芳香流动之品以活泼醒脾，调畅气机，推陈致新。路老常说补而勿壅，滋而勿腻，寒而勿凝，疏其气血，令其调达，而致和平。肺气畅，脾胃健，则湿邪可祛。即便味厚气雄之药，使用方法不同，亦可改变其性。

三、典型医案

1. 心悸（心律失常）证属心阳不足、脾肾阳虚、湿热阻滞证，先以清理大肠湿热、调气和血导滞法，再以益气健脾法，确有良效

李某，男，31岁。1988年12月10日初诊。

胸闷心悸3年余，加重6个月。

初诊：患者1985年7月在无明显饮食不洁史的情况下，出现腹痛腹泻，里急后重，伴黏液血便，每日10余次，即到某医院就诊，经血培养为沙门氏菌感染，给予黄连素等药，服后效果欠佳。1月后开始发烧，体温39℃左右，寒颤，伴皮肤红疹，心慌，气短，乏力，住院治疗。检查发现频发性室性早搏，检验GPT偏高，先后在省级以上多处医院治疗，症状缓解出院。1988年4月突然胸闷左侧胸背剧烈疼痛，伴窒息感，诊为左侧胸膜炎，少量胸水。经用雷米封，链霉素治疗。2个月后，出现头晕如坐舟车，手足麻木，耳鸣等毒副作用。此时胸水已消，胸膜稍肥厚，右上肺有3个钙化点，遂停用抗结核药，而用肌苷等静滴，以营养心肌，拮抗链霉素的毒性反应。10天后又现心慌，

恐惧感，以夜间为甚，频发室早，呈二联律，服心律平等药效果不显。后又因饮食不慎，而见右下腹疼痛，剧烈腹泻，伴黏液血便，里急后重，寒颤，查大便有红、白血球，曾用庆大霉素、黄连素等药。中药以温阳益气、健脾通络法治疗多日，大便仍日行3~4次，伴有黏液，心悸频作。现症：胸闷心悸，头晕乏力，盗汗，四肢厥冷，口干纳呆，腹胀腹泻，日3~4行，且伴有里急后重，夹有黏液，形体消瘦，面萎黄不泽。查：舌质暗，两侧有紫斑，苔薄黄而腻；脉细弱。诊为：心阳不足，脾肾阳虚，湿热阻滞心动悸（心律失常，频发室性早搏），泄泻（慢性肠炎）。治法：清理大肠湿热，调气和血导滞法。

处方： 葛根10g，秦皮10g，白头翁15g，败酱草12g，大黄炭6g，乌梅6g，炒白芍15g，广木香（后下）9g，炮姜6g，甘草6g。7剂，水煎服。

二诊： 1988年12月17日。药后大便成形，小腹及脐周作痛虽减而仍有微痛，精神不振，早搏每于午饭后增多。查：舌体胖，舌两侧瘀斑少退，苔白厚而黏腻；脉细涩。为病久体虚，正气不足，脾胃为湿邪所困，而运化无权所致。治宗前法，佐入益气健脾之品。

处方： 太子参12g，炒苍术10g，川朴10g，葛根12g，秦皮10g，苡米18g，乌梅12g，炮姜6g，鸦胆子16粒、桂圆肉6g（分2次包鸦胆子吞服）。7剂，水煎服。

此后，以上方为主，稍作加减，并配合中药灌肠。诸证好转，精神见振，室早除，别无不适，于3月25日出院。

按语： 本例为湿邪阻滞心脾，气机不利致心律失常案。一诊，患者胸闷、心悸、泄泻，为湿邪浸淫心脉，阻滞气机，故症见胸闷，心悸，兼脘痞，腹胀，纳呆，嗳气，口黏，口干不欲饮，大便溏薄不爽，脉濡等证。证以湿热阻滞为主，故以清理大肠湿热，调气和血导滞法。二诊病久体虚，正气不足，脾胃为湿邪所困，而运化无权所致，湿为阴邪，易伤阳气；湿为标，心脾气虚为本，故湿邪去其大半后，则治宗前法，佐入益气健脾药，以治其本。

临床不囿西医病名，只要遵循辨证规律，谨守病机，求其所属，辨病与辨证相结合，就能取得满意疗效。

2. 发热属湿热中阻、肝胆郁热者，治以芳香化浊、清热祛湿，路志正教授用三仁汤加减，分利三焦

刘某，男，22岁。2004年6月7日初诊。

低烧1月余。

初诊： 患者1月前，因入校时检查体温，发现低热而未获准入校。曾在铁路医院、协和医院治疗未效。现症：午后发热，T：37.2℃~37.5℃，晚10点后渐至正常；头沉重，纳可，平素喜冷饮，大便调，小便黄。舌体胖，尖边有齿痕，苔白厚腻微黄；脉沉弦小数。诊为：湿热中阻，肝胆郁热低热（西医诊断低烧待查）。治法：芳香化浊，清热祛湿。方拟三仁汤加减。

处方： 苏叶10g，藿香（后下）10g，厚朴花12g，炒杏仁10g，炒枳实12g，姜夏10g，茵陈12g，砂仁（后下）6g，通草10g，佛手10g，芦根30g，生谷、麦芽各18g，玳玳花12g，槟榔片8g，竹叶6g，六一散（包）20g。7剂，水煎服，日1剂。嘱禁食辛辣、生冷油

腻、饮料。

二诊： 服药后，诸症减。舌体胖暗，苔黄腻，脉沉弦小滑。效不更方，上方去苏叶、槟片，加生薏苡仁30g，柴胡12g，黄芩10g。7剂，水煎服，日1剂。

三诊： 服药后，诸症减，午后体温37.2℃～37.5℃，但发热时间由11点推迟至17点以后。舌质暗红，边有齿痕，苔黄腻；脉滑数。治宗前法。

处方： 生薏苡仁20g，炒杏仁10g，厚朴10g，草蔻仁（后下）6g，姜夏10g，土茯苓20g，通草8g，防风、防己各10g，柴胡12g，藿、苏梗各（后下）10g，黄连6g，六一散（包）20g，竹叶10g，芦根30g，佛手10g，车前草15g，葛根15g。7剂，水煎服，日1剂。

针灸： 双侧华佗夹脊，单侧合谷、外关、足三里、丰隆，平补平泻法。

四诊： 服药后，午后体温36.2℃～36.9℃，大便黏滞不爽，小便黄。舌体胖，质红，苔薄腻而黄，脉弦数。治法：化浊祛湿法。

处方： 炒薏苡仁20g，炒杏仁10g，厚朴10g，草果仁6g，槟片10g，炒苍术12g，败酱草12g，广木香（后下）10g，金钱草12g，黄连6g，六一散（包）15g，预知子12g，竹叶10g，芦茅根（各）30g，佛手10g，车前草15g。7剂，水煎服，日1剂。

五诊： 服药后，体温正常。舌质暗红，苔薄黄稍腻，脉弦小滑。原方再进7剂，以资巩固。

按语： 患者年轻体壮，因平素贪凉饮冷，致寒湿中阻，弥漫三焦、肌肤，郁久化热；又每日11～13点发热，时为阳中之太阳，体内阳气欲与邪争，抗邪外出，两阳相合故体温升高，但热由郁而成，湿重于热，故热势不高。故路老用三仁汤加减，分利三焦湿热之邪。方中苏叶、藿香芳香化浊，宣发上焦湿郁之热；炒杏仁宣肺，肺主一身之皮毛，通调水道，故肺气和，外则皮毛开，湿热之邪可随汗解，内则水道通，湿热之邪可从小便而出；中焦以厚朴花、姜半夏、砂仁、炒枳实、茵陈等行气化湿，清泻湿热；槟榔片、麦芽消食助运；通草、竹叶、芦根、六一散清热利尿。诸药合用升上、畅中、利尿，可收湿祛热清的目的。二诊虽午后仍有低热，但脉由前次沉弦数转为沉弦小滑，说明湿热之邪已有外达之势。故路老去苏叶、槟片，加生薏苡仁、柴胡、黄芩，加重调和肝脾、清热祛湿之品。三诊仍见午后低热，但发热时间推迟至下午5点之后，脉滑数。即见小效守方再进7剂，并配合针灸。四诊体温虽已正常，但仍有下焦湿热之势，故以三仁汤加金钱草、败酱草清利下焦湿热。

四、成才之路

1.初读渐品书中味

路老伯父路益修为家乡名医，清末秀才，父亲亦粗通医道。家境的熏陶，使路老幼年即酷爱医学。弱龄之时，父亲即口授《千家诗》、《医学三字经》等。六岁入学，业余时间更嘱路老背诵《药性赋》、《汤头歌诀》等入门书籍。后考入高小，因经济拮据而辍学，随从伯父学医。伯父深知中医古籍文义深奥。有些字多音多义，通假字甚多，且无断句，学习经典首先要过好文字关。若无坚实的古文基础，则难以登堂入室。除他个人教读《四书》、《古文观止》等书外，并请清末秀才陈宣泽先生教授《诗经》和

《易经》。由于古义艰涩难懂，尤其是易经中的句子，有的是一字一句，读起来既不顺口，又不易记忆，难免产生畏难情绪，偶尔偷空玩耍，伯父即以《荀子·劝学》篇和宋濂《送东阳马生序》教路老，以激发路老的自学毅力。

1934年，伯父创办医校，路老正式学医。时值山西盐城名医孟正已先生游学河北，在无极县等地医名甚噪，伯父与之交往甚密，命路老拜其为师。孟师亦是清末秀才，由儒而医，学验俱丰，医理造诣深邃，临证以经方为主，药少力专效宏。其治学谨严，教授有方，主张先从难入手，首先学习经典，然后旁通百家，方能取得高屋建瓴之效。指定书目主要是《内经》、《灵枢》、《图注脉诀》、《伤寒论》、《金匮要略》、《本草备要》等。这种医文并重，熟读经典的做法，不仅提高了文学素养，且加深了对经文的理解和记忆，如学习《内经·阴阳应象大论》中"阴阳者，天地之道也……天地者，万物之上下也；阴阳者，血气之男女也"，与《易经·系辞》中所说"一阴一阳之谓道"等相联系、对比，则了解了阴阳变化、消长盈虚的规律，从而更有助于理解和掌握中医学中的阴阳学说，古人有"易与医通"之论，即是指此。

老师教路老诵读中医典籍的方法是：先是低吟，即自念自听，咏读数十遍或百遍，有若流水行云，出口成诵，形成自然记忆。反对高声朗读或强记在心，否则忘却亦快。低吟之后，要逐渐放慢速度，边读边体会文中含义，所谓"活嚼吟诵"。务求弄懂原文。孔子曰："学而不思则罔，思而不学则殆。"路老逐渐认识到背诵和理解之间相辅相成的关系，所谓"读书百遍，其义自见"。许多名篇大作及中医经典都是这时诵读的，至今不少原文如《易经》中的六十四卦序列歌、针灸十四经腧穴歌，仍能朗然成诵，深感得力于当年窗下功夫。而且习惯成自然，晨间如不读书，晚间不看报章杂志，则若有所失。朗朗上口，乐在其中。今虽八十有六，其趣不减。

在诵读原文的同时，要选择一些注本（善本）进行阅读，以加深对原文的理解。且许多注家经过长期深入研究，均有精辟的见解。为此，老师要路老读书时，除先读序言、凡例，以了解其写作动机、过程、大致内容外，还要重视注文的学习。如王冰在注《素问·至真要大论》"诸寒之而热者取之阴，热之而寒者取之阳"时，提出了"壮水之主，以制阳光；益火之源，以消阴翳"的治则，对临床有极大的指导意义。汪昂《增补本草备要》，其注文博采各家之长，引证广泛，立论公允，文字简明，要言不烦，不仅可以学到许多医家用药的特点和经验，学到不少有效方剂，且可节省大量时间，真是一举多得，如黄柏治口疮条下小注云："治口疮用凉药不效者，乃中气不足，虚火上炎，宜用反治之法。参、术、甘草补土之虚，干姜散火之标，甚者加附子，或噙官桂，引火归元。"寥寥数语，理、法、方、药一贯，从中可以得到反治法的经验。另外，有些有效的单方、验方，常以小故事体裁记录下来，既引人入胜，又便于记忆。如枳壳条下，方士进瘦脸饮；蛤粉条下，宋徽宗宠姬病痰嗽，面肿不寐，李防御治之不效，向走方郎中求得黛蛤散，很快痊愈。余如产风血运用华佗愈风散（荆芥穗）；阳明头目昏痛用都梁丸（白芷），胃气痛用良附丸等，至今仍为广大医家所常用。

2.白天看病夜读书

1938年伯父在南薰开办红万字分会施诊所，主要解决路老等学生临床实习的问题。随师侍诊，是临证实践的第一步。路老初见病人，对于病情复杂，寒热交错者，茫然不知所措。但边抄方，边体会老师诊病时的一言一行，侍诊日久，则对老师辨证思路、方法、处方遣药的特点和规律，有所了解和掌握，并能逐渐进行独立思考；对疑难不解者，则结合中医理论，动脑筋，苦思冥想，甚至到了废寝忘食的地步，终于豁然开朗，悟出其中奥秘。所以，许多病证不经过实践以及殚精竭虑的领悟，是难以认识和掌握的。侍诊抄方非常辛苦，当时没有钢笔、复写纸，全用毛笔，处方笺分处方和存根两份，门诊最忙时，门诊达70~80人，一张处方按两张计算，就140~160张处方，写正楷跟不上，路老就是在当时诊务忙的情况下，被迫改学行书的。

一些危急重证，只有书本知识，没有亲身体验，就不能当机立断，危在顷刻。随伯父侍诊时，曾治一赵姓患者，男，39岁，证见头身汗出如雨，四条毛巾擦拭不迭，心慌气促，四末厥逆，脉细如丝，诊为大汗亡阳之证。投以大剂参附，随煎随饮，三小时后汗收厥回而苏。类似这样的病例在路老侍诊时见到很多，对以后路老独立应诊抢救危急重证教益很大。

1939年后，路老独立应诊。凡日间疑似难辨、方法处方无把握者，则带着日间存在的疑问于晚上研读有关医籍，即"白天看病，晚上读书"的方法，广披博览，尤其是《寓意草》、《章楠医案》、《柳选四家医案》、《临证指南医案》等，以提高辨证分析能力，为提高疗效下工夫。从前人验案中得到启发和经验。前贤所谓"读书不若读案"，确有一定道理。

路老认为，在实践中应不断总结，循序渐进，逐渐掌握一般疾病发展、转化、预后及诊治的基本规律。当时人民生活贫苦，缺医少药，多是小病不治，重时才急于求诊。如小儿麻疹、疳疾；外感性温热病、妇科痛经、子宫出血、乳痈、带下；内科肠胃病、水肿、痹病等均是常见病、多发病。如麻疹初期，总以发表透毒为先，中期以清热解毒为主，后期的益气阴，清余邪为治，这是一般顺证规律。若是逆证，疹毒炽盛，邪热内陷，致疹点隐后，全身无汗、皮肤灼热、呼吸喘促、两目红赤、不时上翻、抽风神昏等危重证候，非大剂凉营解毒，养阴清热，难以挫其势。药用鲜生地、丹皮、鲜石斛、川连、山栀、连翘、大黄等，使得全身微汗身体潮润，疹点得以外透，热退身凉，气喘渐平，抽风止，神态清，病得愈。

路老在临床中，既总结成功的经验，又勇于总结失败的教训。1942年，乡中陈某患温热病月余，屡治不效，延路老出诊。至时家人正焚香拜佛，祈祷神灵。患者年方十七，观其僵卧于炕，两目直视不瞬，昏睡不醒。观其舌，质暗而紫，苔黄厚而干。切其脉如转索，左右弹指。扪鼻察息，呼吸虽慢而尚匀，吐气虽微而尚温，四肢冷。索观前医处方数十张，多以白虎汤加减，方中用煅石膏，初用60g，渐增至250g。面对此等危证，一时难以决断。沉思良久，悟出石膏煅用不当，煅后失去解肌之效，而成寒凝之弊。致使邪热内伏不得外达，犯了"汗不出者，不可与之"之戒。欲解其凝，必以温通。遂以参附汤化裁，以人参、淡附片、紫油桂各1.5g，煎水频服，以观动静。翌日，家人喜来相告，患者眼开能言，少思饮食，四肢转温而能屈伸。路老因忙于诊务，以为既已见效，可宗方不更，嘱再进两剂。熟知第三日家属张皇来告，言进药后，突然烦躁不安，赤身裸体，言语不休，行动狂妄，如有神凭。路老急忙诊视，见其面色红赤，舌质红绛，苔黄燥而有芒刺，大便数日未行，纯系一派阳明腑实之征，遂以增液承气化裁，药后当晚下燥屎二十余枚，高热退，神清而愈。事后，路老深感临证卓率从事，初用桂附，原为救急治标之图，寒凝一解，内热即露，应及时更方，才符合辨证论治，标本先后之旨，误治之失甚为内疚。深感医者责任重大，不可疏忽。孙真人谓："胆欲大而心欲细，行欲方而智欲圆。"确为至理名言，应为医者之座右铭。

3.重新学习获知新

广安门医院，是中国中医科学院前身，是融医、教、研于一体，并有专科特长的综合医院，中西医药人才济济，是全国中药临床药理基地之一，亦是世界卫生组织传统医学合作中心之一，1973年路老转到该院工作至今。这是路老在中医工作中的一大转变，更是路老梦寐以求的夙愿。但路老年过半百，对于过去性质迥异的工作，不无顾虑。面对城市病种与农村疾病不尽相同，脑力劳动者多的情况，路老制定了重新学习的计划。

温故知新：结合当前常见病、多发病有针对性地复习，如感冒有风寒、风热、气虚之不同，有顺证、逆证之殊，初、中、末三期之别，温热病多易首先犯肺，有逆传心包、高热神昏等变证。逐步摸索出一套疾病发生、发展、传变、转归的规律，制定出相应的医疗方案，包括外敷、内服、针灸、拔罐等中医综合疗法（杂合以治），始能控制病势，灵活应变。

汲取新知：中西医药杂志、科研资料等，均应及时披阅，以了解其信息和动态，从中可以得到启发和借鉴。

疑难疾病：对日间遇到之疑难重证，作为重点钻研内容，既要以中医为主，又参考现代医学知识，以使互相印证，得到启迪，指导辨证论治。

建立医案：对所诊患者，按照病历书写要求，系统、全面地记录，现代一些检验指标，亦一一写出，这样既可作为检查治疗优缺、总结经验与失败的资料，亦可供学生实习时参考，作为病案讨论时的素材。

认真分析城市与农村病患之不同，体力劳动者与脑力劳动者之差别，其辨治用药亦异之规律。

《伤寒论》、《金匮要略》，是仲圣在《内经》、《难经》等基础上，总结了汉以前的医学理论和经验，结合其临床实践，勤求古训，博采众方而成。路老将其奉为经典，为必修的基础课程。20世纪80年代在河南南阳医圣祠，召开国际学术研讨会时，路老曾题诗一首，以缅怀仲圣业绩。诗曰：六经钤百病，八纲辨证精；医方诚鼻祖，泽披万世功。关键是本书距今已近2000年，全书10卷，24篇，397法，除去重复和缺如的共计112方，药种84味，组方精妙，法度谨严，药少力专效宏，稍一变化，则所治迥异，出神入化，辨证准确，投之效如桴鼓。至今一些急危重病，每赖其以起沉疴。然伤寒之学，主要在于扶阳抑阴。随着时代的变迁，诸如气候、体质、地理、生活习惯等，均发生了很大变化，温热性疾病增多，故温病学肇端于《内》、《难》、《伤寒》，发展于唐宋，成熟于明清，这是对中医热病学之一大发展，实可羽翼《内》、《难》、《伤寒》，二者并行不悖。为此，路老认为学习中医，同样应将温病学进行深入的学习和研究，能扩大视野，启发思路，在防治温热病方面，取得飞跃的进展。

五、传人培养

路老临床教学六十载，对学生毫不保守，传授经验，奖掖后学，培养了一批中医药人才，可谓桃李满天下。路老培养的中医药人才，有七个方面：①中医院校毕业生实习；②全国一些医院来进修的学员，他们大多是中医院校毕业，临床工作3～5年，或同等学历自学成才者；③西医学习中医人员，讲授专题和辅导实习；④中医研究生；⑤高年资徒弟，学术继承人；⑥在职人员的再教育；⑦海外留学生。

其治学理念是："善学者继其志，当仁不让其师"，时常告诫学生，学习脑子要姓"中"，用中医思维提高疗效，要熟读经典，淡泊名利，虚心求学。对不同程度的学生，更是因材施教，循循善诱，甘为人梯，抱着对人诲而不倦，对己学而不厌的精神，不断提高教学质量，致力于培养中医药人才，努力带教研究生，做好师带徒工作。路老培养研究生12人：郭正权、胡兆垣、高荣林、任竞学、王健、杨凤珍、李连成、李平、李方洁、王鹏宇等，传承博士后2名：刘喜明、苏凤哲，学术继承人8名：路喜素、路洁、李锡涛、边永军、王秋风、张华东、姜泉、尹倚艰，徒弟无数，均成为当前中医界的中坚力量。

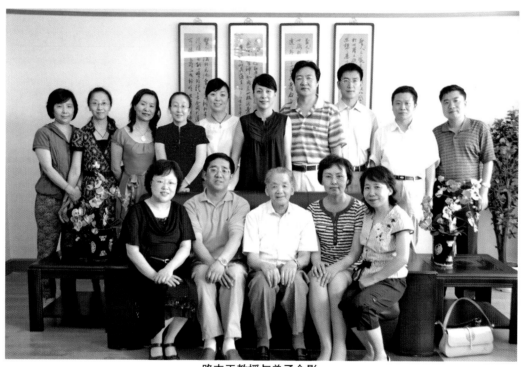

路志正教授与弟子合影

六、对中医事业的执着与热爱

路老不仅关心中青年医生的成长，更重视中医事业的发展，积极为中医事业进言献策，由于路老有在卫生部工作的经历，熟悉中医的政策，成为中医智囊，"八老上书"以及后来的"五老上书"都始终离不开路老的参与。1981年与赵金铎等组建内科研究室，进行痹证临床和研究工作。1984年以后从事心肺疾病、风湿病、中医疑难病的研究。路老认为发展中医药事业，应由中医队伍自己按中央的方针做主，不应附属在西医控制之下，在路老等老中医专家的大力推动下，1986年国务院成立了国家中医管理局，1988年机构改革中又将中医和中药结合在一起，成立了国家中医药管理局，从而从管理体制上改变了中医药从属于西医药的地位，结束了中医和中药分割管理的局面，走上了中医药自主发展道路，这与路老等老一辈中医学家的奔走呼号息息相关。特别是2003年非典开始，路老与吕炳奎等同道们一起，给吴仪副总理写信，才使得中医能够走进病房，充分显示了中医治疗瘟疫病的疗效，提高了中医的地位，有力地驳斥了中医不能治传染病的谬论，也证明路老的建议是完全正确的。

路老对中医事业的热爱达到痴迷的程度，尽管已经年近九十，但仍坚持每天读书，长年累月，从不间断，对于特殊的内容，或偶有心得，就做好简单笔记，提纲挈领，用来指导学生，与同道交流，共同分享，可见对中医热爱的程度，这种孜孜不倦的精神使后学者感到十分钦佩，也是晚辈们的典范。路老读书不仅读"四大经典"，更喜欢读中医各家著述，本草、医案、医话、医论无不涉猎，路老认为，"读经典可以开启中医智慧，读本草可以掌握药性理论，读医案可以提高临床技能，读医话可以提高中医语言描述能力，读医论可以提高中医认知水平"，熟读中医各家著述有利于掌握中医各流派的思想和脉络，更全面掌握中医博大精深的学问，认识中医的全貌，这些是路老获得高超医疗技术的来源。路老读书不放过任何一个细微处，为了一种病名，遍查方书，认真考证，如产后痹、痛风这些病名的产生都融合了路老的大量心血，路老指出"痛风"是中医的病名，不是西医的病名，痛风一词出自朱丹溪，在《丹溪四书》中均有痛风病名记载，并列有专论，如《格致余论·痛风论》说："彼痛风者，大率因血受热，已自沸腾，其后或涉冷水，或立湿地，或扇取凉，或卧当风，寒凉外搏，热血得寒，污浊凝涩，所以作痛，夜则痛甚，行于阴也。治法以辛热之剂。"路老为了考证"痛风"一词的来源，直接到浙江朱丹溪的出生地查找当地的县志，最后得以证实，这种严谨治学的态度使人肃然起敬。"人无恒，不可以为巫医"，用在路老身上再恰当不过。

路老善于学习，接受新的知识，丰富自我，常说人要"活到老，学到老，不能固步自封"，路老不仅坚持每天读《中国中医药报》、《健康报》等专业报纸杂志，还坚持读其他新闻报刊以了解国内外医学动态和新闻动态；路老经常询问学生许多医学大事件，有时连学生都回答不上来，最后只有路老进行解释，可见路老对新知识的接受的速度和掌握的程度。

七、文化修养

路老常说："中医是中国传统文化的一个重要组成部分和优秀代表"。其自幼入伯父路益修创办的河北中医学校学习，并拜山西盐城名医孟正已等先生为师，始终浸泡在中国传统文化氛围之中，爱读书、苦读书为其特点，为路老日后学习中医奠定了良好的文化底蕴，对中医超常的理解和灵感也来源于此。路老崇尚"四书五经"等十三经，至今仍不断翻阅品味，十三经中不仅包含有诗、书、礼、乐、易等各方面的内容，还有记事、文字、训诂、历法等丰富的文化内涵，不但是中国文化的结晶，影响着几千年来的

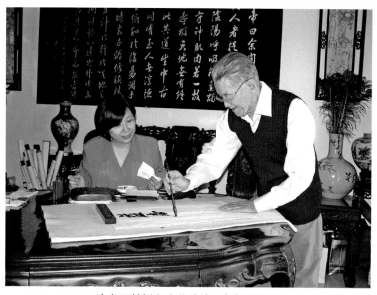

路志正教授和女儿路洁一起挥毫泼墨

中国人思想思维，也蕴藏着极其深刻的行为准则与道德规范，作为每一个中国人都是要认真学习的。中国文化的内涵是"和"，就是"中庸"，不偏不倚，在路老的处方用药中处处体现"调和"与"调理"的思想，"构建和谐社会"中更需要"和"，也就是顾全大局。路老崇尚理学，喜欢读朱熹等理学家的著作，朱熹是孔孟之道的宣扬者，也是中国传统文化的重要支流；路老也常读唐宋八大家的著作和《红楼梦》等，并与许多当代文学大师如冯其庸等结下了深厚友谊，也缘于此，路老的文化修养可见之一斑。

路老不仅喜爱中国的经典文化著作，听京剧，也喜欢读韩非子、荀子等诸子百家的书籍，路老说"读百家书、穿百家衣、吃百家饭"才能感悟到人生的真谛，才能了解中国文化的博大精深，丰富自己的大脑，才能窥视中国文化的全貌，开阔视野和思路，中国自古有"医文相通"、"医易相通"、"秀才学大夫，如快刀切豆腐"之说，充分说明了中国传统文化与中医学的密切关系。中国传统文化是学习中医的根基和钥匙，只有学习好中国文化，才能有效学习、全面掌握和深刻理解中医，没有中国文化的奠基，学习中医只能学到皮毛。

路老喜爱书法，认为书法可以陶冶性情，平息急躁，调息气机，有利于身心健康，延年益寿，时至今日，路老仍然坚持每天写半小时以上的书法。其写字前，必先平息静气，调整气机，安神定志，心无旁骛；写字过程中更需屏息静气，聚精会神，运动全身，舒展肢体，力着笔尖，实现手、眼、身合一，形神一体，才能写出比较满意的字。书法为求佳善，当须构意上好，可以想到十分，落笔写成几分，腹稿酝酿而出，方能疾书于后，所谓"现有几分酝酿，后有几分得意"。路老"医、书、品"堪称三绝，称道医林，"医"指医疗技术，"书"指书法艺术，"品"指医德人品。全国各地凡有重要医学活动，如中医名宿寿诞、博物馆开馆，或个人出版专著，向路老求墨宝者，每年不下几十次，路老不顾年事已高，总是有求必应，有时一幅字，写好了以后自己认为不够满意，往往再写，从不草率给人，直至自己满意为止，书写追求精善完美，路老即将出版的墨迹只是其中的一角，可以显示一二。

路老一生淡泊名利，温文尔雅，不急不躁，无为而治，常说："家财万贯，一日不过三餐；广厦万间，夜眠不过三尺。"这种思想和修为值得年轻医生很好的学习。

八、医德医风

路老说唐·孙思邈的"大医精诚"是作为一名医生的行为准则，"精"与"诚"不分主次，紧密相连，相辅相成，只有精与诚并举，才能做一个好的医生。路老高尚的医德医风主要体现在以下几个方面：

第一，始终不忘为大众服务。尽管路老作为国家级保健医生，年事已高，虽保健会诊任务极其繁重，甚至时有体力不支，力不从心之感，但却始终不忘给人民群众看病，每周1次的门诊风雨无阻，把给人民群众看病作为头等大事，而且遇到经济困难的病人，则免挂号费，有一个山西30岁左右脑干梗死致植物人的患者，三年多来东奔西跑，踏遍了北京的各大医院，耗尽家资，效果欠佳，慕名前来诊治，路老听到了病人父母的叙述，恻隐之心油然而生，在随后近两年的时间里，免费给病人诊治几十次，患者逐渐有清醒趋势，深受患者父母敬仰，也是路老高尚医德的真实写照。

第二，多看病是路老最大的心愿。路老说自己出身农村，走到北京，作为一名普通的医护人员，一切荣誉都是党和人民给予的，是社会给予的，要回报社会，多看病，看好病，就是对社会的最大贡献。路老诊治的病人，大多是来自全国各地的疑难疾病，去过许多医院，治疗颇为束手，经过路老细心诊察，认真分析，不惜余力，尽力挽救，大多转危为安，问诊力图全面，处方力图周全，尽管自己有声带增厚，声音嘎哑之疾缠身，但仍对每一个病人不厌其烦的认真解释病情，尤其是处方后对每一个病人认真交代注意事项，服药方法，如何调摄，学生看到都有些不忍心，但路老认为病人千里迢迢，来一次太难，耗资很大，要对得起每一个患者。学好医术，做好本职工作固然可贵；然而学好做人，修好医德更为重要，更为难得，尤其是坚持一生，但路老做到了。

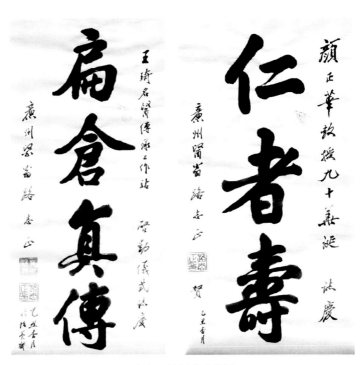

路志正教授书法作品

第三，平淡中出奇功。路老认为尽管中国经过改革开放30年，经济条件好转了，国家富有了，综合国力增强了，但"看病难、看病贵"的问题仍然很突出，"因病致贫"的现象仍然很严重，"一项检查一头牛，一个处方一头猪"，农民确实负担不起，基于此，路老用药出奇的平淡，不推崇使用贵重药，多是价廉物美的常用药，但效果良好，病人交口称赞。

第四，医生有一种信仰。路老为人民的生命旅途保驾护航近70余年，至今仍默默耕耘，看病、带徒、读书、临证、会诊，接受各类报纸杂志约稿，比年轻人的工作都忙，但仍保持乐观向上的态度。把治病救人当作一种快乐，作为一种信仰，作为一种职责，每治好一个病人就能从路老的表情感受到治病的快乐，可见路老对中医事业的热爱、执著和真诚，对病人的真诚。

第五，以"大医精诚"作为行为准则。路老说，凡大医者，无不严谨诚爱，乐于奉

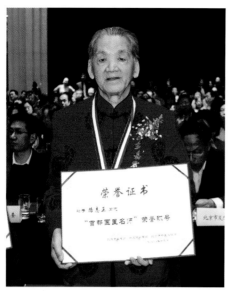

路志正教授获"首都国医名师"称号

献，以治病救人为天职；凡大医者，无不严谨治学，恪守医德，以高超医技而著称。路老始终以"大医精诚"这四个字鞭策自己。路老说，当一名医生必须有一颗仁者之心，有一颗博爱之心。面对日益高呼的"看病难、看病贵"的呼声，医生的职业道德被提高到了前所未有的高度，医生行医时有种"如临深渊，如履薄冰"之感。但始终要牢记"生命之重，重于千金"，"生命所托，健康所系"，医生是生命的守护神；救死扶伤，更是所有医护人员的本职工作。古人说"无恒德者，不可以为医"，路老始终以此指导医学行为，有口皆碑。

国医大师 颜 正 华

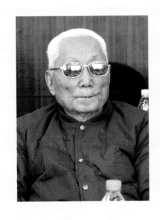

颜正华（1920～），又名颜绍棠，字秀峰，男，汉族，江苏省丹阳市人。北京中医药大学终身教授、中医主任医师、博士生导师，中共党员。曾兼任国务院第二届学位评定委员会医学药学组成员、国家教委科技委员会医药组成员、中华人民共和国药典委员会委员、全国高等医药院校专业教材编审委员会委员、卫生部医学科学委员会暨药学专题委员会委员、中国药理学会理事暨北京分会理事等职。1990年被人事部、中医药管理局确定为继承名老中医学术经验的指导老师。1991年起享受国务院特殊津贴。

一、生平概述

1920年2月生，少年立志活人，1934年拜同邑儒医戴雨三习医，攻读中医四大经典，步入岐黄。1937年2月，拜清朝后期著名的"孟河学派"代表性医家马培之的再传弟子杨博良为师。颜老以其聪颖勤奋、忠信笃实，深受杨氏赏识，不数年，悉得其传。1940年悬壶乡里，工内外科，名噪一方。1947年参加丹阳县中医统考，名列榜首，誉满丹阳。新中国成立后，任丹阳县导士区联合诊所所长，兼卫协会主任。1951年初，参加丹阳县的中医学习西医班，学制半年。1955年3月，以优异成绩考入南京中医进修学校（南京中医药大学前身）师资进修班深造，1956年毕业后留校任教。初任针灸巡回教学组组长，1956年8月调任中药教研组组长。1957年奉卫生部调遣，调入北京中医药大学工作至今，历任中药教研组组长、教研室主任、中药研究所名誉所长等职。1962年晋升为副教授，1978年晋升为教授，1979年受聘为硕士生导师，1986年受聘为博士生导师。曾兼任国务院第二届学位评定委员会医学药学组成员、国家教委科技委员会医药组成员、中华人民共和国药典委员会委员、全国高等医药院校专业教材编审委员会委员、卫生部医学科学委员会暨药学专题委员会委员、中国药理学会理事暨北京分会理事等职。1990年被人事部、中医药管理局确定为继承名老中医学术经验的指导老师。1991年起享受国务院特殊津贴。2009年1月获得北京市授予的"首都国医名师"称号。2009年4月，被人力资源和社会保障部、卫生部、国家中医药管理局评为首届"国医大师"。

二、学术思想和思辨特点

（一）打好基础，广深并重

颜老认为，治学犹如盖楼，要盖一座大楼，首先要打好地基，地基打不好大楼就建不好，要想做一个合格的有作为的中医药工作者或专家，就必须像盖楼那样，先打好地基。只有基础牢固，才能取得丰硕之果。要想打好基础，就必须广博与深化并重。所谓广博，就是广泛全面地学习基础理论和基础知识。所谓深化就是，就是在广泛学习基础理论和知识的基础上，在某个方面或者针对某个专题，进行深入研究。只有知识广博，才能由博返约，不断深化。深化是发展，是广博的动力，只有不断深化，才能促进学习新知识，使知识面不断扩大。颜老在从医从教过程中，时时注意基础知识的学习和基本功的训练。初学医时，认真地诵读记忆《内经》、《伤寒论》等中医经典著作及易读易记的药性歌、汤头歌等，至今仍能熟练背诵。后从事中药教学工作，专攻中药药性理论及临床应用等，又广泛研读《神农本草经》等历代本草专著，同时旁及中药药理、药物品种、炮制及制剂等，进一步扩大自己的知识面，夯实基础。

（二）理论实践，紧密结合

研究任何一门学问，都必须理论联系实践，对于研究中医药学也不例外。中医药理论源于临床实践，又指导临床实践，而临床实践又检验了中医药理论，使其进一部深化完善。若理论脱离实践，便成为空洞无用的理论，而实践没有理论的指导，就不会摆脱盲目性，取得最佳效果。如果只重视书本上的理论知识，忽略临床实践，久而久之，势必造成理论脱离实践，变成只会背条文，不会诊病疗疾的空谈家。古云"熟背王叔和，不如临证多"，正是对这种空谈家的嘲讽。反之，只注意临床实践，不重视理论学习，即使能开几张处方，处理几个病人，其学问也是比较肤浅的，而且没有理论指导，就难免盲目性，疗效也不会提高。所以钻研理论和反复实践是治学的两个方面，二者缺一不可。中医中药本为一体，实践与理论不能分离，既要学会应用所学的中医药理论知识，指导临床、教学、科研实践，又要学会通过实践检验所学理论，从而修正、充实理论。

（三）四诊并重，详察合参

望闻问切四诊，是医生对病人进行周密观察和全面了解的基本手段，是诊治疾病的第一步。这第一步至关重要，是辨证的基础，立法的前提，组方用药的依据，取得佳效的关键。只有对病人进行详细认真的望闻问切，才能识病知因，提出正确的治疗法则。因此，颜老十分注重研习四诊，将研习四诊放在学医的重要地位，力求做到时常温习，熟练掌握，融会贯通，运用自如。

颜老在临证诊察疾病从不草率，始终恪守祥察细问、四诊合参的原则。在具体应用时，又注意灵活机动，突出问诊，参以望、闻、切诊。每诊一位病者，总要抓住病人主诉的主要病痛，围绕主要症状，对患者及其家属进行有目的有步骤的询问。首诊者，常按现症状（或主要病痛）、治疗经过、用药情况、起病原因、生活习惯，以及家族病史、继往史等顺序一一询问。对复诊者，无论是首次，或二次、三次，乃至十数次者，依然询问其药后病情有何变化及有无不良反应等。此外，在诊病过程中，颜老还注意吸收借鉴现代医学诊断方法及技术，参考现代医学的诊断和临床检验结果，对准确诊断与合理治疗，很有裨益。

望舌是颜老极其重视的诊病方法，尤其是望舌下络脉，每人必望，此可谓颜老的诊断特色，以舌下络脉诊病，积累了十分丰富的经验。

（四）辨病辨证，有机结合

中医辨证论治与辨病施治历史久远。辨证论治是辩证法思想在辨治疾病过程中的具体体现，具有普遍性和动变性。临证时，大多数疾病，不论其何等复杂，也不论其如何变化，皆可通过辨证论治，辨析机体内阴阳消长和邪正斗争的状况，找出疾患的症结，提出恰当的治疗措施，取得预期效果。而辨病施治，则是前人实践经验在辨治疾病中的具体应用，具有专一性和稳定性。临证时，有不少疾病，只要按前人的经验认准它，用特定的、并经临床验证疗效良好的专药专方进行治疗，即可取得预期疗效，是中医临床经验的重要组成部分。

辨证辨病，相辅相成，临证应用，必须结合。不管是辨证，还是辨病，均是辨识人体疾患的方法，在具体应用时均须首先辨识患者的具体症状、病因病机，然后才能确立其所患是何证或何病。这说明，辨证与辨病的有机结合，在客观上是有共同基础的，因而也是可行的。病和证虽含义不同，但就具体疾患说，二者又密不可分。临床实践表明，大多数病在其发展的不同阶段或不同患者身上，可表现出不同的证。这就说明，一病中包含多个证，病可以概括证，而数个相关具体证的综合即为病。如痢疾病，在不同患者或其发展过程中，可表现出湿热病痢、疫毒痢、寒湿痢、阴虚痢、虚寒痢及休息痢等数个具体证型，而这数个相关的具体证型，综合起来即是痢疾病。有的病，它的证型在同一患者、在同一时期内相对稳定，如疟疾等；而有的病，在不同患者，其证也变化不大，这时证与病又基本统一，证即是病，病即是证，如虫积、疥癣等。由此可知，证与病很难分割。辨证是认识疾病的具体情况，是辨病的基础；辨病是掌握疾病的总规律，是辨证的概括。没有辨证，就不能识病；没有辨病，就识不好证。只有将二者有机结合，合理运用，才能认清证、病，进行正确的治疗。医圣仲景，就是将辨证辨病有机结合的典范。

当前，我国医学已经进入了中医、西医、中西医结合并存的时代。三种医学相互影响，相互渗透，辨证论治与辨病施治的理论又有了新的发展。辨证已由以宏观为主体，发展为宏观、微观并重。辨病已由单纯辨中医之病，发展到辨中医之病与西医之病并用。对此，我们要认真学习研究。

（五）善抓主证，照顾兼证

在治疗复杂多变的疾病时，不能面面俱到。要善于抓住主证，抓住疾病的主要矛盾，不为兼证所迷惑。只有这样才能准确了解疾病的病因、病机、病位、病性，掌握疾病的阴阳表里、寒热虚实，才能制定出符合实际的治疗方法。而在立法组方时，又不应忽视那些似乎与主证联系不够密切的兼证。因为病人表现出各种症状和体征是病变机体的整体反映，患者，尤其是一些老年患者，很可能同时患有几种疾患，表现出多种病证，各种病症之间不仅可以互相影响，而且在一定条件下还可能互相转化。此时，要分清主次，重在抓主证，照顾兼证。此即所谓突出重点，照顾一般。如此，主证的缓解，有利于兼证的治疗；而兼证的减轻，无疑也会促进主证的痊愈，最终使所患病痛在不同程度上有所减轻或部分治愈，从而增强患者战胜疾病的信心和勇气。这种突出主证，照顾兼证的诊治方法，虽是颜老诊治数病或数证相兼的基本原则，但也不是绝对不变的。有时为了治疗的需要，也唯主证为治，而置兼证于不顾，待主证缓解或得瘥后，再考虑主兼并治或兼证的治疗。如有的年老患者，同时患有冠心病、糖尿病、高脂血症、习惯性便秘等多种疾病，且刻下大便秘结，每如羊屎，艰涩难下，已数日未解，腹胀腹痛。按照急则治其标的原则，他们虽患有多种疾病，而当下主证，即是便秘。此时颜老多专以通肠导滞为治，待便通后再图他治。

在辨治复杂多变的病证中，怎样才能准确地抓住主证？颜老的经验是：①如前所述，详细而准确地望闻问切，全面了解患者的每一个具体病症及既往史。为准确诊断主证，提供全面可靠的客观依据。绝不能只凭一个症状或一个脉象，即仓促诊断治疗。②先依据四诊所得的主要症状，分析、辨识、病家患有几个病证。每一个病证的主要症状，可以是一个，也可以是几个。再依据中医标本缓急等治疗原则，在确认的几个病证中，确立须立即治疗的病证，即主证。③在动态中辨识主证。有些病情复杂的患者，其主治证与兼治证是在不断变化着的，即注意在动态中辨识主证，不死守格律而束缚自己的手脚。

（六）调护脾胃，贯穿始终

脾胃为生化之源，后天之本。颜老对此十分推崇，临证时非常注重调护脾胃，将调护脾胃的思想贯穿于诊治疾病的始终。具体做法是：诊察疾病必问脾胃，辨证立法不忘脾胃，遣药组方想着脾胃。

所谓诊察疾病必问脾胃，即指询问与脾胃有关的症状，如纳食多少，有无味道，有无嗳气吞酸，胃中是否有灼热嘈杂感，喜热食还是喜凉食，食后是否腹胀，出现不出现"食醉"，既往患过何种胃肠疾患（包括胃炎、胃、十二指肠溃疡、胃下垂、胃出血）等，以便作为辨证立法的参考。临证时，不论何病，也不论年龄性别，均要认真询问，切不可疏漏。倘若疏漏，不了解患者的脾胃状况，就不能说为辨证立法提供了全面的第一手资料。

所谓辨证立法不忘脾胃，即指无论何病，或内伤，或外感，或寒热，或虚实，均要辨析疾病的发生发展是否与脾胃有关。对久病不愈者，更应如此。无论对胃肠病还是对其他脏腑的疾病，在辨证立法都要重视调理脾胃。若不调理，势必影响疾病的治疗。至于久病体弱之人，脾胃或多或少均有损伤，辨证立法尤当重视脾胃。

所谓遣药组方想着脾胃。即指用药时，要时时不忘顾护脾胃。因为脾胃功能的正常与否，直接关系到药物成分的吸收及疗效的发挥。若脾胃功能正常，药物成分被充分吸收，预期疗效可达；若脾胃功能紊乱，乃至衰败，药物成分未被充分吸收，甚或因胃气衰败而格药，预期疗效难达。鉴此，颜老在临证遣药组方时，但见兼有脾胃疾患者，必于方中加入调理脾胃之品，以顾护脾胃。若所兼脾胃之疾较轻，不影响对主证的正常治疗，即于治疗方中稍加调理脾胃之药，所用之药最多不过三味，用量一般为常量的三分之二，且药性多平和。若所兼脾胃之疾较重，不先予调理，就不能进行正常的治疗者，当先以调理脾胃为主，兼疗它疾，甚或先以专调脾胃为治，投以大量调理脾胃之品。抑或佐以少量治疗他疾之药，但多取平和之品，以防影响调理脾胃之治。即便是脾胃功能正常的患者，在用药时也十分谨慎，避免因误用、过用、滥用而损伤脾胃。

（七）谙熟药性，灵活应用

用药当知药，知药才能善用。所谓知药，即指谙熟药性理论与数百味常用中药的性能主治、使用宜忌，以及其在不同外界条件和配伍应用时的性效变化等。这虽是合理应用中药的基本条件，但颜老认为单单做到此点还是不够的，还应在具体应用时做到以下五点：

1. 巧用多效药

在数百味常用中药中，单功能者甚少，多功能者占绝大多数。怎样应用好多功能药物，是需要时刻注意的问题。若不能全面考虑，合理应用多功能药，轻则疗效不理想，重则产生不良后果。颜老十分重视合理应用多效能药物，注意从多种角度全面考虑，避免专其一点不及其余。如生山药味甘性平，功能益气养阴，且兼涩性。临床应用，要从益气、养阴、兼涩性三个角度去考虑。若但见气阴两虚，即投山药，还不够全面。还必须询问患者是否兼有便秘或便溏，再决定是否投用才为确当。若兼便秘，即不宜投；而兼便溏者，则用之为佳。而黄精虽与山药一样，亦能益气养阴，但却兼润大肠，临床应用当从益气、养阴、润肠三个方面考虑。若气阴两虚兼便秘者，用之为宜，而便溏者则不宜等等。

2. 善用平和药

在常用中药中，药力平和与较强者占多数，颜老十分喜用平和之品，每于平和之中取效。颜老认为，医生指导病人用药治病，无非是创造有利条件，促进机体生理功能尽快复常，以强盛的正气抗御邪气，绝不能因用药而再伤正气，或造成机体功能的新紊乱。倘若用药猛浪，唯以克伐为用，虽调节较快而致新紊乱，或攻邪有力而必伤正气。致使原有的紊乱未能调整而新的紊乱又可能出现，或邪气未去而正气被伤。而合理使用平和之品，则此弊可除，既能和缓调节脏腑功能而不致出现新的紊乱，又能祛邪而不伤或少伤正气。有时也选用附子、肉桂、细辛、五加皮及牵牛子等药力强大之品，用量往往偏小，药力亦随之变缓，取药平和之意，已寓其中。如此，调护正气，充分调动人体内在的抗病因素，邪气得以祛除，疾病痊愈指日可待。颜老用药特点，彰显着孟河学派之用药轻灵、平中见奇的处方风格。

3. 慎用毒烈药

在常用中药中，有一部分毒烈之品，其性能特点突出，药力峻猛，效速害大，掌握不易。对这类药，颜老从扬长避短、用药安全的原则出发，总结出一套应用方法。首先，主张慎用，不到万不得已，不得投用。其次，主张严格炮制，以缓其毒，如甘遂醋制，巴豆去油制霜等。其三，主张遵从古法，从小剂量开始投用，不效逐加，致效即止。绝不能首量即足，致使攻伐太过。其四，主张间隔使用，穿插扶正。不可连续用药攻伐，致使故疾未去而新病又起，或体虚致极，不堪用药。

4. 分用同名药

由于历史的原因，中药中有的药同名异物。这些药虽同名以往曾作为某种药用于临床，但来源相异。有的虽为同科同属，但不同种；有的却来源于两个完全不同的科或不同的属。由于他们的来源不同，所含成分与具有的性能相差很大。古代将不同品种的药混作一种，是极不科学的，应当根据新的研究（包括实验和临床研究）结果，重新认识，并分别应用，如贝母当分川浙、沙参当分南北、五加皮当分南北等。

（八）不拘成方，因证遣药

中医用复方治病历史悠久，颜老从不为成方所局限，常根据患者的具体病情，针对主证确立治疗大法，再参以不同的兼证等，合理组方遣药。组方经验有以下三点：

1. 根据治疗需要自拟处方

如治肝肾阴虚、肝阳上亢之证，自拟潜降汤，方的组成为：生地黄10g，白芍12g，生石决明（打碎，先下）30g，生牡蛎（打碎，先下）30g，茯苓10～20g，丹参12～15g，益母草15g，怀牛膝12～15g，夜交藤30g，白菊花10g。并随证加减，经过数十年的临床实践验证，此方治疗阴虚阳亢型高血压病有较为稳妥的疗效。

2. 用成方加减

临床常因成方中的药物与病情不完全相符，故只取其中几味主药，再据情酌配他药，决不原方照搬。如用小柴胡汤治肝胆郁滞夹湿热内停，只取柴胡、黄芩、半夏，再配以茵陈、蒲公英、郁金等清利肝胆湿热之品等。

3. 治疗复杂病症，常根据治疗需要，将数个成方融为一体

如治感冒发热，咳嗽痰多，头痛，鼻塞流涕，咽痛喉痒，胸闷不畅，常将银翘散、杏苏散、止嗽散三方合为一体，加减应用，名为治感冒发热咳嗽方。

三、典型医案

1. 慢性浅表性胃炎，十二指肠溃疡

李某，男，47岁。北京市某公司干部。2003年5月21日初诊。

初诊： 胃痛2年，饥则痛甚，时刺痛连右肋下，并窜及小腹，烧心，呃逆，晨起口苦，大便不畅、日三四行，平素嗜烟酒厚味，性情急躁易怒，舌暗红苔微黄腻，脉弦细滑。西医诊断：慢性浅表性胃炎，十二指肠溃疡。曾服西药无效，故特来门诊请中医诊治。证属肝胃郁热，兼夹血瘀。议治疏肝理气，泻热和胃，化瘀止痛。

处方：苏梗6g，香附10g，陈皮10g，黄连3g，吴茱萸1.5g，炒白芍18g，炒枳壳6g，炒川楝子（打）12g，延胡索10g，旋覆花（包）10g，煅瓦楞子（先下）30g。7剂，水煎服，每日1剂。

二诊：2003年5月28日。药后诸症减轻，唯烧心尚著。延用上方，加蒲公英15g，并嘱其忌烟酒，节饮食，畅情志。

处方：苏梗6g，香附10g，黄连3g，吴茱萸1.5g，陈皮10g，炒白芍18g，蒲公英15g，炒枳壳6g，延胡索10g，炒川楝子（打）12g，旋覆花（包）10g，炒薏苡仁10g。7剂，水煎服，每日1剂。

三诊：2003年7月2日。一月来，病情稳定，诸症皆平。执守原法，续进7剂巩固疗效。

按语：颜老擅治脾胃病，喜用流动之品，处方每以香苏饮、左金丸、戊己丸、金铃子散合方加减。嗳气频多加旋覆花，泛酸加煅瓦楞子，尤其用吴茱萸，因其药性辛苦有小毒，用量斟酌再三，往往在1g、1.5g、2g之间权衡，体现着颜老谙熟药性的学术思想，其应用更是达到了炉火纯青的地步。

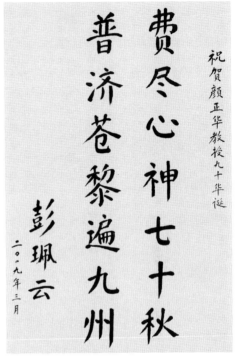

彭珮云题词贺颜正华教授九十华诞

2. 支气管炎

邱某某，女，31岁，住北京红庙。2003年3月19日初诊。

初诊：咳嗽3个月。感冒遗患咳嗽，已历3月，更医2人，服百合固金汤、黛蛤散等方，俱无显效。今咳嗽，胸闷痛，痰白量少，牙龈肿痛.发热，体温37.5℃，微恶寒，口干喜饮，纳可，二便调.舌红苔黄，脉细滑。胸部x线检查：肺纹理增粗。西医诊断：支气管炎。病虽三个月，风热仍在肺卫，尚未入里。治以疏风清热，化痰止咳。

处方：金银花12g，连翘10g，荆芥6g，桔梗10g，杏仁10g，生甘草5g，浙贝母10g，紫菀10g，百部10g，白前10g，鱼腥草（后下）30g，郁金12g。4剂，水煎服，每日1剂。

二诊：2004年4月15日。前药服后，诸症平息，半个月后又感风热，上症复现。前方略事调整予服。

处方：荆芥穗5g，金银花10g，连翘10g，杏仁10g，浙贝母10g，桔梗5g，黄芩10g，紫菀12g，百部10g，白前10g，生甘草5g，陈皮6g。7剂，水煎服，每日1剂。药后随访，病愈。

按语：颜老治疗风热咳嗽，每用银翘散与止嗽散合方加减，用药轻清灵动，轻煎以疏散肺卫邪气，肺气和利，咳嗽自止。其中紫菀、百部、白前是最常用的一组配伍，临床实践证明，实有较好的止咳作用。

3. 高血压病

王某某，女，59岁，北京人。2003年6月17日初诊。

初诊：平素性情急躁易怒，近觉头晕，头痛，失眠，常有肩脊烘热，膝下酸冷无力之感，时有鼻衄，咽干，大便干，三四日一行，尿频。病已3月，舌暗红苔薄黄，脉弦细微数。血压：25.29/121.97kPa（190/90mmHg）。西医诊断：高血压病。证属肾阴不足，肝阳上亢。治以补肾平肝，育阴潜阳。方用潜降汤加减。

处方：生地黄15g，赤白芍（各）12g，白菊花10g，牡丹皮10g，珍珠母（先下）30g，生牡蛎（先下）30g，生石决明（打）30g，桑寄生30g，夜交藤30g，怀牛膝15g，白茅根30g，枸杞子10g。7剂，水煎服，每日1剂。

颜正华教授手写医案

二诊：2003年6月25日。药后头痛、头晕减轻，睡眠好转，但易醒，醒后不易入睡，近日来未再鼻衄，肩背烘热感消失，膝下酸沉感减轻，大便稍干、一二日一行，舌红苔微黄，脉弦细。前方加五味子6g安养心神，7剂，水煎服，每日1剂。

三诊：2003年7月12日。头已不晕、不痛，膝下酸沉感消除。睡眠可，二便调，舌微红苔白，脉沉细微弦。血压：19.95/10.64kPa（150/80mmHg）。效不更方，续服7剂以善后。另嘱其调养情志，忌发怒和食辛辣油腻之物。

按语：潜降汤是颜老自拟方，滋补肝肾之阴与平潜亢上之阳并行，扶正祛邪，标本兼治，治疗肝阳上亢型高血压病疗效卓著，体现了颜老辨病与辨证并重的学术特点。

四、成才之路

颜老所以成为国医大师，其成才之路给后学提供登堂入室的参考。可以归纳为以下几点。

（一）熟读经典

唐以后无医书，此言未免绝对，但告诫后世习医者，应重视学习唐以前的医学著作。后世著名的金代医家李东垣、清代医家费伯雄等，虽各有创见，但细绎其方，多由经方演化而来。所以读经典是最基本、最重要的，是学中医的正本清源的关键所在。无数的临床实践证明，经方若能与证对应者，施之于人，"其效如神"（方、证不对则未必如此）。颜老少年从学于戴雨三先生时，戴先生要求徒弟必须熟读四大经典。其间，颜老背诵了《内经》的大部分内容、《伤寒论》全部内容及《金匮要略》中有处方的条文，这使其打下坚实的中医学基础。

（二）师从名医

名医能够博览古今，天地人一并研究，苦磨古意，汲取精华，验之临床，反复升华，终成名医。所以师从名医不仅学习一个人的学问，而是从名医身上可以窥及名医所师从的古圣人身影。从师名医，具有事半功倍之效，可以节省大量精力，进一步深入研讨中医药学。颜老之所以成为当今名医，与其从学孟河学派的著名传人杨博良先生有着极大关系。杨先生行医时期，门庭若市。颜老善学勤悟，不仅继承了杨先生的诊疗经验，也将马培之-邓星伯-杨博良的学术流派的精髓进行了深入系统研究和认真继承，并传授给各位徒弟。颜老谓：如果我没有跟随杨博良先生学习，在临床经验的积累方面还可能要摸索更长一段时间，所以直接向名医学习是学习中医的绝好路径。

（三）勤于临证

中医是一门经验科学，实践性强。所以颜老说，要成为名医，必须早临证、多临证，揣摩体会，积累经验。颜老弱冠之年就独立行医，之后的七十年间，不曾中断，即便在"文化大革命"期间被下放到河南省商丘地区劳动，也坚持在劳动之余为当地百姓诊治疾

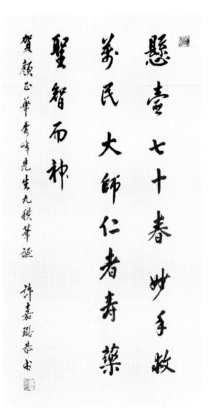

许嘉璐题词贺颜正华教授九十华诞

病。由于其临证多，经验就丰富，体会就深刻和成熟，疗病却疾的把握就大。

（四）深究药性

中医治病的主要工具是中药，如果一名医生对所用工具的性能了解不够，谈何合理应用？防病治病也无从谈起。药性是客观存在的，我们不知道其性能，当使用药物的时候，其药性并不因为医生的不知道而"藏而不露"，相反在进入人体后是必然要产生作用的。所以要想成为名医，必须谙熟药性，并合理应用之。正如战场要想取胜，必须要熟悉兵器一样，不熟悉兵器，欲克敌制胜，几是笑谈。

（五）虚怀若谷

中医药学博大精深，临床病证变幻万端，所以要想比较理想地解决临床疑难病症，需要坚持不懈地学习，进与病谋，退与心谋，反复研读经典，虚心学习百家，从而不断充实自己，丰富自己，提高自己的诊疗技能，别人不能治的病你能治，别人能治的病你治的更好，这才算名医，千万不敢故步自封。颜老尽管90岁高龄，仍勤学不倦，其谦虚好学、博采众长是其成为名医的重要经验之一。

五、传人培养

颜老的科研方向有三，一是中药的药性理论研究，二是中药延缓衰老研究，三是中药防治疑难病症的研究。

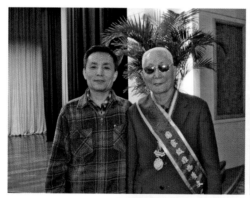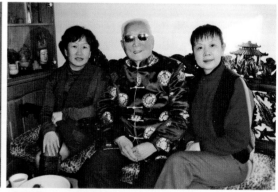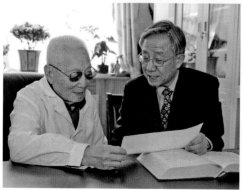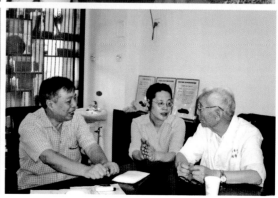

颜正华教授与弟子合影

在药性理论研究方面，就药性的形成、药性的转化、药性的应用展开了深入研究，尤其是药性的应用研究更为深入。该研究方向，培养出了优秀的中医药专家，如高学敏教授（第一批徒弟），已成为全国知名的临床中药学学术带头人、博士生导师；培养了高云燕教授（第二批徒弟）、常张富教授（第二批徒弟），均为硕士生导师，学术造诣颇深；培养了研究生周平安、刘玉德、钟赣生、徐晓玉、刘树民、黄星、王育杰、韩秋华、倪建伟、黄幼群、沈惠军、李晓凌等，均成为大专院校、科研院所的领军人物。

在中药延缓衰老研究方面，颜老认为，人的衰老与机体的阴虚血瘀有关，遂主张补益肝肾之阴与活血化瘀并行的延缓衰老学术思想，指导了三届博士生郑虎占、张冰、黄晖从事该课题研究，博士生毕业后分别在不同的工作岗位上成为业务骨干、学科带头人。

在中药防治疑难病症研究方面，一方面针对小儿常见病、多发病、疑难病展开研究，自1986年起，着手研究治疗小儿热证的新中药制剂"黄栀花口服液"，并于1997年获得国家食品药品监督管理局批准的新药证书，投放市场后，收到了良好的社会效益和经济效益。另一方面，针对当前临床疑难病症开展深入研究，如指导博士生王志斌、苗明三、孟杰、袁秀荣、崔瑛、赵晓霞、徐刚、闫惠俊、彭康等，带教徒弟张冰、邓娟、高承琪、张济中（均为第三批徒弟）进行脾胃病、呼吸病、高血压病等的中医药防治研究，这些博士与徒弟均学有所成，都成为一个领域的专家。

颜老通过对20余位研究生和7位徒弟的悉心培养，他们秉承颜老的学术思想，成为优秀的中医药专业人才，在中医药学的传承中发挥着重要的承前启后作用。

六、对中医事业的执着与热爱

颜老酷爱中医药事业。即使在"文化大革命"期间，高校停止招生，但为了培养中医药事业继承人，他在下放劳动时，积极与当地卫生行政部门沟通，要求开办中药学习班，并利用自己的休息时间，给学员上课，尽自己的力量将"文革"对中医药事业的损失降到最低限度。

颜老严格要求自己的子孙学习中医，传承中医药。如次子从事中医，次女从事中医图书管理，外孙女高琰于2006年考入北京中医药大学七年制本硕连读班，颜老每当看到外孙女高琰时，面露笑容，心中欣慰，中医药事业在家中也得以传承，表明颜老热爱中医药事业的赤子之心。

七、文化修养

颜老自幼酷爱书法，早年主写颜体字，其字方圆分明，完美整洁，苍劲挺拔，凝整沉着。后又常写行楷字，其字秀美工整，刚柔并济。近年多写隶书，其字工整精巧，姿态优美。颜老的书艺在中医药行业中影响颇大。

颜老时常作诗以抒志。如戊子年除夕作诗："炮竹声中岁月迁，国强民富过新年；合家共聚天伦乐，无限风光在眼前。"表达其晚年仍然乐观生活的良好心态。颜老所以高寿，与其健康的心态有着极大的关系。

颜老喜爱收藏工艺品，家中的收藏的工艺品占据半个房间，尤其对陶瓷器皿，更是热爱有加。

颜老不抽烟，他认为，香烟之雾虽然有一定的醒神作用，但毕竟不是新鲜气体，吸入体内，对人体不应有多大益处。也不饮烈性酒，偶尔饮少量黄酒或葡萄酒，以流通血脉而不伤脏腑。饮食惯用熟软、易于消化者。少食冷物，不让脾胃暖食物。少食生品，不让脾胃熟食物。少食辛辣，不让脾胃缓和食物之性。又常用补益之品以辅助正气，如服用人参茶等，使正气存内，邪不可干。

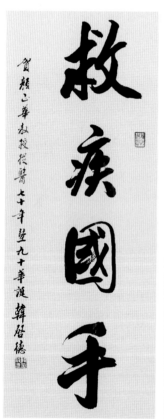

韩启德题词贺颜正华教授
九十华诞

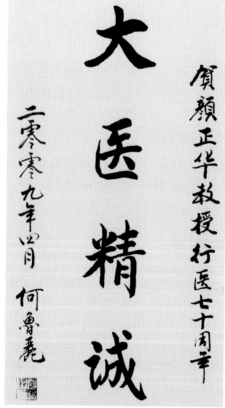

何鲁丽题词贺颜正华教授九十华诞

八、医德医风

颜老明确医师职责，认真履行《执业医师法》等有关法规，临床以患者利益为上，想方设法帮助患者走向康复，力行救死扶伤的医师天职。

在出诊时热情对待每一位患者，态度和蔼，耐心向患者了解病情，主动对自理能力差的患者进行就诊迎送，不怕脏、不怕累，从未出现纠纷。

颜老认为，就诊患者或者有心理疾患，或者有躯体疾患，属于弱势群体，所以医师不仅要给与心理按摩，安慰患者，也要尽量减轻患者的经济负担，以治病需要为前提开方，不开与治疗无关的贵重药，不开与治疗无关的检查单。

在学术技艺方面颜老非常用心和谨慎，深知临床工作是关系患者生命安危的严肃工作，所以认真对待每一位患者，认真对待每一位患者的每一次门诊，从不马虎，对疑难病患者，或邀请相关专家会诊，以寻求最佳治疗方案、解除病人痛苦为其的追求。

尊重同行，团结同志。颜老尊重老同行，虚心学习他们的临床经验，从不诋毁他医。团结同志，互相帮助，严于律己，与同志和谐相处，提高了门诊部的服务水平和诊疗技术。颜老兢兢业业的工作，受到了医患的一致好评。

国医大师 颜 德 馨

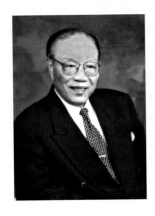

颜德馨（1920~ ），男，汉族，江苏丹阳人。同济大学附属第十人民医院主任医师。自1939年以来从事中医内科临床六十七年，倡导"久病必有瘀"、"怪病必有瘀"的观点，发明"衡法"治则，对中医心脑血管病及疑难杂症具有独到的诊治经验。

一、生平概述

颜德馨，男，同济大学中医研究所教授、主任医师，著名中医药家。1939年8月起从事中医临床工作，为国家级非物质文化遗产传统医药项目的代表性传承人。历任中国中医药学会理事、国家中医药管理局科技进步奖评审委员会委员、上海师范大学、长春中医学院、成都中医药大学、上海中医药大学特聘教授、博士生导师，全国第一至第三届名老中医带徒班带教老师及上海市中医药工作咨询委员会顾问、上海市医学领先专业专家委员会委员、国家自然科学基金评委等职。现任同济大学中医研究所所长、上海市曙光医院终身教授。历年来获得上海市名中医、第三届上海市医学荣誉奖、中华中医药学会终身成就奖、中国医师协会首届中国医师奖、中国铁道学会铁道卫生学科带头人等多项荣誉称号。2009年4月，被人力资源和社会保障部、卫生部、国家中医药管理局评为首届"国医大师"。

二、学术思想和思辨特点

（一）气为百病之长，血为百病之胎

颜老于20世纪50年代后期即研究血液病的中医疗法，并从血液病的辨治深入到对中医气血理论的研讨，对《黄帝内经》、《伤寒论》、《诸病源候论》、《千金方》、《普济本事方》、《仁斋直指方》、《儒门事亲》、《医林改错》、《临证指南医案》、《血证论》等医籍素有研究。经过多年的实践，他深感"气为百病之长，血为

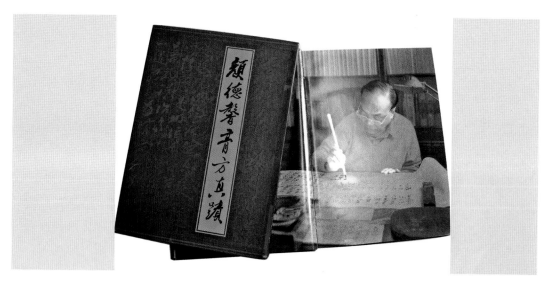

颜德馨教授著作

百病之胎"之论的临床意义重大，创立了"久病必有瘀，怪病必有瘀"的辨证观点及以调气活血为主的"衡法"治则，认为要充分认识"气血学说"在疾病防治方面的重要作用，把握内涵，广泛应用。

1. 气血病变是临床辨证的基础

气血是维持人体正常生命活动的重要物质，同时气血失调也是各种疾病的病理基础，脏腑经络的病理变化无不影响气血，内外妇儿临床各科的病证无不涉及气血。因此，颜老认为气血病理变化在八纲、卫气营血、脏腑等诸多辨证方法中，占首要地位。

中医辨证核心是"八纲辨证"，八纲之中，虽无气血两字，但气血内容确尽贯于八纲之中。八纲辨证的总纲是阴阳，人体在正常生理状态中，阴阳双方保持相对平衡，如出现一方偏衰，或一方偏亢，就会出现病理状态。气血是人体阴阳的主要物质基础，气血平正，则阴阳平衡，疾患消除。表里辨证与气血关系也极为密切，表证辨证多宗"卫气营血辨证"，而卫属气，营属血；里证不外乎脏腑病变，而脏腑病多与气血相关。虚实辨证更不能舍气血而言虚实，不论何种虚证，多兼有气虚或血虚，不论什么实证，皆与气血瘀滞有关。寒热是两种性质绝对相反的病变反应，但寒热病变均直接影响气血的正常生化功能，热则煎熬气血，寒则凝涩气血，而气血的寒热病变又直接反映到体征或症状的寒证与热证。故颜老认为"气血"是临床辨证的基础，更是疑难病症的辨证突破口。

2. 气血不和，百病乃变化而生

总之，各种疾病的发病情况和病理变化虽然种种不一，但其病变大多要涉及气血，由于气血失和可产生多种病变，因此可以说气血失和是机体病变和脏腑失调的集中病理反映，它与任何一脏一腑的病理变化都可发生联系，气血失和，循行受阻则会导致脏腑功能紊乱，进而出现功能低下和病理障碍，所以从气血角度辨证，可以从整体角度把握疾病的病机，通过疏通调和气血就可调整脏腑功能活动，使其从病理状态转至正常生理状态，从而达到治愈疾病的目的。

3. 久病必有瘀，怪病必有瘀

疑难病症大多表现为寒热错杂，虚实并见，邪正混杂，而其病机则均涉及气血。颜老根据疑难病症的病程缠绵，病因复杂，症状怪异多变的特点，提出"久病必有瘀，怪病必有瘀"之论点，认为疑难病症中，瘀血为病尤为多见，无论外感六淫之邪，内伤七情之气，初病气结在经，久病血伤入络，导致气滞血瘀，故瘀血一证，久病多于新病，疑难病多于常见病。

4. 论治以"疏其血气，令其条达而致和平"为大法

活血化瘀法能够疏通脏腑血气，使血液畅通，气机升降有度，从而祛除各种致病因子。因此对疑难病症的治疗有着积极意义。实践证明，活血化瘀法对多种疑难疾病有着较为满意的疗效，如慢性肝炎、慢性胃炎、血小板减少性紫癜、血栓性脉管炎、慢性肾炎、尿毒症、红斑狼疮、偏头痛、肿瘤、新生儿硬肿症及五官、皮肤等科的疑难病症。颜老数十年来应用活血化瘀法治疗多种复杂顽固、久治不愈的疾病，不仅在临床上取得疗效，而且在实验研究上也取得了客观指标的支持，曾对临床中565例疑难病症患者作了血液流变学测定，发现均有血瘀阳性指征，经活血化瘀法治疗好转后，实验室指标也相应好转。在长期临床实践的基础上，颜老创立了衡法治则。

5. 调气活血的主要方法

（1）从气论治

① 疏畅气机法：此法是针对郁证的一种治疗方法。肝主疏泄，斡旋周身阴阳气血，使人的精神活动、水谷运化、气血输布、三焦气化、水液代谢皆宣通条达，一旦肝失常度，则阴阳失调，气血乖违，于是气滞、血瘀、痰生、火起、风动，诸疾丛生。治郁先理气，气行郁自畅，通过疏畅气机，不仅能疏肝解郁，而且可借以根治多脏腑病变，故临床辨证用药，不论是补剂、攻剂，包括化痰、利湿、活血等方中，均配以疏畅气机之药。

② 升降气机法：适用于气机升降失常之证，气机升降出入是维持人体内外环境动态平衡的保证，六淫七情可使脏气偏胜偏衰，偏盛则气机升降太过，偏衰则气机升降不及，气机升降不顺其常，当升反降，应降反升，导致脏腑之间升降紊乱，从而呈现症状错综复杂，病理虚实夹杂、清浊相干的状态，治疗当用升降气机法。

③ 降气平逆法：此法能使上逆之气得以平顺，所以又称平气、顺气法，多用于肺气上逆、肝气上逆等证。因呼吸系统的疑难病症多缘肺失宣肃而起，对咳呛频繁、喘促胸闷、痰多气涌、头胀目眩等肺气上逆证，论治用药每参以葶苈子、苏子、旋覆花、枇杷叶等肃肺之品，以冀上逆之肺气得以肃降，葶苈子能疗肺壅上气咳嗽，止喘促，除胸中痰饮，集降气、消痰、平喘诸作用于一身，凡宜肃降肺气者，不必见痰壅热盛，即可投之。

④ 补气升阳法：此法是李东垣治疗脾胃内伤病证的重要大法，李氏认为"脾胃内伤，百病由生"，病理关键在于脾胃虚弱，阳气不升，故在治疗上强调补脾胃之气，升阳明之气，使脾胃健，纳运旺，升降和，元气充，则诸病可愈。

⑤ 通补阳气法：由于外邪侵袭，或情志、饮食失常，影响脏腑经络，而使阳气痹阻，或致阳气衰惫，不能输布津液，运行血液，引起水液内停，血涩成瘀，疾病发展到慢性阶段时，阳气亏虚和痹阻表现更为突出。治此应着眼于温补和宣通阳气，阳气旺盛，运行通畅，不仅能激发脏腑恢复正常的生理功能，而且阳气一旦振奋，即可迅速动

员全身的抗病能力与病邪相争，促使病邪消散，经络骤通，诸窍豁然，疾病得以改善。

（2）从血论治

① 清热活血法：取活血药与清热药同用，适用于血热瘀血证。热毒内遏可熬血成瘀，瘀血郁结也可蕴热化毒，形成瘀热，多见于各种创伤性炎症、病毒感染、慢性溃疡、变态反应性炎症及结缔组织疾病、出血性疾病、肿瘤等疑难病症。各种感染发热，若多用寒凉，往往会导致血受寒则凝之弊，治疗用药则宜"温病用凉药需佐以活血化瘀之品，始不至于有冰伏之虞"，于清热解毒方药中加入丹参、丹皮、桃仁、赤芍等化瘀之药，即可提高疗效，并能防止血瘀形成。而瘀血郁而发热则属内伤发热，起病缓慢而缠绵，久治不愈，因血瘀部位不同则发热程度也有所区别。临床则以仙方活命饮、清营汤、犀角地黄汤、清宣瘀热汤、犀泽汤等辨证施治，待瘀消热去，气通自然血活。

② 温经活血法：取活血药与温里药同用，适用于寒凝血瘀证。血气者，喜温而恶寒，得温则流，得寒则凝，寒为阴邪，其性收引，能抑阳而凝血，血气为之运行不周，渗透不达。温经活血法能使阳复寒去而促瘀化，故能主治寒邪内伏或阳虚阴凝，血液凝滞不通而致的手足厥冷、脉细欲绝、头痛、胸痛、腹痛、舌淡苔白等证。温里药如附子、肉桂、桂枝、仙灵脾、仙茅、巴戟天等，与活血药配伍，能加强推动活血化瘀的功效，且能兴奋强化机体内多系统的功能，因此对寒凝血瘀证的充血性心力衰竭、病态窦房结综合征、冠心病心绞痛、慢性肾功能衰竭、垂体功能衰退、阿狄森病、顽固性哮喘、硬皮病、不育、不孕等功能低下的疑难病症常有良效。常用方剂如少腹逐瘀汤、化瘀赞育汤、温经汤、当归四逆加吴茱萸生姜汤等。

③ 活血止血法：取活血药与止血药同用，有相反相成的作用，适用于血瘀出血证。凡出血必有瘀血停滞体内脉外，瘀血不去，血难循经而行，以致出血反复不止，若单用止血法往往难以奏效。当以去蓄利瘀，使血返故道，不止血而血自止，临床所见的咳吐呕血，其色紫黑或鲜红有块，或便血如漆，或尿血作痛，或肌衄磊磊，均为血瘀出血之象。治宜活血以止血，如用止血粉（土大黄、生蒲黄、白及）治胃与十二指肠溃疡出血；投花蕊石散以治咯血、便血、溲血；以水蛭粉吞服治小脑血肿；用生蒲黄、参三七治眼底出血；取贯众、益母草治子宫功能性出血；用马勃、生蒲黄外敷治舌衄等，皆有化瘀止血之义。

④ 活血通络法：取活血药与通络之药同用，适用于络脉瘀阻证。外感六淫，内伤七情，饮食劳倦等均能致气血阻滞而伤人经络，经络中气血阻滞，运行不畅，当升不升，当降不降，可引起脏腑病变。初为气结在经，证见胀痛无形，久则血伤入络，证见刺痛有形，由于络脉痹窒，败血瘀留而成顽痛、癥积、疟母、内疝等疑难病症。

⑤ 活血祛痰法：取活血药与祛痰药同用，适用于痰瘀胶结证。古人素有"怪病多痰"之说，其实津血同源，若机体功能失其常度，则熬津为痰，凝血为瘀，以致痰瘀互结为患，临床所见的冠心病、高脂血症、脑血管病、老年性痴呆、尿结石、哮喘、类风湿性关节炎、癫痫等疑难病症，均有痰瘀胶结之象。常配的祛痰药如半夏、南星、陈皮、白芥子等。颜老临床尤其赏用生半夏，以水洗之，即可入药，未经制用，则佐以少量生姜以制其毒，随证配伍，治疗疑难病症辄能事半功倍，如取生半夏配黄连、竹茹、砂仁等治顽固性呕恶；配干姜、细辛、五味子治寒饮哮喘；配胆星、郁金、菖蒲治癫

痫，每能得心应手。

（3）气血双治

① 理气活血法：取活血药与理气药同用，是最常用的相使配伍法，适用于气滞血瘀或血瘀气滞证。气为血帅，血随气以周流百脉，气滞可以引起血瘀，血瘀也可导致气滞。凡六淫七情侵袭，气血阴阳乖违，或病久入络，血瘀气滞，皆使气血胶结不解，故气滞血瘀所致的"久病"、"怪病"最为常见，治当理气化瘀，宣畅气机，临床可根据其所滞部位之不同，而选用相应的方药。如取丹参饮加味治慢性胃炎；膈下逐瘀汤治溃疡性结肠炎；身痛逐瘀汤治类风湿性关节炎；癫狂梦醒汤治癫狂等。

② 益气活血法：取活血药与补气药同用，适用于气虚血瘀证。气盛则血流滑疾，百脉调达，若病久脏气受伐，气弱则血流迟缓，运行涩滞，乃致瘀血。证见病痛绵绵，劳则尤甚，气短乏力，舌淡紫，脉涩无力等，治宜益气活血，以求气旺而血行畅，瘀化而脉道通。活血药与补气药配伍，其效相得益彰，活血药既有助于气血运行，逐瘀血之隐患，并能消除补药之黏腻，为补法发挥药效扫清障碍。滑伯仁谓每加行血药于补剂中，其效倍捷。补阳还五汤为益气活血法的典范方剂，用于心脑血管病、顽固性水肿、遗尿、肾结石等属气虚血瘀者，多获良效。

（二）脾统四脏，以滋化源

颜老的父亲颜亦鲁先生，是江苏著名老中医，推崇脾胃学说，善用苍白二术，人称"苍白术先生"。颜老深受其父影响，长期以来精研易水学派学术思想，临床善于运用"脾统四脏"的学说，疗效卓著。

1."脾统四脏"学说的理论基础

脾胃为水谷之海，气血生化之源，人体脏腑组织功能活动皆依赖脾胃。《灵枢·五味篇》云："胃者，五脏六腑之海，水谷皆入于胃，五脏六腑皆禀气于胃。"沈金鳌关于"脾统四脏，脾有病，必波及之，四脏有病，亦必有待养脾，故脾气充，四脏皆赖煦育，脾气绝，四脏安能不病……凡治四脏者，安可不养脾哉"的论述，总结了脾与其他脏腑之间的密切关系，突出了调治脾胃的重要意义。脾胃是机体的枢纽，脾健则四脏皆健，脾衰则四脏亦衰。因此，他脏病变，可从脾论治，寓有治本之义。

痰饮水湿为患，上至巅顶，下至涌泉，随气行走，无处不至。五脏六腑皆到，周身内外俱有。随其浸淫部位不一，有多种多样的临床表现，凡咳、喘、呕、恶、悸、眩、胀、痛、满、癫、瘿、麻木、偏瘫、痹痛、腹泻、不孕、不育等五脏六腑之病，皆可因痰饮水湿而引起。近人何廉臣氏将痰湿分为痰晕、痰厥、痰胀、痰结、痰喘、痰哮、痰燥、痰串、痰泣、痰膈等十类，亦提示其发病之广泛性。《素问·至真要大论》云："诸湿肿满，皆属于脾。"明朝医家李中梓《医宗必读》谓："脾为生痰之源。"因而，通过调运脾胃，祛除痰饮水湿，从而达到治疗他脏的疾病，是"脾统四脏"理论在临床应用上的一个重要方面。

2.从脾论治，灵活化裁

脾统四脏，说明了脏腑之间的密切关系。脾病波及四脏，四脏有病，亦波及脾，故临床有心脾、肺脾、肝脾、脾肾同病等病证。从脾论治，灵活化裁，确具疗效。

① 健脾益气：适用于脾虚气弱所致病症，如胃肠功能减退，消化不良及各种慢性消耗性疾病，宜用香砂六君汤、四君子汤等。

② 升提中气：适用于脾虚气陷所致病症，如内脏下垂、子宫脱垂、脱肛、重症肌无力等，宜用补中益气汤等。

③ 温中健脾：适用于阳气虚损，脾失健运所致病症，如慢性肾炎、小儿单纯性泄泻、疳积等，宜用实脾饮、附子理中汤等。

④ 补益心脾：适用于心脾二虚，气血不足所致病症，如神经衰弱、贫血、月经过多，便血及血小板减少性紫癜等，宜用归脾汤等。

⑤ 温补脾肾：适用于脾肾二虚所致病症，如五更泻、慢性肠炎、肠结核等，宜用右归丸、四神丸等。

⑥ 燥湿健脾：适用于脾虚湿阻所致病症，如慢性胃炎、妇人带下及慢性湿疹等，宜用平胃散加味。

⑦ 健脾化痰：适用于脾虚有痰所致病症，如慢性支气管炎、迁延性肝炎、小儿癫痫等，宜用二陈合四君子汤等。

⑧ 清热和胃：适用于肝郁化火所致病症，如胃炎、肝炎、牙痛、糖尿病、小儿暑热症等，宜用左金丸、竹叶石膏汤等。

⑨ 消食导滞：适用于食积内停所致病症，如慢性胃炎、消化不良、泄泻等，宜用保和丸等。

3.苍白二术，调治脾胃

颜老治脾胃病常用苍白二术，燥湿健脾，湿去脾自健，脾健湿自化，作用广而用法多。如湿热并重，伤及胃阴者，可与石斛、麦冬、元参同用。肝阳挟湿，目糊便燥者，可与黑芝麻同用。气虚挟湿者，可与黄芪同用，白术配茯苓治耳源性眩晕，苍术治耳疾、夜盲症多效，去垢腻苔尤佳，湿温口甜用苍术煎汤代茶饮之，单味白术煎汤治咯血肺痈、小儿疳积、久痢均验，据冬病夏治之义，还以苍白术或苓桂术甘汤防治哮喘。临床上治疗再生障碍性贫血，在双补气血之红参、紫河车、龟鹿二仙胶等方中加入苍白二术，利于药物吸收，促进生化之源，有利病情缓解。故应用苍白二术调治脾胃，不但能治疗本脏的病变，还能治疗他脏病变，确有临床指导意义。

（三）"阳气者若天与日，失其所，则折寿而不彰"

颜老早年曾跟随祝味菊、徐小圃等名医学习，受到祝、徐两位近代温阳派大师的影响，推崇《素问·生气通天论篇》"阳气者若天与日，失其所，则折寿而不彰，故天运当以日光明"之说，并欣赏张景岳"盖人得天地之气以有生，而有生之气即阳气也，无阳则无生矣，故凡生而长，长而壮，无非气为之主……是以阳盛则精血盛，生气盛也，阳衰则精气衰，生气衰也"之论。临床重视阳气在疾病发生发展中的作用，善用附子振奋阳气治疗各种疑难病症。

1.温阳活血法治疗心血管疾病

心居阳位，体阴而用阳，诸阳受气于胸中。故凡素体心气不足或心阳不振致胸阳不展，心阳衰弱，阳气失于斡旋，气血运行不畅，则胸痹心痛之症遂作，多见痛势彻背，神萎乏力，汗时自出，舌淡质紫，脉沉弱等，其实质多属阳虚阴凝，阳虚为本，阴凝为标。颜老在心血管疾病的临床治疗中，推崇张仲景"阳微阴弦"的病机分析，特别强调"有一分阳气，便有一分生机"的观点，认为温运阳气是治疗心血管疾病的重要法则，尤其对一些危重的心血管病，更不可忽视温运阳气的必要性。立法用药当以温阳为主，活血为辅。常用附子汤治疗冠心病，方以附子温阳散寒，人参、白术、茯苓甘温益气，芍药和营活血，诸药合用，共奏温经散寒、益气活血之功。胸闷心悸者，加丹参、葛根；胸痛剧烈者，加参三七、血竭；唇青舌紫者，加莪术、水蛭等。

颜老认为附子是温阳救逆的主药，在使用时既要大胆，又要适当配伍，制其有余，调其不足。配伍方法有：①阳中生阴，配生地、麦冬；②甘缓调和，配甘草；③阴阳双调，配生脉散；④镇潜抑逆，配龙骨、牡蛎；⑤温阳泻火，配知母、黄柏。

颜老还习用《伤寒论》少阴病方中的"麻黄附子细辛汤"，治疗肺心病或肺心合并心力衰竭，疗效显著。本方麻黄、附子并施，内外衔调，则风寒散而阳自归，精得藏而阴不扰。颜老认为细辛功能温肺定喘，用量宜大，习用4.5～9g，虽辛散有余，但配以附子则平喘降逆，效如桴鼓。颜老还常以通脉四逆汤治疗病态窦房结综合征，此病属中医心悸、怔忡、胸痹、昏厥等证范畴，其脉均表现为沉、迟、涩等，临床以阳虚、气虚多见，选用通脉四逆汤每能奏效。

2. 温胃健脾法治疗慢性胃炎

脾胃同居中，脾属阴脏，主运化；胃为阳土，主受纳；阴阳相配，升降即济。叶天士提出"胃阴学说"，诸多医家重胃阴而忽视胃阳。然病变无穷，阳腑有阳伤之疾，阴脏有阴亏之虞。颜老在临床多宗《内经》之旨，认同"五脏六腑皆分阴阳，独胃腑无阳乎？"十分重视胃阳之作用，认为胃为水谷之海，日以纳食消谷为职，故凡饮食生冷，水湿内停，多伤胃阳。故凡见水谷积滞胃腑，阻遏不通而致反胃、恶心呕吐、泛酸诸症，多责之于胃阳不振，浊阴潜踞所致。用药非温而通者，不得复其阳，非通而走者，不能祛其寒，法当釜底加薪，临床喜用附子、荜澄茄、荜茇、吴萸、公丁香、半夏、茯苓、枳壳、川朴等品，温通胃阳，取益火生土之意，坎阳鼓动，中宫大健，再予苍白术健脾扶正，胃之腐熟功能得复矣。

3. 温肺祛寒法治疗哮喘

哮喘有新、久、虚、实之分，新喘属实，多责之于肺，久喘属虚，多责之于肾。颜老认为其为沉痼之病，日久属纯虚者极少，且缠绵反复，正气溃散，精气内伤，最易招六淫之邪侵袭，六淫之中，又以寒邪十居八九。寒犯娇脏，气失升降，痰浊内生，寒痰胶滞，则痰鸣气促，胸中满塞，不能平卧。故《圣济总录》谓："肺气喘息者，肺肾气虚，因中寒湿至阴之气所为也。"临床上小青龙汤固然为治寒喘病的良方，但颜老认为其未能标本同治，而常用阳和汤以鹿角胶、炮姜、肉桂温肺，麻黄、白芥子宣肺，熟地补肺，温、宣、补三法并用，攻补兼施，用治哮喘反复频发，本虚标实者，常应手生效。

4. 辛温利咽法治疗慢性咽炎

慢性咽炎以咽部微痛微痒，或似有异物阻于咽喉，声音嘶哑等为主要表现，医家匣于常法，多从风燥痰热或阴虚火旺论治。颜老则习以气血阴阳为纲辨治，认为肾为阴阳之宅，足少阴肾脉循喉咙，挟舌本，如若肾阳虚于下，阴寒结于上，寒滞于咽喉则见咽部暗红，时感胀闷，苔薄白；或若外感热病治不当法，过用寒凉滋腻之品，戕阳伐气，邪入少阴，以致火虚于下，寒凝其中，格阳而上，无根之火内灼咽喉，可见咽喉微痛、肿胀，咽部黏膜淡红，畏寒肢冷，神疲乏力，舌胖苔白，脉沉弱等。治疗当宗"甚者从之，从者反之"之义，投以辛温。可予桂附地黄汤或半夏散主之。临床每加大黄反佐之，盖因大黄能使热药不致被浮阳格拒，因势利导，直捣病处，有相得益彰之功。

5. 温肾利水法治疗慢性肾炎

慢性肾炎为常见多发病之一，病程延绵，证候复杂，治疗棘手，水肿为其常见症状。对于水肿的治疗，颜老认为应注重温补肾阳。肿本乎水，经曰三阴结谓之水，手足太阴肺脾经，一主通调水道，一以转输水精，然则权柄均操纵于足少阴肾经，即所谓"其标在肺，其制在脾，其本在肾"也。肾司开阖，肾气从阳则开，从阴则阖，阴气太盛，关门常阖，气不化水，通调转输之机亦废，大水弥漫，群阴用事，汩没真阳。当此之际，开腠理，致津液，通三焦，破痼冷，非借温肾一法，难布阳和之局。肾中真阳之气得温而上升，脾之斡旋，肺之治节皆能复其职司，故主张温肾治水，宜峻宜猛。药如附子、桂枝、巴戟、干姜、椒目、茴香。但宜中病即止，水肿大势已却，即当减量或停用，矫枉过正非良策也。临床常用自拟温阳逐水饮：鹿角片9g，肉桂3g，巴戟天9g，附子4.5g，黄芪12g，杜仲9g，猪苓9g，商陆9g，黑白丑各9g，泽泻15g，椒目2.4g，茯苓15g。本方附桂同用，能守能走，其守者，下元得暖而肾气方充，其走者，经络瘀水一并冲决，大有还复真火，启发神机之功。

6. 温阳搜剔法治疗周围血管病

周围血管病包括血栓闭塞性脉管炎、雷诺氏现象、大动脉炎、红斑性肢痛症、下肢静脉曲张等疾病，临床治疗颇为棘手。虽然它们的发病原因与病理变化有所不同，但都存在血液循环障碍和微循环障碍，因此属于中医"血瘀"范畴。长期以来，颜老本着"流水不腐"、"脉宜常通"之原则，用温经散寒法治疗这类疾病。此法适用于肢体寒冷发紫，疼痛剧烈，舌淡，脉细或难以触及等寒凝性慢性周围血管病。《伤寒论》中用通脉四逆汤治阴证厥逆，脉沉微细欲绝，取其升发阳气，化凝通脉，足资效法。临证常以阳和汤与麻黄附子细辛汤加减，药用麻黄、附子、桂枝、细辛、毛冬青、白芥子、当归、川芎等。本法温经散寒，回阳通脉，搜剔瘀浊，扩张血管，具有改善肢体血液循环作用，若与补气养血等法配合，灵活运用疗效更佳。

三、典型医案

1. 头痛（血管紧张性头痛）属气滞血瘀者，治以疏肝理气、活血化瘀，可获良效

吴某，女，46岁。2005年11月4日初诊。

头痛不适伴心烦焦虑2年余。

初诊：近2年来，在工作繁忙和劳累后，时感心烦，有紧张性头痛史，发作时不能

睁眼，但无恶心呕吐。曾行头颅MRI及脑电图检查均正常。平时纳可，夜寐不安，有畏寒感，冬季为甚。近日又感有心烦，紧张后有头痛不适。月经正常，末次月经为上月25号。舌质暗，苔薄腻，脉弦。诊为：气滞血瘀头痛（血管紧张性头痛）。此为肝郁气滞，肝风上僭，气滞血瘀，故见头痛时作，心烦易怒，面部色素沉着，巩膜瘀丝累累，夜寐多梦。姑拟疏肝理气，活血化瘀。方拟血府逐瘀汤加减。

处方：柴胡9g，枳壳9g，桔梗6g，川芎15g，桃仁9g，红花9g，当归9g，赤芍9g，生地12g，怀牛膝9g，甘草4.5g，百合15g，淮小麦30g，川连2.4g。14剂，水煎服，日1剂。

复诊：经血府逐瘀法调畅气血，颇合病机。精神渐振，夜寐转安。劳累时仍有疼痛，腰痛，带多。脉小数，舌红，苔薄，紫气已减。思虑频繁，心脾暗耗。初经调气活血，辅以滋养心脾，固本清源。

处方：当归9g，赤白芍各9g，枣仁15g，远志9g，木香3g，川芎15g，茯苓神各10g，党参10g，杜仲10g，续断10g，黄柏9g，苍白术（各）10g，露蜂房9g，茺蔚子9g。14剂，水煎服，日1剂。

药后头痛发作次数明显减少，头痛程度亦轻。

按语：女子以肝为先天，阴性凝结，易于怫郁，郁则气滞，血亦滞也。本案患者日常事务繁忙，肝郁气滞，故见头痛多于情绪紧张时发作；巩膜瘀丝累累，脉细数，舌苔暗紫，此为久病气瘀交阻之象，故以疏肝理气，活血化瘀立法，先取血府逐瘀汤出入治疗，调其血气，经治症状初见好转。然年近五旬，肝肾渐亏，且思虑频繁，心脾暗耗，虚象逐步显现，故治法转以滋养心脾为主，以归脾汤缓图其本，以谋久效。

2. 头痛属瘀血者，治以活血祛风、宣中化浊、逐瘀清理之法，可获良效

金某，女，47岁。2005年12月2日初诊。

反复头痛迁延30年。

初诊：二十岁起因失眠服用西药后出现头痛，每月发作数次，多于经期前或于疲劳、情绪不佳时发作，每次发作约一日或数日。头痛部位不固定，右侧稍多见。发作时伴头晕，恶心呕吐，每次发作约一日或数日。外院查脑血流图：左侧脑供血不足。有便秘、颈椎骨质增生、阵发性心动过速、慢性胃炎病史。月经史正常。脉细数，舌紫苔薄，面色赭红，巩膜布满瘀红血丝。诊为瘀血头痛（血管性头痛）。头为诸阳之会，唯风可至其巅，瘀僭清阳之所，未得宣散之路，故见头痛缠绵，甚则恶心呕吐。治宜从治风先治血立法。方拟桃红四物汤加减。

处方：羌活9g，川芎30g，石楠叶9g，露蜂房9g，桃仁9g，全蝎1.5g，蜈蚣1条，红花9g，赤白芍（各）9g，生地12g，当归9g，白芷9g。14剂，水煎服，日1剂。

二诊：药后头痛未再发。但四天前感冒风寒，复进食膏粱厚味，令中阳不运，胸痞头晕，脉小数，舌红，苔薄，已数日无大便。此乃中州为风寒湿滞交困。前方停服，改以宣中化浊法治之。

处方：广藿梗9g，半夏9g，姜竹茹9g，川朴9g，全瓜蒌9g，枳实9g，泽泻9g，陈皮9g，佛手片9g，蔻仁3g，白蒺藜9g，茯苓9g。7剂，水煎服，日1剂。正气片4粒，一日两次。

三诊：头痛未再发作，面色微黄，巩膜血丝减少，但仍感中脘偶有不适，脉弦数，

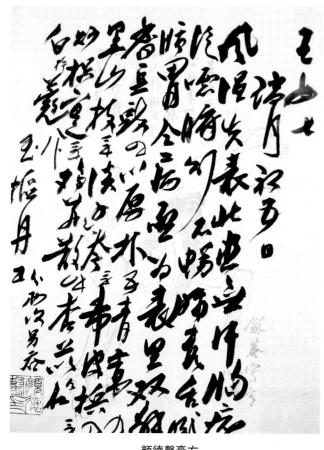

颜德馨膏方

舌苔薄腻，守原法治之以肃余氛。

处方：柴胡9g，枳壳9g，桔梗6g，川芎15g，羌活9g，葛根15g，天麻9g，白蒺藜9g，半夏9g，炙乌梅9g，香橼皮9g，蜂房9g，生蒲黄（包）9g，蔓荆子9g。14剂。

药后随访3个月，头痛未再发作。

按语：头为诸阳之会，凡五脏精华之血，六腑清阳之气，皆上会于此。六淫上犯巅顶，或寒遏络脉，或热扰清窍，或湿闭清阳，均能导致头痛，但多挟之以风，所谓"伤于风者，上先受之"。风从何来？或内伤诸疾，或气血虚弱，脉络失养，血虚生风；或肾水不足，肝阳上亢，肝风内动；或情志失和，木郁化火，郁而动风，诸风挟瘀血、挟痰饮等，均能致气血阻滞或逆乱，血不足以上荣，因而发生头痛。本案患者头痛30年，常发作于月经之前，且忧郁多梦，所谓久病必有瘀血作祟，信然！故初诊即予以活血化瘀之法。由于"高巅之上，唯风可到"，故活血还须与祛风相结合。遂又用羌活、白芷之类。石楠叶祛风兼益肾，有止偏头痛之专效。至于用虫类药搜剔，乃因患者苦于头痛已历30年，已成沉疴痼疾，非入络搜剔则其病难除。尤须注意者是川芎之剂量。川芎是治头痛之要药，但常规剂量效果不足以获功，故初诊即用30g，若不效还可重用至45g，甚至60g。方中熔祛风、活血、通络、养血于一炉，而各药本身又均有治头痛之功，配伍颇见巧思。服药后头痛即未再发作，唯感冒风寒，复纳膏粱厚味，令中阳不运，胸痞头晕，数日无大便，因而转拟宣中化浊，其症即缓。三诊则以血府逐瘀汤加和胃、祛风之品善后。故本案之治，始以活血祛风，中以宣中化浊，结以逐瘀清里。

四、成才之路

（一）幼承家学，立志学医

颜老出生于江苏丹阳。父亲颜亦鲁是名医贺季衡的门生，建国后先后担任南京中医学院附院内科主任、江苏省肿瘤防治研究所中医科主任等职务，是全国名老中医之一。他行医60余年，潜心研究中医经典理论，讲究"仁风"，对于病家有求必应，曾医治了大量内外妇科疑难重病患者。颜老走上从医的道路是与父亲的言传身教分不开的。

知医必先明道。幼时，颜老在父亲的指点下读十三经，从汉儒的章句之学开始到宋儒的义理之学，先懂得师传，再从圣贤经传中寻找心法的学习路径。至颜老12岁时，开始背诵《内经》、《伤寒》等中医古代典籍，午夜一灯，晓窗千字，是习以为常的。那时虽朝夕诵读而能背出，但对于其医理却似懂非懂。当时，西医尚不时兴，治病主要是靠中医药。

每逢父亲临诊，颜老就侍诊一侧，一面看父亲怎样治病，一面帮父亲抄方子，聆听父亲教诲，并且把父亲的方子分门别类地加以整理，内科、儿科、妇科、喉科、外科整理了

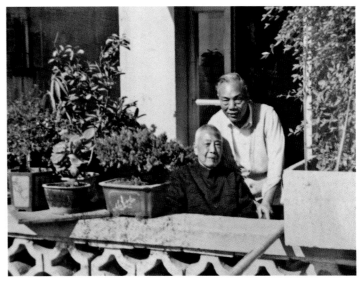

颜德馨教授与父亲颜亦鲁合影

几十本。颜父对于脾胃学术之研究，造诣尤深。其在理论上倡导"脾胃既为后天之本，又为诸病之源"的观点，认为脾统四脏，脾病可波及四脏，四脏有病，亦波及脾，故临床有心脾、肺脾、肝脾、脾肾同病等病证。在临床上重视健脾益气扶正法则的运用，常从脾论治，灵活化裁。在用药上也有独到之处，擅发挥"苍白术"等药物功效，燥湿健脾，扶正固本，使湿去脾自健，脾健湿自化，广泛应用于内科杂病。临床遵此，每可应手获效。如此攻读数年有余，熟读了《内经》、《伤寒》、《金匮》等经典原著，颜老逐渐掌握了较为系统的中医理论及临床基本知识，为今后继续学习打好了基础。

（二）博采众家，孜孜不倦

在父亲身边学医数年，谨承庭训，然而视野毕竟有限。父亲鼓励颜老要多跟师临证，广开学路。于是在1936年，颜老16岁时，考进了上海中国医学院。从家庭走进学校那个崭新的世界。在学校，不但要学习传统中医理论，而且名医荟萃，流派纷呈。颜老随程门雪、徐小圃、秦伯未、盛心如、单养和、费通甫、祝味菊、章次公等中医大家学习，以临床疗效为标志，汲取各家长处，提高了理论认识和临床实践水平。在学习过程中，颜老认为各家各有所长，自成特色，合读则全，分读则偏，但接受在我，应用在我，变化亦在我，应以自身为主体，兼收并蓄，择善而取之，方能学得真谛。

医之为术，学之易而精之难，行之易而知之难，要实现良医济世救人的愿望，必须具备广博的知识，否则只能是一句空话。在当时，中医是国民政府歧视的对象，且"文人相轻"，多数医生不愿传道。而当时上海名医程门雪、盛心如却被誉为"医之医"，他们读书宏博，学术渊深，经验丰富，乐为青年学子析疑解难。颜老年轻时在诊疗过程中也常遇到一些疾病无法解决，记得曾治一大咯血患者，盈盆盈碗，经投犀角地黄汤而不效，意颇惶惑，思索再三而不得解，遂求教于盛心如。盛先生云：可于方中加生军三钱，当愈。投药果然效如桴鼓。又治一久热不退之患者，汗后遍投攻腑、化浊、育阴等法都不为功，请益盛老，嘱以小柴胡汤加甜茶叶、马鞭草，两剂热退。后将此法用于多

例不明原因之发热，皆有效验。一药之师，感德不忘。颜老经"医之医"教导而得益者，尚有石楠叶之治头痛；天竺子、腊梅花、凤凰衣之治小儿百日咳；白茅花蒸豆腐之治大咯血以及附子的振衰救绝等，沿用至今而不废。数十年来颜老承先贤遗风，乐于课徒，循循善诱，以报先师。

程门雪、秦伯未、章次公诸师均出自丁甘仁先生门下。丁先生为清末名医，学识经验丰富，不仅擅治温热病，对内伤杂病的辨证立法也颇有创见，常采用伤寒辨六经与温病辨卫气营血相结合的办法，在方药上则经方与时方综合运用，打破成规，独出心裁。颜老从丁派弟子游，学习其"胃以通为补"、"宣肺气以疏肝"、"补精必安神"等法用于临床，疗效确显。

（三）熟读经典，汇通诸家

学好经典著作是学好中医的关键。颜老的学习方式，是以自学为主。凡在临诊时遇到疑难问题，颜老常从书本上寻求解答。利用业余时间，颜老先后学习了《黄帝内经素问》、《伤寒杂病论》、《金匮要略浅注》、《陈修园七十二种》、《本草备要》、《景岳全书》、《临证指南医案》等书。这些经典著作，构建起了中医自己的生理、病理、药理、诊断及治疗方面的理论体系。此外，颜老还广泛阅读各家学说，尤喜名家医

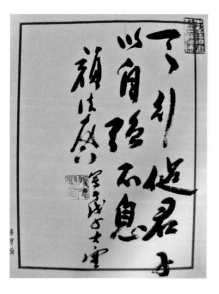

颜德馨教授书法作品

案医话，因为这类书通常是前人临床经验总结，带有鲜明的学术个性，读时每叹其独具慧眼和真知灼见，有着重要的临床指导意义。对于西方医学，颜老亦粗涉藩篱。

书宜读活，切忌拘泥呆滞。如《内经》为中医基础理论典籍，集古代医学、哲学理论之大成，吸收了当时天文、地理、气象、物候、历法、农家、兵家等大量自然科学和社会科学成就，其中阴阳、五行、六气对后世影响深远。但颜老认为其中还记述了大量疾病学的知识，对疾病从病因病机上作了分析，提出了诊断和鉴别诊断的方法和治疗原则，为后世临床医学的发展奠定了基础。以消渴为例，《内经》中有"消瘅"，"膈消"，"消肺"，"消中"等不同名称，并强调五脏虚弱是消渴病的主要病因，故《灵枢·五变篇》说："五脏皆柔弱者，善病消瘅。"《内经》还把消渴病分为上消、中消、下消三种类型，并沿用至今，这些对现世仍有指导意义。

（四）步入医林，着重实践

从学校毕业后，颜老便随父亲悬壶于丹沪之间。在丹阳的一段时间里，颜老凭着自己的医学知识，一边行医一边为当时的《新生报》、《中山日报》、《丹报》分别主办了三个医药副刊：《民众医药》、《医琐》、《中国医药》，传递信息，通函问病，深受读者欢迎。但在解放前，条件落后，加之政府对中医的轻视，纵有志愿，也难以施展。有一次，颜老去一家外国人办的医院给人治病，给外国人认出，被斥之为"末代郎中"，这深深刺痛了颜老的心，颜老更矢志要发扬中医药。

解放后，中医事业如枯木逢春。1953年，颜老主办了黄埔区第一联合诊所，任院委主任兼副所长。1956年调入上海铁路局中心医院。在这里颜老开始潜心研究活血化瘀疗法，尤其是其对于血液病的治疗。20世纪60年代，很多医院在治疗白血病、再生障碍性贫血患者时，颜老都积极参与，深入探索。根据中医理论，颜老把白血病分为六个类型：阴虚型、阳虚型、湿热型、阴阳两虚型、瘀血型，同时大胆使用雄黄，对患者进行分型治疗，转不治为可治，取得了满意效果。而后总结发表论文数篇，如"白血病的辨证论治"、"白血病的综合治疗"、"白血病发病机制试探"、"白血病证治"等，提出了中医对白血病诊断治疗的总体思路，颇得同道的重视。

1958年的中医政策使中西医团结合作，掀起了广大人民的献方运动，使过去一些不能医治的疾病也能得到治疗。当时高血压已成为临床工作中常见疾病，虽然其病因病理研究有很大进展，可是理想的治疗药物未得到解决。颜老和同事曾连续以茯苓、丹皮临床观察，效果皆不满意。在献方运动中，颜老们在民间单方中选用了车前子单味药治疗高血压，观察疗效满意，后又发表了"中药车前子治疗高血压临床初步观察"一文。

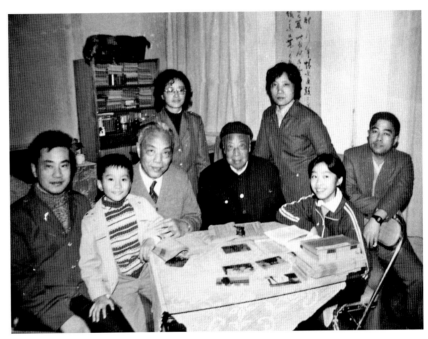

颜德馨教授全家福

同时，颜老还开始中医治疗肾病进行研究。将辨证与辨病相结合，就肾阳虚、肾阴虚、湿热型、淤滞型、低蛋白水肿、尿毒症、肾性高血压、蛋白尿、贫血、血尿等分别列方用药。还对激素的应用提出了一些看法，如激素不适宜于阴虚或热性病患者；知母、甘草、生地可以抗柯氏症，用全鹿丸或右归丸可以代替激素等。

1966年，"文化大革命"爆发。颜老被作为"反动学术权威"，被迫停止诊务，下放到"五七"干校锻炼。颜老白天劳动，晚上静心研读，反复浏览《儒门事亲》、《血证论》、《医林改错》、《类证治裁》、《医门法律》等经典医著，潜心医业，思考总结既往经验。"人所欲为，譬如穿池；凿之不止，必得泉水"，这段艰难经历使颜老对中医的认识得到了升华。

（五）谙熟医理，法中求法

"文革"结束后，颜老又重新走上工作岗位。总结这几十年的临床实践，颜老逐渐发现各种疾病都与瘀有关，尤其是久病、怪病等疑难杂证。虽然颜老从小崇拜父亲的成就，但通过长期观察发觉父亲的健脾学说不尽完美，父亲认为脾胃为后天之本，亦为诸病之源。但事实上诸多疑难杂证并非源于脾胃而是源于瘀血。为了寻找理论依据，颜老和同事曾对565例疑难病症患者进行"甲皱微循环"、"血液流变性"等实验，结果证实这些病人都有血瘀阳性指征，经治疗好转后，实验室指标也相应好转。于是，颜老深感"气为百病之长，血为百病之胎"的临床意义重大，由此提出了"久病必有瘀"、"怪病必有瘀"的新观点，进而提出了"衡法"的治疗法则。

颜老又将气血学说和"衡法"治则应用于抗衰老领域。颜老认为衰老的本质为气血失调，气虚血瘀，其中"虚"是现象，"瘀"是本质，"虚"是归宿，"瘀"是原因。因为任何一种病因和各种疾病的发生均将影响气血的正常循行，首先出现气血失和，流通受阻，瘀血停滞。由于瘀血的存在，气血失去平衡，脏腑得不到正常濡养，后才出现脏腑虚衰，精气神亏耗，气化功能受损，脏腑生理功能无法正常发挥，加重气血失衡，从而形成恶性循环，最后脏腑功能衰老以至死亡。且人体随着年龄的增长，在与自然界和疾病的不断斗争中，正气必然受到消耗，由于气虚推动血液无力，更加重了瘀血的阻滞，形成一种"虚实夹杂"、"气虚血瘀"的局面。

所以，瘀血实邪乃人体衰老之主要因素，欲谋长寿之道，必须消除导致衰老的因子——瘀血。消除瘀血最妥善的方法是"固本清源"，清源者正所以为了固本，固本者也所以为清源服务，因气行则血行，益气有利于化瘀。临床所见，人体进入老年，都有明显的瘀血存在，例如色素沉着，皮肤粗糙，老年斑的出现，巩膜混浊等，都是典型的瘀血体征，而老年人常见的疾病如动脉硬化、高血压、冠心病、脑血管病、老年性痴呆、前列腺肥大、颈椎病等都是瘀血病理的体现，也是最常见的导致衰老和致死的原因。经过临床证实，应用调气活血为主的衡法能治疗许多传统上认为是"肾亏"的阳痿、脱发、耳聋、眩晕等等，也可反证这一观点的可信性。1989年，颜老主持的"瘀血与衰老"科研项目，提出了瘀血实邪乃人体衰老之主因的新观点，荣获国家中医药管理局科技进步二等奖，其研究成果曾刊载于人民日报头版，上海科教电影制片厂根据该科研成果摄成《抗衰老》科教片，曾向全国放映，反响热烈。

（六）抗击热病，中医尤效

急性热病是指以发热为主要表现的急性病，常见于各种传染性疾病和感染性疾病。先太师贺季衡为孟河马培之学派之支流—丹阳贺派的开创者，以善治温热病而著称于世，其用药多有独到之处，收效特著，使颜老深受其益。如三石汤之退热存阴；薄荷与石斛同打、豆豉与鲜生地同用，辛透与甘寒同用，透邪而不伤津；玉枢丹之内服外敷；辟瘟丹治湿热交蒸；桂枝龙骨牡蛎法之治阴阳离决；四磨饮子在温热病之应用以及洋酒白兰地内服外敷，因证施治，均有独到之处。

对于热病的治疗颜老主张卫表先汗，注重透邪，倡导寒温并用，创羌英汤（羌活、大青叶、蒲公英）发汗退热，投之辄效；邪入气分，传变速，变化多，治疗需审度时机，或通腑，或化湿，或泻热，或化痰，及时杜其发展；病入营血，重在清营泻热，药用鲜生地、鲜菖蒲、大青叶等，如有血瘀征象，参入化瘀之品，其效益彰；热入血分，伤津耗阴，疾病后期保阴尤需重视，取皮尾参、麦冬、芦根、竹叶、鲜石斛等，常可使气阴得复。对于里热始盛者，即用生石膏，剂量宜大，因为急性热病的主要病因是：毒随邪入、热由毒生、热毒相搏、瞬息传变。石膏能迅速祛除病原，杜绝热势的蔓延。石膏用量可达90~250g，热淫所胜，非此莫属。

2002年11月至2003年上半年，传染性非典型性肺炎在全国乃至世界范围流行，中医药学在与非典的抗争中发挥了重要的作用，得到了世界卫生组织的高度评价。颜老有幸亲自参与这一特殊战役，特别在上海、广东、香港等地的治疗中，颜老发挥运用贺太师之经验，获得意外之效果。颜老认为"非典"作为一种急性传染病，由于流行区域不同、患者体质差异以及病程长短不一，临床表现因而不尽相同，所以必须"有是证，用是药"，坚持辨证论治才能收到良好的治疗效果。早期注重透表、宣达，逐邪外出，慎勿

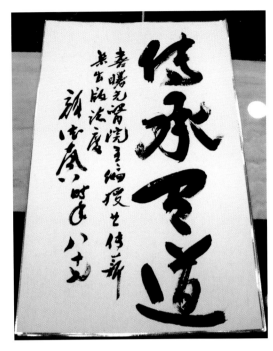

颜德馨教授书法作品

失表。方可选银翘散。病将由表入里，则用麻杏石甘汤。中期重视兼邪的论治，如痰、瘀、湿的治疗，提倡用葶苈子清热豁痰以治疗呼吸窘迫。生半夏也为习用之品，其经验表明生半夏与生姜先煎30分钟，非但无毒，而疗效远胜制半夏。活血化瘀则有助于炎症的吸收，如清热化瘀之赤芍、丹皮、丹参等。对"非典"发病中产生的肺纤维化，则倡用化瘀软坚法治疗，认为虫类搜剔之品可获一定疗效，药如生蒲黄、穿山甲、生牡蛎、海藻、昆布等。治湿则赏用苍术，量常用至15g。并多配伍黄连、厚朴、菖蒲、佩兰等品。若正治不效，可试用旁治之法，所谓"治湿不利小便非其治也"，虽不小便不利、下肢浮肿等症，也可用五苓散旁敲侧击。后期则需根据邪正相争的变化而扶正以达邪。湿盛者多易伤阳，热盛者多易伤阴。李东垣清暑益气汤益气养阴，清热化湿，用于后期患者多能中的。若阳虚厥脱，当机立断选用参附注射液静脉滴注，气阴两虚厥脱则宜生脉注射液。实践表明这些经验和方法在治疗"非典"中取得了良好的效果。

五、传人培养

2005年8月，上海颜德馨首席名老中医工作室成立。颜老当时已86岁高龄，平时虽干部保健任务和社会工作非常繁忙，却依然怀揣弘扬中医药文化瑰宝、发展中医药事业的高度责任感与使命感，坚持在工作室通过门诊、查房、讲课、讨论、读书会等多种方法，对工作室成员传艺讲道，授业解惑，增强学生传承与发展中医的责任感和使命感。颜老说，我要通过这种研究的方式，培养一批正正规规的中医学生。此外，颜老还不定期进行查房指导，由颜老讲解临床心得，释疑解难（不仅谈诊疗分析，还关注如何提高中医学术内涵、大医精诚、中医教育、中医病房建设、完善中医医学生临床实习基地等问题），交流老中医学术思想及阅读中医经典著作心得体会等。

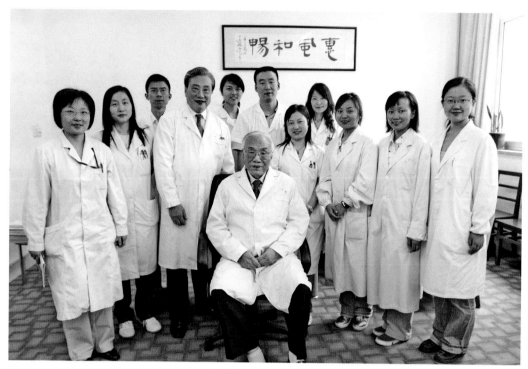

颜德馨教授与弟子合影

颜老的一生为中医事业奔走呼号，倾注心力。他曾多次与邓铁涛、任继学诸老联名上书朱镕基同志、李岚清、陈至立同志，就中医编制、中医教育等列陈己见，为中医药的发展谏言献策。为弘扬中医，推动中医药走向世界，曾克服种种困难，多次赴海外及港澳台地区讲学。1993年受聘于台湾中医针灸学会，中国医学研究会为学术顾问并赴台讲学，为沟通两岸文化交流作出了卓越贡献。颜老热心中医事业建设，重视下一代中医接班人的培养，常以墨子"志不坚，智不达"勉励学生，经他培养的学生近百人，遍及全国及世界各地。回顾悠悠七十年的行医生涯，颜老常说"人生有涯而医无涯"。要学好中医，首先必须要有献身祖国中医药事业的决心，志不坚则智不达，如果对一门学问没有信心，又怎能学好呢？其次，学医要边读书、边临床，既要继承前人的宝贵经验，又要具备开拓思想及实践创新的精神。要有博学、审问、慎思、明辨和笃行的治学态度，刻苦钻研，锲而不舍，如此则临床疗效在日积月累的磨砺中必能提高。颜老在1999年个人捐资设立"颜德馨中医药人才奖励基金"。2004年正式成立上海颜德馨中医药基金会。2008年10月，由其倡导发起的"中医大师传承人才培养计划"（简称"中医大师传承班"），得到了国家的大力支持，经国家中医药管理局批准为国家级中医传承工作试点项目，同济大学成立了专项办公室，由中医研究所承办，颜老以70高龄亲任带教导师。颜老还传承了家教的传统，长子颜乾麟现任同济大学中医研究所副所长、上海市中医心脑血管病临床医学中心副主任，长期从事中医心脑血管病的临床、科研、教学工作。女儿颜新，现任同济大学中医研究所主任医师、教授、博士生导师。颜乾麟、颜新教授在继承家传医道的基础上，努力钻研近代医学理论，结合临床实践，发挥自己的观点，颇有成就，2007年双双获得"全国首届中医药传承高徒奖"。

六、对中医事业的执着与热爱

颜老行医七十余年，诊治病患数以千万，他于临床治疗中摸索出三条思路：其一为"振奋阳气"，阳气之于人体强弱有密切关系，对久治不愈的证候，运用温阳法，往往能获取意外疗效。其二从"血为百病之胎"立法，采用活血化瘀药物攻克疑难杂症，亦多殊功。颜老在临床实践中体会王清任之"气通血活，何患不除"以及唐容川之"一切不治之症皆由于

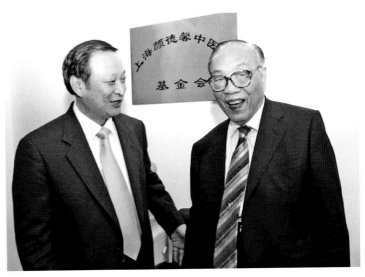

颜德馨教授与卫生部副部长王国强合影

不善祛瘀之故"，辅助临床，却为至理。其三谓"脾统四脏"，人体脏腑组织功能活动皆有赖于脾胃之转输水谷精微。脾荣则四脏皆荣，脾衰则四脏皆衰，且实脾不如健脾，健脾不如运脾，四季脾旺则不受邪。

颜老在中医界以善用调气活血法而闻名遐迩。经过七十年的临床实践，提出了"久病必有瘀，怪病必有瘀"的辨证观点及以调气活血为主的"衡法"治则。在治疗上则将衡法归纳为十种配伍方法，灵活运用，尤其是运用于心脑血管病领域疗效显著。作为学术带头人，于2001年组建上海市中医心脑血管病临床医学中心，已取得显著成效。颜老又将气血学说和"衡法"治则应用于抗衰老领域，同样取得了令人瞩目的成绩。气血流通是机体健康的标志，也是长寿的保证，"血脉流通，病不得生"，反之则"气血不和，百病乃变化而生"，从而导致人体趋向衰老。他最早提出的"人体衰老的主要原因在于气血失调、内环境失衡"的论点，曾获国家中医药管理局科技进步二等奖，还出版了有关著作《气血与长寿》等，现已成为这一领域里重要的一种学派。

在2003年"非典"流行期间，颜老坚持在第一线，担任上海市中医防治专家组顾

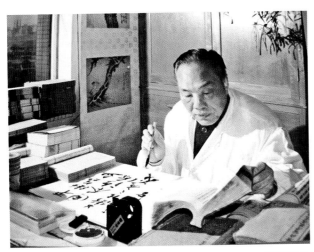

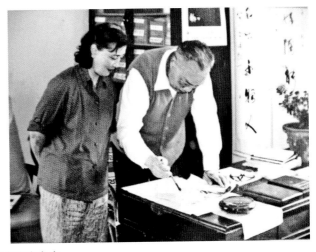

颜德馨教授在家中书房

问，中医治疗指导组组长，同时还是上海市卫生局突发事件应急专家组成员，参加制定中医中药预防"非典"的方案，创制了"扶正祛邪方"，对"非典"病人危证抢救等进行指导，而且还指导了广东和香港地区的"非典"治疗工作。为防治重大传染性疾病，避免大面积疫情爆发，颜老作为首席科学家联合多所大学及其附属医院共同组建"中医防治急性热病应急网络"。随着网络的完善，进一步提高了中医的及时性和广覆盖性，弥补了近年来中医少看急诊的不足。

颜老历年来发表论文200余篇，出版著作《餐芝轩医集》、《活血化瘀疗法临床实践》、《医方囊秘》、《气血与长寿》、《中国中医抗衰老秘诀》等十多部，所著《衰老合瘀血》一书英文版在全世界发行。

七、文化修养

颜教授幼承庭训，秉性聪悟，喜读书，擅医道，工书法，知音律，尤写得一手好字。他的字，颇得颜鲁公遗风，作书沉着从容，功力深厚。临证开方，铺纸在案，提腕落笔，出手迅疾，倏忽之间，方子写就，取来一看，就是一幅书法作品。由颜老的医术观照他的字，也讲求"流畅和平衡"。颜老的医术与他的毛笔字，是有内在相通之处的，上海科学技术出版社曾以颜老手书膏方出版《颜德馨膏方真迹》一书。

八、医德医风

颜德馨教授从小就开始研习儒家经典和中医论著，并跟随父亲左右侍诊学医。博大精深的儒家思想教育了他，父亲的医学思想影响了他，"非凭药物图名利，但愿人生悉健康"成为他为人行医的宗旨。从事中医生涯七十年，立志弘扬医德，一生不为名不为利、一心为患者，热衷恤贫救寡，扶危济困，其爱岗敬业的高尚品德和助人为乐的精神，深受大家的崇敬和爱戴。医德医风，所至有声，市卫生局特为之拍摄《岐黄一杰——颜德馨传记》电视片，记录他一生为中医事业探索的经历，在医务界产生深远影响。

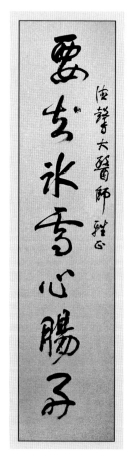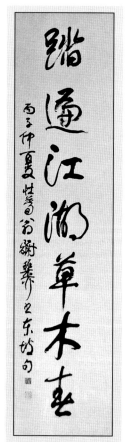

谢稚柳为颜德馨教授题词